コメディカルのための薬理学 第3版

渡邊泰秀・安西尚彦・櫻田 香

編集

朝倉書店

■ 編集者

渡邊泰秀　浜松医科大学名誉教授，静岡県立大学薬学部生体情報分子解析学分野

安西尚彦　千葉大学大学院医学研究院薬理学

櫻田　香　山形大学医学部看護学科病態機能

■ 執筆者（執筆順）

河田登美枝　前武蔵野大学薬学部　　　　　　　　　　　　　　　　　　　[1章 1.1-1.14]

杉山　篤　東邦大学医学部医学科薬理学　　　　　　　　　　　　　　　　[1章 1.1-1.14]

安東賢太郎　千葉科学大学薬学部薬学科薬理学　　　　　　　　　　　　　[1章 1.1-1.14]

萩原美帆子　東邦大学医学部医学科薬理学　　　　　　　　　　　　　　　[1章 1.1-1.14]

竹内和彦　浜松赤十字病院地域ケア科　　　　　　　　　　　　　　　　[1章 1.15-1.22]

石橋隆治　金沢医科大学医学部薬理学　　　　　　　　　　　　　　　　　[2章]

横尾宏毅　常葉大学健康プロデュース学部健康栄養学科　　　　　　　　　[3章]

當瀬規嗣　札幌医科大学医学部細胞生理学　　　　　　　　　　　　　　　[4章]

渡邊泰秀　浜松医科大学医学部看護学科健康科学領域医療薬理学　　　　　[5章]

蓬田伸一　山形県立保健医療大学保健医療学部理学療法学科　　　　　　　[6章]

礒濱洋一郎　東京理科大学薬学部応用薬理学　　　　　　　　　　　　　　[7章]

安西尚彦　千葉大学大学院医学研究院薬理学　　　　　　　　　　　　　　[8章]

内田幸介　獨協医科大学看護学部看護医科学　　　　　　　　　　　　　　[9章]

鈴木登紀子　富山大学大学院医学薬学研究部（医学）分子医科薬理学　　　[10章]

櫻田　香　山形大学医学部看護学科病態機能　　　　　　　　　　　　　　[11章]

樋口マキヱ　九州看護福祉大学看護福祉学部看護学科薬理学　　　　　　　[12章]

上園保仁　国立がん研究センター研究所がん患者病態生理研究分野　　　　[13章]

伊藤浩子　菌類薬理研究所　　　　　　　　　　　　　　　　　　　　　　[14章]

尾形　浩　福島県立医科大学医学部病態制御薬理学　　　　　　　　　　　[15章]

吉井美穂　富山大学大学院医学薬学研究部基礎看護学　　　　　　　　　　[16章]

第 3 版のまえがき

　近年，医療技術のめざましい進歩により，iPS 細胞を利用した治療方法や様々な新薬が開発されています．また，「超高齢社会」が到来して，看護師・薬剤師に求められる医学知識や技術が格段に高まっています．ここ十数年の間に看護系大学や薬学系大学の学部・学科の新設・増設が進み，2017 年にはそれぞれ 250 校以上，70 校以上に増加しました．看護界では専門看護師や特定看護師として，薬学界においても臨床看護師として，現場での活躍が期待されています．

　数年に一度必ずといってよいほど薬物投与に関する事故が報道されています．これらの医療事故は医療従事者の薬理学などの基礎医学系の知識や理解の欠如が原因と思われます．薬物療法の進歩により，ほぼすべての患者さんに薬物治療が行われています．特に高齢者では多種多様な薬物を投与されることが多く，薬物の治療効果・薬物反応性には個人差が大きいので，十分な注意が必要となってきました．

　また，生理機能や薬理作用の最小単位は，生体を構成している個々の細胞の機能から始まり，多くの疾患は個々の細胞機能の異常から始まります．薬理学の内容は，生理学を中心に，解剖学・生化学・微生物学などの知識を必要とします．単なる暗記だけに頼っては，膨大な知識の獲得はできません．薬物の薬理作用や副作用を理解するためには，私たちの体を構成している細胞の情報伝達メカニズムをよく理解することが重要です．

　第 2 版が刊行されてから 6 年が経過し，その間に新薬が次々と開発され，分野によっては内容が少し古くなっているところもみられるようになりました．そのため，第 2 版までの基本方針を踏まえたうえで，最新の事項の加筆，よりわかりやすい解説への改変，演習問題の見直しなど，全面的な改訂を行いました．学生の方が臨床の場に進まれても，本書をつねに手元において「相談役」として末長く活用してくださることを願っています．

　最後になりますが，第 3 版の発行にあたって，編集者の要望に応えて執筆してくださいました先生方，いろいろと面倒なお願いをかなえていただきました朝倉書店編集部に，深く感謝申し上げます．

　2018 年 2 月

渡 邊 泰 秀
安 西 尚 彦
櫻 田　　香

第2版のまえがき

　1990年以降，わずかな年月の間に看護系大学，薬学系大学の新設・拡充が急激に進んでいます．また，看護界では，がんや感染症などの分野でより専門性を高めるための専門看護師や，薬剤の処方や医師の補助などの医療行為ができる特定看護師が話題となっています．特定看護師は，アメリカ合衆国のNurse Practitioner（NP）を目標とし，簡単な医療処置，薬剤の処方を行うことができるようです．また，近年，人々が健康に関心を抱き，テレビや雑誌などでも医療を取り上げる番組や記事が多く見られるようになってきました．その内容も体の生理，病態生理，疾患など，かなり詳細なものになっています．

　薬物治療は，ほぼすべての患者さんに行われているといっても過言ではありません．近年，薬物療法の進歩により，薬物の治療効果・薬物反応性には個人差があることが判明し，薬物の投与方法に注意が必要となってきました．また，生理機能の最小単位は個々の細胞の機能から始まります．疾患の多くも，個々の細胞機能の異常から始まります．薬物治療は，個々の細胞の細胞膜受容体，チャネル，トランスポーターなどのタンパク質に作用して，生体の回復力を助けます．薬物の薬理作用を理解するためには，細胞内や細胞間の情報伝達のメカニズムを知ることが大変重要となってきます．個々の細胞は，私たちが住んでいる街のように，様々な機能をもち，役割を果たしています．

　これらのことを踏まえて，第2版の編集では，以下のようにまとめました．
　1）"なるほど"，"そういうことか"とわかる喜びを大切に，図を増やし，細胞内・細胞間どうしの情報伝達のメカニズムと薬理作用をよりくわしく，わかりやすく解説しました．
　2）特定看護師，専門看護師の資格対策としても十分な知識を盛り込みました．
　3）新しい知見や新薬についてできるだけ多く取り入れました．
　4）薬学部や医学部の学生に対しても，薬理学の基礎知識を整理，獲得することができるようにしました．
　5）学生の方々が卒業して臨床の現場に行っても，この本がよき相談役になることを目標としました．
　薬理学の内容は，生理学を中心に解剖学，生化学，微生物学などを土台とするため，暗記だけに頼っていては膨大な知識に負けてしまいます．生理学，解剖学，病態生理学などの専門用語や内容を理解していることが前提で，薬理学

の内容は書かれています．常に，生理学や解剖学の本を傍らに置いて，薬理学の知識を身近な日常のことがらに喩えて考えるようにしてみてください．たとえば，トランスポーターは回転ドアであり，チャネルは一方通行のドアである，……などのように．

　さらに，学生さんどうしで説明し合う・確かめ合うことも，内容を理解する上では役に立ちます．自分で考えたり調べたりしてもよくわからなければ，同級生，先輩，先生などに尋ねてみてください．そのように心がけていれば，実習や臨床で薬物の作用や病態などをきかれた際に，患者さんにもやさしい言葉で説明できるようになると思います．

　テレビの健康番組を見たときの"わかった"，"なるほど"という感激を，薬理学の世界に取り入れて，専門用語，専門知識を理解し，メカニズムを考えてください．きっと，いや，必ずやわかってくるでしょう．わかるようになってくれば，おもしろくなりますし，好きになってきます．気軽な気持ちで，ページをめくってください．さあ，はじめましょう！

　最後に，第2版の刊行にあたりまして，執筆に協力してくださいました先生方，いろいろと面倒なお願いをきいていただきました朝倉書店編集部の方々に，深く感謝申し上げます．

　　2012年3月吉日

渡 邊 泰 秀
樋口マキヱ

初版のまえがき

　本書は看護学部や保健学部などで初めて薬理学を学ぼうとする学部学生を対象とした，わかりやすい教科書を目指しました．薬理学とは薬物と生体との相互作用を研究する学問であります．すなわち薬物が生体に入ったとき，薬物が生体にどのような作用をするのか，生体がその薬物をどのように変化させるのか，その結果生体がどのように反応して疾病が治療・治癒されるのか，考えられる副作用とその予防法は何か，を研究する学問であるので，基礎医学の分野であるとともに臨床医学の分野でもあります．

　日進月歩し続け，多様化するニーズにも応えなければならない医療の中で，薬理学はその進歩が特に早い分野であります．それは疾病の治療や予防に対するこれまでにも増した専門的知識や判断が求められるようになってきたとともに，社会的要求や期待が大きいからにほかなりません．またチーム医療の時代にあって，看護師をはじめとする医療スタッフは直接患者さんと接する機会が多く，したがって薬物治療に十分な知識をもって適切なアドバイスや服薬指導をできることが望まれています．

　本書は現在実際に看護学部や保健学部で薬理学の教育や研究にたずさわり活躍をしている第一線の先生方を執筆者に迎え，医療関係者の薬理学に関する知識の修得にふさわしい工夫がなされた内容となっています．本書を十分に活用していただき，医療の現場に必要な薬理学の基礎知識と応用力を身につけていただきたいと切に願っています．

　　2005 年 2 月

岩 月 和 彦
渡 邊 泰 秀

目　　次

1　薬理学総論

1.1　薬物（医薬品）　1
1.2　薬理学　1
1.3　薬物療法の目的　1
1.4　臨床上の注意事項　2
1.5　薬物（医薬品）の規制　2
　1.5.1　医薬品，医療機器等の品質，有効性及び安全性の確保等に関する法律　2
　1.5.2　日本薬局方　4
　1.5.3　麻薬及び向精神薬取締法　4
　1.5.4　覚せい剤取締法・大麻取締法　5
　1.5.5　生物由来製品　5
1.6　薬物（医薬品）の名称　6
1.7　処方の実際　6
　1.7.1　処方せん　6
　1.7.2　調　剤　8
　1.7.3　服薬指導　8
　1.7.4　医薬品による事故，過誤と対策　8
1.8　薬物の剤形　9
1.9　薬理作用　10
1.10　薬物の作用機序　11
1.11　薬物と受容体の結合　12
　1.11.1　作動薬と拮抗薬　12
　1.11.2　濃度-反応関係　12
1.12　薬物の作用点　13
　1.12.1　受容体と細胞内情報伝達系　13
　1.12.2　さまざまな薬物作用点　16
1.13　薬理作用に影響する因子　17
　1.13.1　薬用量　17
　1.13.2　年　齢　17
　1.13.3　性　別　17
　1.13.4　個体差　17
　1.13.5　プラセボ効果とノセボ効果　18
1.14　薬物相互作用　18
　1.14.1　吸収による相互作用　19

　1.14.2　分布による相互作用　19
　1.14.3　薬物代謝酵素と相互作用　19
　1.14.4　腎排泄における相互作用　20
　1.14.5　薬力学的相互作用　20
　1.14.6　食物・嗜好品との相互作用　21
1.15　経口薬の薬物動態　21
　1.15.1　薬物動態：薬の体内の動き　21
　1.15.2　薬物の吸収　22
　1.15.3　薬物の分布　24
　1.15.4　薬物の代謝　26
　1.15.5　薬物の排泄　27
　1.15.6　クリアランス　27
1.16　治療薬物モニタリング（TDM）　28
1.17　年齢による薬物動態変化　29
　1.17.1　高齢者　30
　1.17.2　小　児　31
　1.17.3　妊　婦　31
1.18　臓器障害による薬物動態変化　32
　1.18.1　腎機能障害　32
　1.18.2　透析時　33
　1.18.3　肝機能障害　33
　1.18.4　心機能障害　33
1.19　遺伝的多型による薬物動態変化　34
1.20　薬物送達システム　34
　1.20.1　放出制御技術　35
　1.20.2　吸収促進技術　35
　1.20.3　標的指向化技術　35
1.21　経口以外の全身作用性薬物投与方法　35
　1.21.1　注　射　36
　1.21.2　経皮吸収　36
　1.21.3　舌下・鼻粘膜吸収　36
　1.21.4　下部直腸吸収　36
1.22　おわりに　36

2　末梢神経系疾患に対する薬物

2.1　末梢神経系の構造と機能　39

vi　目　次

2.1.1　自律神経系の構造と機能　39
2.1.2　神経伝達物質　42
2.1.3　受容体　44
2.2　自律神経と薬物　46
2.2.1　副交感神経作動薬　46
2.2.2　副交感神経遮断薬　49
2.2.3　交感神経作動薬　51
2.2.4　交感神経遮断薬　54
2.2.5　自律神経節に作用する薬物　57
2.3　運動神経と骨格筋に作用する薬物　58
2.3.1　運動神経の興奮と骨格筋の収縮および弛緩　58
2.3.2　筋収縮を増強する薬物　58
2.3.3　筋弛緩薬　59
2.4　知覚神経と局所麻酔薬　60
2.4.1　局所麻酔薬の化学構造と作用機序　61
2.4.2　作用の特徴　61
2.4.3　基本的な局所麻酔薬とその適応　62
2.4.4　局所麻酔薬の適用方法　63

3　中枢神経系に作用する薬物

3.1　中枢神経系の構造と生理機能　66
3.2　神経伝達物質　67
3.3　全身麻酔薬　67
3.3.1　全身麻酔薬の作用機序と麻酔の段階　67
3.3.2　吸入麻酔薬　68
3.3.3　静脈麻酔薬　69
3.3.4　ニューロレプト麻酔薬　69
3.3.5　バランス麻酔　70
3.4　催眠薬　70
3.4.1　睡眠の生理　70
3.4.2　不眠症と薬の選択　70
3.4.3　ベンゾジアゼピン系催眠薬　70
3.4.4　バルビツール酸系催眠薬　71
3.4.5　臨床上の注意事項　71
3.5　抗不安薬　72
3.5.1　ベンゾジアゼピン系抗不安薬　72
3.5.2　セロトニン受容体作動薬　72
3.5.3　臨床上の注意事項　72
3.6　抗精神病薬　73
3.6.1　定型抗精神病薬　73
3.6.2　非定型抗精神病薬　73
3.6.3　臨床上の注意事項　74

3.7　抗うつ薬　74
3.7.1　三環系抗うつ薬　74
3.7.2　四環系抗うつ薬　74
3.7.3　選択的セロトニン再取り込み阻害薬　74
3.7.4　選択的セロトニン・ノルアドレナリン再取り込み阻害薬　74
3.7.5　臨床上の注意事項　75
3.8　抗躁薬　75
3.8.1　炭酸リチウム　75
3.8.2　炭酸リチウム使用上の注意　75
3.9　抗てんかん薬　75
3.9.1　強直間代発作治療薬　75
3.9.2　欠神発作治療薬　76
3.9.3　複雑部分発作治療薬　76
3.9.4　単純部分発作治療薬　77
3.9.5　ミオクローヌス発作治療薬　77
3.9.6　てんかん重積状態治療薬　77
3.9.7　新規抗てんかん薬　77
3.10　パーキンソン病治療薬　77
3.10.1　レボドパ　78
3.10.2　ドパミン受容体刺激薬　78
3.10.3　ドパミン放出促進薬　79
3.10.4　B型モノアミン酸化酵素（MAO-B）阻害薬　79
3.10.5　コリン神経系抑制薬　79
3.10.6　ノルアドレナリン補充薬　79
3.11　抗認知症薬　80
3.11.1　脳血管性認知症治療薬　80
3.11.2　アルツハイマー型認知症治療薬　80
3.12　オピオイド鎮痛薬（麻薬性鎮痛薬）　81
3.12.1　発痛物質と痛覚増強物質　81
3.12.2　痛みの伝導路　81
3.12.3　オピオイドペプチドとその受容体　81
3.12.4　代表的なオピオイド鎮痛薬(麻薬性鎮痛薬)　82
3.12.5　非麻薬性鎮痛薬（麻薬拮抗性鎮痛薬）　83
3.12.6　麻薬拮抗薬　84
3.12.7　腸管運動抑制薬　84
3.13　アルコール　84
3.13.1　アルコールについて　84
3.13.2　エタノール　85
3.13.3　メタノール　86
3.14　中枢興奮薬　86

3.14.1　アンフェタミン類　86
3.14.2　精神異常誘発物質　86
3.14.3　コカイン　86
3.14.4　キサンチン誘導体　87
3.14.5　ニコチン　87
3.14.6　ケタミン　87

4　循環器系疾患に対する薬物

4.1　循環器系概説　90
　4.1.1　循環器系の構成と意義　90
　4.1.2　心臓のポンプ機能　91
　4.1.3　血管系の役割と血圧の意義　94
4.2　抗不整脈薬　96
　4.2.1　不整脈とは　96
　4.2.2　不整脈のメカニズム　97
　4.2.3　抗不整脈薬の作用機序と分類　99
4.3　心不全治療薬　103
　4.3.1　心不全とは　103
　4.3.2　心不全治療の考え方　104
　4.3.3　レニン-アンジオテンシン-アルドステロン
　　　　　系（RAA系）に作用する薬物　104
　4.3.4　利尿薬　105
　4.3.5　ジギタリス（強心配糖体）　105
　4.3.6　血管拡張薬　106
　4.3.7　β受容体遮断薬　106
　4.3.8　PDE3阻害薬　106
　4.3.9　カテコラミン類とβ受容体部分活性薬
　　　　　106
4.4　虚血性心疾患治療薬　107
　4.4.1　虚血性心疾患とは　107
　4.4.2　狭心症治療の考え方　108
　4.4.3　硝酸薬　108
　4.4.4　Ca^{2+}拮抗薬　108
　4.4.5　β遮断薬　109
　4.4.6　K^+チャネル開口薬　109
　4.4.7　抗血栓薬　109
4.5　高血圧治療薬　109
　4.5.1　高血圧の考え方　109
　4.5.2　降圧薬の作用機序と分類　110
　4.5.3　レニン-アンジオテンシン-アルドステロン
　　　　　系（RAA系）に作用する薬物　111
　4.5.4　Ca^{2+}拮抗薬　112
　4.5.5　降圧利尿薬　113

　4.5.6　β遮断薬　113
　4.5.7　その他の降圧薬　113
4.6　末梢血管作用薬　113
　4.6.1　末梢血管拡張薬　113
　4.6.2　末梢血管収縮薬　114

5　血液疾患に対する薬物

5.1　血液の生理・機能　115
5.2　貧血治療薬　116
　5.2.1　鉄欠乏性貧血　116
　5.2.2　巨赤芽球貧血・悪性貧血　117
　5.2.3　腎性貧血　117
　5.2.4　鉄芽球性貧血　117
　5.2.5　再生不良性貧血　118
　5.2.6　溶血性貧血　118
　5.2.7　出血性貧血　118
　5.2.8　骨髄系成長因子　118
5.3　血液凝固・線溶と薬物　118
　5.3.1　血液凝固系と線溶系のしくみ　118
　5.3.2　抗血小板薬　120
　5.3.3　抗凝固薬　122
　5.3.4　血栓溶解薬　123
　5.3.5　臨床上の注意事項　124
5.4　止血薬（凝固促進薬）　124
5.5　輸血と血液製剤　124

6　炎症と免疫疾患に対する薬物

6.1　炎症反応　126
　6.1.1　炎症と起炎物質　126
　6.1.2　炎症のケミカルメディエーターと炎症性サ
　　　　　イトカイン　126
　6.1.3　ヒスタミン　126
　6.1.4　ブラジキニン　128
　6.1.5　エイコサノイド　129
　6.1.6　炎症性サイトカインとケモカイン　131
6.2　抗炎症薬　131
　6.2.1　非ステロイド性抗炎症薬（NSAIDs）
　　　　　131
　6.2.2　ステロイド性抗炎症薬　134
6.3　免疫疾患に対する薬物　135
　6.3.1　抗アレルギー薬　135
　6.3.2　抗リウマチ薬　137

6.3.3　免疫抑制薬　138
6.3.4　免疫増強薬　139

7　呼吸器系疾患に対する薬物

7.1　呼吸器系の解剖生理学　141
7.2　気管支喘息治療薬　142
　　7.2.1　気管支喘息の病態　142
　　7.2.2　気管支喘息治療薬　143
7.3　慢性閉塞性肺疾患（COPD）治療薬　145
7.4　間質性肺炎治療薬　145
7.5　鎮咳薬　145
7.6　去痰薬　146
7.7　呼吸機能改善薬　147
7.8　新生児呼吸窮迫症候群治療薬　147

8　消化器系疾患に対する薬物

8.1　胃酸分泌調節機構と消化性潰瘍の発生機序　149
　　8.1.1　胃酸分泌調節機構　149
　　8.1.2　消化性潰瘍の発生機序　150
8.2　消化性潰瘍治療薬　150
　　8.2.1　攻撃因子抑制薬　150
　　8.2.2　防御因子増強薬　152
8.3　便秘に用いられる薬物　153
　　8.3.1　便秘について　153
　　8.3.2　下剤　153
8.4　下痢に用いられる薬物　154
　　8.4.1　下痢について　154
　　8.4.2　下痢に用いられる薬物　155
8.5　制吐薬と催吐薬　155
　　8.5.1　悪心と嘔吐について　155
　　8.5.2　制吐薬　156
　　8.5.3　催吐薬　157

9　泌尿器系疾患に対する薬物

9.1　腎臓の構造と機能　158
　　9.1.1　腎臓の構造　158
　　9.1.2　腎臓の機能　158
9.2　腎臓の部位別機能　159
　　9.2.1　腎血流量・腎血漿流量　159
　　9.2.2　糸球体濾過値　160

9.2.3　近位尿細管　160
9.2.4　ヘンレ係蹄（ヘンレループ）　161
9.2.5　遠位曲尿細管　162
9.2.6　集合管　162
9.3　利尿薬　163
　　9.3.1　浮腫と利尿薬　163
　　9.3.2　利尿薬の種類　163
　　9.3.3　利尿薬の作用機序・臨床応用　163
　　9.3.4　利尿薬投与時の一般的な注意事項　167
9.4　排尿障害治療薬　167
　　9.4.1　蓄尿と排尿　167
　　9.4.2　蓄尿障害治療薬　168
　　9.4.3　排出障害治療薬　169

10　代謝性疾患に対する薬物

10.1　脂質異常症（高脂血症）治療薬　171
　　10.1.1　脂質の代謝経路　171
　　10.1.2　脂質異常症（高脂血症）治療薬　172
10.2　糖尿病治療薬　173
　　10.2.1　インスリン製剤　174
　　10.2.2　経口血糖降下薬　174
10.3　痛風治療薬　177
　　10.3.1　尿酸生成阻害薬　177
　　10.3.2　尿酸排泄促進薬　177
　　10.3.3　痛風発作治療薬　178

11　内分泌系疾患に対する薬物

11.1　ホルモンの種類　180
　　11.1.1　視床下部ホルモン　180
　　11.1.2　下垂体前葉ホルモン　181
　　11.1.3　下垂体後葉ホルモン　181
　　11.1.4　甲状腺ホルモン　182
　　11.1.5　副甲状腺ホルモン　182
　　11.1.6　副腎皮質ホルモン　182
11.2　内分泌系疾患に対する薬物　183
　　11.2.1　視床下部，下垂体病変に関連する薬　183
　　11.2.2　甲状腺に関連する薬　184
　　11.2.3　糖質コルチコイド関連薬　184
　　11.2.4　鉱質コルチコイド関連薬　185
　　11.2.5　女性ホルモン関連薬　185
　　11.2.6　男性ホルモン関連薬　186

目　　次　　ix

11.2.7　子宮収縮薬　186
11.2.8　性機能障害治療薬　186
11.2.9　経口避妊薬　186

12　感染症に対する薬物と消毒薬

12.1　化学療法薬　188
12.2　感染症の化学療法　188
　12.2.1　感染症　188
　12.2.2　化学療法　188
　12.2.3　選択毒性　188
12.3　病原微生物の特徴　189
　12.3.1　グラム染色による細菌の分類　189
　12.3.2　耐　性　190
　12.3.3　院内感染・菌交代症・日和見感染　190
12.4　抗病原微生物薬の作用機序　190
　12.4.1　細胞壁の生合成阻害　190
　12.4.2　細胞膜の障害　191
　12.4.3　細胞内（リボゾーム）のタンパク質生合成
　　　　　阻害　192
　12.4.4　核酸の生合成阻害　192
　12.4.5　テトラヒドロ葉酸の生合成阻害と代謝拮抗
　　　　　物質　192
12.5　抗病原微生物薬と抗菌スペクトル　193
　12.5.1　抗生物質と合成抗菌薬　193
　12.5.2　抗菌スペクトル　194
12.6　抗菌薬使用の基本　196
　12.6.1　抗菌薬の選択　196
　12.6.2　投与経路と臓器移行性　196
　12.6.3　postantibiotic effect（PAE）　196
　12.6.4　PK-PD 理論と適正抗菌薬療法　196
　12.6.5　抗菌薬の作用様式と併用の原則　197
12.7　β-ラクタム系抗生物質　198
　12.7.1　ペニシリン系抗生物質　198
　12.7.2　セフェム系抗生物質　198
　12.7.3　オキサセフェム系抗生物質　199
　12.7.4　カルバペネム系抗生物質　199
　12.7.5　モノバクタム系抗生物質　199
　12.7.6　ペネム系抗生物質　199
　12.7.7　β-ラクタマーゼ阻害薬　199
　12.7.8　副作用　199
12.8　アミノグリコシド系抗生物質　200
　12.8.1　抗菌作用　200
　12.8.2　副作用　200

12.9　マクロライド系抗生物質　200
　12.9.1　抗菌作用　201
　12.9.2　抗菌作用以外の作用　201
　12.9.3　副作用　201
12.10　リンコマイシン系抗生物質　201
12.11　テトラサイクリン系抗生物質　202
　12.12.1　抗菌作用　202
　12.12.2　副作用　202
12.12　多剤耐性菌に有効なその他の抗生物質　202
　12.12.1　クロラムフェニコール　202
　12.12.2　ポリペプチド系抗生物質　202
　12.12.3　ホスホマイシン　202
　12.12.4　グリコペプチド系抗生物質　202
　12.12.5　ストレプトグラミン系抗生物質　203
　12.12.6　リポペプチド系抗生物質　203
12.13　合成抗菌薬　203
　12.13.1　サルファ薬　203
　12.13.2　ピリドンカルボン酸系合成抗菌薬　204
　12.13.3　オキサゾリジノン系合成抗菌薬　204
12.14　抗結核薬　204
　12.14.1　第一選択薬　205
　12.14.2　第二選択薬　205
12.15　抗真菌薬　206
12.16　抗原虫薬　206
　12.16.1　抗マラリア薬　206
　12.16.2　その他の抗原虫薬　207
12.17　抗ウイルス薬　207
　12.17.1　脱殻阻害薬　208
　12.17.2　逆転写酵素阻害薬　208
　12.17.3　DNA ポリメラーゼ阻害薬　208
　12.17.4　RNA ポリメラーゼ阻害薬　209
　12.17.5　核酸分解酵素の誘導　209
　12.17.6　プロテアーゼ阻害薬　209
　12.17.7　ノイラミニダーゼ阻害薬　209
12.18　消毒薬・殺菌薬　209
　12.18.1　アルコール類　210
　12.18.2　ハロゲン化合物　210
　12.18.3　過酸化物　211
　12.18.4　界面活性剤　211
　12.18.5　クロルヘキシジン　211
　12.18.6　フェノール類　211
　12.18.7　アルデヒド類　211
　12.18.8　色素類　211
　12.18.9　重金属化合物　211

13 悪性腫瘍に対する薬物

13.1 がん化学療法の歴史　214
13.2 がん化学療法の目的および抗がん薬の作用機序　214
13.3 細胞周期阻害薬の分類　214
13.4 分子標的治療薬の概要　217
13.5 免疫チェックポイント阻害薬　218
13.6 サイトカインおよび免疫賦活薬　219
13.7 多剤併用療法　219
13.8 抗がん薬の副作用とそれらの対処法　219

14 中毒に対する薬物

14.1 中毒起因物質　221
14.2 毒物の排除促進　221
　14.2.1 薬物による排除　221
　14.2.2 胃と血液からの排除　222
14.3 急性中毒を起こす代表的な原因物質とその症状　222
14.4 解毒薬　223
14.5 重金属と重金属解毒薬　223
14.6 有機リン剤（農薬）中毒　223
14.7 特異的拮抗薬・解毒薬　224
14.8 有毒ガス中毒　224
14.9 食中毒（食品汚染物質）　224
　14.9.1 細菌性・アレルギー性食中毒　224
　14.9.2 植物性自然毒　225
　14.9.3 動物性自然毒　225

15 漢方薬・和漢薬の基本

15.1 漢方薬・和漢薬とは　227
15.2 生薬とは　227
15.3 漢方薬と西洋薬の違い　228
15.4 「証」の考え方　228
　15.4.1 三陰三陽：陰陽思想とは　228
　15.4.2 虚証と実証　230
15.5 漢方医学における診断方法　231
15.6 漢方薬の副作用　231
15.7 漢方医学の長所と限界　231

16 診断薬・検査薬と医薬品開発

16.1 診断薬と検査薬　233
　16.1.1 負荷検査薬・診断薬　233
　16.1.2 造影剤　233
　16.1.3 放射性医薬品　234
16.2 医薬品の開発　236
　16.2.1 治験の科学的・倫理的妥当性　236
　16.2.2 治験の3ステップ　237
　16.2.3 試験の方法　237
　16.2.4 治験のための職種，機関　238

事項索引　240
薬品名索引　246

1 薬理学総論

1.1 薬物（医薬品）

薬物（drug）とは，生体になんらかの作用を及ぼす物質で，疾病の診断，治療または予防に使用する化学物質をいいます．とくに，臨床医学で薬物といえば**医薬品**（medicine）をさし，その定義は「医薬品，医療機器等の品質，有効性及び安全性の確保等に関する法律」に示されています．

1.2 薬 理 学

薬理学（pharmacology）とは，薬物と生体との相互作用を研究する学問です．薬物が生体にどのような作用をするのか，またその作用機序は何かを調べる学問を**薬力学**（pharmacodynamics），ヒトを対象とした薬物の効果を科学的に研究する学問を**臨床薬理学**（clinical pharmacology）といいます．生体が薬物の吸収や分布，代謝，排泄に及ぼす影響を調べる**薬物動態学**（pharmacokinetics），薬物治療の立場からその薬物の応用範囲，薬効，正しい使い方や用量などを研究する**薬物治療学**（pharmacotherapeutics），物質の生体に対する有害反応（毒性）を明らかにし，生じた毒性の発現機構を解明する学問分野である**毒性学**（toxicology），毒性学の範囲に加えて毒物によって生じた生体の機能障害（中毒症状）の治療法を調べる**中毒学**（clinical toxicology）も薬理学の範疇に入れることがあります．

1.3 薬物療法の目的

多くの疾患に対し，治療目的で薬物を使用します．しかしながら，薬物による治療は時として，患者にとって望ましくない作用（有害作用，1.9節「薬理作用」を参照）を引き起こすことがあります．薬物によってもたらされる利益が，有害作用によってもたらされる危険性を上回るときのみに薬物療法は行われるべきです．また，合理的な薬物治療を行うために，科学的根拠に基づいた医療（evidence-based medicine：**EBM**）が求められます．

薬物を使用する目的は，以下の四つに分類されます．

① **原因療法**：薬物によって病気の原因を取り除く治療方法です．病原微生物による感染症の治療として用いる抗菌薬が代表例です．

② **対症療法**：薬物によって，病気による不快な症状を抑える治療をいいます．病気の原因が除去されない限り，服薬をやめれば症状は再発します．対症療法は薬物治療の大部分を占めており，きわめて重要な治療方法です．高血圧に対する降圧薬，脂質異常に対する脂質異常症治療薬やがん性疼痛・手術後の激痛に対する麻薬性鎮痛薬などの投与が含まれます．

③ **補充療法**：体の中で機能を維持するのに必要な物質（ホルモン，ビタミン，微量元素など）が不足して起こる病気に対して，その物質を補充する治療です．たとえば，膵臓からのインスリン分泌が不足することによって起こるⅠ型糖尿病患者にはインスリンを，鉄欠乏性貧血患者には鉄剤を投与します．

④ **予防療法**：病気の発症をあらかじめ防ぐため

の方法です．たとえば，予防接種により人工的に免疫を獲得させ，病気に対する抵抗力をつけるインフルエンザワクチン，ポリオワクチンなどの投与がこれに相当します．

1.4　臨床上の注意事項

　医療者は投与される薬物について，薬物のはたらきと病気との関係情報を患者に提供し，円滑に治療が行われるようにアドバイスします．また，処方された薬物を医師の指示どおりに正しく服薬するように患者に服薬指導（1.7.3項「服薬指導」を参照）を行います．「医療者の指示に患者がどの程度従うか」を**コンプライアンス**（compliance）といいます．予想される重篤な副作用や食品との相互作用などを患者に伝えるほか，とくに，習慣性になりやすい睡眠薬や鎮痛薬などの使い方を十分に説明します．「患者が医療者の説明を十分に理解し，治療方針の決定に参加し，その決定に従って治療を受けること」を**アドヒアランス**（adherence）といいます．服薬治療の概念は，従来のコンプライアンスからアドヒアランスに変わりつつあります．医療者は投薬後，患者を十分に観察して，副作用や有害作用を見つけた場合は，すぐに適切な対応をとる必要があります．とくに，乳幼児や小児，高齢者，妊婦は成人と生理的に異なる点が多いため，薬物治療には注意を要します．

1.5　薬物（医薬品）の規制

　薬物は生体にさまざまな影響を及ぼすので，適切な使用のために，薬物に関する規制が整備されています．代表的なものに，「医薬品，医療機器等の品質，有効性及び安全性の確保等に関する法律」，「日本薬局方」，「麻薬及び向精神薬取締法」，「覚せい剤取締法」，「大麻取締法」などがあります．

1.5.1　医薬品，医療機器等の品質，有効性及び安全性の確保等に関する法律

　平成26（2014）年に「医薬品，医療機器等の品質，有効性及び安全性の確保等に関する法律」（「医薬品医療機器等法」あるいは「薬機法」，本書では以下「薬機法」と略）が薬事法にかわって施行されました．薬機法には，医療機器や再生医療に関する規制が追加記載されています．薬機法は，薬事関連法規のうちもっとも重要な法律です．医薬品，医薬部外品，化粧品，医療機器および再生医療など製品の品質，有効性および安全性を確保しつつ，迅速な提供を図ることを目的としています．薬機法では，医薬品を次のように定義しています．

・日本薬局方に収められている物
・人または動物の疾病の診断，治療または予防に使用されることが目的とされている物であって，機械器具，歯科材料，医療用品，衛生用品ならびにプログラムおよびこれを記録した記録媒体（以下「機械器具等」という）でないもの（医薬部外品および再生医療等製品を除く）
・人または動物の身体の構造または機能に影響を及ぼすことが目的とされている物であって，機械器具等でないもの（医薬部外品，化粧品および再生医療等製品を除く）

a. 毒薬と劇薬

　薬機法では，医薬品を**毒薬**，**劇薬**，**普通薬**に分類しています（**表1.1**）．毒薬は毒性が強いもの，劇薬は劇性が強いものとして，厚生労働大臣が薬事・食品衛生審議会の意見に基づき指定する医薬品です．おおむね，つぎの毒薬劇薬指定基準のいずれかに適合すれば，毒薬または劇薬に指定されます．

①　急性毒性（50%致死量：LD_{50}，1.13.1項「薬用量」を参照）が**表1.2**に該当するもの
②　次のいずれかに該当するもの（毒薬または劇薬のいずれに指定するかは，その程度により判断する）

・動物に薬用量の10倍以下を長期連続投与で，機能または組織に障害を認めるもの
・投与法による致死量と有効量の比または毒性勾配から，安全域が狭いと認められるもの
・臨床上中毒量と薬用量がきわめて接近しているもの
・臨床上薬用量において副作用の発現率の高いもの，またはその程度が重篤なもの
・臨床上蓄積作用が強いもの

1.5 薬物（医薬品）の規制

表1.1 毒薬，劇薬の例

種類	名称	おもな薬効
毒薬	アミオダロン	抗不整脈
	ジスチグミン	コリンエステラーゼ阻害
	バルガンシクロビル，ガンシクロビル	抗ウイルス
	アムホテリシンB	抗真菌
	ロクロニウム，ベクロニウム，スキサメトニウム	筋弛緩
	シスプラチン，ドセタキセル，パクリタキセル	抗腫瘍
	アトロピン（原末）	抗コリン
	モルヒネ（原末）	鎮痛
劇薬	アルベカシン，ゲンタマイシン	抗菌
	ファビピラビル，ジドブジン	抗ウイルス
	シクロホスファミド，メトトレキサート，フルオロウラシル，ベバシズマブ，ゲフィチニブ	抗腫瘍
	シクロスポリン，タクロリムス	免疫抑制
	アセトアミノフェン，インドメタシン，ジクロフェナク	鎮痛
	インスリン製剤，グリベンクラミド	血糖降下
	プロプラノロール，ニフェジピン	降圧
	ニトログリセリン	冠血管拡張
	ジソピラミド，メキシレチン，ベラパミル	抗不整脈
	ジゴキシン，ノルアドレナリン，ミルリノン	強心
	エフェドリン，テオフィリン	気管支拡張
	エノキサパリン，チクロピジン	抗血栓
	インターフェロン製剤，リバビリン	抗ウイルス
	リスペリドン，ハロペリドール	抗精神病
	パロキセチン	抗うつ
	アセチルコリン，ネオスチグミン	コリン作動
	ペンタゾシン（注射），フェンタニル，モルヒネ（錠，注射，坐剤）	鎮痛
	リドカイン（注射，スプレー，ビスカス）	局所麻酔
	アトロピン（注射剤）	抗コリン

表1.2 毒薬，劇薬の指定基準

種類	経口投与	皮下投与	静脈（腹腔）投与
毒薬	30 mg/kg 以下	20 mg/kg 以下	10 mg/kg 以下
劇薬	300 mg/kg 以下	200 mg/kg 以下	100 mg/kg 以下

動物の種類または投与法により差異があるものは，原則としてもっとも強い急性毒性を採用する．

・臨床上薬用量において薬理作用がはげしいもの
　これらの基準により，指定を受けた毒薬，劇薬は表示や貯蔵などが規定されています．毒薬は，その直接の容器または直接の被包に，黒地に白枠，

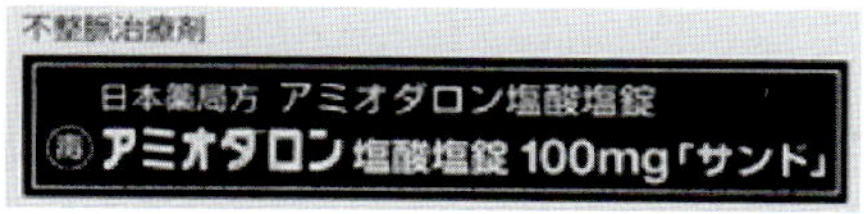

図1.1 毒薬の表示（抗不整脈薬，アミオダロン）

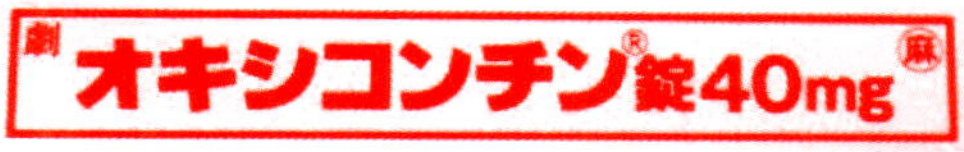

図1.2 劇薬および麻薬の表示
（鎮痛薬，オキシコドン塩酸塩）

白字をもって，その品名および「毒」の文字が記載されていなければなりません（**図1.1**）．これに属する薬物は，筋弛緩薬，抗がん薬，抗不整脈薬，モルヒネ（原末のみで，製剤は劇薬）などがあります．劇薬は，その直接の容器または直接の被包に，白地に赤枠，赤字をもって，その品名および「劇」の文字が記載されていなければなりません（**図1.2**）．これに属する薬物は，麻薬性鎮痛薬，非ステロイド性抗炎症薬，糖尿病用薬，抗てんかん薬，抗うつ薬，抗がん薬，抗リウマチ薬，抗不整脈薬，麻酔薬などがあります．

　毒薬と劇薬はほかの医薬品と区別して貯蔵し，毒薬の貯蔵場所には施錠が必要です．毒薬および劇薬の不正使用を防止するため，これらの取り扱いは厳重に管理されています．なお，毒性や劇性が強くても「医薬品」や「医薬部外品」に該当しないものは，毒物・劇物として「毒物及び劇物取締法」で管理されます．

b. 医療用医薬品・要指導医薬品・一般用医薬品

　医薬品は，医療用医薬品，要指導医薬品および一般用医薬品に分類できます．医療用医薬品は，医師，歯科医師が自ら使用，もしくは医師，歯科医師の処方せんや指示によって使用される医薬品です．一方で，要指導医薬品と一般用医薬品は一般の人が自分の判断で購入し，自己責任で使用する医薬品です．ただし，要指導医薬品は薬剤師による対面販売が必要です．一般用医薬品は有効性に加え，安全性が重視されていますが，リスクの高い順に第1類，第2類，第3類に分類されてい

表 1.3　OTC 医薬品のリスク分類

<table>
<tr><th colspan="3">OTC 医薬品のリスク分類</th><th>購入者</th><th>対応者</th><th>販売者から購入者への情報提供</th><th>購入者からの販売者への相談対応</th></tr>
<tr><td colspan="2">要指導医薬品</td><td>医療用医薬品に準じた医薬品で一般用医薬品としてのリスクが確定していない</td><td>使用者本人である必要</td><td rowspan="2">薬剤師</td><td rowspan="2">書面での情報提供の義務</td><td rowspan="4">義務</td></tr>
<tr><td rowspan="3">一般用医薬品</td><td>第 1 類医薬品</td><td>安全性上でとくに注意を要する</td><td rowspan="3">使用者以外でも可</td></tr>
<tr><td>第 2 類医薬品（注）</td><td>まれに入院相当以上の健康被害が生じる可能性</td><td rowspan="2">薬剤師または販売登録者</td><td>努力義務</td></tr>
<tr><td>第 3 類医薬品</td><td>要指導，第 1，2 類以外</td><td>不要</td></tr>
</table>

注：第 2 類医薬品のうち，とくに注意を要する成分を含むものを「指定第 2 類医薬品」とよび，「2」の文字が丸枠や四角枠で囲われて表示されます。

ます（表 1.3）．要指導医薬品と一般用医薬品はドラッグストアなどで購入できることから，OTC 医薬品（over the counter drugs：OTC）とよばれます．

1.5.2　日本薬局方

薬機法によって，厚生労働大臣は**日本薬局方**を定めることが規定されています．日本薬局方は，学問・技術の進歩と医療需要に応じて，日本の医薬品の性状および品質の適正を図るために必要な規格・基準および標準的試験法などを示す公的な規範書です．その時代の代表的医薬品の化学構造，品質，純度，強度，性状などの基準を定めています．また，製剤の種類（製剤総則），試験法などが記載されています．日本薬局方に記載された医薬品の薬物名は，**局方名**とよばれます．5 年に 1 回改正が行われ，現在は第 17 改正（日局 17）が発行されています．2021 年 4 月に第 18 改正が施行される予定です．

1.5.3　麻薬及び向精神薬取締法

モルヒネをはじめとする**医療用麻薬**は，がん性疼痛にすぐれた効果を示す医療上欠くことのできない薬物です．医療用麻薬は近年，多くの施設で積極的に使用されており，その使用量が増加しています．しかし，麻薬の誤用や乱用は，精神的依存，身体的依存，退薬（禁断）症状を引き起こすために，**麻薬及び向精神薬取締法**により取り扱いや管理方法が厳しく規制されています．麻薬の取り扱いには，定められた免許が必要です．医療機関においては，都道府県知事からの免許を受けた**麻薬施用者**および**麻薬管理者**を置かなければなりません．麻薬施用者とは，疾病の治療の目的で麻薬を施用し，麻薬を記載した処方せんを交付する者です．麻薬施用者になるには，医師，歯科医師，獣医師の免許が必要です．麻薬管理者とは，麻薬を業務上管理する者で，麻薬管理者になるには，医師，歯科医師，獣医師あるいは薬剤師の免許が必要です．看護師や臨床検査技師は，麻薬施用者および麻薬管理者免許を取得できません．

表 1.4　日本で販売されている麻薬

代表的な薬物	
モルフィナン系オピオイド	モルヒネ，オキシコドン
フェニルピペリジン系オピオイド（非アルカロイド系）	フェンタニル，ペチジン，コデイン（含有率＞1％）
天然アヘンアルカロイド	アヘン末，アヘンアルカロイド
その他	メサドン，コカイン，ケタミン

日本で販売されている代表的な麻薬を表 1.4 に示します．麻薬はその容器および直接の被包に(麻)を記載します（図 1.2）．麻薬の保管は，麻薬以外の医薬品（覚醒剤を除く）と区別し，鍵をかけた堅固な設備内に保管しなければなりません．さらに，麻薬廃棄や事故届けの提出など多くの規制があります．

向精神薬は精神機能に作用を及ぼす医薬品（抗不安薬，催眠・鎮静薬，鎮痛薬など）です．その乱用の危険性および医療上の有用性の程度により，第一種，第二種，第三種に分類されます．代表的な薬物を表 1.5 に示します．向精神薬は，その容器および直接の被包に(向)を記載します（図 1.3）．医療従事者が常時出入りするなど，盗難防止の注意が十分払われている場合を除き，鍵をかけた設備内で保管します．向精神薬には習慣性を示すものがあります．これらは習慣性医薬品とよ

1.5 薬物（医薬品）の規制

表1.5 日本国内で流通しているおもな向精神薬の分類

代表的な薬物		薬理作用
第一種	セコバルビタール	中枢抑制
	メチルフェニデート モダフィニル	中枢興奮
第二種	アモバルビタール フルニトラゼパム ペントバルビタール	中枢抑制
	ブプレノルフィン ペンタゾシン	鎮痛
第三種	アロバルビタール バルビタール フェノバルビタール	中枢抑制（バルビツール酸系）
	エスタゾラム オキサゾラム クアゼパム クロキサゾラム クロチアゼパム クロルジアゼポキシド ジアゼパム トリアゾラム ニトラゼパム ミダゾラム	中枢抑制 （ベンゾジアゼピン系）
	ゾルピデム	中枢抑制 （非ベンゾジアゼピン系）
	クロナゼパム クロバザム	抗てんかん
	マジンドール	食欲抑制

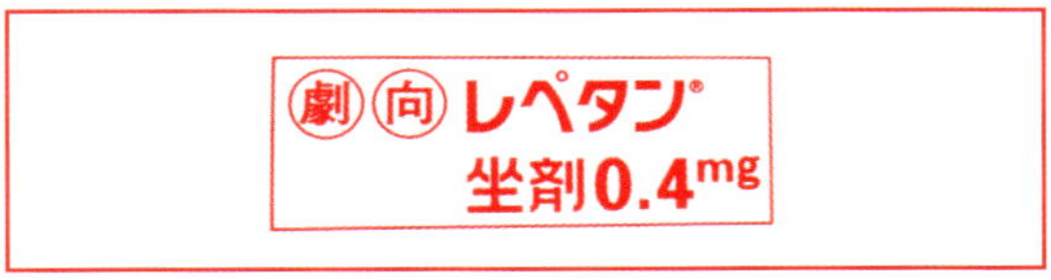

図1.3 向精神薬の表示（鎮痛薬，ブプレノルフィン塩酸塩）

ばれ，「注意－習慣性あり」の文字が直接の容器に記載されています．

1.5.4 覚せい剤取締法・大麻取締法

アンフェタミンやメタンフェタミンなどの覚醒剤は，その乱用による社会的な悪影響を防止するために，覚せい剤取締法で取り扱いが厳重に規制されています．ほかの薬物と区別して鍵のかかる堅固な場所に保管します．使用許可は個人ではなく病院単位で与えられます．

大麻とは，大麻草（カンナビス・サティバ）およびその製品をさし，大麻取締法で規制されます．

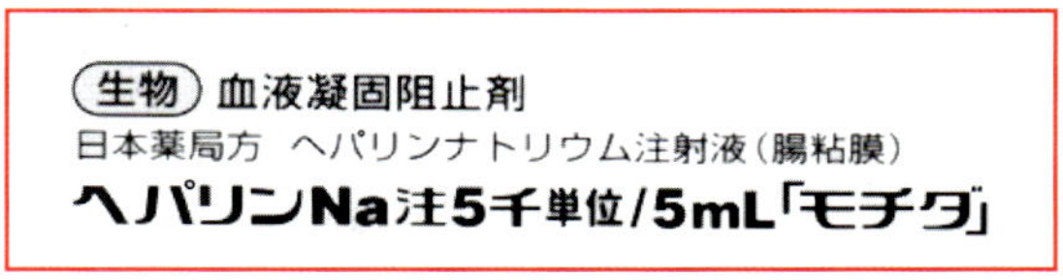

図1.4 生物由来製品の表示

1.5.5 生物由来製品

薬機法では，生物由来製品に再生医療等製品が含まれます．生物由来製品を二つに分類し，感染リスクなどに対応した安全対策を図っています．

① 生物由来製品：ヒトその他の生物（植物を除く）に由来するものを，原材料として製造する薬品で，ワクチン，抗毒素，遺伝子組換えタンパク，インスリンなどのヒト由来製品，ヘパリンなどの動物成分抽出製剤などがあります．白地，黒枠，枠囲い黒文字で 生物 と記載します（図1.4）．

② 特定生物由来製品：生物由来製品のうち，感染症の発生リスクが高いもので，輸血用血液製剤，ヒト血清アルブミン，ヒト免疫グロブリンなどがあります．白地，黒枠，枠囲い黒文字で 特生物 と記載します．

③ 再生医療等製品：再生医療等製品は，政令で定めた以下の製品をいいます．

（1）人または動物の細胞に培養等の加工を施したものであって，

-1 身体の構造・機能を再建・修復・形成するもの

-2 疾病の治療・予防を目的として使用するもの

（2）遺伝子治療を目的として，人の細胞に導入して使用するもの

具体例としては，ヒト骨格筋由来細胞シート，自家培養表皮などがあります．

医薬品の劣化を防ぎ，品質を維持するためには，適切な貯法や容器を選択する必要があります．通常は室温で保存しますが，高温で不安定な医薬品は冷所に，光に不安定なものは遮光して保存します．日本薬局方では，標準温度は20℃，常温は15～25℃，室温は1～30℃，微温は30～40℃，冷所はとくに規定がなければ1～15℃と定義されています．経時変化が生じやすい生物学的製剤や抗生物質などは，医薬品の有効期限や有効期間の表示

が義務付けられています．そのような医薬品を取り扱う場合には適切な保存，貯法にとくに注意を払う必要があります．

1.6　薬物（医薬品）の名称

薬物にはいくつかの命名法，名称があるため，混乱を招くことがあります．

① **一般名**（generic name）：世界保健機関（World Health Organization：WHO）の薬品国際一般名称委員会が命名する世界共通の医薬品の固有名称を国際的一般名称（international nonproprietary name：**INN**）といいます．INN名称に基づいて，日本医薬品一般名称（Japanese accepted name：**JAN**）が命名されます．日本薬局方における名称は，INNやJAN，欧州やアメリカの薬局方を参考に命名されます．

② **化学名**（chemical name）：化学構造を示す名称です．

③ **販売名**（brand name）：それぞれの製薬会社でつけられた名称です．同一薬物でも販売会社の違いによって名称が異なることがあります．

④ **後発医薬品名**：一般名を英語ではジェネリックネームということから，後発医薬品はジェネリック医薬品とよばれることがあります．後発医薬品は，先発医薬品の特許期間が満了するか再審査期間（承認後，製薬会社が医療機関で使用されたデータを集め，承認された効能効果，安全性について，再度確認する期間）が過ぎてから販売され，先発医薬品と同一の有効成分を含んでいます．以前は，それぞれの製薬会社で独自の販売名をつけていましたが，平成17年以降に発売された後発医薬品は，一般名称＋剤形＋規格（含量）＋「屋号（会社名）」と命名されています（**図1.1**および**図1.4**参照）．

1.7　処方の実際

医師や歯科医師は患者を診察して，症状に適した薬を処方します．薬剤師は，処方の安全性の確認と薬の調剤（1.7.2項「調剤」を参照）をして

います．このように，それぞれの業務を分担するシステムを**医薬分業体制**といいます．医薬分業体制により，患者は「**かかりつけ薬局**」で服薬指導を受けて，より安全な充実した医療を受けることができます．

1.7.1　処方せん

処方せん（prescription）とは，医師や歯科医師が，患者に医薬品を交付するための交付書です．患者に薬を投与する場合，医師や歯科医師が，診断に基づいて治療に必要な薬物を選んで，処方せんを交付します．その処方せんに従って，薬剤師が調剤することが原則です．処方せんには，患者氏名，年齢（生年月日），薬名，分量，用法，用量，発行年月日，使用期間，病院もしくは診療所の名称および所在地，または医師の住所，医師氏名の記名押印または署名を記載します（**図1.5**）．また，内服薬に関しては「1回量」と「1日量」の記載が求められています．麻薬処方せんには，さらに患者の住所，麻薬施用者の免許証番号の記載が必要となります．

処方せんに記す薬名は，薬価基準に記載されている商品名または一般名処方を用います．一般名処方を用いることが推奨されており，一般名処方の場合には，会社名（屋号）を付加しません．医薬品の価格は，薬価基準として厚生労働大臣により決められ，一覧表に収載されています．後発医薬品は先発医薬品に比較して一般的に低価格です．錠剤の大きさ，色，形状などが異なることがあります．保険医療では，原則として薬価基準収載医薬品以外は使用することができません．処方に略語を用いるときもありますが，誤解が生じるおそれがあるため，公的，慣例的に用いられているもの以外は使用を避けます．承認を受けた用法および用量は，医療用医薬品添付文書（添付文書）に記載されています．

添付文書とは，患者の安全を確保し，医薬品の適正使用を図るため，製薬企業が作成して医薬品に添付する文書です．商品名，一般名，承認された効能・効果および用法・用量，適正使用の注意事項などが書かれています．**医薬品医療機器総合機構**のホームページ（http://www.pmda.go.

jp/）より入手できます．添付文書の「**警告**」には，医薬品の使用により致死的または重篤な副作用が記載されています．「**禁忌**」には投与してはいけない患者が記載されています．

様式第二号（第二十三条関係）

処　方　せ　ん

（この処方せんは、どの保険薬局でも有効です。）

公費負担者番号		保険者番号	0 1 2 3 4 5 6 7
公費負担医療の受給者番号		被保険者証・被保険者手帳の記号・番号	0A00 ・ 12345

患者 氏名	大門 真知子	保険医療機関の所在地及び名称	沖縄県石垣市美崎町10,000番地 イトウ診療所
生年月日	明・大・(昭)・平 25年5月5日　男・(女)	電話番号	012-345-6789
		保険医氏名	伊藤 健助　（伊藤）
区分	(被保険者)　被扶養者	都道府県番号 47　点数表番号　医療機関コード	0 1 2 3 4 5 6
交付年月日	平成30年4月1日	処方せんの使用期間	平成　年　月　日（特に記載のある場合を除き、交付の日を含めて４日以内に保険薬局に提出すること。）

処方

変更不可　（個々の処方薬について、後発医薬品（ジェネリック医薬品）への変更に差し支えがあると判断した場合には、「変更不可」欄に「レ」又は「×」を記載し、「保険医署名」欄に署名又は記名・押印すること。）

ニフェジピンCR錠　20mg錠 1回1錠（1日2錠）
1日2回　朝・夕食後　28日分

クロチアゼパム錠　5mg錠 1回1錠（1日1錠）
1日1回　就寝前　14日分

以下余白

備考

保険医署名（「変更不可」欄に「レ」又は「×」を記載した場合は、署名又は記名・押印すること。）

保険薬局が調剤時に残薬を確認した場合の対応（特に指示がある場合は「レ」又は「×」を記載すること。）
□保険医療機関へ疑義照会した上で調剤　　□保険医療機関へ情報提供

調剤済年月日	平成　年　月　日	公費負担者番号	
保険薬局の所在地及び名称 保険薬剤師氏名	印	公費負担医療の受給者番号	

備考
1．「処方」欄には、薬名、分量、用法及び用量を記載すること。
2．この用紙は、日本工業規格 A 列5番を標準とすること。
3．療養の給付及び公費負担医療に関する費用の請求に関する省令（昭和51年厚生省令第36号）第1条の公費負担医療については、「保険医療機関」とあるのは「公費負担医療の担当医療機関」と、「保険医氏名」とあるのは「公費負担医療の担当医氏名」と読み替えるものとすること。

図 1.5　処方せんの例

1.7.2 調剤

調剤は，医師や歯科医師の処方せんに従って，治療薬剤を調製することです．法律上は，調剤を行えるのは薬剤師のみで，看護師は調剤を行うことができません．しかし，医療上で特別の理由があれば，医師と歯科医師は自ら作成した処方せんを調剤することが許されています．医師の調剤を看護師が現場で協力，補助することがあるので，看護師は調剤についても学ぶ必要があります．

調剤は，以下の方法によって行います．

① 単位：計量の表記には，国際単位系（SI単位系）が採用されています．重量（質量）は，グラム（g），ミリグラム（mg），マイクログラム（μg）で，液体容量（容積）はミリリットル（mL）で表示されます．

② 秤量（ひょうりょう）：散剤や顆粒剤を計測するには上皿天秤（現在は電子式上皿天秤を使用）を，液体を計測するにはメートグラスなど薬局方の基準に適合する計量器・用器を使用します．

③ 希釈散とパーセント：散剤は，薬物をそのまま使うときわめて微量になるので，秤量の正確さ，服用のしやすさを期すため，乳糖やデンプンなどで体積（かさ）を増やしてあります．つまり，体積が増えている分，同じ重さでも薬物そのものの濃度は薄くなっています．これを**希釈散**といい，%（濃度）で表示します．たとえば，1%希釈散は1gの薬物に乳糖などを加えて100gに薄めたものです．すなわち，この散剤100g中には薬物が1g含まれます．具体的には，コデインリン酸塩散1%，モルヒネ塩酸塩散10%のように表示されます．従来，何倍に希釈するという意味で倍散という用語が用いられてきましたが，含有量の計算に関して調剤事故が多いため，現在は希釈散という用語に統一されています．内用液剤の場合，ペチジンシロップ2%と表示され，100mLの液剤中に薬物2gが含まれます．

1.7.3 服薬指導

処方された薬物を，患者が指示通り正しく服用するとは限りません．薬を飲まなかったり，飲みすぎたり，服用時間を間違えたりすることは，しばしば起こります．患者のアドヒアランスの向上には，医師や薬剤師，看護師による十分な説明と服薬指導が欠かせません．最近では，ほとんどの病院で薬剤師が病棟に赴いて，入院患者に直接服薬指導していますが，看護師が行う場合もあります．患者にとっては，薬が飲みにくい場合や1回に飲む錠剤の量が多いことがあります．看護師は，こうした訴えを的確にとらえて，医師や薬剤師に相談することが大切です．また，服用方法を誤ると，効果が現れないだけでなく，有害作用が現れることもあります．したがって，正しい服用法を説明することが必要です．投薬時には以下の点に注意します．

① 6Rの確認：同じ名称の薬物でも剤形が異なることがあるので，医薬品の準備時，投与直前には以下の**6R**を確認します．6Rとは，正しい患者（Right Patient），正しい薬剤（Right Drug），正しい目的（Right Purpose），正しい用量（Right Dose），正しい用法（Right Route），正しい時間（Right Time）です．

② 注意の喚起：起こりうる症状（眠気，立ちくらみなど）に関する情報をあらかじめ患者に知らせて，注意を喚起しておくことが大切です．

③ 服用時間：服用時間は薬剤の特性にあわせて，以下のように決められています．

・食前：食事前30分以内（空腹の状態）
・食直前：食事のすぐ前（食事をはじめるとき）
・食後：食事後30分以内
・食直後：食事のすぐ後
・食間：食事と食事の中間のことで，食後約2時間過ぎた空腹の状態のとき
・就寝前：寝る直前か約30分前
・頓服：「痛いとき」，「熱が出たとき」などの症状があるとき必要に応じ服用

1.7.4 医薬品による事故，過誤と対策

医療事故は医薬品関連のものが多く，生命に重篤な危険を及ぼす可能性があります．最近は，**オーダリングシステム**（従来医師が紙に書いていた処方せんの内容をコンピューターに入力する）を導入している医療機関が多くなりました．その結果，処方せんの不備や薬名の間違いは減少してきました．しかし，事故や過誤は完全にはなくなり

ません。調剤は薬剤師の業務ですが、入院患者に対しては看護師が与薬することがあります。誤った薬あるいは量を患者が服用しないように、注意する必要があります。たとえば、リドカインには局所麻酔用と静脈注射用の2種類の注射剤が存在します。静脈注射用は抗不整脈薬として使用されます。注射剤は、とくに重大な事故を引き起こしうるので、濃度や投与量を確認します。点滴する場合は、投与ルートや点滴速度を間違えないようにすることが重要です。医師、薬剤師、看護師、ほかの医療スタッフと連携して、医療事故を予防することが重要です。

1.8 薬物の剤形

医薬品の有効成分に賦形剤などを加えて、使用するのに適当な形に製したもの、またはその工程を**製剤**といい、製剤化した形態を**剤形**といいます。一つの薬物でも数種類の剤形があり、使用目的や患者に適した剤形が選択されます。一般的には、薬効を示す成分そのものを表す場合は「**薬物**」、薬物が製剤化されて医療の現場で使用できる形態をさす場合は「**薬剤**」といいます。投与経路または投与部位に従い分類した剤形を表1.6に示します。また、体内における全身作用を企図した剤形の投与部位を図1.6に示します。もっとも多く用いられるのは経口投与です。経口剤（内服薬）は崩壊、分散、溶解などの過程を経て消化管から吸収されます。液剤は溶解までのすべての過程は省かれます。それぞれの剤形について特徴を示します。

① **顆粒剤**：有効成分を混和し均質として粒状にしたもので、徐放性や腸溶性顆粒があります。
② **散剤**：経口投与する粉末状の製剤で、顆粒剤

表1.6 投与経路とおもな剤形

投与経路または投与部位	おもな剤形
経 口	固形剤：散剤，顆粒剤，錠剤，カプセル剤，丸剤 液 剤：シロップ剤，乳剤，懸濁剤，エリキシル剤
口 腔	バッカル錠，舌下錠，トローチ剤
気道，肺	吸入剤，エアゾール剤
直 腸	坐剤，注腸剤
尿道，膣	坐剤，錠剤
鼻腔，耳孔	点耳剤，点鼻剤，点鼻粉末剤
眼粘膜	点眼剤，眼軟膏剤
経 皮	軟膏剤，貼付剤，ローション剤，スプレー剤
皮下，筋肉，静脈，動脈など	注射剤，持続性注射剤

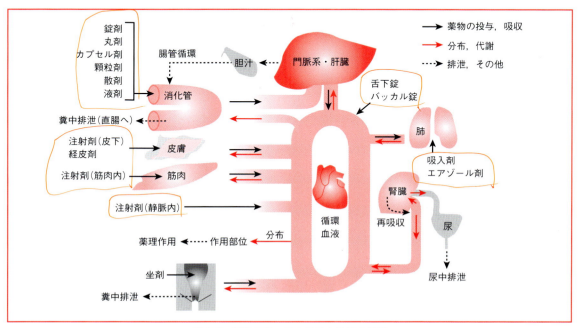

図1.6 剤形の違いによる体内動態の過程
[系統看護学講座 専門基礎分野 薬理学——疾病のなりたちと回復の促進 [3], 医学書院 (2014) を改変]

をさらにふるいにかけて微粒状に製したものも，また散剤といいます．崩壊，分散の過程が省かれるので，固形剤に比べると吸収がよく，作用発現は速くなります．

③ **錠剤**：通常，薬物に賦形剤などを加えて，圧縮し成形します．種類が多く，繁用されています．外形から分類すると，コーティングのない素錠（裸錠），素錠を高分子化合物などのコーティング剤で薄く被ったフィルムコーティング錠，糖類または糖アルコールで薄く被った糖衣錠，組成の異なる粉粒体が積み重なった多層錠，内核錠が組成の異なる外層で覆われた有核錠に大別され，胃溶性・腸溶性や速放性・徐放性に分類されます．徐放性製剤は薬効が持続するので，投与回数が少なくなり，コンプライアンスを高める利点があります．口腔内崩壊錠は，口腔内ですみやかに崩壊するので，水なしでも服用できます．高齢者，小児を含む嚥下困難者に適した剤形ですが，必ず飲み下すように指導します．

さらに，口腔内に適用する製剤にはバッカル錠，舌下錠，トローチ剤があります．バッカル錠および舌下錠は，口腔内崩壊錠とは異なり口腔粘膜より吸収されるので，肝臓や消化管で分解されやすい薬物に適した剤形です．一方で，トローチ剤は口腔や咽頭粘膜の殺菌などの局所作用を目的としているので，噛み砕かずに口腔内にとどめるように指導します．

④ **カプセル剤**：液状，粉末状，顆粒状などの薬物をカプセルに入れたもので，硬カプセルと軟カプセルの二種類があります．悪味や悪臭を発する薬品にも適用されます．必ずカプセルごと服用します．

⑤ **シロップ剤**：濃厚な糖質液に薬物を溶かしたもので，乳幼児，嚥下障害のある患者に適しています．服用時に溶解または懸濁して用いる製剤であるドライシロップ剤もシロップ剤に含まれます．

⑥ **エアゾール剤**：溶液を液化ガスや圧縮ガスの圧力により，必要時に噴出して用いるものです．外用塗布あるいは吸入で用いられます．吸入の場合には，静脈内注射と同様に作用発現は速く，肝臓や消化管で分解されない利点があります．

⑦ **坐剤**：薬物をカカオ脂などの基剤と混和した固形剤で，体温で軟化溶解します．局所作用を目的としておもに肛門や腟などに適用します．全身作用を目的としても用いられます．たとえば，直腸内投与した場合は，吸収が速く，初回通過効果（1.15.2項「薬物の吸収」参照）を回避でき，さらに胃粘膜を直接障害するような薬物の投与も可能です．

⑧ **軟膏剤**：皮膚に塗布するのに適当な稠度になるように，基剤に薬物を混ぜた半固形状外用剤です．基剤としてワセリン，ラノリン，プラチナベース，バニシングクリーム，リオゲルなどがあります．

⑨ **経皮吸収型製剤**：有効成分が皮膚を通して全身循環血流に送達できるように設計されています．長時間にほぼ一定速度で薬物を放出するコントロールドリリース（放出制御）製剤です．

⑩ **貼付剤**：皮膚表面患部や皮膚を通して，局所患部に有効成分を到達させる局所作用型外用剤です．

⑪ **注射剤**：経口剤とともによく用いられる剤形で，注射器を用いて体内に直接投与します．

1.9　薬理作用

薬物が生体に及ぼす生化学的・生理学的作用を**薬理作用**といいます．薬理作用の分類を以下に示します．

① 主作用と副作用：病気の治療や予防といった目的のために利用される薬理作用を**主作用**，そのほかの治療に不必要な作用を**副作用**，薬物によって生じた好ましくない作用をとくに**有害作用**といいます．日本では副作用という用語が定着しており，有害作用と同義語で用いられる場合が多くあります．たとえば，アスピリンの主作用は解熱鎮痛作用であり，副作用は胃腸障害や喘息発作の誘発などです．また，同じ薬物でも病気によって，主作用と副作用が入れ替わることがあります．モルヒネをがん性疼痛の緩和に使用するとき，鎮痛作用は主作用で，消化管運動抑制作用による便秘は副作用です．しかし，モルヒネをはげしい下痢に対して止瀉薬として使用する場合，消化管運動抑制作用は主作用になります．

② 全身作用と局所作用：外用薬や局所麻酔薬のように，生体の適用部位に限局して作用する場合を**局所作用**といいます．一方，薬物が循環系を介し，全身の組織に到達して効果を発揮する場合を**全身作用**といいます．たとえば，抗炎症薬のインドメタシンは，局所作用を目的とする場合は軟膏剤や貼付剤，全身作用を目的とする場合は坐剤やカプセル剤で用いられます．

③ 中枢作用と末梢作用：薬物のはたらく部位が，中枢神経系の場合を**中枢作用**，末梢の器官や組織の場合を**末梢作用**とよびます．コーヒーに含まれるカフェインは，中枢神経系に分布して覚醒作用を起こし，末梢では，心臓（心筋），腎血管，気管支平滑筋に分布して，それぞれ強心作用，腎血管拡張による利尿作用および気管支拡張作用を起こします．

④ 興奮作用と抑制作用：生体が本来もっている機能を促進させる作用を**興奮（促進・刺激）作用**，低下ないし停止させる作用を**抑制（阻害）作用**といいます．興奮作用と抑制作用の大部分は可逆的です．しかし，作用が強く現れて不可逆的な機能停止をきたす場合を麻痺とよびます．

⑤ 直接作用と間接作用：薬物が生体の特定の器官や組織に作用した結果，生じる機能の変化を**直接作用**，直接作用によって誘発される別の作用を**間接作用**といいます．強心薬のジゴキシンが，心筋に作用して収縮力を高めるのは直接作用，循環不全の改善による利尿効果の発現は間接作用です．

⑥ 選択的作用と非選択的作用：薬物が特定の組織，臓器のみに作用することを**選択的作用**といいます．たとえば，ジゴキシンは心筋の収縮力を増強させますが，骨格筋には作用しません．一方，古典的な抗がん薬は，がん細胞のみではなく，正常細胞にも作用して障害をもたらします．この場合は**非選択的作用**といわれます．治療薬としては，選択性が高いものが望まれます．

⑦ 速効性作用と遅効性作用：薬物投与後，効果発現までの時間で区別します．狭心症治療薬のニトログリセリンのように，投与後ただちに現れる薬物の作用を**速効性作用**といいます．一方で，抗凝固薬のワルファリンのように，数時間ないし数日以上経過して発現する作用を**遅効性作用**といい

ます．

⑧ 一過性作用と持続性作用：薬物の作用が続く時間の長さで区別します．たとえば，ニトログリセリンの舌下錠の効果は 20〜30 分程度しか続かず，このような作用を**一過性作用**といいます．一方で，骨粗鬆症治療薬のリセドロン酸は，1週間に1回の服用で効果が持続します．このような作用を**持続性作用**といいます．

⑨ 蓄積作用：吸収に比べて排泄や分解の遅い薬物を慢性的に摂取したとき，体内で蓄積されることを**蓄積作用**といいます．蓄積された結果，中毒症状を起こすことがあります．薬物以外でも，有機水銀やカドミウムなどの重金属は蓄積性を示し，それぞれ水俣病やイタイイタイ病の原因となりました．

1.10　薬物の作用機序

薬物が生体の機能に影響を及ぼす機序として，次の5つが考えられます．

① 化学的機序：薬物と生体内物質やほかの薬物との化学反応によって，薬理作用が発現します．水酸化アルミニウムゲルや水酸化マグネシウムなどの制酸薬による胃酸の中和や，ジメルカプロール（BAL）による重金属中毒に対する解毒などです．

② 物理化学的機序：薬物は物理化学的な性質によって，生体の機能に影響を与えます．酸化マグネシウムは，腸内の浸透圧を変化させて水分を腸内に貯留し，糞便を膨潤させることで腸管を刺激して，蠕動運動を亢進し，瀉下作用を現します．また，マンニトールは浸透圧により利尿作用を発現します．

③ 生化学的機序：薬物が生体内酵素の活性に影響を与えることにより，薬理作用が発現します．アンジオテンシン変換酵素阻害薬のカプトプリルやコリンエステラーゼ阻害薬のネオスチグミンなどがあげられます．

④ 生理学的機序：細胞内外のイオン組成の変化は，細胞の機能に影響を与えます．ベラパミルやニフェジピンなどのカルシウム拮抗薬は，それぞれ心臓や血管のカルシウムチャネルを抑制しま

す．その結果，細胞外から細胞内へのカルシウム流入を阻害して，抗不整脈作用，降圧作用を示します．

⑤ 受容体を介する機序（図1.10参照）：神経伝達物質，ホルモンなどにより生体の恒常性は保たれています．これらの物質の標的となる生体組織の細胞膜表面や細胞内には，特定の物質だけに特異的に結合するタンパク質が存在しています．それを受容体といい，また受容体に選択的に結合する物質をリガンドとよびます．神経伝達物質やホルモンなどの生体内物質に加えて，薬物もリガンドに含まれます．リガンドは受容体に結合し，情報伝達系とよばれる増幅・変換機構を介して細胞に機能的な変化や反応を起こします．病気のときは生体の恒常性が崩れた状態であることが多く，受容体に作用する薬物は，細胞や生体機能を正常化するために使用されます．

1.11 薬物と受容体の結合

多くの薬物は，特異的な受容体に結合することで薬理作用を示します．薬の用量と薬理作用の関係において，受容体は重要な役割を果たしています．

1.11.1 作動薬と拮抗薬

受容体に結合して生理学的反応を引き起こす物質を，作動薬，作用薬，刺激薬あるいはアゴニスト（agonist）とよびます．反対に，作動薬と同じ受容体に結合，あるいは細胞内情報伝達系などに作用し，作動薬の作用を減弱させる物質を拮抗薬，遮断薬あるいはアンタゴニスト（antagonist）といいます．同一の受容体を競り合い，しかも，可逆的に質量作用の法則（1.11.2項に後述）に従う拮抗反応を示す薬物を，競合的拮抗薬といいます．一方，作動薬の受容体とは別の受容体や同じ受容体の異なる部位に結合したり，細胞内情報伝達系に作用したり，あるいは作動薬の受容体そのものに非可逆的に結合することで作動薬の反応を抑制する薬物を，非競合的拮抗薬といいます．

薬効は二つの指標で表記します．一つは薬物の受容体への「親和性」です．親和性が高いとは，薬物が受容体へ結合しやすいことを意味します．もう一つは「固有活性（内活性）」です．固有活性とは，薬物が受容体と結合した後，反応を引き起こすための刺激の強度であり，組織内への影響力です．固有活性は，薬物による最大反応に対する比として0～1の値で示されます．生理学的効果の最大反応（100%）を誘発できる薬物の固有活性は1であり，このような薬物を完全作動薬といいます．最大反応が50%の薬物の固有活性は0.5になります．このような0＜固有活性＜1のような薬物を部分作動薬といいます．また，固有活性が0の薬物が上で述べた競合的拮抗薬です．

受容体の総数のわずか数%が完全作動薬と結合するだけで，最大反応が引き出されることがあります．この場合，反応に直接関与しない残りの受容体を余剰受容体といいます．この機構により，低濃度のアゴニストでも強い作用を示すことができるため，ホルモンや伝達物質が一定の反応を効率よく引き起こすことに役立っています．また，病気で受容体の数が減少するような場合でも，ある程度の減少であれば最大反応を保つことができます．

1.11.2 濃度-反応関係

薬理作用は，濃度が高くなると強くなります．反応の大きさは，薬物によって占有された受容体数に依存します（質量作用の法則）．薬物の濃度を横軸に，生理学的効果を縦軸にプロットすると，図1.7に示したような濃度-反応曲線になります．濃度が数桁の範囲に及ぶことが多いため，通常は片対数グラフを用い，S字状（シグモイド）の曲

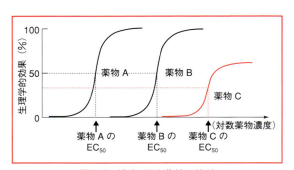

図1.7 濃度-反応曲線の比較
効力：薬物A＞薬物B＞薬物C，最大反応：薬物A＝薬物B＞薬物C．

線になります．ある一定の反応の大きさを示す薬物の量のことを効力（力価）といいます．効力を示す指標として，最大反応の50%の効果を引き起こす薬物の濃度（effective concentration 50：EC$_{50}$）が広く用いられています．薬物のEC$_{50}$が低いほど薬物の効力が高い，つまり少ない量で効果があることを示します．また，1.11.1項で説明したように，図1.7で示した薬物A，B，Cのうち，最大反応が100%のAとBが完全作動薬，60〜70%程度のCは部分作動薬に分類されます．

拮抗薬が存在する場合の濃度-反応曲線を図1.8に示します．作動薬単独による濃度-反応曲線（A）は，競合的拮抗薬の存在下では高濃度側（B）に平行移動します．これは，作動薬と競合的拮抗薬が受容体をイス取りゲームのように取り合うためであり，作動薬の量が多くなれば受容体と結合する作動薬の割合が増加して，反応が現れるようになります．たとえば，腸管平滑筋に対するアセチルコリン（完全作動薬）による腸管収縮作用は，アトロピン（競合的拮抗薬）により抑制され，その濃度-反応曲線は高濃度側に平行移動します．

一方で，非競合的拮抗薬の存在下では，濃度-反応曲線の平行移動は認められず，最大反応が抑制されます（C）．これは一般的に，非競合的拮抗薬が，作動薬と受容体の結合部位を取り合うのではなく，受容体構造に変化をもたらして作動薬の結合を妨げたり，受容体から出力される情報の増幅を妨げたりして，反応にいたるまでの過程を阻害するからです．たとえば，アセチルコリン（完全作動薬）による腸管収縮作用は，パパベリン（非競合的拮抗薬）により，その最大反応が抑制されます．また，フェノキシベンザミン（非競合的拮抗薬）はアドレナリンα受容体へ非可逆的に結合して，血管平滑筋に対するノルアドレナリン（完全作動薬）の最大反応を抑制します．

1.12 薬物の作用点

薬物の標的となるさまざまな種類のタンパク質を作用点といいます．作用点には受容体のほかに，イオンチャネルやトランスポーター，酵素などがあります（図1.9）．

1.12.1 受容体と細胞内情報伝達系

薬物が受容体に結合すると，その情報が細胞内物質（二次伝達物質，セカンドメッセンジャー）の量的な変化を引き起こします．そして，セカンドメッセンジャーを介して，情報が増幅・変換されて細胞応答が導かれます．薬物などのリガンドが受容体に結合してから，細胞応答が起こるまでの過程の概略を図1.10に示します．セカンドメッセンジャーとしては，サイクリックAMP（cAMP），サイクリックGMP（cGMP），一酸化窒素（NO），イノシトール三リン酸（IP$_3$），カルシウムイオン（Ca^{2+}）などがあげられます．受容体は，細胞膜上にあるGタンパク質共役型受容体，イオンチャネル内蔵型受容体，酵素共役型受容体，そして，細胞内にある核内受容体（細胞内受容体）に分類されています（図1.9）．

a．Gタンパク質共役型受容体

受容体の多くは，グアノシン三リン酸（GTP）結合タンパク（Gタンパク質）共役型受容体です．この受容体は，1本鎖ペプチドが7回細胞膜を貫通する構造をもち，細胞内でGタンパク質と結合しています．Gタンパク質はαおよびβγサブユニットから構成されています．リガンドが受容体に結合すると，Gタンパク質が活性化され，受容体からGタンパク質が解離するとともに，αサブユニットに結合していたグアノシン二リン酸（GDP）がGTPと置換されます．その結果，Gタンパク質はGTP結合型αサブユニットとβγサブユニットに分かれ，酵素やイオンチャネルな

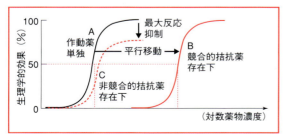

図1.8　競合的拮抗薬および非競合的拮抗薬による濃度-反応曲線の変化

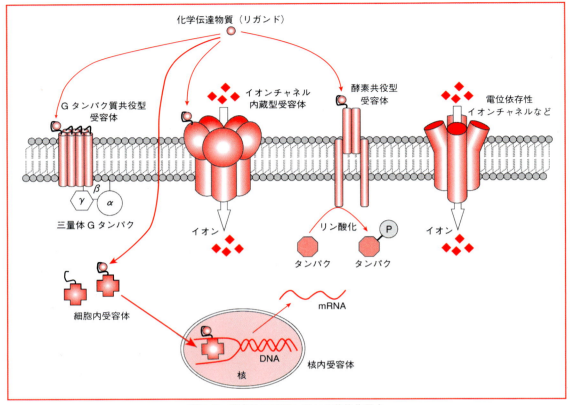

図1.9 受容体の種類とほかの薬物作用点

どのほかの細胞内効果器に作用します．

　Gタンパク質のうち，**刺激性Gタンパク（G_S）**によって活性化される反応の共通経路として，cAMPの産生を触媒する酵素であるアデニル酸シクラーゼの活性化があります．たとえば，交感神経から分泌されるノルアドレナリンは，心筋のアドレナリンβ受容体に結合し，G_Sを介してアデニル酸シクラーゼを活性化し，cAMPの産生を増加させます．cAMPは，タンパク質リン酸化酵素（プロテインキナーゼA：PKA）を活性化し，収縮力や心拍数が増加します．

　反対に，アデニル酸シクラーゼを抑制する系もあります．図1.11に示すように，副交感神経から分泌されるアセチルコリンは，心筋のムスカリン受容体に結合します．その結果，**抑制性Gタンパク（G_i）**の活性化により生じるGTP結合型αサブユニットは，アデニル酸シクラーゼを抑制してcAMPの産生を減少させます．すると，PKAのはたらきが抑制され，L型Ca^{2+}チャネル

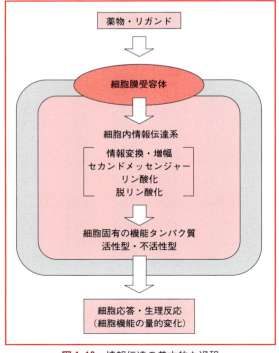

図1.10 情報伝達の基本的な過程

やペースメーカーチャネルを抑制します．一方，$\beta\gamma$サブユニットは直接アセチルコリン感受性カリウムイオン（K$^+$）チャネルに結合して，電流を増加させます．

また，Gタンパク質の一つの**G$_q$**タンパク質が活性化されて，ホスホリパーゼCという酵素が活性化される系があります．ホスホリパーゼCはホスファチジルイノシトール二リン酸を，イノシトール1,4,5-三リン酸（IP$_3$）とジアシルグリセロール（DG）という2種類のセカンドメッセンジャーに分解します．たとえば，アドレナリンα_1受容体にノルアドレナリンが結合すると，G$_q$タンパク質が活性化し，ホスホリパーゼCが活性化された結果，IP$_3$とDGの産生が促進されます．IP$_3$の作用により細胞内の筋小胞体からのCa^{2+}放出を促進し，平滑筋を収縮させます．DGはプロテインキナーゼC（PKC）を活性化させて，細胞内の多くのタンパク質の機能調節に重要な役割を果たしています．

b．イオンチャネル内蔵型受容体

細胞膜を通過するイオンの流れを調節するのが，**イオンチャネル内蔵型受容体**であり，受容体へのリガンドの結合が受容体内のイオンチャネルの活性を制御します．この型の受容体の反応はきわめて迅速であり，シナプスの速い活動調節などに関係しています．重要なイオンチャネル内蔵型受容体として，ニコチン受容体があります．骨格筋のニコチン受容体にアセチルコリンが結合すると，イオンチャネルが開いて，細胞内におもにナトリウムイオン（Na$^+$）が流入し，脱分極が起きます（**図1.12**）．そのほかには，中枢神経系のγ-アミノ酪酸（GABA$_A$）受容体があります．GABAが結合するとクロライドイオン（Cl$^-$）チャネルが開いてCl$^-$を透過し，神経細胞を過分極させて神経伝達を抑制します．

c．酵素共役型受容体

細胞質内に酵素活性を有する領域をもつのが，**酵素共役型受容体**です．リガンドの結合により，共役する酵素が活性化されたり，阻害されたりします．上皮細胞成長因子，血小板由来成長因子，インスリンなどの酵素共役型受容体は，チロシンキナーゼ活性領域およびリン酸化されるチロシン

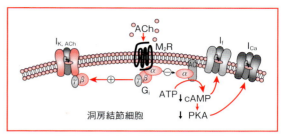

図1.11 Gタンパク質共役型受容体
ACh：アセチルコリン，M$_2$R：ムスカリン2受容体，G$_i$：抑制性Gタンパク，AC：アデニル酸シクラーゼ，ATP：アデノシン三リン酸，PKA：プロテインキナーゼA，I$_{Ca}$：L型Ca^{2+}チャネル，I$_f$：ペースメーカーチャネル，I$_{K, ACh}$：アセチルコリン感受性K$^+$チャネル．
[Basic & Clinical Pharmacology, 13th Edition, McGraw-Hill（2014）を改変]

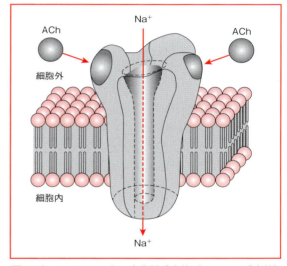

図1.12 イオンチャネル内蔵型受容体（ニコチン受容体）
ACh：アセチルコリン，Na$^+$：ナトリウムイオン．
[Basic & Clinical Pharmacology, 13th Edition, McGraw-Hill（2014）を改変]

残基をもちます（**図1.13**）．リガンドが受容体に結合して，さらに受容体がペア（二量体）になると，内在するチロシンキナーゼが活性化して互いにリン酸化します．つぎに，リン酸化された受容体が標的分子をリン酸化し，プロテインキナーゼ系のようなほかの細胞内情報伝達系を活性化します．また，心房性ナトリウム利尿ペプチド（ANP）受容体は，グアニル酸シクラーゼ活性を有し，活性化されるとcGMPが増加して，血管拡張作用や利尿作用が発現します．

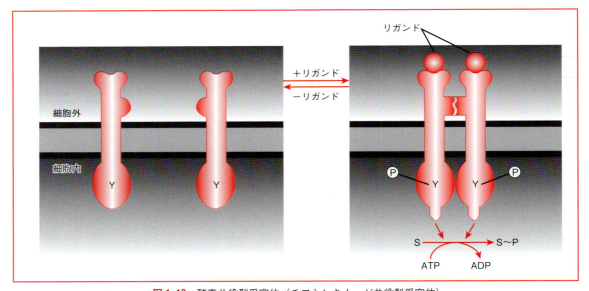

図1.13 酵素共役型受容体（チロシンキナーゼ共役型受容体）
P：リン酸基，Y：チロシン残基，S：標的分子（基質），ATP：アデノシン三リン酸，ADP：アデノシン二リン酸．
[Basic & Clinical Pharmacology, 13th Edition, McGraw-Hill（2014）を改変]

d. 核内受容体（細胞内受容体）

核内受容体（細胞内受容体）は受容体が細胞内にあるため，リガンドが受容体と相互作用するには細胞内へ進入しなければならないという点で，ほかの三つの受容体と大きく異なります（**図1.9**）．たとえば，ステロイドホルモンは高い脂溶性のために膜を容易に通過し，細胞質に存在する受容体（細胞内受容体）に結合し，活性化させます．この活性化されたリガンド-受容体複合体は核へ移動し，特定のDNA配列に結合して遺伝子発現を制御します．

1.12.2 さまざまな薬物作用点

a. イオンチャネル

細胞膜の**イオンチャネル**は，選択的にイオンを通す小孔をもったタンパク質です（**図1.9**）．イオンチャネル内蔵型受容体とは別に，イオンチャネル自体も作用点となります．Na^+やCa^{2+}，K^+などの陽イオンを通過させるものと，Cl^-などの陰イオンを通過させるものがあります．イオンチャネルに薬物が作用すると，細胞膜のイオン透過性が変わり，細胞内外のイオン組成が変化して，細胞の興奮性や機能が変化します．たとえば，Na^+チャネル遮断薬のキニジンは，心筋細胞のNa^+チャネルを抑制することで抗不整脈作用を示します．また，フェニトインは中枢神経でNa^+チャネルを抑制することで，抗てんかん作用を示します．

b. トランスポーター

生体には，恒常性を維持するために，さまざまな物質を細胞外から細胞内へ取り込んだり，細胞内から細胞外へ排出する運搬機構（交換機構）があります．これらを**トランスポーター**とよびます．たとえば，神経細胞間の伝達において，シナプス間隙では，遊離された伝達物質の一部が，トランスポーターによってシナプス前細胞の終末へ回収されます．代表的な抗うつ薬は，セロトニンやノルアドレナリンなどのトランスポーターを阻害し，シナプス間隙の伝達物質の濃度を上昇させる作用をもちます．

c. 酵素

酵素は，生体内で生命活動に必要な物質の合成を触媒しているタンパク質です．酵素共役型受容体とは別に，酵素のはたらきを抑制して薬理作用を示す薬物も多く存在します．たとえば，脂質異常症治療薬のロスバスタチンは，HMG-CoA還元酵素を抑制してコレステロールの生成を阻害します．抗炎症薬のアスピリンは，シクロオキシゲ

1.13 薬理作用に影響する因子

ナーゼという酵素を抑制して，炎症に関連する物質（エイコサノイド）の産生を阻害します．

1.13.1 薬用量

生体と薬物の反応に影響を与える因子を説明します．

薬理作用は，薬物がある一定以上の用量で現れます．一般に，薬物の用量が多くなればなるほど，反応も大きくなります．この場合，薬物の用量を横軸（対数値），薬物による有効率あるいは死亡率（％）を縦軸にとり図示すると，図1.7に示した濃度-反応曲線と同様のS字状曲線を示します（図1.14）．薬理作用（有効作用）を発現しはじめる最小の用量を**最小有効量**といい，効果が最大となり頭打ちとなる用量を**最大有効量**，また最大効果の半分の効果を示す用量を**50％有効量**（effective dose 50：ED_{50}）といいます．さらに用量を増やすと有害作用が現れ，なおも用量を増やすと致死量となります．致死作用の場合も，**50％致死量**（lethal dose 50：LD_{50}）が規定されています．通常，**薬用量**（治療量）は，最小有効量と最大有効量との間に存在します．LD_{50}とED_{50}の比（**LD_{50}/ED_{50}**）を**治療係数**または**安全域**といい，薬物の安全性を表す指標として用いられます．この比が大きいものほど安全性の高い薬物といえます．

1.13.2 年齢

新生児や乳幼児，小児，そして高齢者における薬理作用は，成人とは異なることがあります．一般的に，新生児や乳児の肝臓の代謝能は低く，腎臓の排泄機能や血液脳関門が未発達であることが，薬物の作用に影響します．小児の薬用量は，体表面積，年齢，体重などを用いて算定されます．高齢者も肝機能や腎機能の低下により，薬物の代謝や排泄が影響を受けるため，薬用量の調節が必要な場合があります．詳細は1.17節で説明します．

1.13.3 性別

薬物に対する反応性には，性差が存在することがわかってきました．CYP3A4による肝臓での薬物代謝能力は，一般的に女性のほうが高いです．これは女性ホルモンがCYP3A4を誘導するからと考えられています．一方，CYP1A2による薬物の代謝能力は，男性のほうが高いです．また，妊婦に対しては，胎児に影響を及ぼすような薬物の投与はできるだけ避け，授乳期には，母乳からの薬物の移行に注意して，薬物を使用する必要があります．詳細は1.17節で説明します．

1.13.4 個体差

薬物に対する生体反応の大きさには個体差があります．大多数のヒトでは重篤な作用を現さない用量で，異常な反応を示すことを**特異体質**といいます．その原因としては，遺伝的要素による薬物代謝酵素活性の違いや欠損，先天的あるいは後天的に得られた抗体の差などがあげられます．たとえば，肝アセチル化酵素が低下している患者では，抗結核薬のイソニアジドの投与により多発性神経炎を起こしやすくなります．また，偽性コリンエステラーゼ活性の低い患者では，筋弛緩薬であるスキサメトニウムの投与により筋弛緩作用が非常に強くなり，呼吸麻痺に陥ることがあります．さらに，薬物使用により後天的に抗体を獲得し，その薬物や類似の薬物の反復投与により抗原抗体反応が起こります．発赤，かゆみ，蕁麻疹，喘息，

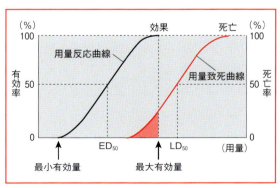

図1.14 用量と作用の関係
赤色で示す用量の範囲は，十分に有効な量を用いると重篤な有害作用も起こりやすくなることを示しています．
ED_{50}：50％有効量，LD_{50}：50％致死量．
［系統看護学講座 専門基礎分野 薬理学―疾病のなりたちと回復の促進［3］，医学書院（2014）を改変］

鼻炎，結膜炎，発熱，消化器障害（嘔吐，下痢），頭痛など病的な異常反応が出る場合を**薬物アレルギー**といいます．急激な血圧低下，虚脱，失神や昏睡などのショックを主徴とする場合を**アナフィラキシーショック**といいます．いずれもその発現は，用量非依存性で特定の薬物にのみ反応します．これらは，用量依存性で非特異的な発現をする中毒性副作用とは異なります．薬物アレルギーを起こしやすい薬物としては，サルファ剤，ペニシリン，クロラムフェニコール，解熱鎮痛薬のスルピリンなどがあります．

近年は，**個人最適化医療**（precision medicine）が行われるようになってきました．個人最適化医療は，**テーラーメイド医療**あるいは**オーダーメイド医療**ともいわれます．これは患者の生理的状態や疾患の状態などを考慮して，患者個々に治療法を設定する医療です．最適化のために，医療遺伝子診断の結果を考慮することもあります．

1.13.5 プラセボ効果とノセボ効果

薬物の効果は，先入観や心理的効果によっても左右されます．本来は薬理作用をもたない物質（乳糖，デンプンなど）により症状が改善する場合を，**プラセボ効果**（placebo effect）といいます．一方，まったく薬理作用をもたない物質により有害作用が出てしまう効果のことを，**ノセボ効果**（nocebo effect）といいます．臨床試験では，しばしば**二重盲検法**が利用されます．評価の対象となる治験薬，薬理作用のない**偽薬**（**プラセボ**）あるいは既存の類似薬のいずれかを投与されるかは，患者はもちろん，薬効判定者の医師も知らされず，試験計画者だけが知っています．この方法は，薬効評価のときに，プラセボ効果と薬効判定者による評価の偏り（バイアス）を防ぐ目的で，一般的に用いられています．

1.14 薬物相互作用

薬物は多くの場合，ほかの薬物と併用されます．通常は併用されるそれぞれの薬物が影響しあって作用が変わることはありませんが，時に互いの作用が影響しあうことがあります．作用が増強して現れることを**協力作用**といい，減弱あるいは相殺されることを**拮抗作用**といいます．協力作用には，併用するお互いの薬物の効果の和となる**相加作用**と，和よりもはるかに強い作用がみられる**相乗作用**があります．多剤併用（ポリファーマシー）は，治療効果の増強や各薬物による副作用の軽減を図ることができますが，単独ではみられなかった有害作用が現れることもあります．このように，2種類以上の薬物の併用によって，一方の薬物がほかの薬物の効果に影響を及ぼすことを，**薬物相互作用**とよびます（図1.15）．また，薬物と食物間にも相互作用が認められることがあり，薬効に影響を与えます．

薬物の体内における吸収，分布，代謝，排泄の過程が，併用薬物によって影響を受ける場合を**薬物動態学的相互作用**，薬物の作用部位または受容体に対する作用や結合性が，併用薬物によって影響を受ける場合を**薬力学的相互作用**といいます．

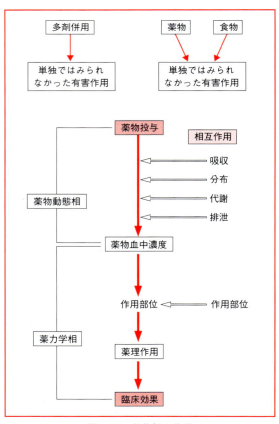

図1.15 薬物相互作用

1.14.1　吸収による相互作用

　薬物の吸収時に影響がある機序として，消化管内 pH の変化，消化管運動の変化，キレート形成（金属イオン複合体）などがあります．テトラサイクリン系やニューキノロン系抗菌薬は，制酸薬や乳製品に含まれるマグネシウム，アルミニウム，カルシウムおよび鉄剤に含まれる鉄に対して，難溶性のキレートを形成します．このため，吸収が著しく減少するので，これらと同時に服用すると抗菌作用が減弱します．このような相互作用を防ぐには，テトラサイクリン系やニューキノロン系抗菌薬と制酸薬や鉄剤，乳製品の服用時間を 2～3 時間ずらして，キレート形成を低下させます．

1.14.2　分布による相互作用

　薬物は吸収されて血中に移行すると，アルブミンなどの血漿タンパクと結合する**結合型**と，結合していない**遊離型（非結合型）**の両者が存在します．このうち，遊離型のみが活性を示します．血漿タンパクと結合しやすい薬物が 2 種類存在すると，互いに競り合うことにより結合度が変化します．結合率の異なる薬物が併用されると，結合率の低い薬物の一部が血漿タンパクから分離して，遊離型の割合（非結合型分率）が増加するために，その薬物の作用が増強します．たとえば，ワルファリン（抗凝固薬）とインドメタシン（非ステロイド性抗炎症薬）を併用するとワルファリンの非結合型分率が増加し，出血傾向になります．

1.14.3　薬物代謝酵素と相互作用

　肝臓での薬物代謝（1.15.4 項「薬物の代謝」参照）は，薬物の有効性，安全性にきわめて大きな影響を及ぼします．薬物相互作用は，吸収，分布および排泄過程に比べ，代謝過程において認められます．とくに第 I 相反応の酵素である CYP（cytochrome P450）の誘導や抑制を介する血中濃度の変化が多く報告されています．CYP には多くの分子種がありますが，CYP1A2，CYP2C9，CYP2C19，CYP2D6，CYP3A4 の 5 つの分子種がとくに重要です．これらの基質特異性は非常に低く，一つの分子種が多くの薬物を代謝します．代表的な基質薬を**表 1.7** に示します．CYP3A4 は臨床で使用される医薬品の約半分の代謝に関与しています．また，CYP2D6 により代謝される医薬品は約 25% もあります．同じ CYP の分子種で代謝される薬物が併用される場合には，CYP に対する親和性のより低い薬物の代謝が阻害され，血中濃度が上がります．たとえば，オメプラゾール（胃・十二指腸潰瘍治療薬）とジアゼパム（抗不安薬）は CYP2C19 で代謝されるため，CYP2C19 に親和性の低いジアゼパムの血中濃度が上昇します．

　一方，CYP の活性を直接阻害する薬物（**酵素阻害薬**）があります（**表 1.7**）．酵素阻害薬は併

表 1.7　CYP の分子種とそのおもな基質薬，阻害薬，誘導薬

分子種	基質薬	阻害薬	誘導薬
CYP1A2	カフェイン，テオフィリン，フルボキサミン	エノキサシン，シプロフロキサシン，シメチジン，フルボキサミン	カルバマゼピン，タバコ，リファンピシン
CYP2C9	イブプロフェン，ジクロフェナック，トルブタミド，フェニトイン，ワルファリン(S 体)	アミオダロン，サルファ剤，フルコナゾール，フルバスタチン	フェノバルビタール，リファンピシン
CYP2C19	イミプラミン，オメプラゾール，ジアゼパム	オメプラゾール，シメチジン，フルボキサミン	カルバマゼピン，フェノバルビタール，フェニトイン，リファンピシン
CYP2D6	アミトリプチリン，イミプラミン，チオリダジン，デキストロメトルファン，プロプラノロール，ペルフェナジン，メトプロロール	アミオダロン，キニジン，シメチジン	
CYP3A4	インジナビル，エリスロマイシン，クラリスロマイシン，カルバマゼピン，シクロスポリン，ジルチアゼム，タクロリムス，トリアゾラム，ニフェジピン，ベラパミル，ミダゾラム	アミオダロン，イトラコナゾール，インジナビル，エリスロマイシン，クラリスロマイシン，グレープフルーツジュース，シメチジン	カルバマゼピン，フェニトイン，フェノバルビタール，リファンピシン，セント・ジョーンズ・ワート

用薬の血中濃度を上昇させることにより，薬効の増強や有害作用の出現などの薬物治療上，きわめて危険な薬物相互作用を誘発します．たとえば，シメチジン（胃・十二指腸潰瘍治療薬）は多くのCYPを阻害します．シメチジンの併用は，とくにCYP3A4により代謝されるニフェジピン（降圧薬）の代謝を阻害するので，ニフェジピンの作用を強めます（図1.16）．シメチジンのCYPへの阻害作用は，シメチジンの化学構造の一部であるイミダゾール骨格に起因します．イミダゾール骨格を有する薬物は多いので，薬物の化学構造を知ることで薬物相互作用の可能性を推測できます．トリアゾールという化学構造（この構造をもつ代表的な薬物は抗真菌薬のイトラコナゾール）もCYP3A4を強力に阻害します．ほかにも，CYP1A2の阻害薬であるキノロン系抗菌薬（エノキサシンなど）と喘息治療薬のテオフィリンを併用すると，テオフィリンの血中濃度が上昇します．

さらに，薬物の中には，特定の代謝酵素の発現量を増加（酵素誘導）させる薬物（表1.7）があり，併用薬の血中濃度を低下させます．リファンピシン（抗結核薬），フェノバルビタール（抗てんかん薬），セイヨウオトギリソウ（セント・ジョーンズ・ワート）含有食品は，CYP1A2，CYP2C9，CYP2C19，CYP3A4の誘導薬です．フェノバルビタールやリファンピシンは，CYP3A4により代謝されるニフェジピン（カルシウム拮抗薬）などを併用すると，ニフェジピンの代謝が促進され，血中濃度が減少します．その結果，血圧上昇，狭心症発作の悪化などが起こることがあります（図1.16）．ワルファリンは，CYP2C9により代謝されますが，フェノバルビタールと併用すると，CYP2C9を活性化し，ワルファリンの代謝が促進され，作用が減弱します．てんかんの薬物治療には，複数の抗てんかん薬による併用療法が行われます．抗てんかん薬同士が薬物代謝酵素を誘導するので，投与量の設定が難しく，血中濃度管理のために治療薬物モニタリング（TDM，1.16節参照）が必要となります．

1.14.4　腎排泄における相互作用

尿細管分泌によって，薬物が尿中へと排泄される際には，有機アニオン輸送系，有機カチオン輸送系やP-糖タンパク質輸送系といった輸送系が，重要な役割をはたします．ある輸送系を介して排泄される薬物を服用しているときに，この輸送系を阻害する薬物や同じ輸送系で分泌される薬物を併用すると，尿細管分泌が阻害されて，薬物相互作用が現れます．たとえば，有機アニオン輸送系により分泌される高尿酸血症治療薬のプロベネシドは，同じ輸送系を利用するペニシリンの尿細管分泌を抑制することにより，ペニシリンの血中濃度を増加させます．さらに，ジゴキシンはP-糖タンパク質輸送系を介して分泌されるので，同じP-糖タンパク質輸送系を阻害するキニジンやベラパミルのような抗不整脈薬と併用すると血中濃度が上昇し，ジギタリス中毒が発現することがあります．

1.14.5　薬力学的相互作用

血中濃度には変化がないにもかかわらず，個々の薬物の薬理作用によって，相乗的または相加的な薬理作用の増強が起こることがあります．逆に，受容体レベルで拮抗して作用が減ることもあります．これらを薬力学的相互作用といいます（図1.15参照）．たとえば，勃起不全改善薬のシルデナフィルは，狭心症治療薬のニトログリセリンによる血管平滑筋弛緩作用を増強して，過度に血圧

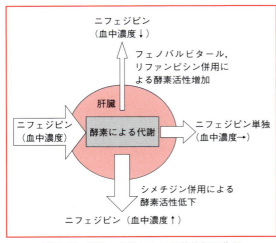

図1.16　肝臓の代謝における薬物相互作用

を低下させます．喘息治療薬として使われる β_2 受容体刺激薬と降圧薬などとして使われる β 受容体遮断薬を併用すると，気管支拡張作用が減弱し，喘息を悪化させる可能性があります．

1.14.6　食物・嗜好品との相互作用

グレープフルーツジュース（果汁エキス）などに含まれるフラノクマリン誘導体は，小腸のCYP3A4を阻害します．グレープフルーツジュースの摂取後，小腸のCYP3A4で代謝されるカルシウム拮抗薬を服用すると，カルシウム拮抗薬の血中濃度が上昇して，低血圧，頭痛，ふらつきなどの強い副作用が現れることがあります．カルシウム拮抗薬のほかに，免疫抑制薬のシクロスポリンや脂質異常症治療薬のHMG-CoA還元酵素阻害薬もグレープフルーツジュースの影響を受けます．

セイヨウオトギリソウ含有食品には，CYP3A4，CYP1A2の誘導作用があります．これらの酵素で代謝されるシクロスポリン，ワルファリン，テオフィリンなどを併用すると，これら薬物の血中濃度が低下し，作用が減弱します．さらに，セイヨウオトギリソウは腎臓においてP-糖タンパク質輸送系を増加させ，併用薬の血中濃度をさらに低下させます．

納豆や一部の緑黄色野菜にはビタミンKが豊富に含まれています．抗凝固薬のワルファリンは，肝臓でビタミンK依存性凝固因子の産生を，ビタミンKと競合的に阻害して抗凝固作用を起こします．そのため，ビタミンKの多い納豆や緑黄色野菜を摂食すると，抗凝固作用が減弱します．

タバコのヤニに含まれる多環芳香族炭化水素にはCYP1A2を増加する作用があり，CYP1A2による薬物の代謝を促進します．そのため，喫煙者では非喫煙者に比べ，CYP1A2で代謝されるテオフィリン，ベンゾジアゼピン系化合物やペンタゾシンの血漿中濃度が低くなり，薬効は弱くなります．喫煙者がペンタゾシンによる鎮痛効果を得るためには，非喫煙者の1.4倍の投与量が必要であると報告されています．薬物を服用中に禁煙を開始した場合には逆に，血中濃度が上昇し，薬物の効果が強く出る可能性があります．

1.15　経口薬の薬物動態

1.15.1　薬物動態：薬の体内の動き

薬物投与によって病を治したり，逆に副作用で患者が苦しむ結果になったりすることは，以前からよく知られていました．江戸時代では，薬の微妙なさじ加減は医師の重要な技術でした．そのころのさじ加減は処方医の経験や勘に頼った技術でした．現代の医療では，投与した薬物の血中濃度測定が可能となり，勘ではなく客観的データに基づいて薬の投与計画を立てることができます．

病院で処方される薬には，取扱説明書としての添付文書やインタビューフォーム（IFと表記）があります．この薬の取扱説明書には，**薬物動態**の特性を示す生物学的利用率（バイオアベイラビリティ），分布容積，タンパク結合率，酸解離定数など，薬の投与計画に有用なパラメーターが記載されています．生物学的利用率が100％であれば，経口薬でも点滴と遜色ない効果が期待できます．また，分布容積が大きければ体に蓄積しやすい，タンパク結合率が99％ならば低タンパク血症になると薬効が強く出やすいなどです．薬物動態のパラメーターを理解することで，個々の患者背景に合わせた治療計画に役立てることができます．

以下では，吸収，分布，代謝，排泄に分けて考える薬物動態をはじめ，年齢，病態，遺伝による薬物動態の変化，薬の取扱説明書を理解するために必要なパラメーターなどについて解説します．

経口投与された薬物は，①消化管からの**吸収**（absorption），②血漿タンパクとの結合と組織への**分布**（distribution），③肝臓での**代謝**（metabolism），④**排泄**（excretion）という過程を経た結果，**図1.17**のような血中濃度変化を示します．これら4過程は，頭文字をとって**ADME**（アドメ）とよばれます．薬物相互作用，薬物代謝酵素の遺伝的多型，疾患などによって薬物動態の変化が起きた際，4過程のどこで変化が起きるのかを説明する際によく利用されます．

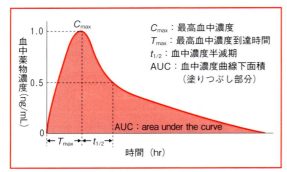

図 1.17　経口薬の血中薬物濃度変化

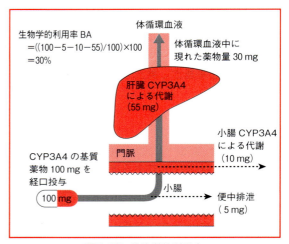

図 1.18　生物学的利用率

1.15.2　薬物の吸収

経口投与された薬物は胃や小腸に達し，消化管粘膜を通過して門脈（一部はリンパ管）に取り込まれます．さらに門脈から肝臓を通過して，肝臓による代謝（a 項「初回通過効果」参照）を免れた薬物が体循環血液中に到達します．経口投与された薬物が体循環血液中に移行した割合を示したものが，**生物学的利用率**です（b 項「生物学的利用率」参照，**図 1.18**）．

経口投与された薬が腸管粘膜から門脈血管内にいたるおもなメカニズムとして，受動拡散と促進拡散の二つのメカニズムがあります（c 項「受動輸送」参照）．高分子量のタンパク質製剤などの一部の薬物では，エンドサイトーシスによる取り込みが知られています．さらに，小腸粘膜には生体防御機構として，吸収とは反対方向に作用する小腸内排出機構を有しています（d 項「能動輸送」参照）．小腸において，この排出機構が吸収抑制の原因となっている薬物があります．

a．初回通過効果（first pass effect）

消化管から吸収された経口薬は，門脈から肝臓を通過して体循環血液中へと運ばれます．とくに脂溶性の薬物は肝臓をはじめて通過する際に，かなりの量が肝臓内に取り込まれ，これを**初回通過効果**とよびます．初回通過効果の影響が大きく，体循環血液内に達することがほとんどできない薬物（＝生物学的利用率が低い薬物）は経口薬として成立しません．そのため，投与経路を静脈や経皮でしか使用できない薬物があります．

b．生物学的利用率（bioavailability，図 1.18）

生物学的利用率とは，上述のように経口投与された薬物の体循環血液中に到達する割合を表します．経口投与された薬物は，消化管からの排泄（便），肝臓・消化管での代謝（初回通過効果）の影響を受けます．代謝の影響を受けなかった薬物が体循環血液中に到達します．生物学的利用率は，静脈内投与時の AUC（血中濃度曲線下面積）に対する経口投与時の AUC の割合によって表されます（生物学的利用率（％）＝経口投与 AUC／静脈投与 AUC×100）．したがって，静脈内投与ができない薬物に関しては，インタビューフォーム内で生物学的利用率の記載がないことがあります．生物学的利用率が 40％の薬物は，体循環血液に到達するまでに 60％消失し，生物学的利用率が 100％であれば，内服した薬物のすべてが体循環血液中に入ることになります．

c．受動輸送：受動拡散と促進拡散

濃度勾配に依存した輸送を**受動輸送**とよびます．薬物の吸収相にかかわる受動輸送には，おもに受動拡散と促進拡散が関与しています．

脂溶性が高く（＝極性が低い），分子量が小さい薬物は，濃度勾配に従って腸管粘膜（脂質二重層）を透過します．このようなトランスポーターを必要としない濃度勾配による輸送を，**受動拡散**とよびます．薬物は弱電解質であることが多く，水溶液中に溶解した状態では，一定の割合でイオン型と分子型に分かれています（例：RH（分子型）⇔ R⁻（イオン型）＋H⁺）．極性の低い分子型が腸管粘膜を通過し，門脈血液内へと移動します．水

溶液中から分子型が失われると，イオン型の一部が分子型になるため，腸管内腔から門脈への移行が持続します．水溶性薬物であっても，低分子量の一部の薬物は，受動拡散の原理で細胞膜の細孔を通過して，門脈内へと移行することもあります．

受動拡散で移行しない水溶性薬物は，有機アニオントランスポーター（OATP）やペプチドトランスポーター（PEPT）に代表されるトランスポーターを介して，門脈血管内へと輸送されます．これは，トランスポーターを介した，濃度勾配に依存したエネルギーを必要としない輸送です．このような輸送機構を**促進輸送**とよびます．促進拡散にかかわるトランスポーターは，アミノ酸などの食物中の水溶性物質を取り込むためのトランスポーターとしても機能しています．これらトランスポーターの基質となる薬物は，食物による影響を受けることがあります．OATPの基質である抗ヒスタミン薬のフェキソフェナジンは，アップルジュースなどのフルーツジュースとの併用で，取り込みが著しく抑制されます．

d．能動輸送

薬物の吸収相においては，生体防御機構として，小腸粘膜内に取り込まれた物質を再び腸管腔内に排出するはたらきをもつ，**P-糖タンパク**（multidrug resistance 1：MDR1）などのトランスポーターが存在します．これは，細胞膜の電気化学的ポテンシャル差に逆らって，薬物を輸送するエネルギーに依存したトランスポーター輸送です．このような輸送を**能動輸送**とよびます．P-糖タンパクは，比較的分子量の大きい脂溶性薬物を基質とする傾向があります．P-糖タンパクの基質であるベラパミル（降圧薬）は，P-糖タンパクに対して抑制作用を有します．同じく，P-糖タンパクの基質であるダビガトラン（抗凝固薬）との併用では，ダビガトランの血中濃度を上昇させ，出血リスクを高めることが報告されています．

e．酸解離定数 pK_a

薬理作用における**酸解離定数**は，消化管からの吸収の安定性の指標として用いています．消化液のpHに依存して，分子型が多くなれば細胞膜を通過しやすくなり，吸収効率が上昇することにな

ります．弱酸性薬物では酸解離定数が大きいほど，弱塩基性薬物では小さいほど，分子型の割合が高くなり，消化管吸収されやすいことを意味します．弱酸性または弱塩基性薬物の分子型とイオン型の比は，薬物固有の酸解離定数 pK_a と溶液のpHによる**ヘンダーソン・ハッセルバルヒ**（Henderson-Hasselbalch）**の式**で算出されます．

水溶液中の弱酸性薬物は

$HA \rightleftharpoons H^+ + A^-$

$K_a = [H^+][A^-]/[HA]$ $\cdots K_a$ は酸解離定数

両辺の常用対数をとると

$\log_{10}K_a = \log_{10}[H^+][A^-]/[HA]$

$\log_{10}K_a = \log_{10}[H^+] + \log_{10}[A^-]/[HA]$

$-\log_{10}[H^+] = pH$（水素イオン指数）

と定義されていることから

$-pK_a = -pH + \log_{10}[A^-]/[HA]$

$pH - pK_a = \log_{10}[A^-]/[HA]$

$[A^-]/[HA] = 10^{pH-pK_a}$

$[HA]/[A^-] = 10^{pK_a-pH}$

$[HA]:[A^-] = 10^{pK_a-pH}:1$

$[分子型]:[イオン型] = 10^{pK_a-pH}:1$ （式1）

式1より，消化液（pH）に溶解した弱酸性薬物においては，pK_a が消化液のpHより大きいほど分子型薬物の割合が高くなり，消化管粘膜から吸収されやすいことがわかります．

$pK_a > pH$ のとき，分子型（AH）＞イオン型（A^-）

$pK_a = pH$ のとき，イオン型と分子型は1：1

$pK_a - pH = 1$ のとき，分子型：イオン型＝10：1

消化液（pH）に溶解した弱塩基性薬物においては，塩基解離定数 pK_b として表すべきですが，弱塩基性薬物においても，酸解離定数 pK_a を用いるのが一般的です．

弱塩基薬物においても

$B + H_2O \rightleftharpoons B^+ + OH^-$

$K_b = [BH^+][OH^-]/[B]$ $\cdots K_b$ は塩基解離定数

溶媒中（H_2O）での酸解離定数と塩基解離定数の積は，その溶媒（H_2O）の自己解離定数に等しいことから

$K_a \cdot K_b = [H_3O^+][OH^-]$

$K_a = [H_3O^+][OH^-] \cdot 1/K_b$

$K_a=[H_3O^+][OH^-]\cdot[B]/[BH^+][OH^-]$

$K_a=[B][H_3O^+]/[BH^+]$

両辺の常用対数をとると

$\log_{10}K_a=\log_{10}[B][H_3O^+]/[BH^+]$

$\log_{10}K_a=\log_{10}[H_3O^+]+\log_{10}[B]/[BH^+]$

$-pK_a=-pH+\log_{10}[B]/[BH^+]$

$pH-pK_a=\log_{10}[B]/[BH^+]$

$[B]/[BH^+]=10^{pH-pK_a}$

$[B]:[BH^+]=10^{pH-pK_a}:1$

[分子型]：[イオン型]$=10^{pH-pK_a}:1$　（式2）

式2より，消化液（pH）に溶解した弱塩基性薬物は，弱酸性薬物とは逆に，pK_aが消化液pHより小さいほど分子型薬物の割合が高くなり，吸収されやすくなることがわかります．

f. 分配係数

　分配係数は，薬物の**水溶性**または**脂溶性**の指標として用いられます．対象薬物を水と有機溶媒（n-オクタノールなど）の二相に溶解させ，水と有機溶媒に溶けた薬物濃度から分配係数を算出します．一般に，分配係数P＝（有機溶媒中の濃度）/（水溶液中の濃度）で表されます．1より大きければ脂溶性，1より小さければ水溶性であることを意味します．水溶性が強いほど未変化体のまま腎排泄となる可能性が高く，脂溶性が高いほど肝代謝型の薬物であることが予想されます．分配係数は常用対数として示されることがあります（log P）．この場合は，正の数なら脂溶性，負の数なら水溶性であることを意味します．

g. AUC

　血中濃度曲線下面積(area under the curve：**AUC**，単位：(mg/L)・hr，**図1.17**)とは，薬物血中濃度の時間推移をグラフで描いた曲線下の面積のことです．体循環血液中に入った薬物量を直接測定することはできないため，「体内に取り込まれた薬物量の指標」として用います．AUCは生物学的利用率や全身クリアランスを求める際に使用されます．

1.15.3　薬物の分布

　体循環血液中に入った薬物は，血流によって各組織に分布します．ほとんどの薬物は一定の割合でアルブミンやα_1-酸性糖タンパクなどの血漿タンパクに結合します（a項「血漿タンパク結合とタンパク結合率」参照）．血液中には，タンパクに結合した結合型薬物と，タンパクに結合していない遊離型（非結合型）薬物が存在します．結合型薬物は組織に移行せず血液内にとどまり，遊離型薬物のみが血管壁を通過し組織へ移行します．薬物の臓器移行性は臓器ごとに異なることが多いです．薬物の分布が完了した後は，各臓器の分布比率を保ちながら減少していきます．組織への移行性は，分子量が小さい，脂溶性が高い，タンパク非結合型が多いほど，高い傾向を示します．脂溶性の高い薬物は，血管壁から臓器への移行性が一般的に高いです．薬物の中には，組織への移行を阻止するP-糖タンパク（MDR1）などのトランスポーターによって，血管内皮細胞内から血管内腔に戻されることがあります．シクロスポリンは脂溶性の割に脳への移行性が低いです．これは**血液脳関門**（blood-brain barrier：BBB）の機能をもち，脳血管内皮細胞内に存在するMDR1による排出機構によるものと考えられます．このように，実際の組織移行性は，血管から臓器への移行と排出のバランスに依存しています．見かけ上の体内組織移行性の指標として，**分布容積**（volume of distribution：V_d）が利用されています（b項「分布容積」参照）．

a. 血漿タンパク結合とタンパク結合率

　体循環内の薬物の多くは，一定の割合で血漿タンパクと結合しています．薬物と結合する血漿タンパクとして，血漿アルブミン，α_1-酸性糖タンパク，免疫グロブリン，リポタンパクなどがあります．**タンパク結合率**はこれらの血漿タンパクを用いた試験管内実験により算出されています．血液中ではタンパクと結合した結合型薬物と，結合していない遊離型薬物が存在します．99％のタンパク結合率の薬物は，1％の遊離型薬物のみが薬理作用を発揮します．タンパク結合率が99％から98％に1％減少すると，薬理作用を有する遊離型は1％から2％へと2倍に増加します．このように，血漿タンパクへの結合率の高い薬物ほど，タンパク結合率が低下した際に遊離型の増加率が大きくなり，薬理作用や有害反応が増強されます．

　酸性薬物の多くは，血漿アルブミンと結合しま

す.薬物のアルブミン結合部位はSite Ⅰ，Site Ⅱ，Site Ⅲ の 3 カ所が知られており，Site Ⅰ にはワルファリン，Site Ⅱ にはジアゼパム，Site Ⅲ にはジギトキシンなどが特異的に結合します.結合部位が同じタンパク結合率の高い薬物間では，競合的に拮抗することにより薬物相互作用が生じる可能性があります.加齢，ネフローゼ症候群，低栄養，肝硬変などで，血漿アルブミン濃度が低くなる状態では，アルブミンと結合する薬物のタンパク結合率が低くなり（遊離型薬物の割合が高くなるため），薬理作用が増強されます.

塩基性薬物の一部は，α_1-酸性糖タンパクと結合します.α_1-酸性糖タンパクは炎症性疾患で増加します.このような病態では薬理作用を呈する遊離型薬物が減少し，薬効が減弱する可能性があります.

b. 分布容積（V_d，図 1.19）

分布容積とは，薬物を静脈内に投与した際，薬物が瞬時に体内に均等に分布したと仮定したときの，血中薬物濃度（C_0）から算出される見かけ上の容積です.分布容積は，［分布容積（V_d：L）＝投与薬物量（D：mg）/ 投与直後の血中薬物濃度（C_0：mg/L）］の式から算出されます.この分布容積は，体重 1 kg あたりの分布容積として表記（L/kg）されていることもあります.極性が低い脂溶性薬物は組織移行性が強いため，血中薬物濃度は低くなり，分布容積は大きくなります.他方，極性の高い水溶性薬物は組織移行性が低いため，血中薬物濃度は高くなり，分布容積が小さくなる傾向を示します.分布容積の大小からみると，分布容積の小さな薬物は，血液内にとどまりやすく，組織に移行しにくいです.そのため，投与量に対して血中濃度が高くなります.分布容積の大きな薬物は，組織に移行しやすいため，投与量に対して血中濃度が低くなります.このため，体内に蓄積されやすいと推測できます.つまり，分布容積の大きさから，組織移行性や蓄積性をある程度予測することが可能です.

分布容積は L または体重あたりの L/kg で表記されています.体重 70 kg の成人の全水分量は 42 L（体重占拠率は 60％），細胞外液量のうち，14 L（20％）は血漿 3.5 L（5％）と間質液 10.5 L（15％），細胞内液は 28 L（40％）といわれています（図 1.20）.分布容積が "L" の場合は体内水分量からイメージし，"L/kg" の場合は％表示の（0.05 L/kg → 0.05 kg/kg → 5％）体内

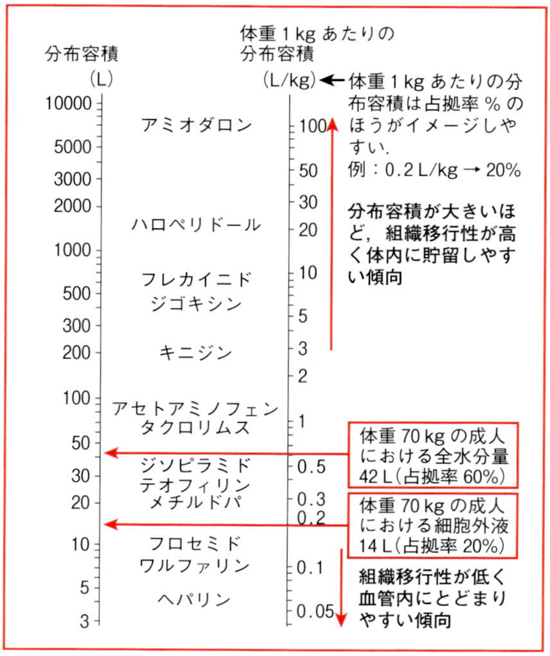

図 1.19 分布容積 V_d

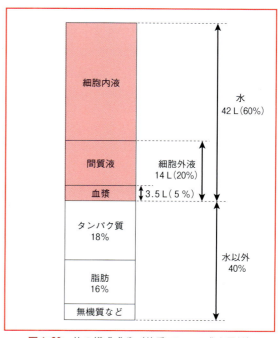

図 1.20 体の構成成分（体重 70 kg の成人男性）

水分占拠率からイメージすると，理解しやすくなります．たとえば，成人 70 kg のヒトの場合，分布容積が 100 L と記載されている薬物は全水分量の 42 L を超えているので，細胞内液・外液だけでなく，特定の組織中に移行しやすい薬物と推測できます．また，分布容積が 0.05 L/kg と記載されている薬物は，0.05 L/kg → 0.05 kg/kg → 5 ％から血漿中にとどまりやすい薬物と，見かけ上の解釈ができます．

医療用医薬品の添付文書やインタビューフォームに記載されている分布容積は，一般的に健常成人男性に基づき算出されています．心不全や腎不全などの疾患を合併している場合には，分布容積は変化することに注意が必要です．

1.15.4　薬物の代謝

薬物の代謝とは，一般的には，①薬物を体内から排泄されやすい水溶性化合物に変換すること，②薬物の薬理活性を不活化させること，を意味します．ただし，プロドラッグといわれる薬物（抗血小板薬のクロピドグレルなど）は，代謝によって活性体に変換されてから，薬理作用を発揮するものがあります（6.2 節「抗炎症薬」を参照）．薬物の代謝は，多くの臓器で行われますが，主要な臓器は肝臓です．経口投与された薬物は，消化管から吸収されたのち，門脈を通って肝臓に到達し初回通過効果を受け，肝臓内に取り込まれます（1.15.2 a 項参照）．肝臓での代表的な薬物代謝には，**チトクロム P450**（**CYP**）による酸化とグルクロン酸抱合があります（**図 1.21**）．

CYP（シップ）には，CYP1A2，2C9，2C19，2D6，3A4 などのサブファミリーが存在し，現在市販されている医薬品の 7〜8 割は CYP によって代謝され，CYP で代謝される医薬品の 4〜6 割は CYP3A4 によって代謝されています（**図 1.21**）．CYP3A4 は肝臓だけでなく小腸にも豊富に発現しており，小腸 CYP3A4 もまた，経口薬物の代謝に重要な役割を果たしています．CYP は脂溶性薬物を酸化（モノオキシゲナーゼ反応）することにより，極性をもたせ，水溶性に傾ける役割を担います．この代謝過程を**第Ⅰ相反応**とよびます．CYP は，併用薬，食事，遺伝的多型，

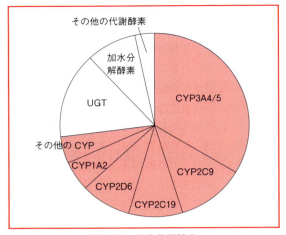

図 1.21　薬物代謝酵素
UGT：UDP-グルクロン酸転移酵素
その他の代謝酵素：
・NAT：N-アセチル転移酵素
・FMO：フラビン含有モノオキシゲナーゼ
・MAO：モノアミン酸化酵素

年齢などさまざまな因子の影響を受け，薬物動態の変化に関与します．

CYP によって代謝を受けた脂溶性薬物は，グルクロン酸やアミノ酸，硫酸などの水溶性化合物と結合し，さらに水溶性に傾いた代謝物に変化します．これらの水溶性化合物との結合を**抱合**とよびます．抱合反応後の代謝物は，尿中や胆汁中に排泄されやすくなります．これらの抱合反応の過程を**第Ⅱ相反応**とよびます．

CYP や抱合反応などの代謝酵素だけでなく，肝血流の変化も薬物動態に影響します．肝血流が低下すると，薬物の体循環血液中へとどまる比率が高くなり，薬物血中濃度が上昇しやすくなります．心不全や加齢によって，肝代謝薬物の血中濃度上昇が起こります．その一因として肝血流の低下などが考えられます．

CYP のサブファミリーは，一般的には CYP3A4，CYP2C9 のように表記されます．CYP の後の「数字①＋アルファベット＋数字②」については，「数字①」が同じであれば，一次構造（アミノ酸の配列順序）の相同性が 40％以上，さらに「数字①＋アルファベット」が同じであれば，相同性が 55％以上であることを意味します．最後に付けられた「数字②」は，サブファミリー中の発見順序を意味しています．

1.15 経口薬の薬物動態

ンクリアランス（CLcr）で評価します（1.18.1項「腎機能障害」参照）．腎臓で排泄される薬物は腎機能低下の影響を直接受けるため，腎機能に応じた投与量・投与間隔の調節が必要です（同じく1.18.1項参照）．

1.15.6 クリアランス

薬物の体内からの除去能を**クリアランス**とよびます．「単位時間あたりに体内から消失する薬物が溶け込んでいる血液の容積」がクリアランスの定義です．したがって，クリアランスの単位はL/hr などで表されます（a 項参照）．薬物の全身クリアランスは，腎クリアランスと腎外クリアランスの和として表されます．薬物は腎クリアランス型（第Ⅰ群），腎外クリアランス型（第Ⅱ群），混合型（第Ⅲ群）に分類できます．腎機能障害時には，腎クリアランス型薬物（第Ⅰ群）の薬物動態が影響を受けますが，Ⅱ群に属する薬物は比較的使用しやすいといえます．しかし，腎障害時の薬物タンパク結合率の変化などにより，第Ⅱ群の薬物においても薬物動態や薬物感受性にも変動をきたす可能性があります．腎外クリアランスは，肝クリアランスと小腸などのほかの臓器によるクリアランスで構成されています．また，生体内での除去は，代謝クリアランス（肝クリアランス）と排泄クリアランス（腎クリアランス）にほぼ分けられます．臨床の場では，腎排泄型薬物や肝代謝型薬物として扱うことが一般的です．腎排泄型薬物は尿中未変化体排泄率（b項参照）が高く，分配係数が1未満に，肝代謝型薬物は尿中未変化体排泄率が低く，分配係数が1以上になる傾向があります．尿中未変化体排泄率や分配係数を調べることで，腎排泄型か肝代謝型かを予測することができます（図1.23）．ただし，脂溶性薬物であっても，尿細管トランスポーターの基質で尿細管腔内へ直接分泌される薬物は，尿中未変化体排泄率が高くなります．分配係数と尿中未変化体排泄率とが必ずしも一致しないことに注意が必要です．

a. 全身クリアランス式解説

全身クリアランス（CL）については，以下の式が成立します．

全身クリアランス＝分布容積×消失速度定数

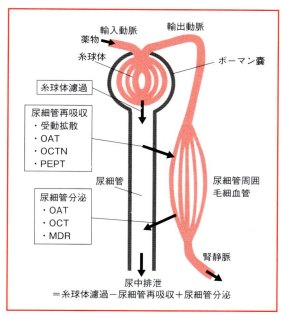

図1.22 排泄：濾過・再吸収・分泌
OAT：organic anion transporter
OCTN：organic cation/carnitine transporter
OCT：organic cation transporter
PEPT：peptide transporter
MDR：multidrug resistance

1.15.5 薬物の排泄

水溶性薬物や肝臓で水溶性に代謝された脂溶性薬物は，おもに腎臓から排泄されます．薬物の尿中排泄量は，糸球体濾過，尿細管分泌，尿細管再吸収の総和として表されます（図1.22）．糸球体濾過は，細孔を通過する限外濾過です．分子量（5000以下）と荷電（アニオン性よりカチオン性のほうが濾過されやすい）に影響されます．タンパク結合型薬物は濾過されず，薬物の糸球体濾過量は糸球体濾過率（GFR）と遊離型薬物濃度に比例します．

尿細管分泌は，血液から尿細管腔内への分泌であり，OAT（organic anion transporter），OCT（organic cation transporter），P-糖タンパクなどのトランスポーターが関与しています．

尿細管再吸収は，受動拡散によって行われるため，薬物の脂溶性，尿 pH，尿量が影響します．薬物の一部（ACE阻害薬など）は，PEPT（peptide transporter）などのトランスポーターを介して再吸収されます．

腎機能は，糸球体濾過量（GFR），クレアチニ

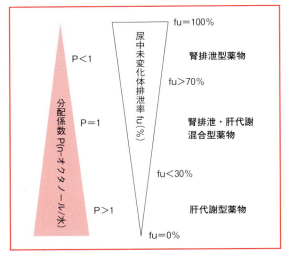

図1.23 分配係数と尿中未変化体排泄率
分配係数が1より小さく尿中未変化体排泄率が70％以上であれば腎排泄型，分配係数が1より大きく尿中未変化体排泄率が30％以下であれば肝代謝型と推測することが可能です．経口薬の場合の尿中未変化体排泄率（経口 fu）は生物学的利用率（BA）で補正する必要があります．
補正 fu＝経口 fu／BA

＝投与量／血中濃度曲線下面積（AUC）
ある時点での血中薬物濃度における薬物消失速度は

薬物消失速度＝血中薬物濃度×全身クリアランス

となり，全身クリアランスは，薬物の体内からのある時点における，血中薬物濃度と消失速度とを結びつける比例定数と解釈することも可能です．IF（インタビューフォーム）などの資料からCLの値を知れば，目標血中薬物濃度を維持するための持続用量を計算できます．

たとえば，体重70 kgの成人男性に対して，ある薬物（全身クリアランス＝100 mL/min）の血中濃度を6 μg/mLに維持するための点滴速度は，目標血中濃度時の消失速度と点滴速度が同じになればよいことになります．

薬物消失速度＝6 μg/mL・100 mL/min
　　　　　　＝600 μg/min＝0.6 mg/min

点滴による薬物投与速度を0.6 mg/minにすれば，血中濃度を6 μg/mLに維持できます．

b．尿中未変化体排泄率

尿中未変化体とは，代謝をまったく受けずに尿中に排泄された薬物のことです．**尿中未変化体排泄率**は，投与された薬物量に対する尿中未変化体量の比率です．一般的に，尿中未変化体排泄率の高い薬物は，水溶性で腎排泄型であることが予想されます（図1.23）．脂溶性であっても尿細管腔へ直接分泌される薬物は，尿中未変化体排泄率が高くなることがあり，注意が必要です．この尿中未変化体排泄率は，腎機能低下患者における投与計画をたてる際に使用されます（1.18.1 b項「腎機能低下患者における腎代謝薬の投与計画」参照）．ただし，尿中未変化体排泄率は経口投与ではなく，静脈投与データを用いることが必要です．

1.16　治療薬物モニタリング（TDM）

治療薬物モニタリング（therapeutic drug monitoring：**TDM**）は，血液，尿，唾液などに含まれる薬物濃度を測定し，薬の安全性と有効性の維持のための客観的評価に利用されます．とくに，重篤な副作用のある薬物や治療域の狭い薬物においては，TDMの重要性はさらに高くなります．

血中薬物濃度のモニタリングが実施される薬物の特徴としては，①治療域血中濃度の範囲が狭い薬物，②重篤な薬物有害反応を生じうる薬物，③薬物間や食物との相互作用が予想される薬物，④遺伝多型や病態により薬物動態が変化する薬物，⑤アドヒアランス不良が予想された薬物などが考えられます．

さらに，TDMから得られた情報により，血中薬物濃度が中毒域に入るのを避けます．適切な治療域に収まるように，投与量や投与間隔を決定します．TDMを実行する際の採血のタイミングは，**最高血中濃度**（C_{max}）をねらっての**ピーク値**の

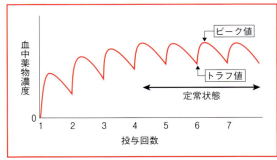

図1.24 反復経口投与時の血中濃度推移とピーク値・トラフ値

採血や，継続投与中の薬物の**トラフ値**（反復投与時の内服直前の最低血中濃度）の採血などがあります（**図1.24**）．採血のタイミングは薬剤によって異なります．多くの薬剤はトラフ値を基本とします．効果や副作用の発現が C_{max} に依存している場合は，ピーク値とトラフ値の2点でモニタリングします．ピーク値が中毒域を超えていれば投与量を減らし，治療域に達していなければ増量し

ます．トラフ値が安全域を超えていれば，投与間隔を延長したり，投与量を減量したりします．**表1.8**に保険収載によってTDMが認められている一部の薬物と測定ポイントをあげます．

1.17　年齢による薬物動態変化

加齢により薬効や有害反応の現れ方が変化する

表1.8　TDM 対象薬（一部）

分類	薬品名	採血タイミング	単位	治療域	中毒域
抗不整脈薬	プロカインアミド	トラフ	μg/mL	4〜10	
	アプリンジン		μg/mL	0.25〜1	1
	ジソピラミド		μg/mL	2〜5	
	リドカイン		μg/mL	2〜5	10
	ピルジカイニド		μg/mL	0.2〜0.9	
	プロパフェノン		μg/mL	0.05〜1	
	メキシレチン		μg/mL	0.5〜2	
	フレカイニド		μg/mL	0.2〜1	
	キニジン		μg/mL	2〜5	
	シベンゾリン		μg/mL	0.2〜0.8	
	アミオダロン		μg/mL	1〜2	2.5
	ベプリジル		μg/mL	0.25〜0.8	0.8
	ジゴキシン		ng/mL	0.5〜1.0	2
気管支拡張薬	テオフィリン	トラフ	μg/mL	5〜15	20
抗てんかん薬	フェノバルビタール	トラフ	μg/mL	10〜35	35
	ニトラゼパム		ng/mL	30〜180	
	プリミドン		μg/mL	5〜15	15
	フェニトイン		μg/mL	10〜20	20
	カルバマゼピン		μg/mL	4〜12	
	ゾニサミド		μg/mL	10〜30	30
	クロバザム		μg/mL	0.1〜0.4	
	バルプロ酸		μg/mL	40〜125	200
	クロナゼパム		ng/mL	20〜70	
	ガバペンチン		μg/mL	2〜20	
	レベチラセタム		μg/mL	12〜46	
	トピラマート		μg/mL	5〜20	
	ラモトリギン		μg/mL	3〜15	
向精神薬	ハロペリドール	トラフ	ng/mL	8〜20	20
	ブロムペリドール		ng/mL	4〜15	
抗菌薬	アミカシン	ピーク	μg/mL	50〜60	
		トラフ	μg/mL	＜ 4	＞ 4
	バンコマイシン	トラフ	μg/mL	＞ 10	＞ 20
	テイコプラニン		μg/mL	15〜30	＞ 40
抗真菌薬	ボリコナゾール	トラフ	μg/mL	＞ 1	＞ 4
免疫抑制薬	シクロスポリン	トラフ	ng/mL	50〜300	350
	タクロリムス		ng/mL	5〜10	20
	ミコフェノール		μg/mL	1〜3	
分子標的薬	イマチニブ	トラフ	μg/mL	1 ＜	

ことは，漠然と知られていました．近年，加齢によって薬物に対する感受性だけでなく，薬物動態にも変化が起こることが明らかになっています．ここでは，加齢による薬物動態変化を中心に，小児や妊婦における薬物動態変化についても触れます．

1.17.1 高齢者

高齢者では，加齢にともなう主要臓器機能（血漿アルブミン値，肝血流，腎機能など）の低下や，複数の慢性疾患に対する複数の薬物による薬物相互作用などが，薬物動態に大きく影響します．さらに，認知能力の低下が薬の飲み忘れや過量服用を起こし（服薬アドヒアランスの不良），薬物動態に影響していることも日常診療でめずらしくありません．

吸収相においては，胃酸 pH，小腸トランスポーター，消化管血流，蠕動運動などが，消化管からの薬物の吸収に影響する因子と考えられます．高齢者では胃酸分泌能が低下するため，胃酸 pH の上昇によって，弱酸性薬物は細胞膜を通過しやすい分子型の割合が減少するため，吸収効率が低下します．弱塩基性薬物は分子型の割合が増加するため，吸収効率が上昇することが予想されます．また，加齢にともなう消化管神経叢の減少による消化管蠕動運動の低下や消化管血流の低下が起こるため，薬物吸収遅延を生じて最高薬物濃度（C_{max}）や最高薬物濃度到達時間（t_{max}）に影響します．

分布相においては，加齢にともなって血漿アルブミンが減少すると，組織に移行しやすい遊離型薬物が増加し，薬物の組織への分布に影響します．さらに，高齢者は，若年者と比較し体脂肪量が増加し，水分量（筋肉など）が減少するため，体脂肪比率が増加します（図1.25）．そのため，脂溶性薬物は分布容積の増加により薬物消失半減期が延長し，水溶性薬物は分布容積の減少により最高薬物血中濃度とその到達速度が増加します．脂溶性薬物の中には，血液脳関門（BBB）を通過して中枢神経に分布するものがありますが，近年，加齢による薬物透過制御機能低下によって，中枢神経系への薬物分布が変化することが報告されま

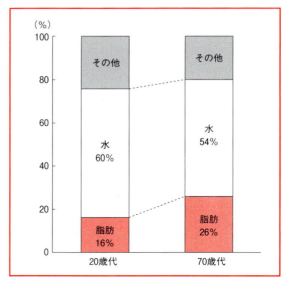

図1.25 加齢による体の構成成分の変化（男性）

した．PET（陽電子放出断層撮影）を使用して，P-糖タンパクの基質であるベラパミル（カルシウム拮抗薬）の脳灰白質への移行を20歳代と60歳代の高齢者とで比較したところ，高齢者に有意に高く脳内に貯留することが確認されました．これは，BBBにおける加齢にともなうP-糖タンパクの活性低下によるものとされています．

代謝相では，CYP などの薬物代謝酵素，肝血流，肝機能などの加齢による変化があります．加齢による CYP の変化は，減弱もしくは不変とされています．しかし，CYP サブタイプや基質薬物の違いによる報告があります．加齢により肝血流が低下すると，薬物の肝臓への取り込みが減ります．その結果，体循環血液中に直接流入する比率が高くなり，薬物血中濃度が高くなりやすくなります．肝血流に関して65歳以上の高齢者と40歳以下の健常人を比較した研究では，高齢者の肝血流が40％以上低下していることが報告されています．肝初回通過効果により著しく生物学的利用率が低下する薬物は，加齢にともなう肝血流の低下により，血中濃度が上昇する可能性があります．さらに，加齢にともない肝臓重量が20～30％減少することや，組織学上肝細胞の脱落や線維化が観察されます．これらの変化も肝臓における薬物の取り込みや代謝に影響していると考えられます．グルクロン酸抱合などの第Ⅱ相代謝過程において

は，加齢による変化は少ないです．

　排泄相においては，水溶性薬物や肝臓によって水溶性に変化した脂溶性薬物が，腎臓から排泄されます．排泄相を規定する因子として，糸球体濾過率，尿細管分泌，尿細管再吸収があげられます．加齢にともなう糸球体濾過率の減少は，糸球体数の減少がおもな原因と考えられています（図1.26）．この糸球体濾過率の減少が，水溶性薬物の半減期延長のおもな要因とされています．尿細管分泌（血液から尿細管腔内への移行）と尿細管再吸収（尿細管腔内から血液への移行）は，上述のようにOAT，OCT，P-糖タンパク，PEPTなどのトランスポーターが関与していますが，これらのトランスポーターの加齢による変化は，現時点では十分に検討されていません．

1.17.2　小　　児

　新生児，乳児，幼児，小児期における薬物動態については，その年齢ごとに変化することが知られています．CYPなど薬物代謝活性は，種々の薬物血中濃度の変化などから，新生児では低く，3歳頃には成人レベルに達します．一部のCYPにおいては成人よりも活性が高くなっています．

小児期の血中薬物濃度半減期は，一般的に成人より短くなる傾向がみられます．

　小児の適正投与量は，体表面積に基づいた計算方法のほか，年齢，体重を用いた簡易計算法があります（下記の式を参照）．臨床現場では，添付文書に記載された体重あたりの用量に従って処方されています．

Crawfordの式：小児体表面積(m^2)/1.73×成人用量

体表面積(m^2)＝体重$(kg)^{0.425}$×身長$(cm)^{0.725}$×$7.184×10^{-3}$

Augsbergerの式：（年齢（歳）×4＋20）/100×成人用量

Youngの式：年齢（歳）/(12＋年齢)×成人用量

Clarkの式：体重(kg)/70×成人用量

1.17.3　妊　　婦

　妊娠末期には，肝血流量が約30％，糸球体濾過量が約50％増加するため，肝血流量依存性の薬物（プロプラノロール，モルヒネなど）や腎排泄型の薬物（ジゴキシン，レボフロキサシンなど）は，血中濃度が低下しやすくなります．循環血漿量の増加によるアルブミン濃度の低下や，アルブ

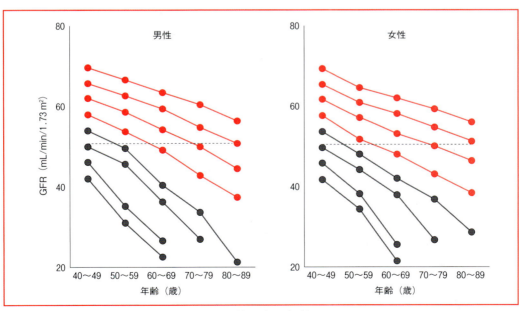

図1.26　加齢にともなう腎機能（GFR）低下のシミュレーション
GFR 50 mL/min/1.73 m² 未満の患者（灰色）は2倍以上の速さで腎機能が低下します．
［CKD診療ガイド2012より作成］

ミン結合部位における増加した遊離脂肪酸との競合により，多くの薬物のタンパク結合率の低下が起こります．その結果，遊離型薬物が増加するため，薬物の組織移行性が亢進したり，薬理作用が増強したりする可能性があります．CYP に関しては，活性が増加するものや低下するものが報告されています．妊娠中のカフェインの半減期の延長は，CYP1A2 の活性低下によるものと考えられています．

a．薬物の胎盤移行

母体血中の薬物は，胎盤を経て胎児血中に移行します．妊娠の進行にともない，胎盤絨毛膜は薄く広くなるため，薬物は受動拡散によって移行しやすくなります．胎児血 pH は母体血 pH より 0.1 ほど低いことが知られています．したがって，弱塩基性薬物では，イオン型薬物の比率は母体血より胎児血で高くなります（1.15.2 e 項参照）．胎児血内のイオン型薬物は，母体血に移行しにくくなります．そのため，胎児血の弱塩基性薬物濃度が母体血よりも高くなることが考えられます．脂溶性でタンパク結合率と分子量の小さい（500 程度以下）弱塩基性の薬物は，胎児血への胎盤移行性が高くなる可能性があります．

b．薬物の母乳移行

多くの薬物は，授乳中に使用しても母乳への移行はわずかと考えられています．しかし生後 1 カ月で哺乳量は 1 日 700 mL に達するため，注意が必要です．母乳 pH（約 7.0）は血液 pH（7.4）より低いため，弱塩基性薬物は受動拡散で血液から母乳へ移行しやすい傾向にあります．これは，弱塩基性薬物は pH が高い環境で分子型/イオン型の比率が高くなるためです（1.15.2 e 項参照）．さらに，母乳は血液と比べ脂質に富んでいるため，脂溶性薬物は母乳に移行しやすい傾向を示します．脂溶性でタンパク結合率と分子量の小さい弱塩基性薬物は，母乳移行性が高くなる傾向があります．

1.18 臓器障害による薬物動態変化

1.18.1 腎機能障害

腎機能が低下すると，尿中に未変化体のままで排泄される薬物の体内動態は直接影響を受けます．肝代謝の薬物であっても，代謝を受けてから尿中に排泄される薬物は，代謝物の蓄積による有害事象が起こることがあります．尿毒症物質が，薬物のアルブミンへのタンパク結合阻害や，小腸・肝臓におけるトランスポーターや代謝酵素の活性低下を起こすとされています．その結果，タンパク結合率の低下により，遊離型が増加して薬力学的作用（薬効，副作用）が増強します．トランスポーターや代謝酵素の活性低下により，腎外クリアランスの薬物であっても薬物動態に影響を受けることがあり，注意が必要です．

腎機能に応じた薬物投与量は，糸球体濾過率（GFR）に基づき，Giusti-Hayton の方法によりおおよその見当がつけられます．

a．腎機能評価法

正確な腎機能は**イヌリンクリアランス**測定法による糸球体濾過率（GFR）の測定ですが，イヌリン持続静注や時間ごとの採血・採尿が必要なため，臨床現場ではほとんど行われません．イヌリンクリアランス測定法に代わる方法には，蓄尿と採血だけで測定できる**クレアチニンクリアランス**（CLcr）測定法があります．クレアチニン（Cr）は，糸球体濾過以外に尿細管からも分泌されるため，クレアチニンクリアランスは GFR より 20〜30% 高値になります．しかし，クレアチニンクリアランス測定法は 24 時間蓄尿が必要なため，外来では血清クレアチニン値からクレアチニンクリアランスを推定する Cockcroft-Gault（コッククロフト・ゴールト）の式や eGFR が使用されます．Cockcroft-Gault の式は，クレアチニンクリアランス値が実測値より肥満患者では高く，高齢者では低く推算されるなどの問題があります．そのため，より正確な腎機能推定式として，日本人向け GFR 推算式（eGFR：estimated GFR）が汎用されつつあります．

Cockcroft-Gault の式
男性における推定CLcr(mL/min)
　＝(140−年齢)×体重(kg)/(72×血清Cr (mg/dL))
（女性は上記式で算出された値を 0.85 倍します）

eGFR の式

男性におけるeGFR（mL/min）

$= 0.806 \times$ 年齢$^{-0.287} \times$ 血清Cr(mg/dL)$^{-1.094}$
$\times$ 体重(kg)$^{0.425} \times$ 身長(cm)$^{0.725}$

（女性は上記式で算出された値を 0.739 倍します）

b．腎機能低下患者における腎代謝薬の投与計画

Giusti-Hayton の方法

① 投与補正係数 ＝1－尿中未変化体排泄率×
（1－患者GFR/正常者GFR（＝100））

注意：尿中未変化体排泄率は静注データを用います（経口薬データではない）

② 投与量＝常用量×投与補正係数（投与間隔は通常どおり）

もしくは，投与間隔＝通常投与間隔/投与補正係数（投与量は通常どおり）

例）低腎機能患者（GFR＝30 mL/min）における経口ジゴキシン投与計画

経口ジゴキシン常用量を 0.25 mg（1 日 1 回）として，ジゴキシンの尿中未変化体排泄率を70%とすると

投与補正係数＝1－0.7(1－30/100)＝0.51

投与量＝0.25 mg×0.51＝0.125 mg（1 日 1 回）

もしくは,投与間隔＝24 時間/0.51＝48 時間（1回 0.25 mg）

1.18.2　透　析　時

　血液透析による生体内老廃物や薬物の除去の原理は，透析膜を介した血液と透析液間の溶質の濃度勾配による拡散の原理に基づいています．水溶性の分子量 500 以下の低分子物質が，透析膜を通過できます．その透過性は通過する物質の分子量の平方根に反比例します．タンパク質に結合していない遊離型のみが透析膜を通過できるため，タンパク結合率の高い薬物は，低分子物質であっても透析で除去されにくいです．また，分布容積の大きい薬物は脂肪組織などの組織に移行しやすく，血中薬物量が少なくなるため，透析で除去されにくい傾向を示します．

1.18.3　肝機能障害

　肝障害が起こると，肝代謝機能，肝血流，血漿タンパク結合率に変化をきたし，薬物動態に影響します．急性肝障害では，劇症肝炎を除いて，肝臓の薬物代謝能が著しく低下することは少ないです．しかし，肝硬変のような肝細胞自体が減少する病態では，薬物代謝の低下により，肝代謝薬物の血中濃度が上昇しやすくなります．また，血漿ビリルビン濃度の上昇は，薬物のタンパク結合率を低下させるため，増加した遊離型薬物によって薬理作用が増強したり，クリアランスに影響したりします．

　肝機能障害時に，血漿アルブミン値の低下やプロトロンビン時間の延長を認める場合は，肝薬物代謝も低下していることがあります．肝機能障害の重症度分類には Child-Pugh（チャイルド・ピュー）分類（**表 1.9**）があります．肝機能障害が分類 B，C となると，多くの薬物で代謝が低下するため，肝代謝型薬物の投与量を1/2 から 1/3 にするように勧められます．しかし，肝機能障害時に肝代謝型の薬物動態を予測しうる指標は，いまだ確立されていません．

1.18.4　心機能障害

　心不全の病態下では，組織血流減少，消化管浮腫，水貯留などの変化が，薬物動態に影響を及ぼします．

　吸収相では，消化管浮腫や消化管血流低下により，経口投与された薬物の吸収速度が遅くなる傾向にあります．

　分布相においては，心不全によって血管内血液

表 1.9　Child-Pugh 分類

項目＼ポイント	1点	2点	3点
脳症	なし	軽度	ときどき昏睡
腹水	なし	少量	中等量以上
血清ビリルビン値（mg/dL）	＜2.0	2.0～3.0	3.0＜
血清アルブミン値（g/dL）	3.5＜	2.8～3.5	＜2.8
プロトロンビン活性値（%）	70＜	40～70	＜40

各項目のポイントを合計して分類 A～C とします．
分類 A：5～6 点，分類 B：7～9 点，分類 C：10～15 点.

量が増大し，浮腫や胸腹水が生じた場合，胸腹水に移行する薬物であれば分布容積が大きくなり，薬物血中濃度は低くなることが予想されます．しかし，実際には臓器への有効循環血液量の減少により肝臓などの薬物代謝能が低下するため，血中薬物濃度が高くなります．その結果，心不全によって分布容積の減少を示す薬物が多くあります．

代謝相においては，血流量の減少により肝薬物代謝速度が低下するため，肝代謝型薬物の血中濃度は高くなり，半減期も延長しやすくなります．重症心不全患者では，肝血流の低下によりリドカインの半減期（通常1〜2時間）が5〜10倍に延長することがあります．

排泄相においては，重症心不全患者では腎血流の減少にともなって糸球体濾過率が低下するため，腎排泄型薬物の血中濃度は高くなりやすいです．

1.19 遺伝的多型による薬物動態変化

薬物動態の個人差には，遺伝子の変異が大きく関与しています．薬物代謝酵素によっては遺伝子変異により活性が減弱し，薬物血中濃度が高くなります．薬物動態に基づいて，代謝酵素活性の欠損者を poor metabolizer（**PM**），非欠損者（通常の酵素活性）を extensive metabolizer（**EM**）とよびます．PM は変異遺伝子をホモで，EM は変異のない野生型遺伝子をホモまたはヘテロで有します．PM は EM と比較し，高い血中薬物濃度を示します．ある薬物代謝酵素において PM が1％以上の頻度でみられれば，その薬物代謝酵素には**遺伝的多型**性があるとします．

CYP には遺伝的多型が存在し，薬の効果や副作用発現における個人差や民族差の重要な要因となっています．CYP2D6 の PM 出現頻度は，日本人で0.5％以下，白人で7〜10％と白人で多いです．一方で CYP2C19 の PM 出現頻度は，日本人で約20％，白人で5％以下と，日本人に多くみられます．遺伝的多型は，CYP などの代謝酵素以外にも OATP などのトランスポーターにも認められ，薬物動態に影響することが知られています．

薬効の個人差の背景には，複数の遺伝的多型が関与していることがよくあります．そのよい例としてワルファリンがあります．ワルファリンは，肺塞栓予防や心房細動による脳血栓塞栓症予防に広く使用されている抗凝固薬です．ワルファリンの投与量は，血液凝固能の指標である PT-INR 値（プロトロンビン時間国際標準比値）に従って調節しますが，0.5 mg から7 mg と大きな個人差がみられます．ワルファリン代謝酵素の CYP2C9 の遺伝的多型のヘテロ変異型の活性は，野生型の50％程度，ホモ変異型では10％程度にまで低下しています．つまり，このような遺伝的多型ではワルファリン代謝が遅延するため，ワルファリンが少量ですむことになります．しかし，この CYP2C9 の遺伝的多型の発生頻度は日本人で3％程度です．そのため，CYP2C9 の遺伝的多型のみでは，ワルファリンの投与量の多様性について説明できないと考えられていました．最近，ワルファリン標的分子の VKORC1 遺伝的多型が報告されました（**図1.27**）．ワルファリンの投与量を決定する因子としては，CYP2C9 よりもその関与の割合が高いとされています．さらに，血漿アルブミン結合部位の遺伝的多型による，ワルファリンに対するアルブミンの結合能が先天的に低い症例が報告されました．このような症例においては，遊離型ワルファリン量の増加により抗凝固作用が増強しやすいことが予想されます．以上のように，ワルファリン投与量の大きな個人差の背景には，複数の遺伝的多型が存在していることが明らかとなっています．

1.20 薬物送達システム

薬物送達システム（drug delivery system：DDS）とは，薬効を最大限に発揮させたり，有害反応を最小限にとどめたりするために，薬物動態にはたらきかけるシステムです．①血中薬物濃度を適切に保つための放出制御，②消化管や皮膚などからの吸収促進，③標的となる臓器や分子へ特異的に到達させる標的指向化，などを目的としています．

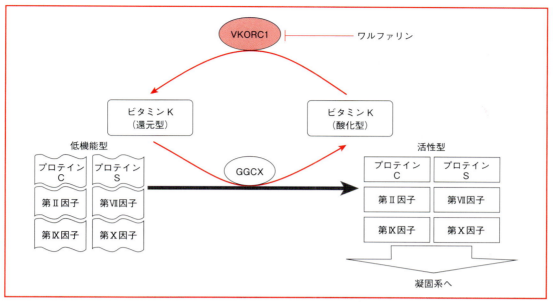

図 1.27 ワルファリンの標的分子 VKORC1

VKORC1：ビタミン K エポキシド還元酵素複合体 1，GGCX：γ グルタミルカルボキシラーゼ，ビタミン K（還元型）：ビタミン K ヒドロキノン，ビタミン K（酸化型）：ビタミン K エポキシド．
ワルファリンにより VKORC1 が抑制されると，活性型ビタミン K 依存性因子の合成に必要な還元型ビタミン K が欠乏するため活性型凝固因子合成が減少する．

1.20.1 放出制御技術

薬物の消化管内で，崩壊速度や溶出速度を低下させることによって最高血中濃度を下げ，半減期を延長させることを**徐放化**といいます．徐放化技術には，薬物を高分子やワックスなどの基剤中に分散させたマトリックスや，薬物を内包する透過性膜を利用して薬物の拡散を制御するものがあります．徐放化によって，中毒域への到達の回避や服用回数の減少による服薬アドヒアランスの向上が期待されます．その一方で，噛み砕いたり粉砕したりして服用した場合には，徐放化作用が失われ，血中薬物濃度の急激な上昇による有害反応が発生することがあるので，注意が必要です．

1.20.2 吸収促進技術

生物学的利用率がきわめて低い薬物は経口薬として成立しませんが，腸管からの吸収を促進させることで，経口薬とすることができます．吸収を促進させる技術には，**プロドラッグ化**や輸送担体の利用などがあります．プロドラッグ化とは，薬物の化学修飾により可溶性や吸収性を高める技術です．プロドラッグ化された薬物は，腸管から吸収された後，肝臓などの代謝により置換基がはずれ，本来の活性型薬物となって薬理作用を発揮します．輸送担体には，薬物の可溶性を高めるポリエチレングリコールや，吸収促進作用を有する界面活性剤のラウリン酸ナトリウムなどがあります．

1.20.3 標的指向化技術

病変部や特定の臓器などに特異的に薬物を到達させることを**標的指向化**（targeting）とよびます．標的指向化によって標的外臓器へ薬理作用が及ばなければ，標的外臓器で生じる薬物有害反応を回避することが期待されます．標的指向化技術には，輸送担体の粒子径や疎水性などの物理化学的特性を利用する受動的標的指向化技術と，標的分子に特異的に結合する抗体を薬物に結合させるなどの能動的標的指向化技術があります．

1.21 経口以外の全身作用性薬物投与方法

経口以外の投与方法では初回通過効果を受けないため，用量は経口薬より少ない傾向にあります．

1.21.1 注 射

注射には，**静脈内注射**（静注）・**点滴**，**筋肉内注射**（筋注），**皮下注射**，**皮内注射**などがあります．静脈内注射には，急速に静脈内に投与する静脈内注射（ボーラス投与）と，持続的に血管内に投与する点滴などがあります．これらは臨床現場でもっとも頻繁に行われる投与方法です．インスリンやワクチン接種などは，皮下注射や筋肉内注射で行います．皮下組織は筋肉内と比べ血管が少ないため，皮下注射は筋肉内注射より作用発現が遅く，作用時間が長くなる傾向を示します．皮内注射はツベルクリン反応やアレルギーの診断目的で用いられています．

1.21.2 経皮吸収

経皮吸収型製剤は，狭心症発作予防薬，認知症治療薬，パーキンソン病治療薬，降圧薬，気管支拡張薬などで用いられています．血中薬物濃度が定常状態になるまでに数時間以上を要しますが，初回通過効果を受けずに安定した血中濃度を維持できることや，経口薬でみられる一過性の過剰な血中濃度上昇がないため，薬物有害反応を軽減できる可能性があります．また，経口薬が使用できない患者に，安定した薬物投与が可能となる利点があります．しかし，薬剤貼付部位の局所的皮膚炎のために，継続中止となることがまれにみられます．

1.21.3 舌下・鼻粘膜吸収

舌下・鼻粘膜吸収は，粘膜から直接吸収させる方法で，初回通過効果を受けず即効性を示します．狭心症発作時に使用するニトログリセリン舌下錠は，舌下後約5分で最高血中濃度に達します．ただし，口腔内が乾燥している状態では薬物が吸収されないため，注意が必要です．鼻粘膜から直接吸収させるものには，中枢性尿崩症で使用されるバソプレシンがあります．

1.21.4 下部直腸吸収

下部直腸吸収では，直腸下部から吸収された薬物（坐剤）は，門脈を通らずに直接体循環血液中に入ります．坐剤は初回通過効果を受けないため，

表 1.10 PK パラメーター

薬物動態パラメーター	インタビューフォーム内の項目
分配係数 P	物理化学的性質
酸解離定数 pK_a	
最高血中濃度 C_{max}	血中濃度の推移・測定法
最高血中濃度到達時間 T_{max}	
血中濃度半減期 $t_{1/2}$	
血中濃度曲線下面積 AUC	
生物学的利用率	薬物速度論的パラメーター
タンパク結合率	
分泌容積 V_d	
全身クリアランス CL/F	
尿中未変化体排泄率	排泄

経口薬と比較して生物学的利用率が高く，効果発現が速いことが特徴です．解熱薬，抗てんかん薬，制吐薬などは坐剤としても使用され，経口投与が困難な患者（乳幼児，意識障害や嘔吐のある患者など）にも投与可能です．

1.22 おわりに

薬物有害事象に関連する死亡が，人口統計上の主要な死因になっています．薬物有害事象を回避し，有効性を最大限に高めた薬物治療を実践するためには，薬理作用だけでなく，薬物動態に関するパラメーターについても精通していることが必要です．表 1.10 に，これまでに述べた薬物動態にかかわるパラメーターをまとめました．これらのパラメーターは，薬の詳細な取扱説明書である**インタビューフォーム**（IF）に記載されています．PMDA（医薬品医療機器総合機構）ホームページ内の「医療医薬品の添付文書情報」で薬品名を入力して検索すれば，添付文書と IF を PDF ファイルで入手できます．IF を入手して記載されているパラメーターから，その薬の薬物動態の特性について検討してみてください．脂溶性なのに尿中未変化体排泄率が高いなど，パラメーターのみからの解釈では矛盾するものが実は多くあります．その背景には，トランスポーターの関与などのほか，メカニズムが明らかにされていないものもあります．そういったことも念頭に入れながら，興味をもった薬の特性を読み解いてみてください．

演習問題

次の記述で正しいものは○，誤っているものは×を記してください．

● **1.1** 体の機能維持に必要な物質が不足して起きる病気には原因療法を行います．

● **1.2** モルヒネなどの麻薬とベンゾジアゼピンなどの向精神薬は，麻薬及び向精神薬取締法という共通の法律で規制されます．

● **1.3** 医師，歯科医師，看護師，薬剤師の資格を有する者は，麻薬類を業務上管理することができます．

● **1.4** 毒薬の表示は白地に赤枠，赤字で「毒」と書くことになっています．

● **1.5** 内服した薬剤は，胃腸粘膜から吸収され門脈を通って肝臓を通過し，そこで代謝を受け薬効の活性を失うことがあります．

● **1.6** 薬物は細胞膜の特定の部位（薬物受容体）と結合することによりその作用を現します．

● **1.7** 薬物の血中濃度と薬効の強さとの間には相関関係が認められません．

● **1.8** 血漿タンパクと結合していない薬物（遊離型）が薬理作用を起こし，かつ代謝を受けます．

● **1.9** 生物学的利用率（バイオアベイラビリティ）とは，経口投与された薬物が全身血流に入る前に肝臓で一部分解されることです．

● **1.10** 治療上不必要かまたは有害である作用を副作用あるいは有害作用といいます．

● **1.11** 2種類の薬物を併用したとき，その効果が単独の効果の和より強くなることを相加作用といいます．

● **1.12** 治療係数は ED_{50} と LD_{50} の比（ED_{50}/LD_{50}）で表されます．

● **1.13** 乳糖でも心理的に薬効を示すことがあります．これをプラセボ効果といいます．

● **1.14** 治療係数の小さい薬物，たとえば抗てんかん薬のフェニトインは，安全性と有効な治療のために血中濃度モニタリング（TDM）を行います．

● **1.15** 薬物アレルギーとは大量の薬物投与ではじめて起こる症状です．

● **1.16** シメチジンは薬物代謝酵素活性を低下させるため，ニフェジピンの血中濃度を上昇させ薬効の増強や有害反応を引き起こしやすくします．

● **1.17** 薬用量の範囲で投薬する限り中毒は起こりません．

● **1.18** 1％散にはその1g中に薬物1mgを含んでいます．

● **1.19** 1g は 1000mg，1mg は 1000μg です．

● **1.20** グレープフルーツジュースと経口カルシウム拮抗薬を併用すると，カルシウム拮抗薬の作用が増強するので併用しないよう指導します．

● **1.21** 食後服用とは，食事をした直後に薬を服用することです．

● **1.22** 舌下錠とは，薬物を口腔粘膜より吸収させ肝臓を経ずに直接全身循環に入ることを目的とした剤形です．

● **1.23** 坐薬とは，直腸の局所を治療するためにのみ使用される剤形です．

● **1.24** 0.9％塩化ナトリウム溶液と5％ブドウ糖溶液は，ともに等張液です．

● **1.25** 静脈内には等張液に限り注射できます．

● **1.26** テトラサイクリンをアルミニウム含有の消化器用薬と同時に服用すると，テトラサイクリンの吸収が悪くなります．

● **1.27** 高齢者で糖尿病用薬や抗高血圧薬を投与するときは，ごく少量から徐々に増量します．

● **1.28** 高齢者では腎機能が低下しているので，腎臓で排泄される薬物は慎重に投与すべきです．

● **1.29** 妊婦に使用された薬物は，妊婦の血液と胎児との間に血液胎盤関門があるため，胎児に移行することはありません．

● **1.30** ワルファリンとフェノバルビタールを併用すると，ワルファリンの代謝が促進され，作用が減弱します．

● **1.31** 患者が医療者の説明を十分に理解し，積極的に治療方針の決定に参加し，その決定に従って治療を受けることをコンプライアンスといいます．

● **1.32** 医薬品の準備時，投与直前に確認する6Rは，正しい患者，正しい職員，正しい薬剤，正しい目的，正しい用量，正しい用法です．

解答と解説

● **1.1** ×：原因療法→補充療法．原因療法は薬物によって病気の原因を取り除く方法です．

● **1.2** ○

● **1.3** ×：看護師→削除．業務上麻薬を管理する者を麻薬管理者といいます．看護師は麻薬管理者になることができません．疾病の治療の目的で麻薬を施用し，麻薬を記載した処方せんを交付する者を麻薬施用者といい，医師，歯科医師，獣医師に資格があります．

● **1.4** ×：白地に赤枠，赤字で「毒」→黒地に白枠，白字で「毒」と記載．

● **1.5** ○

● **1.6** ○

● **1.7** ×：認められません→認められます．

● **1.8** ○

● **1.9** ×：生物学的利用率→初回通過効果．生物学的利用率とは，投与された薬物がどれだけ全身循環血中に到達し作用するかの指標をいいます．

● **1.10** ○

● **1.11** ×：相加作用→相乗作用．

● **1.12** ×：ED_{50} と LD_{50} の比（ED_{50}/LD_{50}）→ LD_{50} と ED_{50} の比（LD_{50}/ED_{50}）．

● **1.13** ○

● **1.14** ○

● **1.15** ×：薬物アレルギーは用量非依存性で起き，大量で起きるわけではありません．

● **1.16** ○

● **1.17** ×：薬用量の範囲でも，治療域と中毒域が接近しており，治療係数（安全域）が小さい（狭い）薬物もあります．そのような薬物は薬用量で治療しても，人によっては中毒や副作用が現れる場合があります．

● **1.18** ×：1 mg → 10 mg．

● **1.19** ○

● **1.20** ○：グレープフルーツジュースの成分には CYP3A4 阻害作用があり，カルシウム拮抗薬は CYP3A4 で代謝されます．グレープフルーツジュースの飲用により腸管の CYP3A4 が阻害されるので，経口摂取されたカルシウム拮抗薬の代謝阻害により，血中濃度が上昇し，作用が強く現れます．その結果，低血圧，頭痛，ふらつきなどの副作用が生じます．静脈内投与の場合は，腸管からの吸収は関係ないので代謝阻害されません．

● **1.21** ×：直後→食後 30 分以内．

● **1.22** ○：初回通過効果の大きな薬物に適用されます．

● **1.23** ×：局所を治療するためにのみ→全身作用を目的とする場合もあります．

● **1.24** ○

● **1.25** ×：高張液も投与可能です．

● **1.26** ○

● **1.27** ○

● **1.28** ○

● **1.29** ×：移行することはない→分子量が 600 以下の薬物は胎盤を容易に通過します．通常用いられる薬物は分子量が 250～400 程度であり，容易に胎盤を経由して胎児に到達します．

● **1.30** ○：フェノバルビタールによって代謝酵素が誘導されるためです．

● **1.31** ×：コンプライアンス→アドヒアランス．

● **1.32** ×：正しい職員→正しい時間．

2　末梢神経系疾患に対する薬物

2.1　末梢神経系の構造と機能

　神経系は硬い骨に守られている中枢神経系（脳と脊髄）と，そこから出ている末梢神経系に分けられます．末梢神経系は脳から出る12対の**脳神経**（cranial nerve）と，脊髄から出る31対の**脊髄神経**（spinal nerve）からなります．運動や知覚などに関係する神経系を**体性神経系**（somatic nervous system）といいます．一方，呼吸，循環，消化などの生命の維持に不可欠な機能に関係する神経は，意志とは無関係にはたらくので**自律神経系**（autonomic nervous system）といいます．体性神経系と自律神経系はお互いに影響を及ぼしあい，それぞれの系はその内部で連携をとって，身体機能全体の**ホメオスタシス**（homeostasis：恒常性）を保っています（図2.1）．

2.1.1　自律神経系の構造と機能

a．自律神経系の構造

　自律神経系の神経細胞体は脊髄と脳幹にあるものの，交感神経系と副交感神経系では神経細胞体が存在する部分や末梢での構築が異なっています（図2.2）．

　（ⅰ）交感神経系の神経細胞体は胸髄と腰髄に存在し，そこから神経線維が出ているために胸腰系とよばれることがあります．交感神経は脊髄を出てすぐにニューロンを交代します．多数のニューロンがほぼ同じ部位で交代するために，この部位は膨らんで節のようにみえることから，**神経節**（ganglion）とよばれます．脊椎に沿って縦に数珠状にみえる交感神経系の神経節は，傍脊椎神経節といいます．神経節より中枢側のニューロンを**節前線維**（preganglionic fiber），神経節より末梢のニューロンを**節後線維**（postganglionic fiber）といいます．交感神経の節後線維は目的臓器までの距離も長く，枝分かれしています．このために，交感神経の刺激の影響はわりと広い範囲に及びます．この神経線維の終末は目的とする臓器にまとわりつくように分布します（図2.3）．交感神経系の節前線維はアセチルコリンを神経伝達物質とするコリン作動性神経ですが，節後線維は神経軸索枝のあちこちにある小さな膨らみ（膨隆部）から神経伝達物質としてノルアドレナリン

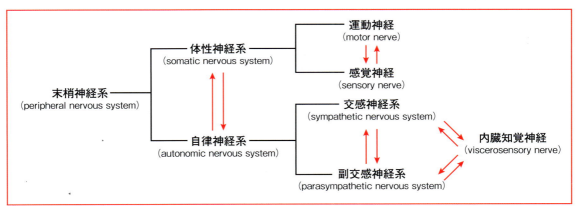

図2.1　末梢神経系

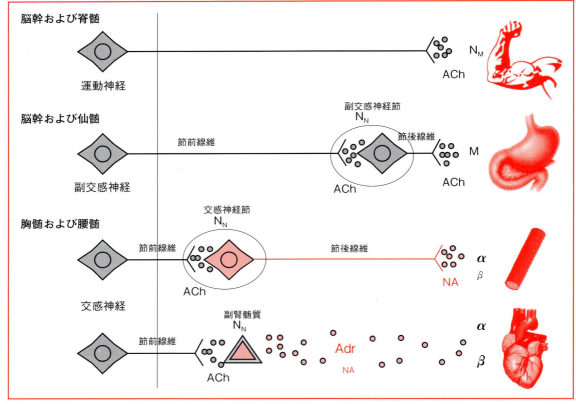

図2.2 末梢神経系の模式図

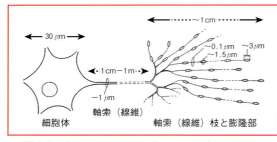

図2.3 自律神経節後線維（ニューロン）の模式図
[Physiol Rev 51：98-157（1971）を改変]

を放出するアドレナリン作動性神経です（図2.2）．

交感神経系の特別なものとして**副腎髄質**（adrenal medulla）があります．コリン作動性の節前線維が副腎に連絡しており，髄質の細胞はアセチルコリンによって刺激されます．髄質の細胞は神経細胞そのもので線維をもたない神経節だと考えられます．副腎髄質は刺激に反応して，アドレナリンとノルアドレナリンをおよそ8：2の割合で血液中に放出します．これらの物質は血流にのって全身を巡るので，作用は全身に及びます（図2.2）．

このように，交感神経系は節前神経がコリン作動性神経，節後線維（副腎髄質も含む）はアドレナリン作動性神経というのが基本ですが，手掌などの局所の汗腺だけは例外で，節後線維もコリン作動性神経です．

（ⅱ）副交感神経の細胞体は脳幹（頭部）と仙髄に存在し，そこから神経線維が出ているために頭仙系とよばれることがあります．神経線維は全身に分布し，目的とする臓器のすぐそばで神経節を形成し，次のニューロンに交代します．そのために，副交感神経の刺激の影響は比較的限られた部分に現れます．副交感神経系は節前線維も節後線維もコリン作動性神経で，節後線維の形態は交感神経節後線維とほぼ同じだと考えられています．

b. 自律神経系機能とその特徴

自律神経系は，交感神経系と副交感神経系とい

2.1 末梢神経系の構造と機能

う二つの相反する制御機構によって，その人の意志とは関係なく，身体のホメオスタシスを保つための神経系です．体性神経系が「生きていくための神経」あるいは「動物神経系」といわれるのに対し，自律神経系は「生きているための神経」あるいは「植物神経系」とよばれます．この別名からもその機能の違いを考えることができます．

（ⅰ）**交感神経系**は，個体（一人の人間）が生命の危機状態に遭遇したときに，個体の生命を守るために**「闘うか，逃げるか」**の準備状態を作り出します（fight-or-flight response）．

こんなときには，瞳孔は広く開き（散瞳），皮膚などの末梢血管は収縮するので，青ざめた顔色になります．唾液分泌は減少し，（気管支平滑筋が拡張して）呼吸は深く荒くなって，心拍数は増加します．そして，筋肉を栄養する血管は拡張し，肝臓ではグリコーゲンの分解が起こって血液中にブドウ糖が動員され，いつでも筋肉が最大限の運動ができるように準備を整えます．まさに「手に汗握る」状態を想像してください（**表2.1**）．

（ⅱ）**副交感神経系**は，個体の生命活動と種族を維持するための神経系です．**休息と消化**（rest-and-digest）のための神経ともいわれることがあり，リラックスという言葉が理解に役立ちます．瞳は閉じて（縮瞳）光の刺激をさえぎり，頬の血管は拡張して赤みがさしています．口の中は唾液で潤って摂食・消化活動を助けます．呼吸は浅くゆっくりとし，心臓の鼓動もゆっくりとしているはずです．胃や腸などの消化管の運動と胃酸などの分泌はいずれも促進されますし，排便や排尿も促進されます．**表2.1**を参考にして理解を深めてください．

（ⅲ）二重支配と生理的拮抗

多くの場合，効果器は交感神経系と副交感神経系の二重支配を受けています．それぞれの神経系は，促進と抑制というお互いに機能的に相反する作用を及ぼしながら（生理的拮抗），ホメオスタシスを保っています（**表2.1**，**表2.2**）．

c. 自律性と自動性

意志の支配によらずに機能調節を行うことを，

表2.1 自律神経系のはたらき

効果器		交感神経系		副交感神経	
		受容体	反　応	受容体	反　応
眼	瞳孔散大筋	α_1	収縮（散瞳）		
	瞳孔括約筋			M_3, M_2	収縮（縮瞳）
	毛様体筋	β_2	弛緩（遠視）	M_3, M_2	収縮（近接視）
心　臓	洞結節	β_1	頻脈	M_2	徐脈
	刺激伝導系	β_1	伝導促進	M_2	伝導抑制
	心室筋	β_1	収縮増強	M_2	
血　管	末梢の細動脈	α_1, (α_2)	収縮，血圧上昇		
	骨格筋の動脈	β_2	拡張，血圧低下		
	内皮			M_3	拡張（NO放出）
平滑筋	気管支筋	β_2	弛緩	M_3, M_2	収縮
	胃・腸管	α_2, β_2	運動，緊張抑制	M_3, M_2	収縮，運動，緊張亢進
	括約筋	α_1	収縮	M_3, M_2	弛緩
	膀胱基底部	β_3	弛緩	M_3, M_2	収縮
	膀胱括約筋	α_1	収縮	M_3, M_2	弛緩
分泌腺	唾液腺	α_1	粘稠性（K^+＋水分）	M_3, M_2	漿液性（K^+＋水分）
	気道分泌	α_1, β_2	抑制，促進	M_3, M_2	促進
	胃液分泌		抑制	M_1	促進
	腸液分泌	α_2	抑制	M_2	促進
	汗腺	α_1	促進（手掌などの局所）		
	汗腺			M_3, M_2	全身
生殖器	子宮（妊娠時）	α_1, β_2	収縮，弛緩		
	男性性器	α_1	射精	M_3（NO神経）	勃起
副腎髄質		N_N	アドレナリン遊離		
肝　臓		α_1	グリコーゲン分解		
		β_2	グルコース新生		

表2.2 自律神経の二重支配と生理的拮抗

器官・組織	交感神経の刺激と反応	副交感神経の刺激と反応
心臓	機能の亢進（頻脈など）	機能の抑制（徐脈など）
血管	血管平滑筋の収縮（血圧の上昇など）	血管平滑筋の弛緩（血圧の低下など）
気管	気管支平滑筋の弛緩（気道抵抗の減少）	気管支平滑筋の収縮（気道抵抗の増加）
瞳孔	散瞳（瞳孔散大筋の収縮）	縮瞳（瞳孔輪状筋の収縮）
分泌腺	抑制（胃液の分泌抑制など）	促進（胃液の分泌亢進など）

[コメディカルのための薬理学 第2版（以下、「第2版」と略）を改変]

表2.3 自律神経反射

反射機能	自律神経反射の種類
内臓-内臓反射	頸動脈洞反射、排尿反射、排便反射、嘔吐反射
体性-内臓反射	対光反射、唾液反射
内臓-体性反射	くしゃみ、咳反射、筋性防御
軸索反射	膀胱反射、皮膚血管反射

[第2版を改変]

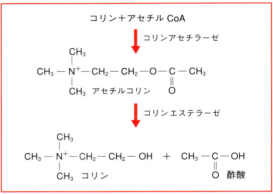

図2.4 アセチルコリンの生合成と分解
[第2版を改変]

自律性（autonomy）をもつといいます。また、自律神経の分布する多くの内臓器官は、自動性（automaticity）をもちます。腸管平滑筋などは、腸管に内容物があると筋が伸展され、脱分極が起こって収縮を始めます（蠕動運動や分節運動など）。また、自律神経反射は、内臓-内臓反射をはじめ、生命維持にとって重要な反射を形成しています（表2.3）。一方、自律神経反射の過度の低下や亢進は、自律神経系の乱調として現れ、薬物治療の対象となります。

2.1.2 神経伝達物質

a. アセチルコリン（acetylcholine：ACh）

古くから、神経は目的臓器に電気的興奮を直接伝える電線であると考えられていました。しかし、その概念はオットー・レーヴィの実験（Otto Loewi, 1921年）によって一変します。彼は「摘出した心臓の拍動が迷走神経（副交感神経）の電気刺激で抑制されるのは、神経の電気刺激が直接伝わるのではなく、なんらかの物質が迷走神経から出て、それが作用している」ことを示しました。のちに、この物質がアセチルコリンであることがわかりました。現在ではこのような物質を神経伝達物質（neurotransmitter あるいは化学伝達物質：chemical transmitter）とよび、アセチルコリンを神経伝達物質として使う神経をコリン作動性神経（cholinergic nerve）とよんでいます（図2.2）。

アセチルコリンは、神経節やコリン作動性神経内でコリンアセチラーゼによって、コリンとアセチルCoAから生合成されます（図2.4）。放出されたアセチルコリンは受容体（receptor）と結合するとともに、シナプス後膜および前膜に存在するアセチルコリンエステラーゼ（acetylcholine esterase：AChE）によって、あるいは、血漿をはじめ広く存在する偽コリンエステラーゼ（psudocholinesterase）によって、コリンと酢酸に分解されます。このコリンの一部は神経終末に再取り込みされて、アセチルコリンの生合成に利用されます（図2.5）。

b. カテコラミン（catecholamine）

カテコール核という化学構造にアミンの付いたものを、まとめてカテコラミンといいます。交感神経刺激作用を示すカテコラミンの代表がアドレナリン（adrenaline：Adr）とノルアドレナリン（noradrenaline：NA）です（図2.6）。アドレナリンは、副腎（adrenal gland）から高峰譲吉が結晶化に成功した（1901年）ことから、日本とヨーロッパではこのようによばれています。しかし、複雑な経緯から、アメリカではエピネフリン（epinephrine：ギリシャ語の副腎に由来する）とよばれています。「ノル」とは基本の、あるいは正しい（normal）という言葉の一部をと

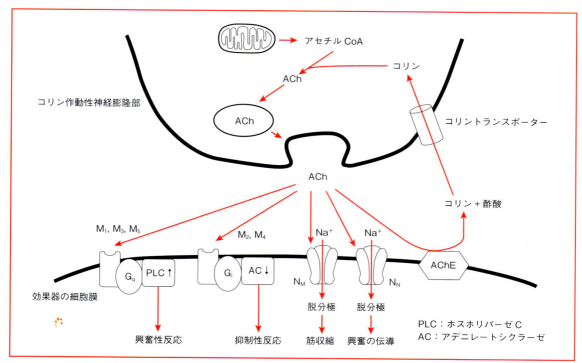

図 2.5 コリン作動神経効果器接合部（アセチルコリンの合成，貯蔵，放出および受容体と反応の特徴）
[Goodman & Gilman's The Pharmacological Basis of Therapeutics, 13th ed, McGraw-Hill (2018) を改変]

ったもので，生体内ではこの「基本の」ノルアドレナリンからアドレナリンが合成されます（**図 2.6**）．アメリカではノルアドレナリンを**ノルエピネフリン**（norepinephrine）とよんでいます．

アドレナリンとノルアドレナリンは作用に似たところが多く，古くから交感神経刺激作用を引き起こすニューロンを<u>**アドレナリン作動性神経**</u>（adrenergic nerve）とよんでいました．現在では，交感神経節後線維の膨隆部から放出されるのは，ノルアドレナリンであることが知られています．しかし，アドレナリン作動性という用語は，現在もアメリカを含めて広く使われており，ノルアドレナリンあるいはアドレナリンを神経伝達物質として使う神経を，アドレナリン作動性神経とよんでいます．

アドレナリン作動性神経では，細胞外から取り込んだ**チロシン**（tyrosine）がチロシン水酸化酵素によって**L-ドパ**（L-dopa）となり，これがドパ脱炭酸酵素によって**ドパミン**（dopamine）となります．そして，ドパミン β-水酸化酵素によってノルアドレナリンとなります（**図 2.6**，**図**

2.7）．ノルアドレナリンは**神経膨隆部**（varicosity）にある**小胞**（vesicle）に蓄えられ，交感神経の興奮によって，Ca^{2+}チャネルの開口を介した機序により，神経膨隆部から放出されます．これらの一連の過程を神経興奮-分泌連関といいます．副腎髄質では生合成がさらに進み，ノルアドレナリンが N-メチル転移酵素により，アドレナリンとなって放出されます（**図 2.6**）．

シナプス間隙に放出されたノルアドレナリンは，**シナプス前膜**や**シナプス後膜**にある受容体に結合して情報を伝えます．情報を伝え終わったノルアドレナリンの大半は，ノルアドレナリントランスポーターによって神経膨隆部に再取り込みが行われ，神経伝達物質として利用されます．また，その一部は，ミトコンドリアにある**モノアミンオキシダーゼ**（monoamine oxidase：MAO）によって酸化的脱アミノ化されます．再取り込みされなかったノルアドレナリンは，細胞膜にある**カテコール-O-メチル転移酵素**（catechol-O-methyltransferase：COMT）によって水酸基がメチル化され，さらに代謝を受けます（**図**

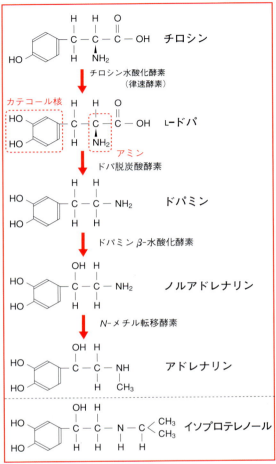

図2.6 カテコラミンの生合成
[第2版を改変]

2.7).

c. 共役神経伝達（co-transmission）

現在では，神経伝達にはノルアドレナリンやアセチルコリンに加えて，複数の**共役伝達物質**（co-transmitters）が同一の小胞体に蓄えられ，神経が興奮すると，これらが同時に放出されることが明らかにされています．たとえば，交感神経終末には**ATP**や**ニューロペプチドY**（neuropeptide Y：NPY）が共存し，ノルアドレナリンと一緒に放出されます．また，一部の副交感神経終末には，アセチルコリンとATPや腸管ペプチドの**VIP**（vasoactive intestinal peptide）などが共存し，神経が興奮するとそれぞれが同時に放出されます．これらの伝達物質は，シナプス後膜にある受容体に結合し，情報を伝えます．さらに，シナプス前膜にあるそれぞれの受容体を介して，神経伝達物質の生成，貯蔵および放出をさまざまに調節しています．

2.1.3 受容体

アセチルコリンが結合する受容体を**アセチルコリン受容体**（acetylcholine/cholinergic receptor）といい，ノルアドレナリンあるいはアドレナリンが結合する受容体を**アドレナリン受容体**（adrenergic receptor）といいます．

a. アセチルコリン受容体

アセチルコリン受容体は**ムスカリン受容体**（muscarinic receptor）と**ニコチン受容体**（nicotinic receptor）の2種類に分けられます．

（i）ムスカリン受容体

ムスカリン受容体の名前は，毒キノコ中毒の症状に由来します．毒キノコを食べた後，15～30分以内に唾液と汗が増加し，続いて嘔吐，下痢などの症状が現れます．さらに，瞳孔の縮小による視力障害，不規則な脈，血圧低下，喘息様の呼吸などもともない，ひどい場合には心停止，あるいは，呼吸が弱まり死亡することもあります．

この毒キノコ症状の原因物質が1869年にベニテングタケ（学名：*Amanita muscaria*）から単離され，学名にちなんでムスカリンと名づけられました．この物質によって引き起こされる症状をムスカリン症状，これらの状態を引き起こす力を**ムスカリン作用**（muscarinic effect）といいます．ムスカリンの標的であるムスカリン受容体は，**GTP結合タンパク**（GTP-binding protein：Gタンパク）に共役する膜7回貫通型**GTP結合タンパク共役型受容体**（GTP-binding protein-coupled receptor：GPCR）に属します．ムスカリン受容体は，神経にあるM_1，心臓にあるM_2，心臓以外の副交感神経効果器，たとえば，分泌腺，平滑筋や血管内皮などにあるM_3受容体および中枢神経にあるM_4やM_5受容体などの**サブタイプ**（subtype）に細分類されます（表2.1，図2.5）．

アセチルコリンによる（ムスカリン）作用を**コリン作用**（cholinergic effect），また，コリン作用を抑制する作用を**抗コリン作用**（anti-

2.1 末梢神経系の構造と機能

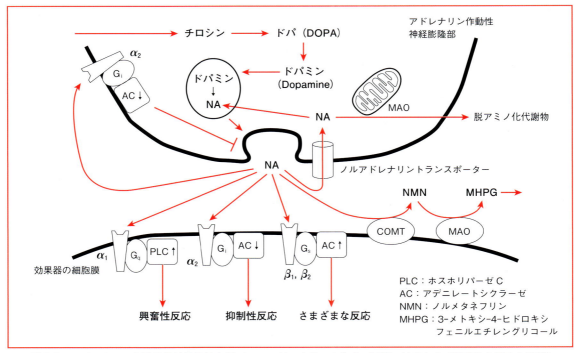

図2.7 アドレナリン作動神経効果器接合部（ノルアドレナリンの合成，貯蔵，放出および受容体と反応の特徴）
[Goodman & Gilman's The Pharmacological Basis of Therapeutics, 13th ed, McGraw-Hill（2018）を改変]

cholinergic effect）ということもあります．

（ⅱ）ニコチン受容体

　ニコチン受容体は，タバコの成分のニコチンが結合して，作用を示すことから名づけられた受容体です．ニコチン受容体を刺激するには，ムスカリン受容体刺激よりも高濃度のアセチルコリンが必要になります．ニコチン受容体は，それ自身がNa^+チャネルとなっており，ニコチンやアセチルコリンが結合すると，ナトリウムイオンが細胞内に流入して脱分極が起こります（図2.5）．末梢のニコチン受容体は2種類あり，筋肉型ニコチン受容体（N_M）および（自律）神経型ニコチン受容体（N_N）とよばれています．N_M型は骨格筋の**神経筋接合部**(neuromuscular junction)の**終板**(endplate)という筋肉の細胞膜にあります（図2.5，図2.8，図2.12）．脱分極に続く興奮-収縮連関の仕組みによって骨格筋が収縮します．N_N型は自律神経節の二次ニューロン（節後線維）の細胞体に存在します．N_N受容体が刺激されて脱分極が起こると，その電気的興奮が線維に沿って末梢に伝えられます．これが膨隆部に到達すると，

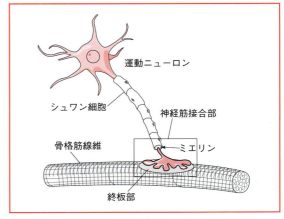

図2.8 神経筋接合部の模式図
[第2版を改変]

アドレナリン作動性神経ではノルアドレナリンが，コリン作動性神経ではアセチルコリンが放出されます（図2.2）．

b. アドレナリン受容体

　アドレナリンとノルアドレナリンが結合する受容体は，大きく分けてα受容体とβ受容体の2種類です．アルクイスト（Raymond Perry

Ahlquist, 1948年）は，いろいろな動物のさまざまな臓器から摘出した平滑筋に対し，アドレナリン，ノルアドレナリン，そして合成のカテコラミンである**イソプロテレノール**（isoproterenol）などを使って，張力に対する作用を観察しました．すると，ノルアドレナリンやアドレナリンによく反応（興奮性／おもに収縮）するものと，ノルアドレナリンやアドレナリンではなく，イソプロテレノールによく反応（抑制性／おもに弛緩）するものとがあることに気がつきました．この実験から，アドレナリン受容体には親和性の異なる種類があると考え，前者をα受容体，後者をβ受容体と名づけました（**図2.7**および**図2.10**）．α受容体はさらにα_1およびα_2受容体に分類されます．α_1はα_{1A}，α_{1B}，α_{1D}に細分類され，α_2はα_{2A}，α_{2B}，α_{2C}に細分類されます．β受容体はβ_1，β_2およびβ_3受容体に細分類されます．アドレナリン受容体は，Gタンパクに共役した膜7回貫通型受容体（GPCR）です．交感神経支配器官や組織のシナプス前および後膜に存在します．

（ⅰ）α受容体（図2.7）

α_1受容体：血管平滑筋や膀胱や尿道平滑筋に存在し，収縮に関係します．受容体に作用薬が結合すると，G_qを介してホスホリパーゼCを活性化し，**ホスファチジルイノシトール**（phosphatidyl inositol：PI）代謝回転を促進します．その結果，イノシトール三リン酸（IP_3）とジアシルグリセロール（DG）が増加します．これらの変化は，最終的に細胞内Ca^{2+}濃度を上昇させるとともに，カルシウム感受性を高めるために，平滑筋が収縮します．

α_2受容体：おもに交感神経膨隆部と中枢神経に存在します．受容体刺激によって，G_iを介したcAMP生成抑制が起こります．すると，K^+チャネルが活性化され，過分極を起こしてCa^{2+}チャネルが抑制されます．シナプス前膜にあるα_2受容体は，ノルアドレナリンの過剰な放出を抑制するネガティブ・フィードバック機構に関与する受容体です（**図2.7**）．中枢神経にもα_2受容体があり，交感神経系の調節に関与しています．

また，効果器（たとえば血管平滑筋）にもα_2受容体があり，この受容体刺激によってcAMP

が低下し，Aキナーゼの活性が低下して血管が収縮します．

（ⅱ）β受容体

β_1，β_2およびβ_3受容体に細分類されます．これらの受容体が刺激されると，G_sを介してセカンドメッセンジャーの一つであるcAMP生成が促進されます．すると，Aキナーゼが活性化されてさまざまな反応を引き起こします（**図2.7**および**表2.1**）．

β_1受容体：心臓機能（収縮力や心拍数）を高めます．収縮力の増強を**陽性変力作用**（positive inotropic action），心拍数の増加を**陽性変時作用**（positive chronotropic action）といいます．急性心不全や慢性心不全では，治療にβ_1受容体を刺激する薬物を用います．

β_2受容体：平滑筋（気管支，筋肉に分布する血管，消化管，膀胱，子宮など）にあり，弛緩を起こします．

β_3受容体：脂肪組織の代謝を促進します．

2.2　自律神経と薬物

2.2.1　副交感神経作動薬
（parasympathomimetic drug）

アセチルコリンあるいはこれと同様な作用を示す薬物で，**コリン作動薬**（cholinergic drug）ともいいます．アセチルコリン受容体に結合して作用を示す直接型と，アセチルコリンエステラーゼを阻害してシナプス間隙にアセチルコリンを増加させることによって，アセチルコリンの作用を増強する間接型の2種類があります．

a. コリンエステル類（直接型）

アセチルコリンと合成薬（メタコリン，ベタネコール，カルバコール，カルプロニウム）などがあります（**表2.4**）．

① アセチルコリン：ムスカリン様作用およびニコチン様作用を示し，注射で投与すると，少量で末梢血管を拡張させ，血圧を下降させます．この作用には，血管内皮細胞のムスカリン受容体を介するNO（一酸化窒素）や，内皮由来過分極因子（EDHF）の遊離による末梢の抵抗血管の拡張が関係します．また，徐脈や陰性変力作用（心収縮

2.2　自律神経と薬物

表2.4　コリンエステルと植物アルカロイドの薬理作用

| ムスカリン作用薬 | コリンエステラーゼ感受性 | ムスカリン作用 | | | | アトロピンによる拮抗 | ニコチン様作用 |
		心血管系	消化管	膀胱	眼（局所使用）		
コリンエステル							
アセチルコリン	＋＋＋	＋＋	＋＋	＋＋	＋	＋＋＋	＋＋
メタコリン	＋	＋＋＋	＋＋	＋＋	＋	＋＋＋	＋
カルバコール	－	＋	＋＋＋	＋＋＋	＋＋	＋	＋＋＋
ベタネコール	－	±	＋＋＋	＋＋＋	＋＋	＋＋＋	－
植物アルカロイド							
ムスカリン	－	＋＋	＋＋＋	＋＋＋	＋＋	＋＋＋	－
ピロカルピン	－	＋	＋＋＋	＋＋＋	＋＋	＋＋＋	－

［第2版を改変］

力の抑制）をもたらします．さらに，平滑筋や腺のムスカリン受容体を刺激し，平滑筋の収縮や腺分泌の亢進が起こります（**表2.4**）．しかし，血液中に大量に存在する偽コリンエステラーゼによって，すぐに分解されて効力を失います．また，大量を用いると，ニコチン様作用によって，交感神経節の刺激や副腎髄質からのアドレナリンの遊離が起こり，血圧の上昇などがみられます．このような特徴から，臨床の場で使われることは多くはありません（**表2.5**）．

②　ベタネコール：偽コリンエステラーゼによる分解を受けにくく，作用が長続きする合成のコリンエステルです．ニコチン様作用がほとんどないという特徴があります．

消化管や膀胱，尿管平滑筋を選択的に収縮させるので，手術後の消化管運動亢進や排尿促進に用います．

③　カルバコール：ムスカリン作用とニコチン様作用の両方を示します．

④　メタコリン：おもにムスカリン作用を示し，ニコチン様作用はほとんどありません．

⑤　カルプロニウム：消化管運動亢進や血管拡張作用があります．脱毛阻止などの生活改善薬としても用います．

⑥　セビメリン：唾液腺のムスカリン受容体（M_3）に高い親和性をもつコリン作動薬です．唾液分泌を高めるので，口腔乾燥症状の改善薬として用います．

b. コリン作動性植物アルカロイド（直接型）

ムスカリンやピロカルピンなどがあります（**表2.4**）．ムスカリンは医薬品としては使われていま

せん．ピロカルピンは南アメリカ産の灌木 *Pilocarpus* の葉に含まれるアルカロイドです．もともと偽コリンエステラーゼによる分解を受けにくく，ニコチン様作用もほとんどありませんが，全身作用が強いという特徴があります．そのために，局所の使用が多いものの，内服で利用することもあります．全身投与すると，唾液腺，汗腺の分泌作用が強く現れます（**表2.5**）．これを利用して，内服薬の形で口腔乾燥症の治療薬として用いられることがあります．また，点眼すると，M_2 や M_3 受容体のある虹彩輪状筋や毛様体筋を収縮させます．その結果，縮瞳が起こってシュレム管への経路（隅角）が開き，眼房水が排出されやすくなって眼内圧が低下するので，緑内障の治療に用いられます（**図2.9**）．

c. コリンエステラーゼ阻害薬（抗コリンエステラーゼ薬：間接型）

（ⅰ）可逆的コリンエステラーゼ阻害薬

これらの阻害薬は，コリンエステラーゼに結合して，アセチルコリンの分解を抑制します．そのために，受容体近くのアセチルコリン濃度が高まり，より多くのアセチルコリンが受容体と結合するために，副交感神経が刺激されたような状態になります（**図2.5**）．阻害薬自身もコリンエステラーゼによって分解されて阻害作用を失うので，その作用は可逆的です．しかし，分解速度は数時間から1日程度なので，長時間にわたってコリンエステラーゼを阻害して作用が持続します．カラバル豆の成分として発見されたフィゾスチグミン（エゼリン）が，最近まで用いられていました．現在では，ムスカリン作用を期待して，ネオスチ

表2.5 ムスカリン受容体作動薬のまとめ

全身	アセチルコリン ベタネコール ネオスチグミン	
副交感神経興奮作用 （コリン作用）	⇄	副交感神経抑制作用 （抗コリン作用）
	アトロピン スコポラミン	
瞳孔	ピロカルピン	虹彩炎の癒着阻止
緑内障の治療 　　　　縮瞳	⇄ 　散瞳	眼底検査
	ホマトロピン トロピカミド	緑内障の悪化 調節麻痺
腺分泌	ピロカルピン セビメリン	
頭頸部の放射線治療 シェーグレン症候群の治療 　分泌亢進	⇄ 　分泌抑制	口腔内乾燥
気管支平滑筋 喘息発作 換気障害 　　　　　　収縮	⇄ 　弛緩	喘息の治療 COPD の治療
	イプラトロピウム オキシトロピウム チオトロピウム	
気道分泌 　　　　　　促進	⇄ 　抑制	麻酔時の気道分泌抑制
	アトロピン スコポラミン	
消化管運動	アセチルコリン ベタネコール ネオスチグミン ジスチグミン	
腸管運動低下の治療 慢性胃炎の治療 麻痺性イレウスの治療 　亢進	⇄ 　抑制	消化管，胆管，尿管などの痛み（痙縮）の治療 イレウスの悪化 便秘
	アトロピン スコポラミン ロートエキス ブチルスコポラミン ブトロピウム	
胃酸分泌 胃炎，胃潰瘍 　　　　亢進	⇄ 　抑制	胃潰瘍の治療と予防
	ピレンゼピン	
膀胱平滑筋	ベタネコール ジスチグミン	
排尿障害の治療 　　　収縮	⇄ 　収縮抑制	排尿障害
膀胱括約筋	ベタネコール ジスチグミン	
排尿障害の治療 　　　弛緩	⇄ 　弛緩抑制	排尿障害

グミンやジスチグミンが使用されます．

　これらの薬物は，ムスカリン作用として消化管運動亢進，腺分泌促進作用，縮瞳，眼内圧低下，血圧低下，陰性変力作用などを示し，ニコチン作用として骨格筋の収縮や自律神経節刺激作用を現します．ネオスチグミンは，手術後・分娩後の腸管麻痺や排尿障害の治療に用いられます（**表2.5**）．また，緑内障の治療にジスチグミンを使って縮瞳させることもあります．

　アトロピン中毒の際には，フィゾスチグミンやネオスチグミンを用いてアセチルコリンの量を増加させ，症状を回復させます．

　その他の可逆的コリンエステラーゼ阻害薬は，神経筋接合部におけるニコチン様作用を期待して，重症筋無力症の治療に用いられます（2.3 節参照）．また，脳で作用するものは，認知症の治療に用いられます（第 3 章参照）．

　［副作用・臨床上の注意］ 気管支喘息や甲状腺機能亢進症のある患者には禁忌です．腸閉塞，排尿障害の場合には使用しません．コリン作動薬の

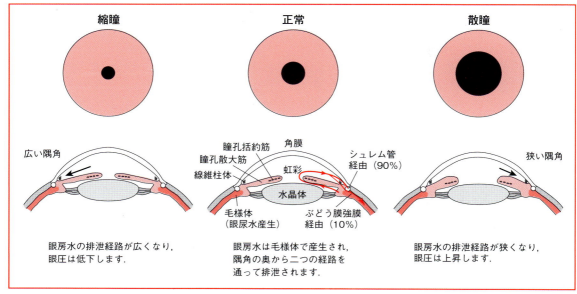

図 2.9 眼房水の産生部位と排出経路（散瞳と縮瞳の影響）
[第2版を改変]

中毒（気管支けいれん，徐脈，血圧降下，呼吸麻痺などの症状）には，拮抗薬であるアトロピンを解毒薬として用います．ニコチン作用の増強の後は，脱分極性阻害薬としてはたらくために，神経伝達の抑制や筋力の低下などの重症筋無力症に似た症状（コリン性クリーゼ）となることがあるので注意が必要です．

（ii）非可逆的コリンエステラーゼ阻害薬

有機リン化合物の多くは，コリンエステラーゼの活性部位であるエステル部をリン酸化します．このリン酸の結合は非常に安定していて，特別な解毒薬を使わない限り解除できません．この状態では，コリンエステラーゼはアセチルコリンを分解することができないので，コリンエステラーゼの活性は不可逆的に阻害されます．その結果，アセチルコリンが分解されないまま身体中にあふれる状態となります．すると持続的に，中枢と末梢のアセチルコリン受容体の分布する効果器（自律神経節を含みます）が興奮し，その後，抑制を生じるので強い毒性を発現します．有機リン化合物は，生物兵器の一つである**神経ガス**として開発され（タブン，サリン，ソマンなど），のちに，**農薬**（有機リン殺虫剤）としての開発が進みました．イソフルロフェート（別名DFP），エコチオフェート，TEPP（tetra-ethylpyrophosphate）やパラチオンがあります．なお，有機リン中毒と解毒については第14章を参照してください．

2.2.2 副交感神経遮断薬
（parasympatholytic drug）

副交感神経終末のシナプス後膜にあるムスカリン受容体において，アセチルコリンと競合的に拮抗する薬物です．**抗コリン薬**（anticholinergic drug）ともいいます．

a. アトロピンおよびスコポラミン

アセチルコリンのムスカリン受容体への結合を阻害できれば，アセチルコリンのはたらきを抑制し，生体にとって不都合な症状を治めることができます．アトローパ・ベラドンナ（*Atropa belladonna*）という植物は，「アトローポス」というギリシア神話に登場する死の女神の名前と，イタリア語で美しい女性という意味の「ベラドンナ」からつけられました．この植物の根や茎から採った液汁を少量用いると，瞳孔が開いて黒眼の部分が反射して輝いてみえるため，女性がより美しくみえます．しかし，過量では昏睡に陥って命を落とすことから，このような名前がつけられました．この樹液の成分（ベラドンナアルカロイド）

から抽出されたのがヒヨスチアミンで，このラセミ体を**アトロピン**（atropine）とよびます．構造がやや異なった**スコポラミン**も，ベラドンナアルカロイドの成分の一つです．

また，ハシリドコロの根茎や根からは，生薬であるロート根やその抽出物のロートエキス（ヒヨスチアミンやスコポラミンを含みます）が得られます．アトロピンとスコポラミンは，末梢作用は両薬物ともほぼ同じですが，中枢作用は異なります．

末梢作用：アトロピンとスコポラミンは，瞳孔括約筋（輪状筋）を弛緩させ，散瞳を起こします．また，毛様体筋の収縮を抑制して眼の遠近調節機能を麻痺させます．水晶体の光屈折率が大きくなるため，近くに焦点が合います．毛様体筋が弛緩すると，眼房水の排泄孔であるシュレム管を塞ぐために，眼内圧が上昇します（**図2.9**参照）．発汗の抑制，のどの渇き，消化管や気管支において腺分泌の抑制など，すべての腺分泌が抑制されます．また，全身の平滑筋の緊張が低下します（**表2.5**）．副交感神経の機能が抑制されると，交感神経の機能が優位となるために，心拍数が増加します．

中枢作用：アトロピンは，通常の臨床使用量（0.4～0.6 mg）では中枢作用は現れませんが，大量（10 mg以上）では，中枢興奮作用（不安，幻覚，錯乱などの精神症状や大脳運動領域の興奮など）を示します．そののちには，中枢抑制作用（延髄機能の抑制による呼吸麻痺など）が続きます．

スコポラミンは，血液脳関門を通過しやすく，少量でも中枢効果がみられます．しかし，アトロピンのような中枢興奮作用は示さず，鎮静的，抑制的で，集中力・記憶力の低下，眠気が現れ，健忘は特徴的です．高用量を投与すると興奮症状が出てきます．

b．合成ムスカリン受容体拮抗薬（アトロピン代用薬）

アトロピンもスコポラミンも，すべてのサブタイプのムスカリン受容体と結合し，アセチルコリンの結合を阻害します．また，それぞれ好ましくない中枢作用があることから，ムスカリン受容体サブタイプやその分布に基づく作用選択性や持続

性をもとに，治療や診断目的に応じた合成薬物が使われています（**表2.5**）．

① 第四級アンモニウム塩：スコポラミンなどを第四級アンモニウム化すると，中枢神経に移行しにくくなります．すると，中枢作用が軽減するばかりでなく，神経節遮断薬としての作用ももつようになり，鎮痙作用はさらに増強されます．ブチルスコポラミンやメチルスコポラミン，メチルアトロピン，ブトロピウムなどがあります．

② イプラトロピウムやオキシトロピウムも第四級アンモニウム塩で，気管支平滑筋に選択的に作用します．

③ ジフェニル化合物であるオキシブチニン，プロピベリン，トルテロジン，イミダフェナシンは，M_3受容体拮抗作用のほかにCa^{2+}チャネル拮抗作用（平滑筋に対する直接的な弛緩作用）をもちます．

④ 第三級アミン：トロピカミド（散瞳），ピペリドレート（消化管，子宮平滑筋の鎮痙），M_1受容体特異性が高いピレンゼピン（胃酸分泌抑制，消化性潰瘍）などがあります．また，トリヘキシフェニジルは中枢移行性があり，抗パーキンソン病薬として使われます（第3章参照）．

c．ムスカリン受容体拮抗薬の適応と薬物
（i）鎮痙・消化性潰瘍薬

内臓平滑筋のけいれん（消化管，尿管，胆管など）および消化性潰瘍や胃酸分泌抑制に用います．メチルスコポラミン，ブチルスコポラミン，メチルアトロピンなどがあります．消化管のムスカリン受容体（主としてM_3，分泌腺はM_1）を遮断するアトロピン様作用と，平滑筋弛緩作用（パパベリン様作用），神経節遮断作用を併せもちます．これらの薬物は第四級アミンなので，中枢作用は強くありません．プロパンテリンは第四級アミンで中枢作用が弱く，アトロピンに比べてより選択的に消化管に作用します．ピレンゼピンはムスカリンM_1受容体選択的遮断薬で，消化性潰瘍に用います．胃酸分泌を選択的に抑制し，のどの渇き，散瞳や中枢作用などの副作用はあまりみられません．

（ii）散瞳薬（**図2.9**）

ホマトロピン，トロピカミドは短時間作用型の

2.2 自律神経と薬物

アトロピン代用薬です．眼底検査，眼圧検査などの診断用散瞳薬として用いられます．急性虹彩炎，角膜炎や脈絡膜炎，散瞳と毛様体筋麻痺の目的でアトロピンを用います．緑内障で，眼内圧が高い場合には，アトロピンを用いてはいけません（禁忌）．

（iii）有機リン（サリンなど）や毒キノコ中毒

ムスカリン受容体の過度の刺激への対症療法としてアトロピンを使用します（第14章参照）．

（iv）動揺病

乗り物酔いにスコポラミンを使用します．

（v）麻酔前投与薬

アトロピンやスコポラミンを麻酔の導入の際に，気道分泌の抑制を目的として使用します．また，消化管のX線検査，内視鏡検査の際の前投与薬としても用います．

（vi）気管支拡張薬

喘息時には，副交感神経系の亢進による気管支平滑筋の収縮と，気道上皮から粘液分泌が起こります．イプラトロピウム，オキシトロピウム，チオトロピウムは，これらを抑える目的で喘息発作時に口腔，鼻腔に噴霧します．チオトロピウムは長時間作用し，喘息発作予防や慢性閉塞性肺疾患（COPD）の管理薬として吸引します（第7章参照）．

（vii）夜尿症や多汗症

プロパンテリンが用いられます．

（viii）神経性頻尿，神経因性膀胱，過活動性膀胱

オキシブチニン，プロピベリン，トルテロジン，イミダフェナシンが使われます（第9章参照）．

[副作用・臨床上の注意] ムスカリン受容体遮断薬は，たとえ局所に使用した場合でも吸収されることがあります．しかもサブタイプに対する選択性が低いことが多いので，その作用が全身に及ぶことがあり，これが副作用となります．緑内障，排尿困難，尿閉，麻痺性イレウス，重篤な心疾患，重症筋無力症などを有する患者には，アトロピンなどのムスカリン受容体拮抗薬を用いてはいけません（禁忌）．口渇はよくみられます．前立腺肥大症では排尿障害を悪化させます．副交感神経遮断によって交感神経が優位となるため，頻脈性不整脈が起こる可能性があります．パーキンソン症状や認知障害は抗コリン作用により悪化します．

表2.6 抗コリン作用を併せもつおもな薬物

抗ヒスタミン薬（第一世代）	ジフェンヒドラミン，クレマスチン，クロルフェニラミン，プロメタジン
抗精神病薬	クロルプロマジン，レボメプロマジン，オランザピン，クロザピン，ゾテピンなど
三環系抗うつ薬	アミトリプチリン，イミプラミン，クロミプラミン，ノルトリプチリン，アモキサピン
抗不整脈薬	ジソピラミド

また，本来，抗コリン作用以外の目的で使われている薬物の中にも，抗コリン作用を併せもつものがあります．そのため，副作用として，せん妄，緑内障の悪化，口渇や胸やけ，頻脈，霧視，排尿障害・尿閉，勃起障害，便秘，麻痺性イレウスなどが現れてくることがあるので，注意が必要です（**表2.6**）．

2.2.3 交感神経作動薬
（sympathomimetic drug）

アドレナリン作動薬（adrenergic drug）ともいいます．交感神経の分布する効果器のシナプス後膜にある α，β 受容体に結合して効果を示す直接型（カテコラミンなど）と，交感神経終末からノルアドレナリンを遊離させる間接型（チラミンなど），および両者の混合型があります．いずれも，交感神経節後線維を興奮させた場合とよく似ていますが，治療薬としておもに用いられるのは直接型です．

a. 直接型交感神経作動薬

（i）カテコラミン

ノルアドレナリン，アドレナリン，ドパミン，イソプロテレノールなどがあります（**図2.6**）．

カテコラミンの薬理作用は，アドレナリン受容体に対する親和性と効果器の受容体の分布によって異なります．ノルアドレナリンは強い α_1，α_2，および β_1 作用をもちます．アドレナリンには α_1，α_2，β_1 に加えて β_2 作用があります．イソプロテレノールは β_1 および β_2 作用のみをもちます（**図2.10**）．ドパミンは β_1 作用に加えて，腎動脈ドパミン受容体（D_1）に作用します．これらの違いは，カテコラミンの各器官・組織への直接作用（**表2.1**，**図2.10**）を参考に，**図2.11** に示した全身に持続投与した場合の反応を考える

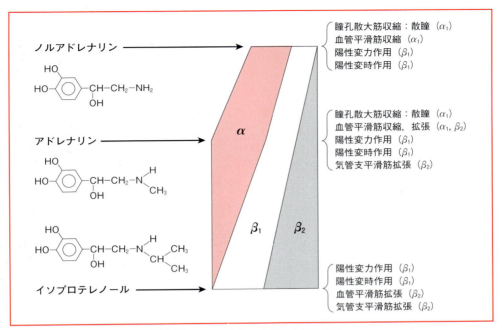

図 2.10 カテコラミンの活性と作用の違い

と，理解するのに役立ちます．ノルアドレナリンは α_1 受容体刺激作用が非常に強く出て，末梢血管抵抗が増加するために，収縮期血圧および拡張期血圧の両方が上昇します．β_1 受容体刺激もあり，心拍数や心収縮力も増加するはずですが，頸動脈洞および大動脈弓の圧受容体反射により，心拍数がやや低下します．すると，一回拍出量は軽度増加するので，脈圧（収縮期血圧と拡張期血圧の差）はやや大きくなります．これとは対照的にイソプロテレノールは，α_1 受容体を刺激せず β_1，β_2 受容体のみを刺激するので，末梢血管抵抗は大きく低下し，拡張期血圧は著明に低下します．β_1 受容体刺激によって，心拍数や心収縮力は大きく増加して心拍出量と一回拍出量も増えるので，収縮期血圧もやや上昇して脈圧は大きくなりますが，平均血圧は低下します．アドレナリンの作用は，ノルアドレナリンとイソプロテレノールの中間だと考えられます．アドレナリンの α_1 受容体刺激によって，末梢血管は収縮します．しかし，β_2 受容体の刺激によって筋肉内の血管が拡張するために，両者の和である総末梢血管抵抗はやや減少して，拡張期血圧が軽度に低下します．β_1 受容体刺激によって心拍数や心収縮力は大き

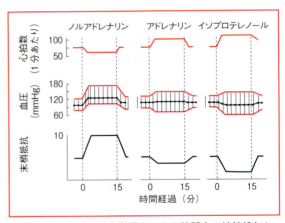

図 2.11 交感神経作動薬をヒトの静脈内に持続投与したときの血圧と心拍数の変化
[Goodman & Gilman's The Pharmacological Basis of Therapeutics, 13th ed, McGraw-Hill（2018）を改変]

く増加して，一回拍出量も増えます．したがって，収縮期血圧も上昇して脈圧は大きくなり，平均血圧もやや上昇します（図 2.11）．

（ⅱ）カテコラミンの適応

救急医療に使われる場合があります．急性心不全，ショック時の低血圧，アナフィラキシーショックにはアドレナリンが使われます（エピペンはアドレナリンの自己注射薬です）．ただし，敗血

症のショック時にはノルアドレナリンが用いられます．また，局所の止血（アドレナリン），房室伝導ブロック（イソプロテレノール），気管支喘息（アドレナリン，イソプロテレノール），局所麻酔時の作用延長（アドレナリン）などにも利用されます．ドパミンは心不全に用いられ，しかも，利尿作用によって腎障害を最小限にとどめることができるために頻用されています．その他，カテコラミンの不要な作用を避けるために，現在では，アドレナリン受容体のサブタイプに特異的な作用をもつ薬物が臨床で使われます．

b．間接型交感神経作動薬

チラミンは，交感神経節後線維膨隆部からノルアドレナリンを遊離させるので，間接的に交感神経が刺激されたような症状が起こります．チーズは，チラミンの含有量がとくに多い食品として知られており，レバー，キムチ，ニシン，たらこなどやビール，ワインなどの飲料にも多く含まれています．これらの食品は，よほどの大量を摂取しない限り臨床的に問題となることはありません．しかしMAO阻害作用のある薬物（**表2.7**）を使用していると，チラミンの分解が妨害されます．その結果，ノルアドレナリンの遊離が過剰となって，顔面紅潮，頭痛，急激な血圧上昇などが発現する可能性があり，注意が必要です．チラミンは治療薬として使われることはありません．

アンフェタミン，メタンフェタミン（ヒロポン）は，中枢や末梢神経からノルアドレナリンを遊離させ，取り込みを阻害します．さらに，MAOを阻害するために，強力な交感神経興奮作用と中枢興奮作用を示します．習慣性の強い覚醒剤で，日本では治療に用いられることはほとんどありません．

治療薬として用いられるのは，MAO阻害作用とノルアドレナリン取り込み阻害作用によって交感神経興奮作用を示すアメジニウム（低血圧の治療）と，内服によって吸収され，末梢でノルアドレナリンとなって交感神経興奮作用を示すドロキシドパ（低血圧，たちくらみの治療）です．

c．混合型交感神経作動薬

エフェドリンはアドレナリン類似の構造をもち，神経膨隆部からノルアドレナリンを遊離させ

表2.7 MAO阻害作用をもつ代表的な薬物

MAO阻害薬（抗パーキンソン剤） 消化性潰瘍治療薬 抗結核薬 三環系抗うつ薬	セレギリン シメチジン イソニアジド イミプラミン

て，間接的にアドレナリン様作用を示すと同時に，β受容体に直接作用します．さらに，中枢性の鎮咳作用もあります．気管支喘息の治療と予防や鎮咳薬として用いられていました．エフェドリンにメチル基を付加したものがメチルエフェドリンです．エフェドリンよりもβ_2作用が強く，ほかの作用は弱いので，気管支喘息の治療に使われることがあります．しかし現在では，より効果的な治療薬があるために，あまり使用されていません．

d．アドレナリン受容体特異性をもつ作動薬と適応

（ i ）α_1作動薬

フェニレフリン，エチレフリン，ミドドリンは低血圧，ショックや透析時の血圧維持に用います．

ナファゾリン，オキシメタゾリン，トラマゾリンなどは，局所投与（噴霧）による血管収縮作用が強く，鼻粘膜の充血による鼻閉の軽減に用います．この作用には，血管平滑筋にあるα_2受容体を介する収縮も関与すると考えられています．

［副作用・臨床上の注意］頻回使用による二次的充血，血圧上昇などがあります．

（ ii ）α_2作動薬

クロニジン，グアナベンズがあります．中枢の視床下部や弧束核には，アドレナリン作動性神経が存在します．この神経終末にあるα_2受容体の刺激は，ノルアドレナリンの遊離を抑制します．つまり，中枢性にα_2受容体を刺激すると，交感神経の作用を弱め，血圧低下作用や鎮静作用が現れます．また，交感神経節後線維終末のシナプス前α_2受容体の刺激は，ノルアドレナリンの遊離を抑制します（ネガティブ・フィードバック作用）．プロドラッグであるα-メチルドパは，代謝されてα-メチルノルアドレナリンになり，α_2作動薬としてノルアドレナリンの遊離を抑制します．本態性高血圧症，腎性高血圧症などの治療に用います．

［副作用・臨床上の注意］起立性低血圧，眠気，

鎮静などがあります.

（iii）β_1 作動薬

ドブタミンはドパミンの誘導体です．β_1 受容体に選択的に作用し，急性心不全の心機能改善に点滴で用います．ドパミンと異なり，腎血管の拡張作用はありません．ドカルパミンやデノパミンは慢性心不全に経口投与します（第 4 章参照）．

（iv）β_2 作動薬

気管支喘息の発作の緩解と予防のため，気管支平滑筋弛緩作用が利用され，種々の薬物が開発されています．第一世代（イソプレナリン），第二世代（サルブタモールなど）から第三世代（プロカテロールなど）へと開発が進むにつれて，β_2 選択性と持続性がより向上しています．現在では，**表2.8** に示したような薬物が発作の治療や予防に用いられています．これらの薬物は，ヒスタミンやロイコトリエンなどのケミカルメディエーターの放出を抑制する抗炎症作用もあります．吸入薬として用いることで，気管支平滑筋により限局された効果が期待されます．

気管支喘息，肺気腫，慢性気管支炎などに適応があり，吸入・噴霧薬（エアゾール）として用います．また，経口薬として利用できるものもあります．リトドリンは子宮平滑筋弛緩作用が強いため，切迫流産や早産の治療に用いられています．

［副作用・臨床上の注意］ 頻脈などの心機能亢進，不整脈，頭痛，振戦（手指のふるえ）などの交感神経（β_1）刺激症状に注意が必要です．

（v）β_3 作動薬

過活動膀胱に対し，膀胱平滑筋に多く分布する β_3 受容体を，ミラベグロンで刺激して膀胱を弛緩させます．蓄尿機能が亢進するので，症状は改善します．

［副作用・臨床上の注意］ 便秘，口内乾燥，尿閉，血圧上昇，頻脈などの副作用があり，心疾患をもつ患者には禁忌となっています．また，生殖器系への影響が認められるため，生殖可能な年齢の患者への投与は，できる限り避ける必要があります．

2.2.4　交感神経遮断薬
（sympatholytic drug）

アドレナリン受容体に結合して交感神経機能や

表 2.8　β_2 受容体刺激薬

短時間作用性 β_2 刺激薬 / 発作治療薬 （SABA：short-acting β_2-agonist）	サルブタモール プロカテロール フェノテロール
長時間作用性 β_2 刺激薬 / 発作予防薬 （LABA：long-acting β_2-agonist）	サルメテロール インダカテロール ホルモテロール

アドレナリン作動薬の作用を遮断する**アドレナリン受容体遮断薬 / 拮抗薬**（adrenergic receptor blocking agents/adrenergic receptor antagonists）と，交感神経伝達物質であるノルアドレナリンの遊離阻害や枯渇を生じさせて交感神経の活動を低下させる**アドレナリン神経遮断薬**（adrenergic neuron blocking agents）があります．アドレナリン受容体遮断薬には α および β 受容体遮断薬があり，さらに，それぞれのサブタイプに選択性のある遮断薬が開発されました．

a. α 遮断薬（α 受容体拮抗薬）

α 受容体遮断作用は，古くからエルゴット（麦角）アルカロイドの作用の一つとして知られていました．麦角アルカロイドとは，ライ麦の穂先につく黒いカビに含まれるアルカロイドです．この黒カビのついた麦でつくったパンを食べると，手足の壊死，流産，精神錯乱など（麦角病）が起こります．このアルカロイドの中には α 受容体遮断作用や部分作用薬活性をもつものがあり，偏頭痛の治療にはジヒドロエルゴタミンやエルゴタミンが，子宮収縮薬としてエルゴメトリンやメチルエルゴメトリンなどが用いられています．しかし，それぞれのおもな作用機序は，α 受容体遮断作用以外のものです．

（i）非選択性 α 遮断薬

フェノキシベンザミンは α_1，α_2 受容体に非可逆的に結合し，平滑筋収縮を持続的に抑制するので血圧が低下します．しかし，α_2 受容体遮断によって，交感神経系からのノルアドレナリン放出が増加して頻脈を引き起こすので，臨床的な応用は少なく，現在，日本では使用されていません．

フェントラミンは α_1，α_2 受容体に可逆的に結合して，競合的拮抗作用を示します．**褐色細胞腫**の高血圧をよく低下させるので，この疾患の診断

2.2 自律神経と薬物

表2.9 おもなアドレナリン作動性受容体遮断薬（α受容体遮断薬）

サブタイプ選択性	薬物	診断 褐色細胞腫	高血圧 褐色細胞腫	高血圧 本態性	高血圧 腎性	緑内障	排尿障害 前立腺肥大	排尿障害 神経因性膀胱
非選択的	フェノキシベンザミン フェントラミン	○						
α_1-選択的	プラゾシン			○	○		○	
	ドキサゾシン		○	○				
	ブナゾシン		○	○		○		
	ウラピジル		○	○			○	○
	テラゾシン		○	○			○	
α_{1A}-選択的	シロドシン						○	
$\alpha_{1A, 1D}$-選択的	タムスロシン						○	
α_{1D}-選択的	ナフトピジル						○	
α_2-選択的	ヨヒンビン							

[Goodman & Gilman's The Pharmacological Basis of Therapeutics, 13th ed, McGraw-Hill（2018）より作成]

と一時的な降圧に用いられることがあります．

（ii）選択的 α_1 受容体遮断薬とその適応（表2.9）

① 抗高血圧作用：プラゾシン，ブナゾシン，テラゾシンなど，多くの薬物が高血圧症の治療薬として開発されました．交感神経終末のシナプス後膜における α_1 受容体を遮断し，抵抗血管を拡張して血圧を低下させます．シナプス前 α_2 受容体にはあまり作用しないために，ノルアドレナリン遊離のネガティブ・フィードバック作用（**図2.7**）は比較的よく保たれ，反射性頻脈はあまり起こりません．排尿障害にも有効であるだけでなく，LDL や中性脂肪を低下させ，HDL を増加させるという作用も併せもっています．本態性高血圧症や腎性高血圧症で，治療抵抗性高血圧に使われる薬の一つです．

② 排尿障害緩解作用：前立腺の平滑筋には α_{1A} と α_{1D} 受容体が分布しています．非選択的な α 受容体遮断薬でも，前立腺の緊張が緩んで尿道を拡張させるので，排尿が楽になります．しかし，血管の拡張（α_{1B}）による低血圧は好ましくない作用なので，α_{1A} と α_{1D} 受容体に選択性をもったシロドシン，タムスロシン，ナフトピジルなどが用いられます．

③ 眼圧低下作用：眼の α_1 受容体を遮断することによって，ぶどう膜強膜流出路からの眼房水の排出が促進されます．ブナゾシンが使用されます．結膜の血管が拡張して充血が起こることがあります．

［副作用・臨床上の注意］ 起立性低血圧症，立

表2.10 α遮断作用を併せもつためにアドレナリン投与時に注意が必要な抗精神病薬

ブチロフェノン系薬剤	ハロペリドール，チミペロン，スピペロンなど
フェノチアジン系薬剤	クロルプロマジン，レボメプロマジン，ペルフェナジンなど
イミノジベンジル系薬剤	カルピプラミン，クロカプラミン，モサプラミン
その他	ゾテピン，リスペリドン

ちくらみなどのほか，シロドシン，タムスロシン，ナフトピジルなどでは，射精障害や下痢・軟便などに注意が必要です．勃起障害治療薬やほかの降圧薬などを服用している場合には，過度の血圧低下が起こる可能性があります．また，副作用として α 遮断作用を併せもつ薬物（**表2.10**）が知られています．これらの α 遮断作用をもつ薬物を使用している患者に対し，緊急時にアドレナリンで血圧を上げようとしても，アドレナリンの α 作用が遮断されて β 作用（β_2）だけが現れます．その結果，昇圧が起こらないばかりか，かえって血圧が低下するので注意が必要です（**アドレナリン反転**）．

b. β 遮断薬（β受容体拮抗薬）

主として循環器系疾患（不整脈，虚血性心疾患，高血圧症など）治療薬として使われ，多くの薬物が開発されています（第4章参照）．β遮断薬の薬理学的特性として，以下のようなものがあります（**表2.11**）．

（i）β受容体選択性

最初に臨床応用されたプロプラノロールは，非

表2.11 おもなアドレナリン作動性受容体遮断薬（β受容体遮断薬）

		おもな適応					薬理学的特性				
		高血圧	狭心症	不整脈	慢性心不全	緑内障	膜安定化作用	部分作用薬活性(β_1)	脂溶性	半減期(時間)	その他
非選択的（第一世代）	ピンドロール	○	○	○			+	+++	低	3〜4	
	プロプラノロール	○	○	○			++	−	高	3〜5	片頭痛，右心室流出路狭窄などにも用いられます.
	チモロール					○	−	+/−	低から中	4	海外では心筋梗塞，高血圧，片頭痛の治療に用いられます.
β_1-選択的（第二世代）	ナドロール	○	○	○			−	−	低	20〜24	
	アセブトロール	○	○	○			+	+	低	3〜4	
	メトプロロール	○					+	−	中	3〜7	海外では異なる形（コハク酸塩）で心不全に適応があります.
	ビソプロロール	○	○	○	○		−	−	低	9〜12	
	アテノロール	○					−	−	低	6〜7	
	エスモロール		手術時				+/−	+/−	低	0.15	

		高血圧	狭心症	不整脈	慢性心不全	緑内障	膜安定化作用	部分作用薬活性(β_1)	脂溶性	半減期(時間)	その他の作用			
											NO産生	α_1遮断作用	Ca^{2+}流入阻害	抗酸化作用
非選択的（第三世代）	ラベタロール	○					+	+	低	3〜4		+		
	カルベジロール	○	○	○	○		++	−	中	7〜10		+	+	+
	カルテオロール	○	○	○		○	−	++ (β_1, β_2)	低	6	+			
β_1-選択的（第三世代）	ニプラジロール	○				○	−	−	低	3.5〜4	+	+		
	ベタキソロール	○				○	+	−	中	13〜19			+	
	セリプロロール	○	○				−	+ (β_2)	低	4〜6	+	+/−		

[Goodman & Gilman's The Pharmacological Basis of Therapeutics, 13th ed, McGraw-Hill（2018）などより作成]

選択的なβ受容体遮断薬です．β_1遮断によって心臓の活動を抑制するので，不整脈や狭心症には効果を発揮しました．しかし，β_2も遮断するために，気管支平滑筋の弛緩が抑制されて，気管支喘息が悪化するという問題がありました．また，筋肉への血管の拡張（β_2）も阻害され，末梢血管病変も悪化します．このような不都合を避けるために，β_1選択的な阻害薬が開発されました．

（ii）膜安定化作用（membrane stabilizing activity：MSA）

キニジン様作用や局所麻酔作用ともいわれ，細胞内へのNa^+の流入を阻害する作用です．心臓保護作用（突然死，心筋梗塞の再発の予防，心筋症，慢性心不全の予後の改善など）と関係があると考えられています．

（iii）内因性交感神経刺激作用（intrinsic sympathomimetic activity：ISA）

部分作用薬活性ともいいます．アドレナリン受容体に結合して，カテコラミンなどの結合と作用を抑制しますが，阻害薬みずから受容体（おもにβ_1）を軽度に刺激する作用です．β受容体遮断による過度な心抑制を避けたい場合に用います．

（iv）脂溶性

プロプラノロールにはβ受容体遮断による副作用のほかに，睡眠障害，悪夢，うつ傾向，幻覚など中枢性の副作用があります．プロプラノロールがもつ高い脂溶性のために，中枢神経に移行するからではないかと考えられ，水溶性の薬物が開発されましたが，解決されませんでした．現在，水溶性と脂溶性の違いは薬物動態の違いに反映されています．

（v）複合作用

β遮断作用に加え，多様な作用，たとえば，α遮断作用（ラベタロール），血管拡張作用（ベバントロール），抗酸化作用（カルベジロール）やNO（一酸化窒素）供与作用（ニプラジロール）

などを併せもつβ遮断薬が開発されています．おもに降圧効果や抗狭心症作用の強化を期待したものです．また，メトプロロールは，逆アゴニストの作用が強いこともわかってきました．

（vi）適応（表2.11）

循環器系疾患（不整脈，狭心症，高血圧症）や緑内障などに使われます（第4章を参照）．

（vii）代表的なβ遮断薬

① プロプラノロール：ISAのない非選択性β受容体遮断薬で，抗不整脈薬，抗狭心症薬，抗高血圧症薬などとして用います．β_1およびβ_2受容体を遮断するので，気管支喘息などの呼吸器疾患患者には使用しません．表2.11に示したもののほかにも，海外では，本態性振戦の管理，状況性および全般性の不安症状（とくに身体型症状の緩和），門脈圧亢進症および食道静脈瘤患者における上部消化管出血の予防，甲状腺機能亢進症および甲状腺クリーゼの付加的管理にも適応があります．日本でも，過度の緊張（書痙など）の緩和や甲状腺機能亢進症（β受容体数の増加）の症状緩和などに用いられています．

② アテノロール：ISAのないβ_1選択的遮断薬で，低脂溶性のため中枢移行作用が少なく，肝臓で初回通過効果を受けにくいために作用が持続します．

③ ラベタロール：αおよびβ受容体遮断作用を併せもちます．α遮断作用による血圧低下が引き起こす反射性頻脈をβ_1遮断作用によって抑制するために，血圧低下による副作用が緩和されます．また，β遮断による末梢血管抵抗の増加は，α遮断作用によって抑制されます．

④ カルベジロール：αおよびβ受容体遮断作用を併せもち，**慢性心不全**の予後改善と**生活の質**（quality of life：**QOL**）の改善をめざす目的で使用します．表2.11のように，さまざまな特徴をもち，これらの作用が致死的な不整脈や心筋のリモデリングを抑制し，心筋のエネルギー代謝を改善するのではないかと推測されています．ビソプロロールも（海外ではメトプロロールも）慢性心不全の治療に使われます．

⑤ チモロール，カルテオロール：緑内障，高眼圧症に点滴薬として用います．毛様体のβ受容体を遮断することによって，眼房水の生成を抑制して眼圧を低下させます．

⑥ エスモロール：手術時に起こる頻脈に対しては，作用時間の非常に短いエスモロールが用いられます．同様の薬物にランジオロールがありますが，使われているのは日本だけです．いずれも血圧の低下に注意が必要です．

［副作用・臨床上の注意］ 気管支喘息，心不全，高度の徐脈，糖尿病性ケトアシドーシス，閉塞性動脈硬化症などには禁忌です．一般的な副作用はβ受容体遮断によるもので，心不全，徐脈，心筋刺激伝導障害，末梢循環不全，倦怠感などです．薬物適用を突然中止すると，血圧の上昇，狭心症の悪化，心筋梗塞などが発症する可能性があります（**休薬症状**，withdrawal syndrome）．これは，β受容体が多量に発現するため（β受容体のup-regulationといいます）だと考えられます．したがって，休薬時は投与量を徐々に減らすようにします．糖尿病患者では低血糖症状がマスクされたり，低血糖からの回復が遅れることがあるので注意が必要です．

c．アドレナリン神経遮断薬（adrenergic neuron blocking agents）

アドレナリン作動性神経終末に作用し，ノルアドレナリンの生合成，貯蔵，遊離などに影響を与えて，交感神経の効果を減弱させます．本態性高血圧症の治療薬として用いられたことがありますが，現在ではほとんど用いられません．

① レセルピン：中枢および末梢神経系において，シナプス小胞のカテコラミンやセロトニンを枯渇させます．そのため，持続的な血圧低下作用や鎮静作用を示します．

② グアネチジン：アドレナリン作動性神経において，興奮伝達の抑制と遮断をします．

③ ブレチリウム：アドレナリン作動性神経終末からのノルアドレナリン遊離を抑制します．

2.2.5 自律神経節に作用する薬物

自律神経節では，アセチルコリンが伝達物質としてはたらき，神経節シナプス後膜にある神経型ニコチン（N_N）受容体を刺激して情報伝達が行われます（図2.5）．自律神経節のシナプス後膜

表 2.12 交感神経，副交感神経優位支配

臓器	優位な自律神経系
細動脈	交感神経系（アドレナリン作動性）
静脈	交感神経系（アドレナリン作動性）
汗腺	副交感神経系（コリン作動性）
虹彩	副交感神経系（コリン作動性）
毛様体筋	副交感神経系（コリン作動性）
唾液腺	副交感神経系（コリン作動性）
心臓	副交感神経系（コリン作動性）
消化管	副交感神経系（コリン作動性）
膀胱	副交感神経系（コリン作動性）
生殖器系	交感神経系および副交感神経系

の脱分極を起こし，節後線維の興奮を生じる薬物を**神経節興奮（刺激）薬**といいます．一方，節前線維から節後線維への神経伝達を神経節において，遮断する薬物を**神経節遮断薬**といいます．

神経節興奮薬ないし遮断薬の作用は，自律神経が分布する器官・組織において，交感神経系，副交感神経系のいずれが優位かによって薬理作用の発現が異なります（**表 2.12**）．たとえば，消化管では副交感神経系が優位なので，神経節が刺激されると，副交感神経活動が亢進して蠕動運動が促進されます．逆に，神経節を遮断すると，副交感神経活動の低下が前面に現れ，蠕動運動の抑制がみられます．細動脈では交感神経系が優位なので，神経節刺激は血管収縮にはたらき，血圧の上昇がみられます．逆に，神経節を遮断すると，交感神経活動の低下が著明になって，血管拡張による血圧低下がみられます．

a. 神経節興奮薬（ganglion stimulant）

テトラメチルアンモニウム（TMA），ジメチルフェニルピペラジニウム（DMPP），ロベリンは神経節シナプス後膜を脱分極し，節後線維を興奮させます．現在，臨床では使用されていません．

b. 神経節遮断薬（ganglion blocker）

神経型ニコチン（N_N）受容体において，アセチルコリンと競合的に拮抗します．過去にはヘキサメトニウム（C_6），メカミラミンなどが抗高血圧薬として用いられました．神経節遮断の副作用が広範囲に及ぶため，現在は使用されていません．

ニコチンは，タバコの葉に含まれるアルカロイドで，自律神経節において，はじめ（少量）興奮的に，のちに（大量）遮断的に作用します．そのため，脱分極性神経節遮断薬に分類されます．少

量で，血圧の上昇，心拍数減少，消化管運動の亢進，腺分泌亢進，骨格筋収縮，呼吸興奮などが起こります．大量では逆に，血圧下降，心拍数上昇，消化管運動抑制，腺分泌抑制，骨格筋弛緩や呼吸麻痺などが起こります．臨床的には禁煙補助薬（ガム，貼付薬）として用いられます．

［臨床上の注意］ 急性ニコチン中毒（タバコの誤食など）においては，呼吸中枢の抑制とともに，骨格筋神経接合部の遮断による呼吸麻痺が生じます（第 14 章参照）．

2.3　運動神経と骨格筋に作用する薬物

2.3.1　運動神経の興奮と骨格筋の収縮および弛緩

運動神経と筋肉は神経・筋接合部で情報の伝達をしています．神経の電気信号が運動神経終末に到達すると，そこからアセチルコリンが放出され，筋肉側の終板とよばれる部分にある筋肉型ニコチン受容体（N_M）を刺激します．この受容体は Na^+ チャネルそのものの一部で，刺激によって細胞内に Na^+ が流入して，筋肉線維は脱分極を起こします．すると，筋小胞体から Ca^{2+} が放出されて，筋肉が収縮します（**図 2.12**）．

神経・筋接合部のアセチルコリン濃度が高まれば，多くの N_M 受容体が刺激され，筋肉の収縮が強くなります．また，N_M 受容体のはたらきを阻害すれば，筋肉は収縮ができない状態，つまり弛緩することになります．

2.3.2　筋収縮を増強する薬物

a. コリンエステラーゼ阻害薬

重症筋無力症（myasthenia gravis）では，N_M 受容体に対する自己抗体が産生されて N_M 受容体の数が減少します．すると，連続運動や持続運動に障害が生じ，さらに，減少すると力が入らなくなってきます．そこで，アセチルコリンの量を増やすことによって，活性化される N_M 受容体の数を相対的に増加させ，筋肉の動きを回復させます．可逆的コリンエステラーゼ阻害薬は，アセチルコリンの分解を阻害するので，神経・筋接合部のアセチルコリン量が増加し（**図 2.12**），重症

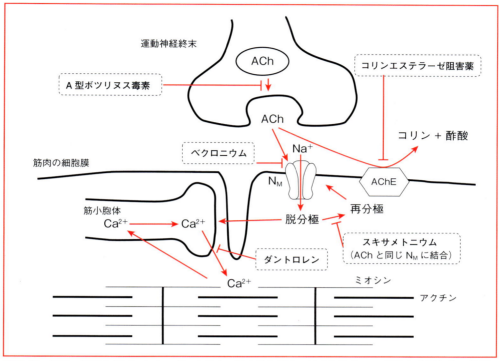

図 2.12　神経・筋接合部（アセチルコリンの放出，受容体と反応，筋肉細胞内 Ca^{2+} 動態と作用部位の特徴）

筋無力症の症状が改善します．

　経口薬ではピリドスチグミン，ジスチグミン，アンベノニウム，ネオスチグミンなどがあります．注射薬ではネオスチグミンと，診断用に使用される短時間型のエドロフォニウムがあります（商品名からこの検査はテンシロンテストといわれます）．また，競合的筋弛緩薬の過量投与時や筋弛緩作用を終了させる場合に，ネオスチグミンを使います．ネオスチグミンには N_M 受容体を直接刺激する作用もあります．

　[副作用・臨床上の注意] ムスカリン症状が現れるので，気管支喘息や甲状腺機能亢進症のある患者には禁忌です．腸閉塞，排尿障害の場合には使用しません．気管支けいれん，徐脈，血圧降下，呼吸麻痺などのコリン性クリーゼに注意が必要です．筋無力症の増悪による筋無力性クリーゼとの鑑別が必要です．

2.3.3　筋弛緩薬

　筋肉の緊張があると，気管内挿管や人工呼吸管理時，また，術野を広く確保したい場合や，患者の体位を変換させる際などのさまざまな治療行為に障害となります．さらに，手術侵襲に対する反射的な筋収縮が現れると手術作業の障害となり，脱臼整復を行う場合にも筋肉の緊張によって，操作が困難になることがあります．このような場合に筋肉を弛緩させると，これらの治療行為が円滑に進みます．

a. 競合的筋弛緩薬（図 2.12）

　N_M 受容体の競合的拮抗作用をもつ古典的な薬物は，矢毒のクラーレから単離された d-ツボクラリンですが，現在は使われていません．これに代わって，ベクロニウムとロクロニウムが使われています．

　これらの薬物は，神経筋接合部の終板にある N_M 受容体において，アセチルコリンと競合的拮抗をして情報伝達を遮断し，骨格筋を弛緩させます．クラーレで問題となった交感神経遮断作用やヒスタミン遊離作用，さらには循環器に対する作用もありません．骨格筋弛緩作用の発現はまず手先の指や眼筋などのよく動く短筋，続いて四肢，体幹，頸部，最後に呼吸筋（横隔膜，肋間筋など）に現れます．弛緩からの回復は逆の順序となります．

[副作用・臨床上の注意]　呼吸抑制を起こすので，人工呼吸器を用います．筋弛緩作用のある薬物（サクシニルコリンやほかの競合的筋弛緩薬）との併用は，作用の増強を起こします．ストレプトマイシンなどのアミノグリコシド系薬物，エンフルラン，ハロタンなどの吸入麻酔薬，フロセミド，チアジド系利尿薬，プロプラノロールなどのβ遮断薬との併用は，筋弛緩作用を増強します．重症筋無力症，重度の腎障害などには禁忌です．

b. 脱分極性弛緩薬（図 2.12）

スキサメトニウム（サクシニルコリンともいいます）はアセチルコリンと同様に，N_M 受容体に作用して脱分極を起こします．コリンエステラーゼによって分解されますが，その速度はアセチルコリンよりも遅いために脱分極が持続し，次の刺激を受け入れない（第Ⅰ相ブロック）ので筋弛緩作用が現れます．さらに長時間作用させると，N_M 受容体が脱感作されて作用は持続します（第Ⅱ相ブロック）が，臨床では第Ⅰ相ブロックが利用されています．

作用発現は早く，筋弛緩作用は 5 分以内に消失します．挿管時や骨折や脱臼の整復，さらには精神神経科における電撃療法の際の筋弛緩にも用いられます．

[副作用・臨床上の注意]　有害作用として流涎（投与初期），ショックなどがあります．高頻度に呼吸停止を起こします．また，初期に一過性の筋収縮（線維束性収縮）を起こすので，筋肉痛を起こすことがあります．持続する脱分極によって血中カリウムの増加が起こるため，重症の熱傷，広範性挫滅性外傷，尿毒症，四肢麻痺，ジギタリスを使用している患者などでは心停止を起こすおそれがあります．さらに，眼内圧亢進作用があるので，緑内障の患者には禁忌です．また，悪性高熱症を起こすことがあるので注意が必要です．

c. ダントロレン

悪性高熱症は遺伝性素因が関係していることが多く，揮発性麻酔薬やスキサメトニウムなどの脱分極性筋弛緩薬に曝されることにより発症します．開口障害などの初期徴候に続き，全身の骨格筋が硬直して，体温上昇，頻脈などの代謝亢進状態となります．

悪性症候群は精神神経作用薬（おもに抗精神病薬）を服用中に筋硬直と高熱および意識障害を起こし，精神症状，錐体外路症状，自律神経症状などの症状が出現します．

ダントロレンは骨格筋の横行小管（T-tubule）から筋小胞体への興奮伝達を阻害し，筋小胞体からの Ca^{2+} の遊離を抑制します（**図2.12**）．すると，筋肉の硬直がとれて体温の上昇が抑制されるので，悪性高熱症と悪性症候群の治療に利用されます．ほかに，各種脳脊髄性けい性麻痺の治療にも用いられることがあります．

[臨床上の注意]　著しい心肺機能低下や筋無力症状のある場合には，これらの症状を悪化させる可能性があります．

d. A 型ボツリヌス毒素

ボツリヌス菌により産生されるのが，A 型ボツリヌス毒素です．アセチルコリンが蓄えられているシナプス小胞と神経終末の細胞膜との融合を阻害するために，神経終末からのアセチルコリンの放出が障害され，筋肉が弛緩します（**図2.12**）．眼瞼けいれん，片面顔面麻痺，けい性斜頸の治療に用いられ，筋肉内注射をします．顔面皮膚の皺とりの目的で用いられることもあります．

[臨床上の注意]　局所に注入しますが，液が拡散すると影響が目的以外の筋肉に及びます．眼瞼けいれんに使用した場合に眼瞼下垂，けい性斜頸に使用した場合に嚥下障害などの報告があります．

2.4　知覚神経と局所麻酔薬

侵害受容器が痛み刺激を受けると，電位依存性 Na^+ チャネルが開き，Na^+ 電流が流入して活動電位が生じ（チャネルの活性化），活性化された Na^+ チャネルはすみやかに不活性化されます（**図2.13**）．この活動電位が中枢に伝導されて，痛みを感じます．

局所麻酔薬（local anesthetics）は，投与部位周辺の知覚神経 Na^+ チャネルを不活性化してインパルスの伝導を抑制し，局所的無痛を一時的に生じさせます．痛みをともなう外科的処置や診断・検査の際に用います．また，痛みをコントロールするペインクリニックにも利用されています．

2.4 知覚神経と局所麻酔薬

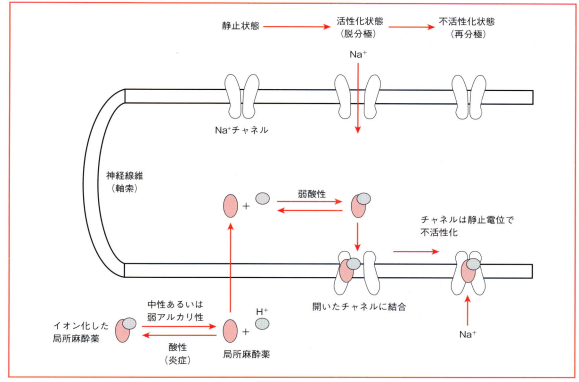

図 2.13 局所麻酔薬の作用機序

2.4.1 局所麻酔薬の化学構造と作用機序

局所麻酔薬はエステル結合もしくはアミド結合の中間鎖を介して，親油性分子と親水性である第三級アミンが結合しています（図 2.14）．局所麻酔薬は分子型（非イオン型）とイオン型に分かれます．そして，両者の割合は周囲の pH に依存して変化するという特徴があります．細胞外の pH は 7.4 程度で分子型もある程度存在し，この分子型のみが神経細胞膜を通過します（図 2.13）．

細胞内の pH は，およそ 7.2 と細胞外に比べて酸性度がやや高いので，局所麻酔薬の多くが陽イオン化します．イオン化した局所麻酔薬は，開放状態や不活性化状態の Na^+ チャネルに高い親和性をもち，細胞の内側からチャネルに結合して Na^+ 流入を抑制し，刺激の伝導を阻害します．局所麻酔薬は静止状態になると結合部位から離れますが，その解離速度が遅いので，局所麻酔効果が持続します．

炎症部位では，細胞外液の pH は 6.0 程度まで低下することがあり，ほとんどの局所麻酔薬がイオン型となって，細胞膜を通過しにくくなります．炎症部位では局所麻酔薬が効きにくいのはそのためです（図 2.13）．

局所麻酔薬はチャネルの活性化の頻度が高まるほど，また膜電位が浅いほど Na^+ チャネルに結合しやすくなります．これを**使用頻度**および**膜電位依存性遮断**（frequency- and voltage-dependent block）といいます．

2.4.2 作用の特徴

痛覚を伝導する知覚神経の一次求心線維には，細い Aδ 線維および C 線維の 2 種類があります．Aδ 線維は有髄で，鋭く早い痛みを伝導し，C 線維は無髄で，鈍痛や持続的痛みを伝導します．一方，運動神経（Aγ 線維）は太く，有髄です．局所麻酔薬は Na^+ チャネルを抑制するので，知覚神経，自律神経，運動神経のいずれの末梢神経でも伝導を抑制します．しかし，一般的に無髄神経のほうが有髄神経より，また，細い神経のほうが太い神経より感受性は高いとされています．さら

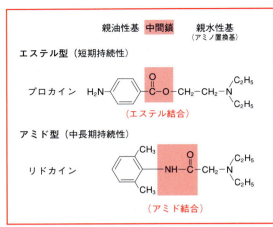

図 2.14 代表的な局所麻酔薬の構造
[第2版を改変]

表 2.13 局所麻酔薬の適応

		表面	浸潤	伝達	脊髄	硬膜外
エステル型	コカイン	○				
	プロカイン		○	○	○	○
	テトラカイン	○	○	○	○	○
アミド型	リドカイン	○	○	○	○	○
	メピバカイン		○	○		○
	ブピバカイン			○	○	○
	レボブピバカイン			○	○	○
	ロピバカイン		○	○		○
	ジブカイン	○	○	○	○	○

[日本麻酔科学会の麻酔薬および麻酔関連薬使用ガイドライン 第3版（2015）より作成]

に，使用頻度および膜電位依存性遮断の性質をもつので，細くて活動頻度が高く，しかも膜電位の浅い神経，つまり痛覚を伝える神経がもっとも局所麻酔薬の影響を受けやすいということになります．

エステル型（プロカイン，テトラカインなど）の局所麻酔薬は，血漿コリンエステラーゼによってすみやかに分解されます．そのため作用は比較的短時間です．また，代謝産物により過敏反応が起こりやすいと考えられています．

アミド型（リドカイン，メピバカインなど）の局所麻酔薬はエステラーゼによって分解されにくいため，作用は持続的です．代謝は肝臓のCYP（P450酵素）によって行われます．局所麻酔薬の作用をできるだけ局所にとどめ，長時間の効果を期待して，血管収縮薬（アドレナリンやフェニレフリン）と併用する場合があります．

2.4.3　基本的な局所麻酔薬とその適応（表2.13）

① コカイン：コカの葉に含まれる植物アルカロイドで，麻薬として取り扱われています．最初に臨床応用され，この構造をもとに多くの局所麻酔薬が合成されました．代謝や排泄速度が遅く，中枢興奮作用や薬物依存性が強いため，使用は表面麻酔に限られています．

② プロカイン：最初に合成された局所麻酔薬です．コカインに比べて毒性は少ないものの，表面麻酔には使われません．速効性で，エステラーゼによってすみやかに加水分解されるため，短時間作用型の局所麻酔薬です．心筋抑制作用，中枢興奮作用などを有します．さまざまな用法に適応がありますが，最近は浸潤麻酔以外にはほとんど利用されていません．

③ リドカイン：アミド型でプロカインより強い局所麻酔作用をもち，各種麻酔様式に広く使われます．即効性で持続性もあり，抗不整脈作用や鎮静作用を併せもちます．高濃度になると神経毒性を示すので，脊髄クモ膜下麻酔にはほとんど使用されなくなりました．

④ メピバカイン：浸潤麻酔，硬膜外麻酔，神経ブロックに用います．浸透性にすぐれ，強い血管収縮作用があるため作用持続も長い薬物です．

⑤ ブピバカイン：血管収縮作用をもつ長時間作用型の局所麻酔薬です．伝達麻酔（神経ブロック），硬膜外麻酔などに用います．心毒性や中枢神経毒性があります．レボブピバカインはブピバカインのS(-)光学異性体で，心毒性が低いとされています．

⑥ ロピバカイン：アミド型で長時間作用型の局所麻酔薬です．ブピバカインやレボブピバカインよりも心毒性が低いとされています．

⑦ ジブカイン：リドカインやテトラカインと同様にほとんどの麻酔方法に用いられますが，おもに利用されるのは脊髄クモ膜下麻酔です．神経毒性が強いので注意が必要です．

⑧ オキセサゼイン：酸性下で局所麻酔作用を発揮します．消化管粘膜を麻酔するので，胃炎，胃酸過多による胃不快感，食道炎などに使用します．

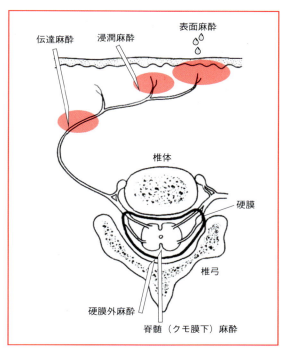

図2.15 局所麻酔薬の適用方法

2.4.4 局所麻酔薬の適用方法

局所麻酔薬の適用方法について図2.15に示します．

① 表面麻酔：粘膜（鼻粘膜，咽頭，結膜など）や角膜の表面に噴霧や塗布し，知覚神経を麻酔します．内視鏡検査の際の咽頭の麻酔はこの方法を使います．

② 浸潤麻酔：手術部位の周囲に注射して薬液を浸透させて麻酔します．傷口を縫合する場合などに用います．

③ 伝達麻酔：神経幹や神経叢の周囲に薬液を注射して，その神経に支配される部位の神経伝達をブロックします．たとえば，頸部の腕神経叢に局所麻酔を行うと，その側の上肢全体の神経伝達がブロックされます．

④ 脊髄麻酔：ヒトの脳脊髄液より低比重，あるいは高比重に調製して，脊髄のクモ膜下腔（軟膜とクモ膜の間で脳脊髄液で満たされている）に薬液を注入し，脊髄から出る神経根を麻酔します．知覚および運動神経の麻痺を起こします．麻酔する部位が（側臥位で）上にある場合は低比重のものを，下にある場合（腰椎麻酔など）には高比重のものを用います．

⑤ 硬膜外麻酔：仙骨裂孔などから硬膜外腔に薬液を注入し，神経をブロックします．ペインクリニックでがん性疼痛や難治性疼痛の軽減に用います．

[副作用・臨床上の注意]

局所麻酔薬中毒：リドカインは抗不整脈薬（第4章参照）としても使われます．このことが示すように，大量の局所麻酔薬が局所から吸収されて急速に全身に分布すると，心臓血管系（心停止，不整脈，ショック，血圧上昇と低下など）や神経系（不安，興奮，嘔吐，けいれんなどの中枢興奮作用，呼吸抑制，意識消失など）に副作用が現れます．その処置として酸素吸入，けいれんの場合には，ベンゾジアゼピン類（ジアゼパム）またはバルビツール酸（超短時間作用型，チオペンタールなど）を静注します．

演習問題

● 2.1 末梢神経について，正しいものを二つ選んでください．

a. 末梢神経は，体性神経系と自律神経系に分けられます．
b. 12対の脳神経は末梢神経に分類されます．
c. 体性神経は求心性で，自律神経は遠心性です．
d. 自律神経系には交感神経と副交感神経の二つの系があり，一つの臓器には一つの神経系が分布しています．

● 2.2 自律神経について，正しいものを選んでください．

a. 交感神経，副交感神経はともに効果器にいたるまで，少なくとも2回ニューロンを換えます．
b. 一般的に交感神経の節後線維は副交感神経のものより長くなっています．
c. 迷走神経は交感神経に含まれ，主として内臓器官に分布しています．
d. 多くの器官において，交感神経と副交感神経は相乗的に作用しています．

● 2.3 カテコラミンについて，正しいものを選んでください．

a. 副腎髄質からは主としてアドレナリンが遊離

されます.

b. α 受容体刺激作用の強さは，アドレナリン＞ノルアドレナリン＞イソプロテレノール，の順です.

c. β 受容体刺激作用の強さは，ノルアドレナリン＞イソプロテレノール＞アドレナリン，の順です.

d. ノルアドレナリンは，グルタミン酸からドパミン，ドパおよびアドレナリンを経て生合成されます.

● 2.4 以下の薬物で，同一の受容体でお互いに拮抗的に作用する組合せはどれですか. また，その薬物受容体は何ですか.

a. プラゾシン

b. アトロピン

c. ベクロニウム

d. プロプラノロール

e. フェニレフリン

● 2.5 アトロピンとスコポラミンについて，正しいものを二つ選んでください.

a. いずれもニコチン受容体の拮抗薬です.

b. いずれもムスカリン受容体の拮抗薬です.

c. いずれも交感神経の興奮作用を抑制します.

d. いずれも副交感神経の興奮作用を抑制します.

e. いずれも鎮静作用を有するため，乗り物酔い（動揺病）の治療に使われます.

● 2.6 局所麻酔薬について，正しいものを二つ選んでください.

a. リドカインはアミド型で，コリンエステラーゼによって分解されやすい局所麻酔薬です.

b. 局所麻酔薬と血管収縮薬は一緒に用いてはいけません.

c. 局所麻酔薬に感受性が高い神経は，運動神経，知覚神経，自律神経の順となります.

d. 局所麻酔薬の基本的薬理作用は，神経の電位依存性 Na^+ チャネルの抑制です.

e. 内視鏡検査に際して，局所麻酔薬を咽頭に噴霧して麻酔します.

● 2.7 次の組合せについて知るところを簡潔に述べてください.

a. 緑内障とアトロピンなどの副交感神経遮断薬

b. 重症筋無力症とコリンエステラーゼ阻害薬

c. 起立性低血圧症と α 遮断薬

d. 気管支喘息と β 遮断薬

e. 心不全と β 遮断薬

解答と解説

● 2.1

a. ○

b. ○

c. ×：運動や知覚などの動物性機能に関係する神経系を体性神経系といいます. 体性神経は遠心性および求心性神経を含みます. 自律神経は主として遠心性です.

d. ×：一般に一つの臓器には交感神経と副交感神経が分布しており，二重支配を受けています. ただし，汗腺，立毛筋，細動脈などの血管系，心室筋や副腎髄質などは，主として交感神経によって支配されています.

● 2.2

a. ×：節前線維が効果器にいたるまでに1回ニューロンを換えます. ただし，副腎髄質は，発生学的には神経節に由来します.

b. ○

c. ×：迷走神経は第X脳神経ともいい，副交感神経系に含まれ，内臓器官に分布しています.

d. ×：多くの器官において，交感神経と副交感神経は拮抗的に作用しています.

● 2.3

a. ○

b. ×：α 受容体刺激作用の強さは，ノルアドレナリン＞アドレナリン≫イソプロテレノール，の順です.

c. ×：β 受容体刺激作用の強さは，イソプロテレノール＞アドレナリン＞ノルアドレナリン，の順です.

d. ×：ノルアドレナリンは，チロシンからドパ，ドパミンおよびノルアドレナリンを経て生合成されます.

● 2.4 正しい組合せは，a（α_1 拮抗薬）とe（α_1 作動薬）です. 薬物受容体は α_1 アドレナリン受容体です. b，c，dはいずれも α_1 以外の受容体拮抗薬です.

解 答 と 解 説

● 2.5

a. ×：いずれもムスカリン受容体の拮抗薬です.

b. ○

c. ×：いずれも副交感神経の興奮作用を抑制します.

d. ○

e. ×：スコポラミンは血液脳関門を通過し,鎮静作用を有するため,乗り物酔い(動揺病)の治療に使われます.アトロピンは少量では中枢作用はありません.多量,中毒量で中枢興奮作用を示します.

● 2.6

a. ×：リドカインはアミド型で,コリンエステラーゼによって分解されにくい局所麻酔薬です.

b. ×：局所麻酔薬の作用を持続させるために,血管収縮薬を一緒に用いる場合があります.

c. ×：局所麻酔薬に感受性が高い神経は,知覚神経,自律神経,運動神経の順となります.

d. ○

e. ○

● 2.7　解答例を示します.

a. 緑内障は,眼房水が排泄されずに,眼内圧が上昇することが病因となります.副交感神経の興奮は毛様体筋を収縮させ,シュレム管を開かせて眼房水を排泄させ,眼内圧を低下させます.

したがって,アトロピンなどの副交感神経遮断薬は緑内障を悪化させます.

b. 重症筋無力症は,抗アセチルコリン受容体抗体が体内で生成される自己免疫疾患と考えられています.すなわち,自己抗体とアセチルコリン受容体の免疫反応の結果,アセチルコリン受容体の数が減少します.そのため,神経筋伝達が麻痺しやすくなります.治療には,神経筋接合部におけるアセチルコリンの分解を抑制し,それ自身も N_M 受容体刺激作用のあるネオスチグミンを用います.エドロフォニウムは重症筋無力症の診断に用います.

c. 起立性低血圧症(立ちくらみ)は,自律神経系の反射機能が十分に作用しない場合に起こりやすくなります. α 遮断薬(プラゾシンなど)は交感神経による反射性の血管収縮を抑制するために,起立性低血圧症を起こすことがあります.

d. 気管支平滑筋は, β_2 受容体刺激によって弛緩します. β_1 受容体に選択性の低い β 遮断薬は,喘息などの気道閉塞性疾患を悪化させます.

e. β 遮断薬は,一般には心収縮力を抑制するので,急性心不全には禁忌です.しかし,慢性心不全の予後の改善などには,カルベジロールなどの β 遮断薬が有効とされています.

3 中枢神経系に作用する薬物

3.1 中枢神経系の構造と生理機能

中枢神経系に作用する薬物を理解するためには，中枢神経系の構造と生理機能を理解しておくことが大切です．**中枢神経系**は，大脳，小脳，間脳，中脳，橋，延髄，脊髄の各部位から構成されています（図 3.1）．

① **大脳**（cerebrum）：神経細胞体がある部位は，大脳（形態学上は終脳とよばれる）皮質（cerebral cortex）とよばれ，左右の大脳半球に分かれています．**大脳皮質**は，前頭葉，頭頂葉，後頭葉，側頭葉の四つの領野からなり，高次脳機能を担っています．**前頭葉**は運動機能，思考，意思，意欲など，**頭頂葉**は全身の感覚，**後頭葉**は視覚，**側頭葉**は聴覚を，それぞれ司っています．大脳の内側部分には，海馬，扁桃体，線条体などの**大脳辺縁系**（limbic system）とよばれる部位があり，本能行動（食欲，性欲など）や情動機能を担っています．

② **小脳**（cerebellum）：橋と延髄の背側にあり，平衡感覚，知覚，大脳皮質などからの刺激を受けて，体位調節や微細な協同運動を調節しています．

③ **間脳**（diencephalon）：大脳半球と中脳の間に位置して，第三脳室を囲んでいます．視床，視床上部，視床下部，視床腹部に分かれています．その中でも，**視床**（thalamus）は，知覚神経路の中間中枢であるばかりでなく，錐体外路系の重要な中枢でもあり，自律神経とも密接に関連しています．また，**視床下部**（hypothalamus）は，自律神経系と内分泌系が入り混じった重要な脳領域で，性機能，体温調節機能，摂食・摂水行動，睡眠の調節，脳下垂体ホルモンの分泌調節機能などを司っています．

④ **中脳**（midbrain），**橋**（pons），**延髄**（medulla oblongata）：機能的には一つにまとめて**脳幹**（brain stem）ともよばれています．大脳と脊髄を連絡する求心性・遠心性神経線維の通路にあたるとともに，生命維持に必要な多くの神経細胞が含まれる部位です．中脳には，瞳孔反射や眼球運動の中枢，姿勢の調節に関係する中枢が存在します．橋には，三叉神経，外転神経，顔面神経，内耳神経などの脳神経核が存在するほか，左右小脳半球への神経線維が経由しています．延髄には，迷走神経をはじめとした脳神経核が存在するほか，呼吸中枢，心臓調節中枢，血管運動中枢，嘔吐中枢，嚥下中枢など，生命維持にきわめて重要な中枢が存在しています．

⑤ **脊髄**（spinal cord）：延髄に続く部位で，これより上部に位置する中枢神経と下部に位置する末梢神経との連絡通路にあたります．脊髄前角（前根）からは運動神経や自律神経が各組織に向けて出ています．末梢から入る知覚神経は，脊髄後角（後根）を経て脊髄に入り，知覚情報を大脳皮質へ伝えています．また脊髄は単シナプスや多シナプスの**反射機能**（**脊髄反射**，spinal reflex）を有し，知覚神経と運動神経とが連絡して反射弓

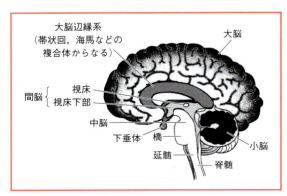

図 3.1　脳髄の正中断面

(reflex arch）を形成しています．代表的な反射機能には，熱，痛みなどの侵害刺激から逃れる**逃避反射**（withdrawal reflex）または**屈曲反射**（flexion reflex）とよばれるものや，腱反射検査の基礎になる**伸張反射**（stretch reflex）などがあります．

3.2　神経伝達物質

　自律神経系や運動神経の終末では，アセチルコリンやノルアドレナリンが神経から生理機能を担う各組織へ情報を伝達するために分泌されます．中枢神経においても，神経細胞間の情報伝達が神経伝達物質を介して行われています．中枢神経に作用する治療薬は，亢進または減弱している中枢神経系疾患における神経伝達物質の作用を抑制または増強することで，正常な状態にあった本来の機能を回復させるために処方されます．おもな神経伝達物質を以下に記します．

　① **アミノ酸類伝達物質**：興奮性アミノ酸としてグルタミン酸，抑制性アミノ酸としてγ-アミノ酪酸（GABA）とグリシンなどがあります．

　② **アミン・プリン類伝達物質**：ドパミン，ノルアドレナリン，セロトニン，アセチルコリン，ヒスタミン，アデノシン，ATPなどがあります．

　③ **神経ペプチド**：サブスタンスP，エンケファリン，ソマトスタチン，コレシストキニン，バソインテスティナルペプチド（VIP）などがあります．

3.3　全身麻酔薬

　全身麻酔法は，手術患者の中枢神経に薬物を作用させて，無痛，意識消失，筋弛緩，有害反射の抑制，の四つの要素を満たす状態をつくり，外科手術を可能にします．手術患者の肉体的・精神的苦痛を取り除き，かつ術者である医師が，十分な視野を得ることによって，手術を継続して行える状態を確保します．全身麻酔薬（general anesthetics）は，**吸入麻酔薬**と**静脈麻酔薬**の大きく2種類に分けられます．

3.3.1　全身麻酔薬の作用機序と麻酔の段階

　静脈麻酔薬の多くは，GABA受容体に作用して効果を発揮します．吸入麻酔薬に関しては，肺胞から血液中に取り込まれてから脳組織に移行し，脳細胞膜の脂質二重層に溶け込むといわれていますが，その後の機序についてはわかっていません．脳神経細胞膜に作用し，膜構造を乱して生体機能を抑制するという説（非特異説），特定の脳神経細胞に結合して抑制するという説（特異説）があります．最近では，静脈麻酔薬と同じく，GABA受容体に作用するという説が注目されています．

　全身麻酔をかけると，大脳，小脳，脊髄，延髄の順に，時間経過を追って麻酔深度が深くなります．麻酔深度は，呼吸状態，瞳孔の大きさ，眼球運動，各種反射，骨格筋の緊張度などを指標として，次の4段階に分けられます．

　① **第Ⅰ期**（**無痛期**）：麻酔開始から意識消失までの時期です．痛覚は消失しますが，意識はかすかに存在し，触覚，聴覚，不随意反射は残ります．

　② **第Ⅱ期**（**興奮期**）：高位中枢による抑制機構のはたらきが減弱するため自己抑制ができなくなり，興奮状態となります．この時期に手術をすることは危険です．導入が早い静脈麻酔薬の使用により，興奮期を早く脱することが望まれます．

　③ **第Ⅲ期**（**手術期**）：興奮状態が消失して熟眠状態となります．呼吸は規則的になり，やがて小さくなってきます．また，筋緊張が抑制され，各種反射はしだいに消失します．第Ⅲ期は，さらに四つの相に分けられます．

　第1相：呼吸は，規則的ですが正常よりやや速く深いものとなります．瞳孔は縮小し眼瞼反射は消失します．しかし，腹壁の筋弛緩は十分ではありません．

　第2相：呼吸はやや小さく，瞳孔は少し大きくなりはじめ，眼球は中心に固定しています．手術が可能な場合もありますが，腹筋の筋弛緩が十分でないため，上腹部などの手術にはまだ適していません．

　第3相：呼吸は浅くなり，瞳孔は散大し，すべての反射が消失します．筋弛緩も十分となって，外科手術に最適の時期となります．血圧がやや低

下し，脈拍数がやや増加します．

第4相：呼吸はさらに浅くなり，瞳孔もさらに散大，血圧は低下し，脈拍数は減少してきます．この相は，麻酔が深すぎて危険な状態になっています．通常はこの第4相まで進まないよう，また進んでしまったらすばやく第3相に戻るよう，麻酔薬を調節しなければいけません．

④ **第Ⅳ期（延髄抑制期）**：きわめて麻酔量が多い状態で，延髄は抑制されて血圧は低下し，呼吸機能も麻痺します．この状態が長いと死にいたる危険な状態で，回復しても意識が戻らないなどの重大な後遺症が残ります．

3.3.2　吸入麻酔薬（表3.1）

気道を介して吸入，肺胞から血液中に取り込まれる麻酔薬を，吸入麻酔薬とよびます．吸入麻酔薬はさらに，常温では気体である**ガス麻酔薬**と，常温では液体ですが，麻酔薬として使用するときには気化器を必要とする**揮発性麻酔薬**とに分かれます．吸入麻酔薬を使用する場合は，酸素などのガス供給を行う麻酔器，それを接続する呼吸回路，マスクあるいは気管挿管チューブなどが必要となります．

麻酔器を介して酸素とともに肺胞に取り込まれた吸入麻酔薬は，肺胞腔から物理的な拡散現象によって肺胞組織内に取り込まれ，毛細血管の血液中に溶解してから，中枢神経系に運ばれて麻酔作用を発揮します．麻酔薬の吸入を止めると，ただちに肺胞腔内の薬物濃度が減少し，肺胞組織の毛細血管における血中薬物濃度が相対的に高くなります．そして，拡散によって薬物が血液中から肺胞腔内へ排泄され，中枢神経系における薬物濃度も減少し，覚醒へと向かいます．このように，吸入麻酔薬による麻酔法は，薬物の吸収・排泄が肺胞における拡散現象を利用して行われるため，迅速で簡単に，しかも細かく麻酔薬の量を調節できるという利点があります．

吸入麻酔薬それぞれの強度は，**最小肺胞濃度**（minimal alveolar concentration：MAC）の値で示されます．これは，皮膚切開を行ったとき，50％の患者で体動がなく，残りの50％の患者で体動があるときの麻酔薬の肺胞内濃度のことです．MACの値が小さい麻酔薬ほど麻酔作用が強い薬物です．

（ⅰ）亜酸化窒素（N_2O）

無色・無臭の代表的なガス麻酔薬です．麻酔導入初期に，患者が笑う表情を示すことがあるので，**笑気**ともよびます．鎮痛作用は比較的強いですが，催眠作用は弱いため（MAC：105），単独で十分な麻酔効果を得るのは難しいです．通常，酸素2 L/min：亜酸化窒素4 L/minの1：2の比率（33％）で使用されます．安全のためにも酸素の比率は30％以上が必要です．気胸や腸閉塞など体内に閉鎖腔があると蓄積しやすいこと（亜酸化窒素の閉鎖腔への拡散が速いのに比較し窒素の閉鎖腔からの吸収が遅いためです），ガス供給事故を避けること，また近年，安全で効果が大きい吸入麻酔薬が開発されたことなどの理由から，最近では亜酸化窒素の使用は減少しています．

（ⅱ）イソフルラン

刺激臭を有する揮発性麻酔薬で，麻酔作用は比較的強力です（MAC：1.15）．脳血流量増加，頭蓋内圧上昇の程度が，ほかの麻酔薬に比べて少ないため，脳外科手術の麻酔に比較的多く用いられます．また，体内での代謝が少なく（代謝率0.2％），肝臓・腎臓への影響が少ないため，内臓疾患を有する患者への使用も多くなっています．筋弛緩作用も比較的強い麻酔薬です．

（ⅲ）セボフルラン

薄い香りのする揮発性麻酔薬なので，小児に対するマスク麻酔としても，比較的頻繁に用いられます．麻酔作用は，イソフルランより若干弱い程度で（MAC：1.71），体内での代謝も少ない（3.3％）薬です．麻酔の導入・覚醒が非常に速いため，現

表3.1　吸入麻酔薬の特徴

吸入麻酔薬名	化学的性質	MAC（％）	麻酔作用	導入・覚醒	筋弛緩作用	生体内代謝率（％）
亜酸化窒素（笑気）	ガス	105	＋	きわめて速い	－	不明
イソフルラン	揮発性液体	1.15	＋＋＋	速い	＋＋	0.2
セボフルラン	揮発性液体	1.71	＋＋＋	きわめて速い	＋＋	3.3

在, 日本ではもっとも使用されている麻酔薬です.

イソフルラン, セボフルランの出現以前は, エンフルラン, ハロタンなどの揮発性麻酔薬も使用されていましたが, 副作用が多く, 近年では使用されなくなりました.

3.3.3 静脈麻酔薬 (表3.2)

静脈麻酔薬の多くは, 神経細胞の GABA 受容体に作用し, 効果を発揮します.

(ⅰ) プロポフォール

使用頻度が増加している超短時間型の静脈麻酔薬です. 静脈投与すると 30 秒以内には入眠するので, 吸入麻酔への導入薬として積極的に使用されています. 1 回の静脈投与では 4～6 分の麻酔持続効果しかありませんが, 持続静脈投与により就眠状態を維持できます. 生体内での分布・代謝がすみやかなため, 麻酔の導入・覚醒がとても速いのが特徴ですが, 鎮痛作用はありません. 静脈注射時に血管痛が生じます. 成分に脂肪乳剤が含まれているので, 細菌の増殖や妊産婦・乳児への安全などに注意します. また, 添加物の関係で, 卵および大豆アレルギーをもつ患者には使用できません.

(ⅱ) チオペンタール, チアミラール

バルビツール酸系薬に分類される麻酔薬です. 静脈投与すると比較的すぐに入眠しますが, 麻酔持続時間は 15～30 分と短いです. 鎮痛作用がないので, 吸入麻酔への導入, ごく短時間の小手術, 検査時の麻酔薬として使用されます. 脳血流量, 脳酸素消費量を減少させ, 頭蓋内圧を低下させる効果があります. また, 抗けいれん薬として使用されることもあります. 急性間欠性ポルフィリン症, 気管支喘息の患者には, 重篤な副作用を生じるので, 使用できません.

(ⅲ) フェンタニル

合成麻薬のフェンタニルは, ほかの静脈麻酔薬と異なり, オピオイド受容体, 中でも μ 受容体に作用し, 麻酔効果を発揮します. 20～30 μg/kg の用量では, ニューロレプト麻酔に用いられます (次項の「ニューロレプト麻酔薬」参照). 50～100 μg/kg の高用量単独投与は, 心臓, 大血管手術の麻酔に使用します. ストレスホルモンや血糖値の上昇に影響せず, 非常に強い鎮痛作用を有するので, 循環動態がきわめて安定した麻酔状態をつくることができます. 麻薬であるので, 呼吸抑制を示すことが多く, 術後の呼吸管理が必要です. また, 常用量では, 患者が手術中の医療スタッフの会話を記憶していることがあります. 術中の覚醒を防止するため, 鎮静薬の併用がすすめられます.

3.3.4 ニューロレプト麻酔薬

(ⅰ) ニューロレプト麻酔原法 (NLA 原法)

強力な鎮痛作用を有するフェンタニルと強力な神経遮断作用を有するドロペリドール (droperidol) とを併用すると, 神経遮断性鎮痛であるニューロレプト麻酔 (neuroleptanalgesia : NLA) を行うことができます. 患者の意識は残っていて, よびかけにも応答できますが, 周囲に対しては無関心な状態になります. 患者の協力を得ながらの手術 (声帯の手術など) や, 高齢者, 全身状態の悪い患者の手術などに用いられます. しかし, 実際の麻酔時は, 亜酸化窒素 (笑気) や鎮静薬などを併用し, 無意識下で行うことが多くなっています.

(ⅱ) ニューロレプト麻酔変法 (NLA 変法)

NLA 法は, 鎮静・催眠, 鎮痛, 筋弛緩という麻酔状態を, それぞれの目的にあった薬物を用いることでつくり出す方法です. NLA 変法は, 鎮静・催眠薬にはドロペリドールのかわりにベンゾジアゼピン誘導体 (ジアゼパム, ミダゾラム) を, 鎮痛薬にはフェンタニルのかわりにブプレノルフィンかペンタゾシンを組み合わせた方法です.

表3.2 おもな静脈麻酔薬の脳に対する作用

	催眠作用	鎮痛作用	脳血流量	頭蓋内圧
プロポフォール	強い	ない	減少	低下
チアミラール	強い	ない	著明に減少	著明に低下
フェンタニル	高用量ではあるが, 通常はない	強力	ほぼ不変	ほぼ不変
ミダゾラム	中等度	ない (時に増強)	減少	低下

3.3.5 バランス麻酔

実際の手術現場では，吸入麻酔薬，静脈麻酔薬，局所麻酔薬，筋弛緩薬それぞれの特性をいかした**バランス麻酔**が行われます．吸入麻酔薬，静脈麻酔薬それぞれの利点を取り入れ，かつ副作用を抑えるために，さまざまな薬物を組み合わせて行っています．

3.4 催眠薬

催眠薬は，**睡眠薬**ともよばれ，正常な睡眠に類似した中枢抑制作用を示します．薬物の用量を増加させるに従って，鎮静，催眠，麻酔，昏睡の中枢抑制作用を示します．そのため，用量については十分な注意が必要です．

3.4.1 睡眠の生理

睡眠とは，周期的に繰り返される意識喪失に似た状態で，周囲からの刺激に反応がなく，感覚や反射機能も低下した状態です．睡眠の種類には，眼球運動をともなう**レム**（rapid eye movement：REM）**睡眠**と，脳波上徐波が多く脳全体が眠っている**ノンレム**（non-rapid eye movement：NREM）**睡眠**があります．

レム睡眠時には，眼球運動に加えて，自律神経を介して心拍数・血圧・呼吸数の著しい変動が現れ，陰部の充血，筋肉の弛緩が起こります．夢をみているのは，このレム睡眠のときです．

ノンレム睡眠が脳細胞の休息状態であるのに対して，レム睡眠は身体の休息状態といえます．通常の眠りは，ノンレム睡眠から始まり，しだいに眠りの深度が増しますが，1時間前後で睡眠深度が浅くなり，レム睡眠に移行します．約20分続いた後，再びノンレム睡眠になり，ノンレム睡眠とレム睡眠を一晩のうち4～5回繰り返して，睡眠深度が浅くなり覚醒します．夢をみていて突然目が覚めるのは，レム睡眠の状態にあったことを示します．

3.4.2 不眠症と薬の選択（表3.3）

不眠症（insomnia）とは，**入眠障害**，**熟眠障害**，**中途覚醒**などによって十分な睡眠を得ることができず，身体や精神の不調をきたす病気です．不眠症の原因には，「**五つのP**」とよばれるものがあります．疼痛・痒みなどのような身体的（physical）原因，時差・交替制勤務などの生理的（physiological）原因，ストレスなどの心理的（psycological）原因，うつ病・アルコール依存症などの精神医学的（psychiatric）原因，カフェイン・ニコチンなどの薬理学的（pharmacological）原因です．

催眠薬は，持続時間は短いですが作用の発現が速く，寝つきの悪い場合に用いる**就眠・入眠薬**（短時間型）と，作用の発現は遅いですが持続性があり，浅い睡眠と覚醒を繰り返す患者に用いる**熟眠薬**（長時間型）とに分類されます．

3.4.3 ベンゾジアゼピン系催眠薬

ベンゾジアゼピン系薬物の薬理作用は，抗不安，抗けいれん，鎮静，健忘，筋弛緩作用と多彩です．この薬物は，中枢に広く存在する抑制性の神経伝達物質である**γ-アミノ酪酸**（γ-aminobutyric acid：**GABA**）の作用を増強することで，中枢の神経活動を抑制します（図3.2）．GABA受容体のベンゾジアゼピン結合部位（ω受容体）には，いくつかのサブタイプがあります．ω_1受容体に対する作用が強いと催眠薬として，ω_2受容体に対する作用が強いと抗不安薬としての効果が強いです．しかし，現在のところ明確な使用区分はありません．ベンゾジアゼピン系薬物は，大脳辺縁系（とくに扁桃核と海馬）・視床下部において，覚醒へと向かう刺激経路である上行性網様体賦活

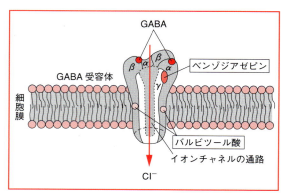

図3.2 GABA，ベンゾジアゼピン誘導体，バルビツール酸誘導体結合部位

3.4 催眠薬

表3.3 おもな催眠薬

	分類	作用時間	薬物名	商品名	おもな用途
ベンゾジアゼピン系	超短時間型	3時間	トリアゾラム	ハルシオン	就眠・入眠
	短時間型	4〜6時間	ブロチゾラム	レンドルミン	就眠・入眠, 抗不安
			ロルメタゼパム	ロラメット	就眠・入眠, 抗不安
			リルマザホン	リスミー	就眠・入眠
	中間時間型	4〜8時間	ニトラゼパム	ネルボン	熟眠, 抗不安, 抗てんかん
			フルニトラゼパム	サイレース	熟眠
			エスタゾラム	ユーロジン	熟眠
			ニメタゼパム	エリミン	熟眠
	長時間型	6〜9時間	クアゼパム	ドラール	熟眠
			ハロキサゾラム	ソメリン	熟眠
			フルラゼパム	インスミン	熟眠
非ベンゾジアゼピン系	超短時間型	2〜3時間	ゾピクロン	アモバン	就眠・入眠
			ゾルピデム	マイスリー	就眠・入眠
	短時間型	2〜4時間	トリクロホス	トリクロリール	就眠・入眠
	中間時間型	3〜6時間	ブロムワレリル尿素	ブロバリン	熟眠
			抱水クロラール	エスクレ	熟眠, 抗けいれん
バルビツール酸系	短時間型	〜3時間	ペントバルビタール	ラボナ	就眠・入眠, 検査時睡眠
	中間時間型	3〜6時間	アモバルビタール	イソミタール	就眠・入眠
	長時間型	6時間以上	バルビタール	フェノバール	熟眠, 抗てんかん

系を抑制することにより睡眠作用を示します. レム睡眠の短縮作用はみられず, 自然に近い睡眠パターンを示します.

（ⅰ）短時間型ベンゾジアゼピン系催眠薬：トリアゾラム

トリアゾラムは, 主として就眠・入眠薬として用います. 作用時間が短く, 翌朝にふらつきや倦怠感を残しにくい薬物です. しかし, 投与後に一定時間のことを覚えていない健忘作用を示します. また, 耐性が生じやすく, 薬物を中断すると反動性の不眠を起こすため, 眠れないときだけに使用します. このほか短時間型には, ミダゾラム, ブロチゾラム, ロルメタゼパムなどがあります.

（ⅱ）中間型ベンゾジアゼピン系催眠薬：ニトラゼパム

短時間型および長時間型ベンゾジアゼピン系薬の中間の作用時間を示し, 熟眠薬として用います. 用量依存的に体内に蓄積するので, 眠気, 倦怠感, ふらつきなどの症状が残ります. このほか中間型には, フルニトラゼパム, エスタゾラムなどがあります.

（ⅲ）長時間型ベンゾジアゼピン系催眠薬：ハロキサゾラム, フルラゼパム

長時間型ベンゾジアゼピン系薬の催眠作用は強力で, 入眠すると長時間覚醒することなく熟睡することができます. そのため, 起床後, 副作用症状の眠気, ふらつき, 倦怠感などが残りやすいの

で, 注意が必要です.

3.4.4 バルビツール酸系催眠薬

バルビツール酸系催眠薬は, ベンゾジアゼピン系催眠薬と同様, GABA 受容体に作用し, 鎮静催眠作用を示します（図3.2）. しかし, GABA受容体における結合部位は, ベンゾジアゼピン系薬と異なっています. さらに, 興奮性グルタミン酸受容体を阻害し, 高用量投与ではNa^+チャネルも阻害します. バルビツール酸系薬は, ベンゾジアゼピン系薬と異なり, 大脳皮質および脳幹網様体を抑制して, 強い中枢神経抑制作用を示し, レム睡眠を抑制します. 強い薬物依存性, 過量投与による急性中毒などの欠点があります. ベンゾジアゼピン系薬による催眠効果が不十分な場合などに用いられ, 使用は限定されています. 催眠薬としてよりも, 静脈麻酔薬, 抗けいれん薬として用いられています.

3.4.5 臨床上の注意事項

催眠薬を服用すると, 翌日に眠気, ふらつき, だるさが残ることがあります. そのため, 症状や原因に応じた薬物を選択する必要があります. 一定の時刻に起床させるなど, 日常生活における規則正しい睡眠リズムの確立を指導することが大事です. 急に服用を中止すると, 眠れない（反跳性不眠）, いらいら, 吐き気, 震え（離脱作用）な

どの反動的症状が出ることがあります．有効最小量の投与，中止時期や漸減法について常に検討し，漫然と長期投与しないことが大切です．飲酒での服用，ほかの中枢神経作用薬との併用は，薬の効果が強くなるので，注意が必要です．また，服用した後は車の運転は絶対にしないなど，患者に十分な説明を行うことが重要です．

■ 3.5　抗不安薬

過剰な不安や心配が続くと，落ち着きがなくなる，過度の緊張，いらいら感，集中できない，などの精神症状や，頭痛や頭重感，首や肩のこり，動悸，呼吸困難，めまい，下痢などの多様な身体症状が出現します．これらの症状の出現には大脳辺縁系，中でも扁桃体，海馬，視床下部の関与が大きいとされています．これらの部位では，ノルアドレナリン神経系，セロトニン神経系などが神経回路網を形成して，ヒトの感情，気分をコントロールしています．**抗不安薬**（antianxiety drugs）は，神経回路網の過剰な興奮を抑制し，不安感，焦燥感，緊張感を和らげる目的で用います．不安神経症，強迫神経症，パニック障害，ヒステリーから，消化性潰瘍，過敏性大腸炎などの心身症に使用されます（**表3.4**）．

表3.4　おもな抗不安薬

薬 物 名		商品名	作用強度	作用時間
ベンゾジアゼピン系	クロチアゼム	リーゼ	弱	短
	オキサゾラム	ゼレナール		長
	クロルジアゼポキシド	バランス，コントール		長
	メタゼパム	レスミット		長
	アルプラゾラム	ソラナックス，コンスタン	中間	中
	ジアゼパム	セルシン，ホリゾン		長
	フルジアゼパム	エリスパン		長
	エチゾラム	デパス	強	短
	ロラゼパム	ワイパックス		中
	ブロマゼパム	レキソタン，セニラン		中
セロトニン受容体作動薬	タンドスピロン	セディール	中間	短

3.5.1　ベンゾジアゼピン系抗不安薬

3.4.3項でも述べましたが，ベンゾジアゼピン系薬物は，抗不安作用，催眠作用，抗けいれん作用など多様な作用を有しています．ベンゾジアゼピン系薬物の中で，とくに抗不安作用の強い薬物が，抗不安薬として精神・神経疾患治療に用いられます．

ベンゾジアゼピン系抗不安薬は，有効血中濃度に達する時間，持続時間，代謝時間に差があります．半減期の長さから短時間型・中間型・長時間型に，作用の強度から強・中間・弱に分類されます．

副作用として，眠気，ふらつき，めまい，脱力感，倦怠感，食欲不振，便秘，排尿障害などがあり，注意が必要です．

3.5.2　セロトニン受容体作動薬

セロトニン（serotonin）は，**5-HT**（5-hydroxytryptamine）ともよばれ，消化管や血小板に多く存在します（全量の約98％）．中枢神経系には約2％しか存在しませんが，精神機能に大きく関与します．大脳辺縁系や視床下部には，セロトニンを分泌する神経終末が多数存在するので，セロトニン神経の活動亢進が，不安症状をもたらします．$5-HT_{1A}$ 受容体は，一部がセロトニン細胞自体に存在してセロトニン分泌を抑制する自己受容体であり，$5-HT_{1A}$ 受容体の活性化は抗不安作用を示します．

タンドスピロンは，$5-HT_{1A}$ 受容体の活性化薬で，抗不安薬として用いられます．GABA神経に作用するベンゾジアゼピン系抗不安薬と異なります．鎮静作用，催眠作用，抗けいれん作用が弱く，眠気や脱力感を生じにくい薬です．副作用として，頭痛，不眠，食欲不振などがあります．

3.5.3　臨床上の注意事項

ベンゾジアゼピン系抗不安薬を用いる場合は，眠気，ふらつき，動作緩慢，記憶障害などの副作用が起こります．とくに高齢者は転びやすいので，安全性に配慮が必要です．また，薬の服用中は，車の運転は厳禁です．

3.6 抗精神病薬

統合失調症（schizophrenia）は，精神機能疾患の中でも重篤な疾患です．その症状には，幻覚，妄想，はげしい興奮状態，支離滅裂な会話などの「**陽性症状**」と，感情の鈍麻，興味の喪失，引きこもり，意欲の低下，身だしなみ・衛生面にかまわないなどの「**陰性症状**」とがあります．統合失調症の成因については不明な点が多いのですが，大脳辺縁系における神経伝達物質のドパミン神経の異常興奮が原因の一つとされています．そのため，統合失調症に効果のある抗精神病薬の多くは，ドパミン D_2 受容体遮断作用を有しています．統合失調症はセロトニン神経系にも異常を示します．最近では，セロトニン神経を抑制する薬物が臨床応用されています．

3.6.1 定型抗精神病薬

定型抗精神病薬は，中脳辺縁系に作用して精神症状を改善します．さらに，黒質線条体系にも作用して錐体外路症状（パーキンソン症候群様症状）を呈します．それが定型的なパターンとなっていることから，定型という名が付いています．

定型抗精神病薬には，炎症やアレルギーを抑える抗ヒスタミン薬から開発されたフェノチアジン系抗精神病薬（クロルプロマジン，レボメプロマジン，プロペリチアジンなど），モルヒネ系鎮痛薬から合成されたブチロフェノン系抗精神病薬（ハロペリドール，ブロムペリドールなど），消化性潰瘍治療薬から開発されたベンザミド系抗精神病薬（スルピリド，ネモナプリドなど）があります．

a. 薬理作用
代表的な薬物であるクロルプロマジンの薬理作用は，以下のとおりです．

① 抗精神病作用：中脳辺縁系のドパミン D_2 受容体を遮断して，幻覚，妄想，思考障害などの精神症状を改善します．

② 鎮静作用：中枢の α 受容体，ヒスタミン H_1 受容体を遮断して，不安，幻想気分，精神運動不穏・焦燥感を改善します．加えて催眠作用も生じ

させます．

③ 制吐作用：延髄の化学受容器引金帯（CTZ）のドパミン D_2 受容体を遮断することにより，悪心，嘔吐を抑制します．ただし，乗物酔いには効果がありません．

④ 体温降下作用：視床下部の体温中枢を抑制して，体温を下げます．

b. 副作用
抗コリン作用により口渇，便秘，排尿障害などが，抗アドレナリン α_1 作用により起立性低血圧，反射性頻脈などが生じるので，注意が必要です．長期連用によって，錐体外路系のドパミン D_2 受容体が遮断されます．そのため，パーキンソン症候群の症状（自発運動の低下，無動，安静時の振戦，筋強剛など）を示します．また，視床下部下垂体系のドパミン D_2 受容体も遮断されるため，それまで抑制されていたプロラクチン分泌が促進されます．その結果，女性には乳漏症，男性には女性化乳房が生じます．長期の投与は，肝臓障害を引き起こすことがあるので，定期的な肝機能検査が必要です．

3.6.2 非定型抗精神病薬

最近開発された**非定型抗精神病薬**は，中脳辺縁系や大脳前頭野に対して選択性をもちます（**図3.1**）．共通して幻覚，妄想などの陽性作用，自閉，感情鈍麻などの陰性作用に効果を示し，錐体外路症状への副作用は少ないです．これらの薬物には，セロトニン・ドパミン拮抗薬，多元性受容体作用抗精神病薬（multi-acting receptor targeted antiphychotics：MARTA），ドパミン部分作動薬があります．

① **セロトニン・ドパミン拮抗薬**：リスペリドン，ペロスピロン，ブロナンセリンがあります．強力な興奮性 $5-HT_{2A}$ 受容体拮抗作用と弱い抑制性 D_2 受容体拮抗作用を併せもちます．

② **MARTA**：$5-HT_{2A}$，$5-HT_{2C}$，D_2，D_4，$M_1\sim M_5$，H_1，α_1 などの多様な受容体に作用します．ベンゾジアゼピン誘導体のクロザピン，クエチアピン，オランザピンがあります．クロザピンは，$5-HT_{2A}$，D_4 受容体を抑制して作用を示します．D_2 受容体の抑制による副作用の錐体外路症状，

遅発性ジスキネジア，プロラクチン値上昇は少ないです．クエチアピンは，α_1 と H_1 受容体を強く阻害しますが，$5\text{-}HT_{2A}$，D_2，M 受容体に対しては作用が弱いです．特徴的な副作用として起立性低血圧を示します．オランザピンは，$5\text{-}HT_{2A}$，$5\text{-}HT_{2C}$，$5\text{-}HT_6$，$D_2 \sim D_4$，α_1，H_1 に同等な阻害作用を示します．

③ **ドパミン部分作動薬**：D_2 受容体の部分作動薬であるアリピプラゾールがあります．脳内でドパミンが過多に放出されているときは抑制的に，逆に少量のときは促進的に作用します．その他，$5\text{-}HT_{1A}$ 受容体の部分作動薬，$5\text{-}HT_{2A}$ 受容体の拮抗薬として作用します．長期間の投与が可能です．

3.6.3 臨床上の注意事項

抗精神病薬の作用は，個人差があるため，投与初期は少量からはじめ，副作用には十分注意します．とくに，体温上昇と筋硬直をともなう悪性症候群のような重篤な副作用には，早めに対処することが大切です．抗精神病薬を拒否する，あるいは服用を中止する患者の場合は，服薬指導が重要となります．また，糖尿病を悪化させるものもあるため，使用にあたっては十分な検討が必要です．

3.7 抗うつ薬

うつ病は，憂うつな気分，寂しい気持ち，将来に希望がもてなくて悲観的になる，何事にも興味がもてない，気力が続かない，などの抑うつ状態とよばれる気分障害が，1 日中かつ長い期間持続する疾患です．うつ病初期の不安・イライラが強いとき，病気が快方に向かう回復期には，自殺を試みたりする場合もあります（自殺企図）．病気が重度のときは，自殺する意欲もわいてきません．また，次節で紹介する躁状態の時期が交互にくる場合も多く，その場合は**双極性障害（躁うつ病）**とよばれています．うつ病発症の詳細なメカニズムは不明ですが，ノルアドレナリン神経およびセロトニン神経に障害が存在するために生じると考えられています．

3.7.1 三環系抗うつ薬

薬の分子構造に環状構造が三つあることから，**三環系抗うつ薬**とよばれます．三環系抗うつ薬は，中枢神経のノルアドレナリンおよびセロトニン神経終末において，ノルアドレナリン・セロトニンの再取り込みを阻害します．それによって，神経シナプスにおけるノルアドレナリン・セロトニンの神経伝達が増強され，抑うつ症状を改善します．代表的な薬はイミプラミンです．抗コリン作用が強く，口渇，便秘，排尿障害などの副作用を示します．このほか，アミトリプチリン，デシプラミン，クロミプラミンなどがあります．

3.7.2 四環系抗うつ薬

四環系抗うつ薬は，三環系抗うつ薬の構造をもとに開発され，分子構造に環状構造が四つあります．三環系抗うつ薬よりも即効性があり，効果発現が速いのが特徴です．三環系抗うつ薬と同様に，抗コリン作用による副作用を示しますが，その症状は比較的軽いです．マプロチリン，ミアンセリン，セチプチリンなどがあります．

3.7.3 選択的セロトニン再取り込み阻害薬

選択的セロトニン再取り込み阻害薬（selective serotonine reuptake inhibitor：**SSRI**）は，セロトニンの神経終末への再取り込みを選択的に阻害し，神経シナプス間隙のセロトニン濃度を上昇させ，抗うつ作用を発現します．三環系抗うつ薬と比較すると抗コリン作用が少ないため，鎮静作用や心血管系への影響が少ないです．安全性が高く，うつ病治療の第一選択薬とされています．フルボキサミン，フルオキセチン，パロキセチンなどがあります．

3.7.4 選択的セロトニン・ノルアドレナリン再取り込み阻害薬

選択的セロトニン・ノルアドレナリン再取り込み阻害薬（serotonine and noradrenaline reuptake inhibitor：**SNRI**）は，セロトニンに加えてノルアドレナリンの神経終末への再取り込みを阻害し，神経シナプス間隙のセロトニン・ノルアドレナリン濃度を上昇させ，抗うつ作用を発

現します．三・四環系抗うつ薬やSSRIと比較して，作用発現が速く，うつ病の急性期治療に有効です．SSRIと同様，副作用も少なく，高い安全性を有しています．代表的な薬はミルナシプランです．

3.7.5　臨床上の注意事項

真面目で責任感が強い人が，うつ病になりやすいです．周囲の人は患者を追いつめないように配慮することが大切です．うつ病を発症したときは，できるだけ早く治療する必要があります．病状は薬物治療中に一進一退を繰り返しますので，服薬を継続することが大切です．うつ病の人を励ますことは厳禁です．元気が出てきたところを励ますと，自分の将来を悲観して自殺を企てることがあります．一方，落ち込みがはげしいときは，自殺企図がない状態です．

3.8　抗躁薬

躁状態のときは，意欲，興味，関心が亢進し，攻撃的になり，食欲は亢進し，夜は眠らず，周囲に迷惑をかけることがあります．抗躁薬としては炭酸リチウム，抗てんかん薬のカルバマゼピン，バルプロ酸が治療に用いられます．抗躁薬は，気分安定化薬ともよばれます．

3.8.1　炭酸リチウム

躁病や躁うつ病の治療には，炭酸リチウムが有効です．作用効果発現までに1週間前後を要するため，急性期治療には抗精神病薬を併用することが多いです．炭酸リチウムの作用機序の詳細は不明ですが，いくつかの仮説が提唱されています．一つは，cAMP系に作用するイノシトール-1-リン酸分解酵素を抑制し，神経細胞応答を変化させることで効果を示すというものです．もう一つは，糖尿病やアルツハイマー病に関係するglycogen synthase kinase 3β（GSK-3β）の酵素活性を抑制することで，神経細胞ネットワークのシグナルを安定させ，気分を良好にする作用を示すというものです．このほか，リチウムイオンがNa^+チャネルを阻害して，神経興奮を抑制

することによるなど，さまざまな説が存在します．

3.8.2　炭酸リチウム使用上の注意

炭酸リチウムは，有効濃度と中毒濃度との差が非常に小さい薬物です．軽度の中毒症状には，手指粗大振戦，失調，悪心，嘔吐など，重度では，意識障害，血圧低下，けいれん，腎障害などが生じ，生命を脅かします．定期的に採血検査を行い，血中濃度を測定する必要があります．時に，患者が服毒自殺を図ることがあるので，薬物は厳重に管理する必要があります．

3.9　抗てんかん薬

てんかんとは，脳神経細胞に突然発生するはげしい電気的な興奮により，てんかん発作とよばれる反復性の発作が生じる疾患です．発作の症状は，脳神経細胞の異常部位によりさまざまですが，けいれんおよび意識障害が，それぞれ単独で，もしくはそれらが同時に生じたり，運動，知覚，自律神経障害などが現れる場合もあります．また，発作が生じているときは，脳神経細胞中の電気活動が乱れているので，脳波の検査を行うと，多くの場合，棘波とよばれる異常な波形が現れます．

てんかんは，感染，腫瘍，外傷などが契機となって起こります．原因の詳細は不明ですが，興奮性神経伝達物質と抑制性神経伝達物質のアンバランスによると考えられています．発作が継続して起こる場合は，抗てんかん薬を静脈投与もしくは筋肉内投与します（表3.5）．

3.9.1　強直間代発作治療薬

強直間代発作（tonic-clonic seizure, grand mal）は，てんかん大発作ともよばれます．最初に短時間のしびれ，麻痺，発汗，思考障害が現れ，その後，意識が消失し，強直性間代性けいれん（手足の突っ張りのあと，手足をばたばたと動かすけいれん）が起こった後，昏睡状態に入ります．特徴として，発作が継続している間は記憶がなく，時に口から泡を吹くことがあります．

（ⅰ）バルプロ酸ナトリウム

GABA分解酵素阻害薬であり，脳の抑制性シ

3 中枢神経系に作用する薬物

表3.5 てんかん発作の国際分類（ILAE, 1981）と治療薬の選択

<table>
<tr><th colspan="2">発　作　型</th><th>第一選択薬物</th><th>第二選択薬物</th><th>時に有用な薬物</th></tr>
<tr><td rowspan="3">部分</td><td>単純部分（≒皮質焦点発作）</td><td>カルバマゼピン</td><td>フェニトイン</td><td>—</td></tr>
<tr><td>複雑部分（≒精神運動発作）</td><td>カルバマゼピン</td><td>フェニトイン</td><td>バルプロ酸ナトリウム</td></tr>
<tr><td>部分発作から全般性発作へ移行</td><td>カルバマゼピン</td><td>フェニトイン</td><td>バルプロ酸ナトリウム</td></tr>
<tr><td rowspan="7">全般</td><td>欠神　定型（≒小発作）</td><td>エトスクシミド</td><td>バルプロ酸ナトリウム</td><td>ラモトリギン</td></tr>
<tr><td>　　　非定型</td><td>バルプロ酸ナトリウム</td><td>バルプロ酸ナトリウムと
エトスクシミドの併用</td><td>—</td></tr>
<tr><td>ミオクローヌス</td><td>バルプロ酸ナトリウム</td><td>クロナゼパム</td><td>レベチラセタム</td></tr>
<tr><td>間代</td><td>バルプロ酸ナトリウム</td><td>フェニトイン</td><td>—</td></tr>
<tr><td>強直</td><td>バルプロ酸ナトリウム</td><td>フェニトイン</td><td>—</td></tr>
<tr><td>強直-間代（≒大発作）</td><td>バルプロ酸ナトリウム</td><td>フェニトイン</td><td>フェノバルビタール</td></tr>
<tr><td>脱力</td><td>バルプロ酸ナトリウム</td><td>フェニトイン</td><td>—</td></tr>
<tr><td colspan="2">分類不能</td><td>主たる症状により選択</td><td>主たる症状により選択</td><td>すべて</td></tr>
</table>

ナプスにおけるGABA濃度を増加させ，焦点の異常興奮を抑制します．このほか，Na^+チャネルやT型Ca^{2+}チャネル遮断作用を示します．副作用では，吐き気などの消化器症状がみられますが，あまり強くありません．まれに急性膵炎が起こるので，注意が必要です．

（ii）フェニトイン

強直間代発作に対しては大きな効果を示しますが，副作用や中毒症状を生じやすい薬物です．作用機序は，Na^+およびCa^{2+}の神経細胞内への流入抑制作用と，K^+の細胞外への流出抑制作用により活動電位の不応期を延長させ，細胞の異常興奮を抑えます．副作用として，めまい，運動失調，構語障害，歯肉の過形成，ニキビの悪化，多毛などがあります．催奇形性があるので，妊婦に使用するときは注意が必要です．有効濃度域と中毒濃度域との差が小さいので，定期的に血中濃度を測定します．

（iii）バルビツール酸系薬

バルビツール酸系薬は，GABA神経の作用を増強して中枢神経の興奮を抑制します．静脈麻酔薬，催眠薬としても使用されます．フェノバルビタールやプリミドンは，催眠作用を起こさない低用量では，けいれん抑制作用，抗てんかん作用を示します．プリミドンは，フェノバルビタールの還元型であり，生体内で酸化されるとフェノバルビタールになります．強直間代大発作のほか，複雑部分発作，単純部分発作にも有効で，てんかん重積状態に積極的に使用されます．バルビツール酸系薬は副作用が多いです．短期投与では，悪心，嘔吐，脱力など，長期投与では，眼振，感情障害，

精神機能障害などを示します．また，長期投与では，急に服薬を中止するとけいれんを誘発するため，中止する場合は徐々に減量します．

3.9.2　欠神発作治療薬

欠神発作（absence seizure, petit mal）は，**てんかん小発作**ともよばれます．けいれんをともなわない数秒間の意識障害発作で，小児に多いタイプです．眼球はやや上転，無応答，顔面や四肢の異常運動をともないます．しかし，発作終了とともに回復します．脳波の検査では，急峻なスパイク波とそれに続く大きな波形（spike and wave）の出現が多いのが特徴です．

（i）バルプロ酸ナトリウム

前項でも紹介したように，さまざまなタイプのてんかん全般発作で使用されますが，欠神発作にも有効です．

（ii）エトスクシミド

とくに欠神発作の薬として有効です．視床神経細胞のT型Ca^{2+}チャネル遮断作用を示します．比較的安全な薬ですが，連用により皮膚疹，眼振，運動失調，顆粒球減少症が現れることがあります．

3.9.3　複雑部分発作治療薬

複雑部分発作（psychomotor seizure）は，**精神運動発作**ともよばれます．錯覚，幻覚などが現れ，自分の衣服をしわくちゃにする，あたりを見回す，徘徊などの無意識の異常行動を示します．また自律神経性症状などの多彩な症状を示します．

カルバマゼピンは，GABA神経の作用を増強して中枢神経の興奮を抑制します．複雑部分発作

のほか，強直間代発作にも有効ですが，欠神発作には効果がありません．三叉神経痛の鎮痛にも用いますが，作用機序は不明です．副作用は，めまい，複視，運動失調などの前庭・小脳症状を示すほか，再生不良性貧血，低ナトリウム血症，重篤な皮膚症状などがあります．

3.9.4 単純部分発作治療薬

単純部分発作（cortical focal seizure）とは，意識障害をともなわない部分発作で，**焦点発作**ともよばれます．脳神経細胞の身体部分領域の異常により，運動，知覚，自律神経性症状を示します．強直間代発作および複雑部分発作治療薬が用いられ，カルバマゼピン，フェニトイン，フェノバルビタール，ゾニサミドなどがあります．

3.9.5 ミオクローヌス発作治療薬

ミオクローヌス発作（myoclonus seizure）は，手足や首の筋肉にみられる急激な筋収縮（ぴくつきを起こす発作）です．発作が強いときは，手に物をもっていられず落とすことがありますが，意識の消失はほとんどありません．治療薬にはバルプロ酸ナトリウム，クロナゼパムなどがあります．

3.9.6 てんかん重積状態治療薬

てんかん発作の間，意識を回復しないまま，発作を繰り返すことを，**てんかん重積**といいます．とくに，強直間代発作の重積状態が長く続くと，低酸素状態によって脳に後遺症が残ったり，死亡することがあります．

ジアゼパムは，てんかん重積症の第一選択薬です．静脈内投与や筋肉内投与のほか，直腸内投与が可能です．呼吸抑制に注意が必要です．作用時間は短いので，症状が消失しないときは，フェニトインなどほかの薬物の追加投与が必要です．

3.9.7 新規抗てんかん薬

2000年代に入り，新規に開発された薬（新規抗てんかん薬）の日本国内での使用が，次々と承認されてきました．それらの薬の特徴は，イオンチャネル以外にもさまざまな作用部位があるため，他薬での発作抑制が難しい場合でも効果が期待される点です．また，薬物相互作用がきわめて少ないため，合併症を有していてその治療薬を併用しなければならない場合でも，抗てんかん薬としての使用が可能です．新規抗てんかん薬の中でも，ラモトリギン（おもにNa^+チャネル抑制，欠神発作に有効），レベチラセタム（シナプス小胞タンパクに結合，グルタミン酸遊離を抑制，ミオクローヌス発作に有効），ラコサミド（おもにNa^+チャネル抑制）は，単薬での使用が認められています．このほかにも，ガバペンチン（イオンチャネル抑制以外にもGABA神経系増強，グルタミン酸神経系抑制），ラコサミド，オクスカルバゼピン（両者ともおもにNa^+チャネル抑制），トピラマート（おもにCa^{2+}チャネル抑制），ペランパネル（AMPA型グルタミン酸受容体抑制）があり，全般発作，部分発作における併用薬として使用されています．

3.10 パーキンソン病治療薬

パーキンソン病は，英国の医師パーキンソン（James Parkinson）によって1817年に報告された疾患です．安静時および静止時の振戦（手足のふるえ），筋固縮（手足の筋肉がこわばる），無動（動作が緩慢になる）の三大特徴を示します．これ以外に，前屈姿勢（肘・膝関節が軽く屈曲した前かがみの姿勢），姿勢反射障害（からだを前方や後方に押された際バランスがうまくとれず，そのまま突進する，もしくは転倒する結果となる），仮面様顔貌（顔が無表情になる），自律神経障害などの症状を呈し，進行性の予後不良な疾患です．日本における有病率は，全人口の0.1～0.2%であるといわれ，中年以降に発症が多くなり，高齢になるほど発症率および有病率は増加します．高齢社会を迎えた日本では，近年増加傾向にあります．

パーキンソン病では，錐体外路系，とくに中脳の黒質に細胞体を有し，線条体へと軸索を伸ばしているドパミン神経の変性・減少が進行し，線条体へのドパミン分泌量が減少するため，運動調節機能が低下し，体の動きに障害が現れます．また，橋の青斑核とよばれる部位の神経細胞までが障害

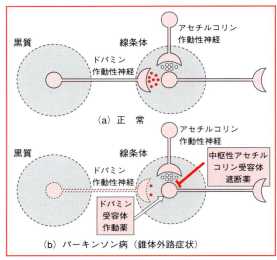

図3.3 パーキンソン病に関連する神経経路と治療薬の作用部位

されると，ノルアドレナリン分泌量も減少するため，便秘などの自律神経障害が現れます．さらに，障害部位が広範になると，うつ症状などの精神症状がみられます．また，ドパミン神経と拮抗するアセチルコリン系神経が相対的に増強しています．

近年，ある特定遺伝子の突然変異（たとえば，α-シヌクレイン遺伝子など）によって，パーキンソン病が発症することが明らかになっています．その他，向精神薬の服用による副作用や，脳血管障害，脳炎後にパーキンソン病と同様の臨床症状が現れることがあり，**パーキンソン症候群**（Parkinsonism）とよばれています．薬物によるパーキンソン病様の徴候を薬物性パーキンソン症候群といいます．通常，可逆性のものが多く，脳ドパミンを遮断する抗精神病薬（ブチロフェノン，フェノチアジンなど）に多くみられます．また，レセルピンの過剰投与により，脳のドパミンが枯渇し，薬物性パーキンソン症候群を呈します．

パーキンソン病の薬物治療は，その発生メカニズムからも明らかなように，原則的に，不足しているドパミンを補充し，ドパミン神経を促進させて機能を活性化するか，あるいは相対的に活性化しているアセチルコリン神経を抑制するという方針をとります（図3.3）．

3.10.1 レボドパ

ドパミンの補充を目的として，その前駆物質（precursor, antecedent）のレボドパ（L-dopa, L-DOPA, L-ドパ）を用います．ドパミンが血液脳関門を通過できないために，関門を通過できる前駆物質の形で投与します．レボドパの経口投与は，腸管などに存在する**ドパ脱炭酸酵素**（dopadecarboxylase）により分解され，ドパミンとなります．レボドパの投与量の1～3％のみが脳内に達します．脳内へ移行する量を増加させる目的で，脱炭酸酵素阻害薬のカルビドパ，ベンセラジドを併用します．これらの薬物は，血液脳関門は通過しないため，末梢で脱炭酸酵素の作用を阻害します．脳内に達したレボドパは，脱炭酸反応を受けてドパミンとなり，線条体に存在するドパミンD_2受容体に作用して，抗パーキンソン病作用を示します．しかし，レボドパ投与は，筋固縮，運動緩慢は改善しますが，振戦に対しては効果を示しません．レボドパは，約60～70％のパーキンソン病患者に効果を示します．しかし，この効果もドパミン神経の変性が進行すると，しだいに減弱してきます．

a. 長期投与による問題

レボドパを長期にわたり服用すると，治療効果が減弱し，不随意運動，すくみ足現象，**wearing-off 現象**（薬の持続時間が短くなる），**on and off 現象**（薬を服用した時間に関係なく，症状がよくなったり悪くなったりする），**up and down 現象**（症状の改善と増悪に日内変動が生じる）などが出現します．この場合は，一時服用を中止し，ドパミン受容体の感受性が回復するのを待って使用します（drug holiday）．

b. 副作用

延髄のドパミン受容体を介して，嘔吐中枢が刺激され，食欲不振，悪心・嘔吐などの消化器症状や，幻覚，錯乱などの中枢神経症状が出現します．その他，悪性症候群（急激な体温上昇，筋の硬直，発汗，ふるえ，意識混濁など），消化性潰瘍，溶血性貧血，起立性低血圧などに注意が必要です．

3.10.2 ドパミン受容体刺激薬

ブロモクリプチンは，線条体のドパミンD_2受容体に直接作用し，ドパミン作動効果を発現することで，パーキンソン症状を改善します．D_2受

容体に対して選択性が高く，作用時間が長いことが特徴です．レボドパのwearing-off現象，on and off現象に対して有効です．副作用としては，レボドパと同様，消化器症状，中枢神経症状などに注意が必要です．

3.10.3 ドパミン放出促進薬

アマンタジンは，ドパミン神経終末からドパミン遊離を促進し，さらにドパミンの再取り込みを抑制することで効果を示します．A型インフルエンザウイルスに対する治療薬として開発された薬です．パーキンソン病患者にインフルエンザ治療を目的に投薬したところ，パーキンソン病の症状が改善することが偶然発見されました．レボドパと比べると効果が弱く，持続時間も短いです．パーキンソン病初期の歩行障害，舞踏病様運動，意欲の低下に用いられます．副作用としては，不安，興奮，睡眠障害，口渇，幻覚，心不全，表在性角膜炎などがあります．腎障害の患者や高齢者では，とくに注意が必要です．

3.10.4 B型モノアミン酸化酵素（MAO-B）阻害薬

モノアミンオキシダーゼ（MAO）には，A型とB型があります．MAO-Bは神経細胞の外に存在し，シナプス間隙へ遊離されたドパミンを分解します．MAO-B阻害薬は，線条体シナプス間隙のドパミン濃度を上昇させます．代表的な薬物はセレギリンです．副作用として，せん妄，錯乱などの精神症状を生じる場合があります．抗うつ薬との併用は禁忌です．そのほか，狭心症の発現，悪化に注意が必要です．

MAO-Bは，麻薬のMPTP（1-methyl-4-phenyl-1,2,3,6-tetrahydropyridine，メペリジン類似物質）にも作用してMPP^+に変換し，このMPP^+がドパミン神経に取り込まれて神経細胞が変性し，パーキンソン病様の病態を示します．MAO-B阻害薬は，MPTPによる神経細胞障害を軽減する作用があります．

3.10.5 コリン神経系抑制薬

脳内ドパミン量が低下しているパーキンソン病では，相対的にコリン作動性神経のはたらきが増加しています．中枢性抗コリン薬は，ドパミン神経とアセチルコリン神経とのバランスを保ち，パーキンソン病症状の，振戦，筋固縮を改善します．抗精神薬によるパーキンソン病様症状に有効です（図3.4）．パーキンソン病治療薬としての抗コリン薬には，トリヘキシフェニジル，ビペリデン，プロフェナミンなどがあります．

副作用としては，末梢性抗コリン作用による視調節障害，口渇，便秘，排尿障害などがあります．とくに緑内障，尿閉塞症に対しては禁忌です．中枢性抗コリン作用による悪性症候群としては，幻覚，精神錯乱，せん妄などがあります．高齢者では，中枢神経症状ジスキネジアなどを起こしやすいです．

3.10.6 ノルアドレナリン補充薬

ノルアドレナリンが減少すると，すくみ足などの症状が現れます．青斑核の神経細胞の障害により，ノルアドレナリン遊離が低下します．そのため，ノルアドレナリンを補充することが必要です．

ドロキシドパはノルアドレナリンの前駆体物質であり，血液脳関門を通過後にノルアドレナリンに変換され，パーキンソン症状を抑制します．副作用としては，幻覚，妄想，頭痛などの中枢神経症状，悪心，食欲不振などの消化器症状，不整脈，頻脈，血圧上昇などの循環器症状，悪性症候群が

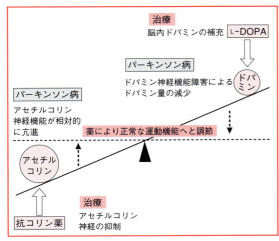

図3.4 パーキンソン病治療に対する線条体でのドパミン神経とアセチルコリン神経との運動機能調節の関係

あります.

3.11 抗認知症薬

認知症（dementia）は，おもに記憶力や学習の障害として現れます．思考，判断，識別能力の低下や人格障害に加えて，食事や排便などの介助が必要となるほど生活能力が低下します．認知症は大きく二つに分類されます．脳梗塞や脳出血など脳血管障害にともなって生じる**脳血管性認知症**と，神経変性疾患のアルツハイマー病（Alzheimer disease）によって生じる**アルツハイマー型認知症**です．日本では，以前は脳血管性認知症が全体の5〜7割を占めていましたが，高齢化社会となった現代では，アルツハイマー型認知症の割合が増加しています．

アルツハイマー型認知症の脳に対する病理学的所見では，①大脳皮質における神経細胞の著しい脱落，②老人斑の出現，③神経原線維変化が認められます．老人斑は，神経細胞毒性の強いアミロイドベータタンパクが神経細胞外に沈着したものです．神経原線維変化は，過剰にリン酸化されたタウタンパク（細胞骨格の微細管に由来するタンパク）が変性して，細胞内に蓄積しています．家族の顔や名前さえも忘れるアルツハイマー型認知症患者をかかえる家族にとっては，介護の負担が増え，家族団らんなどの時間も奪われます．現代社会の大きな問題となっています．

3.11.1 脳血管性認知症治療薬

脳血管性認知症に対しては，脳循環改善薬が予防や初期治療に有効とされていました．最近の研究や追跡調査から，脳循環改善薬は，限定された一過性の効果しかなく，補助的・対症療法に用いられています．ジヒドロエルゴトキシン，プロペントフィリンなどの脳循環代謝改善薬は，脳血流量の増加，グルコース消費の改善，ATP産生の増加などの作用によって，脳細胞の代謝を改善し，脳細胞のはたらきを活発にするとされています．

3.11.2 アルツハイマー型認知症治療薬

（ⅰ）ドネペジル

アルツハイマー病の脳では，アセチルコリン神経細胞の変性脱落が，アセチルコリン合成酵素の減少と，認知症の程度に相関していることが報告されています．アセチルコリン神経系を活性化することを目標に，認知症治療薬が研究されています．ドネペジルは，コリンエステラーゼの阻害によって，神経シナプスのアセチルコリン濃度を増加させます．効果が現れるまでに時間がかかります．軽度から中等度のアルツハイマー型認知症患者では，認知障害，記憶障害，言語障害，書字障害などの改善，あるいは進行の抑制効果が認められています．一方，変性の進んだ重度の患者では，効果が認められていません．副作用としては，嘔吐，食欲不振，興奮，不眠などのほか，コリン作用による徐脈，低血圧，流涙，発汗過多などがあります.

（ⅱ）ガランタミン

ガランタミンは，マツユキソウ（*Galanthus woronowi*）の球茎から単離されたアルカロイドです．ガランタミンは，アセチルコリンエステラーゼの阻害と，ニコチン性アセチルコリン受容体の構造を変化させることによって，アセチルコリン受容体を活性化させます．そして，アセチルコリン神経機能を賦活化し，認知症症状の進行を抑制します．副作用として，悪心・嘔吐，食欲不振，下痢，徐脈などがあります.

（ⅲ）リバスチグミン

リバスチグミンは，アセチルコリンエステラーゼとブチリルコリンエステラーゼ（偽コリンエステラーゼ）の双方を阻害します．アルツハイマー型認知症の病態には，ブチリルコリンエステラーゼの関与が報告されています．二つのコリンエステラーゼの阻害作用により，認知症の進行を抑える効果が期待されています．リバスチグミンの経口剤は，吐き気などの消化器症状があるため，日本国内では貼付剤として使われています.

（ⅳ）メマンチン

メマンチンは，グルタミン酸受容体の一つであるNMDA受容体を抑制し，脳神経細胞の過剰な興奮による細胞死を防ぎます（**図3.5**）．リバス

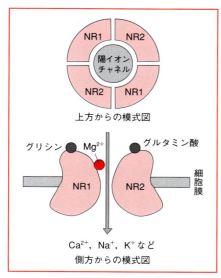

図 3.5　NMDA 受容体の構造模式図
NMDA 受容体は，神経伝達物質グルタミン酸の受容体のうちの一つで，N-メチル-D-アスパラギン酸（NMDA）をアゴニストとして有することから命名されました．受容体は NR1 と NR2 のヘテロ二量体が2組，合計四つのサブユニットからできており，Ca^{2+}，Na^+ などの陽イオンを透過するイオンチャネルを内蔵しています（上）．受容体の NR1 にはグリシン結合部位，NR2 にはグルタミン酸結合部位があり，また静止膜電位状態では，Mg^{2+} によって受容体活性が制御されています．受容体陽イオンチャネルが機能するには，脱分極刺激により Mg^{2+} が外れること，グルタミン酸とグリシンが結合することが必要となります（下）．

チグミンと作用機序が異なるので，併用することで，進行する認知症治療に効果をもたらします．副作用としては，めまい，頭痛，精神混乱，便秘，高血圧症などがあります．

グルタミン酸受容体は，中枢神経系において興奮性シナプス伝達をしています．さらに，グルタミン酸受容体は，記憶，学習，また脳虚血など病的条件下での神経細胞死をはじめとする，さまざまな脳の病態に関与しています（図 3.5）．また，この受容体は NMDA 型，AMPA 型，カイニン酸受容体に分類されます．

3.12　オピオイド鎮痛薬（麻薬性鎮痛薬）

痛みは，本来生体内に生じた異常を知らせる警告反応です．組織を傷害する外来刺激から身を守り，身体内の修復・治療すべき部位を特定するのに重要です．痛みは本人にしかわからず，痛みの持続は苦しく，がまんできないものです．

患者が訴える痛みには，**侵害受容性疼痛**，**神経因性疼痛**，**心因性疼痛**の3種類があります．侵害受容性疼痛は，痛みを感じる末端のセンサー部分に侵害刺激が加わり発生します．神経因性疼痛は，神経細胞が変性し，痛みを伝える伝導路の異常によって発生します．心因性疼痛は，センサーや神経伝導路などの生理的機能に異常がないにもかかわらず，精神的ストレスから痛みを訴えます．

3.12.1　発痛物質と痛覚増強物質

侵害刺激を受けた組織や，侵害刺激により活性化された血小板などの血液細胞から，ヒスタミン，ブラジキニン，セロトニン（5-HT），サブスタンス P，ソマトスタチン，プロスタグランジン（PG）などの起炎性物質が出現します．皮膚組織の下にある末梢知覚神経の感覚受容器（センサー）に作用するオータコイドを**発痛物質**とよびます．プロスタグランジン，ブラジキニンなどのオータコイドは，発生した疼痛を増強するので，**痛覚増強物質**とよびます．これらの物質が侵害受容性疼痛を発生する因子です．また，発痛物質と痛覚増強物質は，組織の発赤・腫脹などの炎症反応を助長します．

3.12.2　痛みの伝導路

疼痛を脳に伝える伝導路である第一次神経細胞線維には，伝導速度が速い有髄の Aδ 線維と，速度が遅く径が小さい無髄の C 線維があります．これらの線維は，いずれも脊髄後角で第二次神経細胞に信号を伝え，この線維が対側の側索に入り上行して視床に入ります．その後，視床で別の神経細胞に信号を伝え，最終的に大脳皮質感覚野において痛みとして認知されます．痛みを伝えるのが速い伝導路は，侵害刺激が加わった事実とその場所を伝える役割があります．遅い伝導路は，侵害刺激の量を伝える役割を担っています．

3.12.3　オピオイドペプチドとその受容体

侵害刺激は，中枢内でさまざまな抑制を受け，大脳皮質感覚野に伝えられています．侵害受容性疼痛を担っているのは，モルヒネに代表される麻薬に類似したオピオイドペプチドです．**オピオイド**とは，内因性ペプチドと，外因性であるモルヒ

3 中枢神経系に作用する薬物

表3.6 オピオイド受容体サブタイプとその作動薬・拮抗薬

	MOP（μ）受容体	KOP（κ）受容体	DOP（δ）受容体
作用	脊髄より上位中枢レベルで鎮痛作用，呼吸抑制，消化管運動抑制，多幸感，縮瞳，痒み	脊髄レベルで鎮痛作用，鎮静作用，不快感，縮瞳	鎮痛作用，情動
作動薬	モルヒネ，フェンタニル，レミフェンタニル，オキシコドン	モルヒネ，ペンタゾシン，ブトルファノール	モルヒネ
部分作動薬	ペンタゾシン，ブトルファノール，ブプレノルフィン	ナロルフィン	
拮抗薬	ナロキソン，ナロルフィン	ナロキソン，ブプレノルフィン	ナロキソン，ナルトリンドール

ネをはじめとした類似化合物の総称です．オピオイドペプチドが特異的に作用する受容体（オピオイド受容体）が，脳・脊髄，腸管などで確認されています．

オピオイド受容体は，構造的には7回膜貫通型のGタンパク結合受容体です．cAMPの上昇，過分極（K$^+$コンダクタンスの上昇による），Ca^{2+}流入抑制作用により，神経細胞興奮と神経伝達物質放出を抑制し，鎮痛効果を示します．オピオイド受容体は，脊髄後角，中脳水道周囲灰白質，これより上位に位置する神経細胞に多く発現しています．

外因性のモルヒネなどの麻薬は，オピオイド受容体に作用し，さまざまな生理機能や作用を発現します．オピオイド受容体には，μ（ミュー），δ（デルタ），κ（カッパ）のサブタイプがあります．μ受容体は，脊髄より上位の鎮痛作用，呼吸抑制作用，縮瞳，痒み，多幸感，薬物依存性の発現に関与します．δ受容体には，オピオイドペプチドであるエンケファリン類が特異的に作用し，鎮痛作用を示します．κ受容体は脊髄レベルでの鎮痛作用，鎮静作用，縮瞳に関与します（**表3.6**）．

3.12.4 代表的なオピオイド鎮痛薬 （麻薬性鎮痛薬）

オピオイド鎮痛薬は，オピオイド受容体に作用し，鎮痛をもたらす薬物の総称です．これらの薬物のほとんどは，多幸感，習慣性を有し，長期に連用すると毒性が強く健康を害します．世界各国の法律によって，原料となる植物を栽培，合成，保有することは，厳しく規制されています．オピオイド鎮痛薬の鎮痛効果はほかの薬物に代えがたく，特定の医療行為に限ってその使用が許可されています．とくに，がんの痛みの治療，心臓手術などにおける麻酔薬として使用します．

オピオイド鎮痛薬は，ケシの果実から抽出した天然アルカロイドと，これらの構造をもとにつくられた合成鎮痛薬に分けられ，持続する強い痛みに効果を発揮します．痛みに対しては，一般的に非ステロイド抗炎症薬が用いられます．

（i）モルヒネ

オピオイド受容体（とくにμ受容体）に作用し，中枢および末梢への多彩な生理作用を示します．

[中枢作用]

① **鎮痛作用**：脊髄後角の受容体に作用し，痛覚に対する下降性抑制機構を増強します．また，視床や大脳皮質の抑制機構を強め，疼痛感覚の閾値を高めて鎮痛作用を示します．しかしながら，肝臓における初回通過効果が大きいため，経口投与では鎮痛効果は小さくなります．

② **鎮静作用**：眠気や，思考力，記銘力の低下などが生じます．

③ **呼吸抑制効果**：呼吸中枢におけるCO$_2$に対する感受性が低下し，呼吸抑制作用を示します．この呼吸抑制作用は，用量依存性に増強します．

④ **催吐作用**：延髄の化学受容器引き金帯（chemoreceptor trigger zone：CTZ）を賦活化し，悪心・嘔吐を引き起こします．

⑤ **縮瞳作用**：第Ⅲ脳神経である動眼神経核を刺激して顕著に瞳孔を縮小させます．連用により縮瞳作用の耐性は生じません．

[末梢作用]

① **循環器作用**：心臓に対して直接の影響はありません．中枢の圧受容体反射の抑制作用とヒスタミン遊離作用によって，末梢の動静脈血管が拡張し，間接的に，心臓の負荷，肺うっ血，浮腫の軽減，起立性低血圧を起こします．

② **消化管作用**：腸神経叢には，オピオイド受容体が高密度に発現しています．このことで，腸管平滑筋の蠕動運動が抑制され，水分が再吸収され

る結果，便秘が起こりやすくなります．また，Oddi 括約筋収縮作用により，胆管内圧を上昇させるため，膵炎・胆嚢結石患者の疼痛には禁忌です．

③ **泌尿器作用**：尿管や膀胱の平滑筋緊張を増加し，括約筋が収縮します．また，腎血流量は減少し腎機能が低下，抗利尿ホルモン分泌増加などにより，尿量は減少します．

副作用として，呼吸抑制，悪心・嘔吐，便秘，頭蓋内圧上昇，ヒスタミン遊離による痒み，蕁麻疹に，注意が必要です．

[臨床上の注意] モルヒネは，さまざまな疼痛に対して有効です．長期投与により，耐性や依存性の発現が問題になります．そのため，がん性疼痛，術後疼痛，心筋梗塞時疼痛などの疾患に限定されています．急性モルヒネ中毒（昏睡・呼吸抑制・血圧低下・体温低下・無尿）に対して，麻薬拮抗薬の投与により回復します．禁断症状として，悪寒，発熱，下痢，鼻漏などの自律神経過敏症状，振戦，腹痛が起こります．それぞれ対症療法が必要です．

（ii）フェンタニル

モルヒネと同様に，おもに μ 受容体に作用する合成オピオイドです．その鎮痛効果はモルヒネの 80 倍強力です．脂溶性が高く，作用発現が速く，作用時間は短い（15〜30 分）です．心筋収縮能にほとんど影響しないため，心臓手術の麻酔薬として多く使用されます．その他，NLA 麻酔，術後鎮痛薬として硬膜外投与に使用されます．モルヒネと同様の副作用を示しますが，モルヒネほど強くはありません．

（iii）レミフェンタニル

フェンタニルと同じ合成オピオイドです．フェンタニルよりも作用時間が短いので使いやすく，静脈麻酔薬として使用します．薬理作用や副作用は，フェンタニルと類似しています．

（iv）メペリジン

ペチジンともよばれます．急性の痛みに使用される合成オピオイドです．鎮痛効果はモルヒネの 1/8 ほどです．子宮平滑筋に対する作用がほとんどなく，作用時間も短いため，無痛分娩に使用します．がん性疼痛には適しません．

（v）オキシコドン

モルヒネの半合成誘導体で，μ 受容体に作用します．モルヒネと異なり，経口投与でも使用します．悪心・嘔吐も少なく，神経障害性疼痛に有効です．

（vi）コデイン，ジヒドロコデイン

モルヒネよりも鎮痛作用は弱いですが，強い鎮咳作用があります．鎮咳薬として，コデインリン酸塩 1% 散剤やジヒドロコデインリン酸塩 1% 散剤を使用します．日本では，鎮咳薬の濃度であれば，薬物の処方に麻薬免許は必要ありません．

3.12.5　非麻薬性鎮痛薬（麻薬拮抗性鎮痛薬）

非麻薬性鎮痛薬は，単独投与で鎮痛作用を示しますが，オピオイド鎮痛薬（麻薬性鎮痛薬）に比較して鎮痛作用は弱いです．また，オピオイド鎮痛薬の作用に拮抗する作用も併せもつため，麻薬拮抗性鎮痛薬ともよばれます．麻薬として指定されてはいませんが，中毒作用を起こしやすく管理は厳重に行います．非麻薬性鎮痛薬の共通した副作用として，悪心，嘔吐，頭痛，不快感，悪夢などがあります．

（i）ペンタゾシン

おもにオピオイド κ 受容体の作用薬ですが，μ 受容体には弱い抑制薬として効果を示します．鎮痛効果はモルヒネの 1/2〜1/4 程度で，増量しても強くなりません（天井効果）．心筋梗塞の疼痛，術後痛に使用します．大量に運用すると，薬物依存を生じることがあります．

（ii）ブトルファノール

ペンタゾシンと同様に，δ，κ 受容体の作用薬で，μ 受容体の部分作用薬です．鎮痛効果はモルヒネの 4 倍ほどです．薬理作用や副作用は，ペンタゾシンなどの非麻薬性鎮痛薬と同じです．

（iii）ブプレノルフィン

μ 受容体の作用薬で，κ 受容体に対しては抑制薬です．鎮痛効果はモルヒネの 33 倍です．がん疼痛，心筋梗塞の鎮痛，術後痛に対して用います．受容体からの解離が遅く，作用時間が長いです．呼吸抑制には注意が必要です．

3.12.6 麻薬拮抗薬

オピオイド受容体（δ, κ, μ受容体）に親和性を示しますが，それ自体には鎮痛作用がありません．モルヒネなどのオピオイド鎮痛薬による呼吸抑制をすみやかに消失します．麻薬の過剰投与による中毒（とくに呼吸抑制）に効果があります．代表薬はナロキソンで，非経口投与で用います．モルヒネ依存者に静脈内投与を行うと，禁断症状が現れることから，麻薬中毒患者の診断に用いられています．

3.12.7 腸管運動抑制薬

中枢移行性の低いμ受容体作用薬は，腸管運動抑制薬，止瀉剤として使用されます．

（ⅰ）ロペラミド

メペリジンの類縁体であり，腸管ではオピオイドに類似した作用を示します．腸神経系のシナプス前オピオイド受容体を活性化して，アセチルコリンの遊離を阻害し，蠕動運動を抑制します．常用量では，鎮痛作用がなく，中枢神経への影響もないため，下痢症の治療に用います．副作用として，傾眠，激しい腹痛，めまい感があります．

（ⅱ）トリメブチン

ロペラミドと同じく，中枢移行性の低い腸管運動抑制薬です．過敏性腸症候群や下痢症に加えて，慢性胃炎の治療に用います．副作用では，便秘，口渇などがあります．

3.13 アルコール

3.13.1 アルコールについて

現在，**アルコール**（alcohol，**エタノール**）は日本酒，焼酎，ビール，ワイン，ウィスキーなどとして世界中の多くの人々に愛飲され，広く消費されています．アルコールは低用量から中用量で不安を取り去り，安心感を増強させ精神を高揚させます．会議，集まり，旅先，食事，寝る前などにアルコールを飲む機会が多く，世界中でもっとも依存性の強い薬物です．たいていの場合，アルコール摂取による健康の危険を考えずに飲酒を楽しんでいます．適量のお酒は，血行をよくして心血管系病変の予防などの体によい効果を示すほ

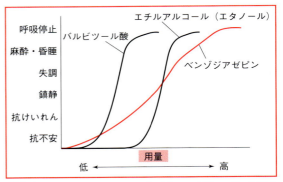

表 3.7 飲酒によるアルコールの血中濃度と中枢神経症状

血中濃度 (mg/dL)	中枢神経症状
20〜50	爽快感，活動性の増加
50〜100	ほろ酔い状態，呼吸数・心拍数の増加
100〜150	自己抑制の解除，多弁，情緒不安定
150〜300 (危険な状態)	千鳥足状態，言語障害（ろれつが回らない）思考・判断力の低下，視力障害
300〜400	歩行困難，意識混濁，脊髄反射の抑制
400〜500	昏睡，呼吸麻痺，血管運動中枢麻痺時に死亡する（急性アルコール中毒）

図 3.6 エチルアルコール，バルビツール酸，ベンゾジアゼピンの用量と効果
[L. B. Wingard Jr. et al.: Human Pharmacology, Mosby (1991) より作成]

か，心身ともにリラックスさせ，コミュニケーション・会話を円滑にさせる効果をもちます．

ところが，飲酒量や飲み方を間違えると，急性アルコール中毒，慢性アルコール中毒，慢性的なアルコール摂取による肝臓・消化器（胃など）・循環器などの疾患，胎児などへの催奇形性に強く関与します．慢性アルコール中毒に代表されるアルコール依存・耐性は大きな社会問題になっています．時に，お酒は凶器となり人を死にいたらしめることもあります．若者の飲み方に多い一気飲みは，エタノール血中濃度が急速に上昇して急性アルコール中毒を起こし，非常に危険な状態になります（**表3.7**）．近年，大学の新入生歓迎コンパなどで未成年者に酒を飲ませ，急性アルコール中毒を起こし，死亡させる事件が発生しています．勢いで未成年者に酒を飲ませることは犯罪です．未成年者や飲めない同僚などに酒を飲ませ死にいたらしめ，将来を失うことがないよう，自覚して行動することが必要です．

中枢神経作動薬であるバルビツール酸誘導体と

同様に，エタノール（飲酒）を用量（飲酒量）依存的に投与すると，急峻に中枢神経症状が生じて中毒量に達します（図3.6）．メタノールは人体には毒物ですが，合成有機化合物の工業生産，家庭で燃料や車の洗浄液等に含まれ，使用されます．

3.13.2　エタノール（図3.7）

エタノール（C_2H_5OH）は水溶性であり，胃から吸収され全身に分布します．空腹時にアルコールを摂取すると，血中アルコール濃度は40分間で最大となり，8～10時間でほぼ体内から消失します．胃内に食物が存在すると，胃壁粘膜からの吸収が妨げられます．

摂取されたアルコールは，肝臓でおもに**アルコール脱水素酵素**（alcohol dehydrogenase：**ADH**）と一部チトクロム P450 を介する MEOS (microsomal ethanol oxidizing system)などにより**アセトアルデヒド**（acetaldehyde）に酸化されます．さらに，**アルデヒド脱水素酵素**（aldehyde dehydrogenase：**ALDH**）により酢酸がつくられ，TCA 回路に入ります．エタノールからアセトアルデヒドの酸化過程で，水素イオンがニコチンアミドヌクレオチド（NAD^+）に転移し，NADH を形成します．過剰な NADH は低血糖，糖新生低下，ケトアシドーシスなど多くの代謝障害の原因となります．

ALDH には二つのアイソザイム（I型とII型）があります．日本人の約半数は**I型の ALDH** を欠損し，活性の弱い**II型の ALDH** だけをもちます．そのため，I型の ALDH を欠損した人が少量のアルコールを摂取するだけで，顔面紅潮，頻脈，呼吸促進，皮膚温上昇などの様相を呈します．95％以上のアルコールは肝臓などで代謝されますが，2～4％のアルコールは未変化のまま呼気・尿として排出されます．

a．薬理作用
（i）中枢作用（図3.6）

エタノールの作用の本質は，催眠・抗不安薬のように**中枢抑制作用**による鎮静作用を示し，不安を解消することにあります．しかし，中枢抑制性神経を抑制するために，見かけ上興奮状態になります．また，アルコール摂取量がしだいに多くなると，大脳皮質，網様体賦活系の抑制作用を示します．そのため，言語不明瞭，運動失調，判断不能，行動抑制ができなくなるなどの酩酊状態に陥ります．エタノールは細胞膜の受容体，イオンチャネル，酵素や細胞質のミトコンドリアなどに作用して，人体生理機能を障害します．つまり，血中濃度が高くなるにつれて GABA 受容体の Cl^- 流入を増加，電位依存性 Ca^{2+} チャネルを抑制，K^+ チャネルを促進，Na^+ チャネルを抑制し，中枢神経抑制作用を示します．

（ii）末梢作用

エタノールの**血管拡張作用**は，エタノールによる血管運動中枢の抑制作用とアセトアルデヒドによる直接血管平滑筋弛緩作用によると考えられます．そのため，飲酒すると体はぽかぽかと温かくなり，消化管では胃液，唾液の分泌が亢進します．

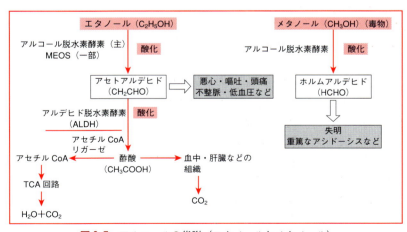

図3.7　アルコールの代謝（エタノールとメタノール）

エタノールの代謝により産生されたアセトアルデヒドは，カテコールアミンの心筋の貯留などを変化させ，心房細動等の心筋異常を生じることがあります．

b．臨床応用
皮膚の消毒（70％），三叉神経痛・がん痛のブロック，褥瘡の予防などに使用されています．

3.13.3 メタノール（図3.7）
メタノールはアルコール脱水素酵素によりホルムアルデヒド，蟻酸となります．メタノールを飲用するとアシドーシス，失明，昏睡を起こし，死にいたることがあります．

3.14 中枢興奮薬

中枢興奮薬は，精神刺激薬ともよび，アンフェタミン類，キサンチン誘導体，コカイン，精神異常誘発物質などがあります．

3.14.1 アンフェタミン類
覚醒剤に分類される**メタンフェタミン（ヒロポン）**，**アンフェタミン**などは，中枢神経興奮作用，交感神経刺激作用を示す**中枢興奮薬**ですが治療目的には使用されていません．覚醒剤の作用は個人差があり，精神・身体状況によって異なります．覚醒作用は疲労感の減退，気分高揚など意欲的で活動的ですが，誤りが増加します．覚醒作用が消えると反動的な作用が生じ，気だるさ，眠気，気分減退など非常に落ち込んだ気分が生じます．これらの薬物は精神依存性が強く耐性が生じ（**表3.8**），連用により幻覚や妄想を生じ人格破壊にまで発展することが多く，「覚せい剤取締法」による厳しい規制がされています．覚醒剤の作用機序としては，中枢内カテコラミン作動性神経前終末からのカテコラミン放出の増大と再取り込みの阻害，MAOの阻害などによって，カテコラミン遊離を促進させます．とくに中脳-被殻系ドパミン作動性神経におけるドパミン遊離を促進して，統合失調症と同様な状態を引き起こすとされています．

3.14.2 精神異常誘発物質 (psychotomimetics)
リゼルグ酸ジエチルアミド（lysergic acid diethylamide：**LSD-25**），**メスカリン**（mescaline），カンナビス類（cannabis，いわゆるマリファナ（marihuana, hashish, **大麻**）などは，きわめて強い中枢神経作用を示します（**表3.8**）．これらの薬物は，いずれも精神依存があるため，覚醒剤と同様に法的規制を受けており，治療にはほとんど用いられません．LSD-25，メスカリンなどは，中枢神経系のセロトニン（5-HT$_2$）受容体に作用し，セロトニンを遊離し幻覚症状を示すとされています．カンナビス類を喫煙すると海馬，大脳皮質などに存在するカンナビノイド受容体に作用して，中枢神経作用（幸福感，特異な感覚，幻覚，思考力停止，無関心，体温低下，カタレプシーなど）を生じます．

3.14.3 コカイン
コカインは，南米原産コカの木の葉を原料とした薬物です．無色または白色の結晶性粉末で，無臭で苦みがあり，「麻薬及び向精神薬取締法」で麻薬として規制されています．コカインは精神依

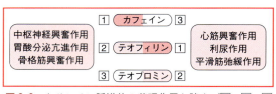

図3.8 キサンチン誘導体の薬理作用と強さ（①，②，③の順で強い）

表3.8 麻薬などの中枢神経作用，薬物依存と代表薬

依存型	中枢神経への作用	精神依存	身体依存	耐性	代表する薬物
バルビツール/アルコール	抑制	中程度	高度	中程度	バルビツール，アルコール，ベンゾジアゼピン
モルヒネ	抑制	高度	高度	高度	モルヒネ，ヘロイン，コデイン，ペチジン
大麻	抑制	軽度	疑わしい	疑わしい	マリファナ，ハシシュ
コカイン	興奮	高度	無	無	コカイン
アンフェタミン	興奮	高度	無	高度	アンフェタミン，メタンフェタミン
幻覚薬	興奮	軽度	無	中程度	LSD-25，メスカリン

存，嗜癖性の強い薬物です（**表3.8**）．コカインは，モノアミントランスポーターに結合して神経終末部でのカテコラミンの再取り込みを阻害します．その結果，シナプス間隙へカテコラミンを遊離させ，中枢神経興奮作用（気分高揚，多幸感）を示します．臨床では，エステル型の局所麻酔薬として表面麻酔に使用されています．

3.14.4 キサンチン誘導体 （図3.8）

キサンチンのメチル誘導体には，コーヒーに含まれるカフェイン，お茶に含まれるテオフィリン，ココアに含まれるテオブロミンがあります．**キサンチン誘導体**の非選択性ホスホジエステラーゼ阻害作用によって，cAMPを増加させ中枢神経の活性化や細胞内Ca^{2+}の遊離促進作用を示します．カフェインは中枢興奮作用（中枢興奮薬），テオフィリンは気管支平滑筋弛緩作用（気管支拡張薬），強心作用（強心薬），利尿作用（利尿薬），血管平滑筋弛緩作用（血管拡張薬）を示します．**ホスホジエステラーゼ**（phosphodiesterase：**PDE**）は，細胞内cAMPおよびcGMPを加水分解する酵素で11種類のサブタイプがあります．**PDE 3阻害薬**はcAMPの分解を阻害し，強心薬，抗血栓薬として，**PDE 5阻害薬**はcGMPの分解を阻害し，肺高血圧治療薬（血管拡張薬）として臨床応用されています．また，カフェインは**アデノシン受容体**（A_1，A_{2A}），テオフィリンはA_1とA_{2B}受容体を阻害する作用をもっています．

3.14.5 ニコチン

ニコチンはタバコに含まれ，口腔，胃腸粘膜，気道，皮膚から吸収され，脳のニコチン受容体に作用します．少量で中枢神経刺激作用，大量で中枢神経刺激作用，引き続き抑制作用を示します．ニコチンは精神・身体依存を示します．ニコチンはおもに肝臓代謝されますが，腎臓，肺でも代謝され，出産後の妊産婦では乳汁中にも排泄されます．禁煙者のニコチン中毒を治すため，ニコチンガム，ニコチンパッチがあります．ニコチンは，中枢神経節ではN_N受容体と結合して脱分極が生じ，伝達の促進と遮断を起こし，神経筋接合部ではN_M受容体と結合して脱分極が生じ，骨格筋のれん縮と弛緩を起こします．

3.14.6 ケタミン

ケタミンは大脳皮質や視床を抑制しますが，大脳辺縁系や網様体賦活系に対して活性化作用を示します．脳波上，大脳皮質では徐波化しても大脳辺縁系では覚醒波を示し，意識の解離状態を示すので**解離性麻酔薬**とよばれます．2006年までは静脈麻酔薬として臨床応用されていましたが，ケタミンの不正使用，乱用が問題となり，2007年1月から麻薬指定となりました．

演習問題

次の記述で正しいものは○，誤っているものは×を記してください．

- **3.1** 全身麻酔の麻酔第Ⅲ期は，第1相から第4相に分けられますが，いずれの相も手術可能です．
- **3.2** 吸入麻酔薬の強度は，最小肺胞濃度（MAC）で示されますが，この値が大きいほど麻酔作用が強い薬物といえます．
- **3.3** 亜酸化窒素（笑気）は，麻酔作用が強いので，単独で使用可能です．
- **3.4** 吸入麻酔薬イソフルレンは，著しい脳血流量増加，頭蓋内圧上昇を引き起こすので，注意が必要です．
- **3.5** 静脈麻酔薬プロポフォールは，生体内での分布・代謝がすみやかなため，麻酔の導入・覚醒がとても速いのが特徴です．
- **3.6** ベンゾジアゼピン系薬物は，催眠作用のほかに鎮静作用，抗不安作用，抗けいれん作用，筋弛緩作用なども有しています．
- **3.7** バルビツール酸系催眠薬は，レム睡眠を抑制するので，自然の睡眠に近い眠りをもたらします．
- **3.8** トリアゾラムは長時間型の催眠薬であり，翌朝のふらつき，倦怠感が出やすいので，注意が必要です．
- **3.9** 抗不安薬のジアゼパムは，作用時間が短いので心身症や神経症には使用されません．
- **3.10** ベンゾジアゼピン系抗不安薬の副作用

には，眠気，ふらつき，めまい，倦怠感，排尿障害などがあるので，服用する場合は注意が必要です．

● **3.11** タンドスピロンは，GABA受容体に作用する新しいタイプの抗不安薬です．

● **3.12** 統合失調症治療薬のクロルプロマジンは，連用によってパーキンソン症候群を発現することがあります．

● **3.13** クロルプロマジンの長期服用で排尿障害，便秘，腸管麻痺が起こることがあります．

● **3.14** 非定型抗精神病薬リスペリドンは，錐体外路系の副作用が比較的少ないことと，陰性症状に対しても効果があります．

● **3.15** アミトリプチリンは三環系の抗うつ薬で，副作用に尿閉があります．

● **3.16** イミプラミンは代表的な三環系抗うつ薬で，副作用として唾液過多と下痢があります．

● **3.17** 近年うつ病の第1選択薬として使用されるフルボキサミンやフルオキセチンは，選択的にドパミンの神経終末への再取り込みを抑制し，抗うつ作用を示します．

● **3.18** 炭酸リチウムは，安全性が高い即効性の躁病治療薬です．

● **3.19** フェニトインは，てんかん大発作に用いられますが，連用により歯肉増殖が現れることがあります．

● **3.20** エトスクシミドは，主としててんかん欠神発作に用いられます．

● **3.21** カルバマゼピンは，てんかん小発作の治療薬です．

● **3.22** ジアゼパムは，てんかん重積症の第一選択薬です．

● **3.23** レボドパ（L-ドパ）の副作用として，妄想，幻覚，錯乱などの精神症状が出現することがあります．

● **3.24** レボドパ（L-ドパ）は，中枢内でノルアドレナリンに変化してからパーキンソン症候群治療薬として作用します．

● **3.25** パーキンソン病治療に抗コリン薬を服用しているときは，排尿の回数をよく観察する必要があります．

● **3.26** モルヒネの副作用には，悪心，嘔吐，便秘，呼吸抑制などがあります．

● **3.27** 急性モルヒネ中毒の特徴は，散瞳，精神興奮，血圧上昇です．

● **3.28** 合成オピオイドのフェンタニルは，心臓手術の麻酔薬としてよく使用されます．

● **3.29** 認知症治療薬のドネペジルは，アセチルコリンエステラーゼを阻害することによって，作用を発揮します．

● **3.30** 空腹時にアルコールを摂取すると血中アルコール濃度は20分間程度で最大となり，8〜10時間程度でほぼ体内から消失します．

● **3.31** 日本人の約半数はⅠ型のALDHを欠損しているので，少量のアルコールを摂取するだけでも顔面紅潮，頻脈，呼吸促進，皮膚温上昇などの様相を呈します．

● **3.32** エタノールは中枢興奮作用により興奮状態を示し，不安を解消します．

● **3.33** メタンフェタミン（ヒロポン）は，精神・身体依存性が強くて耐性を生じやすく，連用により幻覚や妄想を生じ人格破壊にまで発展することが多く，覚せい剤取締法により厳しく規制されています．

● **3.34** カフェインは中枢興奮作用，テオフィリンは気管支平滑筋弛緩作用を示し，さらに，これらの薬物は，強心作用（強心薬），利尿作用（利尿薬），血管平滑筋弛緩作用（血管拡張薬）を示します．

● **3.35** ニコチンはタバコに含まれ，口腔，胃腸粘膜，気道，皮膚から吸収され，脳のニコチン受容体に作用し，少量で中枢神経刺激作用，大量で中枢神経刺激作用，引き続き抑制作用を示します．

● **3.36** ケタミンは解離性麻酔薬とよばれ，現在も静脈麻酔薬として臨床応用されています．

解答と解説

● **3.1** ×：第3相が外科手術にもっとも適した状態ですが，第1，2相においても，手術のタイプによっては可能です．しかし第4相については，麻酔が深すぎることによる心拍低下，血圧低下が生じ，生命にとっては危険な状態です．

解 答 と 解 説 　89

● **3.2**　×：MAC（minimum alveolar concentration）とは，皮膚切開を行ったとき，50%の患者で体動がなく，残りの50%の患者で体動が生じるときの肺胞気麻酔薬濃度です．したがって，MACの値が小さい麻酔薬ほど，麻酔作用が強い薬物です．

● **3.3**　×：亜酸化窒素は，鎮痛作用は比較的強いですが，催眠作用は弱いため（MAC：105），単独では十分な麻酔効果を得られません．通常は，酸素2 L/min および亜酸化窒素4 L/min に，吸入麻酔薬を加えます．しかし，副作用が強いことなどから，近年，亜酸化窒素は使用されなくなってきました．

● **3.4**　×：イソフルレンは，脳血流量増加・頭蓋内圧上昇の程度がほかの麻酔薬に比べて少ないため，脳外科手術の麻酔に比較的多く用いられます．

● **3.5**　○

● **3.6**　○

● **3.7**　×：良質な眠りには，レム睡眠とノンレム睡眠のバランスが重要です．バルビツール酸系催眠薬はレム睡眠を短縮させるため，催眠作用は強いですが，良質な眠りはもたらしません．

● **3.8**　×：トリアゾラムは作用時間が短く，就眠・入眠薬として用いられています．そのため，翌朝のふらつき，倦怠感を残さない薬物です．

● **3.9**　×：ジアゼパムは，作用時間が長く強度も割合強い抗不安薬です．本来，抗不安薬は，不安神経症，パニック障害，心身症などに，幅広く使用されます．

● **3.10**　○

● **3.11**　×：セロトニン受容体（5-HT$_{1A}$受容体）に作用する新しい抗不安薬です．

● **3.12**　○

● **3.13**　○

● **3.14**　○

● **3.15**　○

● **3.16**　×：イミプラミンは抗アセチルコリン作用が強く，副作用に口渇，便秘，排尿障害などがあります．

● **3.17**　×：フルボキサミンやフルオキセチンは，ドパミンではなくセロトニンの再取り込みを抑制して作用を発揮します．

● **3.18**　×：炭酸リチウムは，薬の効果がある有効濃度と，副作用を生じる中毒濃度との差が非常に小さく，安全域の狭い薬物です．また，作用効果発現までに1週間前後を要するため，軽度のときを除いて急性期治療には抗精神病薬を併用することが多くなっています．

● **3.19**　○

● **3.20**　○

● **3.21**　×：カルバマゼピンは，精神運動発作に用いられるほか，大発作にも有効ですが，小発作には効果がありません．

● **3.22**　○

● **3.23**　○

● **3.24**　×：ノルアドレナリンではなくドパミンです．

● **3.25**　○

● **3.26**　○

● **3.27**　×：急性モルヒネ中毒では，縮瞳，昏睡，呼吸抑制，血圧低下，体温低下，無尿などが生じます．

● **3.28**　○

● **3.29**　○

● **3.30**　×：血中アルコール濃度は40分間程度で最大となり，8〜10時間程度でほぼ体内から消失します．したがって，飲みすぎると二日酔いとして翌日までアルコールが残ることがあります．

● **3.31**　○：欧米人はⅠ型のALDHをもっている割合が多く，アルコールの強い人が多いです．

● **3.32**　×：エタノールは睡眠・抗不安薬のように中枢抑制作用による鎮静作用を示し不安を解消します．しかし，中枢抑制性神経を抑制するために，見かけ上興奮状態になります．

● **3.33**　○

● **3.34**　○

● **3.35**　○

● **3.36**　×：乱用・不正使用などの問題から，現在は麻薬指定されています．

4 循環器系疾患に対する薬物

4.1 循環器系概説

4.1.1 循環器系の構成と意義

循環器系は血液を全身にめぐらせるしくみです．**血液**は細胞・組織に栄養と酸素を供給し，老廃物と二酸化炭素を運び出す役割があり，これが円滑に行われないと細胞・組織は死滅してしまいます．これらを運搬するためには，血液が常に流れている必要があります．循環器系は，血流を常に維持するためのしくみといえます．

循環器系は，**心臓**と**動脈**，**毛細血管**，**静脈**などの**血管系**からなります．これらのしくみのうち，心臓のみが自ら収縮して血液を押し出しています．動脈は心臓が作り出した圧力をなるべく減衰させないで，効率よく全身に血液を分配するためにはたらきます．毛細血管は運んできた酸素や栄養を組織に供給したり，組織で生じる二酸化炭素や老廃物を運び出す役割があります．静脈は毛細血管を通過した血液を集めて心臓に戻すことに加えて，血液を一時的に貯えて，循環血液量を調節する役割があります．

体の状況は，1日の中でもめまぐるしく変わります．横に寝たり，立ったり，座ったり，運動したり，物を運んだり，さまざまな体勢をとります．いかなる体勢をとっても体中の血流は維持されなければならないので，そのために神経性の調節が必要です．循環器系の調節を行うのが**自律神経系**で，交感神経と副交感神経からなります．

循環器系では**交感神経**は，心臓と動脈および静脈に分布しています．放出される神経伝達物質は**ノルアドレナリン**です．心臓ではおもに**アドレナリン β_1 受容体**を介して，心収縮力を強め，かつ心拍数を増やすので，心拍出量を増大させます．

一方，動脈，静脈では**アドレナリン α 受容体**を介して血管平滑筋の収縮を引き起こし，血管壁の緊張を強めます．なお，大きな動脈や冠状動脈，筋肉内の動脈には**アドレナリン β_2 受容体**があり，これらの血管を拡張します．また，腎臓の糸球体傍装置にも β_2 受容体が存在して，レニンの分泌を高めます．

一方，**副交感神経**は心臓に分布して，心拍数を減らしたり，心収縮力を抑制したりして，心拍出量を低下させる作用をもっています．神経伝達物質はアセチルコリンで，心臓に分布する**ムスカリン性 M_2 受容体**を介して作用を引き起こします．

内分泌系も循環調節にあずかりますが，その対象は心臓や血管系そのものよりも，**循環血液量**の調節がおもなものです．とくに，**レニン-アンジオテンシン-アルドステロン系（RAA 系）**が重要です（**図 4.1**）．RAA 系の最終産物であるアルドステロンは，腎臓からの Na^+ の再吸収を促進します．すると体液中の Na^+ 量は増えますが，体液の浸透圧（Na^+ 濃度）は一定でなければならないので，腎臓からの水の再吸収も亢進し，結果的に体液量が増加します．これにより循環血液量も増加して血流を維持するのです．一方，体液浸透圧自体を増減し調節する役割をもつのがバソプレシンです．**バソプレシン**（vasopressin）は下垂体後葉から分泌されるホルモンで，口渇，脱水など体液浸透圧が高くなったときに分泌され，腎臓に作用して水の再吸収を促進し，体液浸透圧をもとに戻します．

心臓は**内分泌機能**も有しています．とくに，心房筋から分泌される**心房性ナトリウム利尿ペプチド（ANP）**が重要です．ANP は循環血液量が増大して心房壁が伸展されると分泌されます．そして，腎臓の糸球体の輸入細動脈を拡張して，糸

4.1 循環器系概説

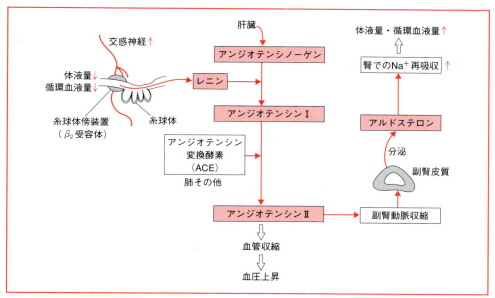

図 4.1 レニン-アンジオテンシン-アルドステロン系

球体濾過量を増大させます．この結果，排尿量が増えて，循環血液量は減少します．

4.1.2 心臓のポンプ機能

心臓は循環器系唯一の駆動装置です．ですから，心臓が停止すると，たとえ血管機能が正常でも，とたんに全身の血流が停止してしまい，人は生命の危機におちいります．心臓が血液を常に送り出すしくみを**ポンプ機能**とよびます．心臓は収縮と拡張を繰り返すことで，ポンプのように断続的に血液を動脈系に送り出しています．したがって，心臓は収縮・拡張を規則正しく行うための**ペースメーカー（歩調取り）**のしくみと，血液を押し出す**収縮機構**をもっています．

ペースメーカー機能は**自動能**とよばれ，自発的に興奮を生成して，それを心臓全体にタイミングよく送り出すはたらきをします．そのため，**刺激伝導系**（興奮伝導系）という組織が心臓に備わっています．この刺激伝導系を構成する心筋細胞を特殊心筋とよびます（図 4.2）．正常の自発興奮は洞房結節において生じます．洞房結節では，**ペースメーカー電位**とよばれる緩徐に進行する**脱分極**が起こり，これを引き金として**活動電位**が生じます．活動電位が**再分極**して終了すると，再びペースメーカー電位が起こり，活動電位を繰り返し

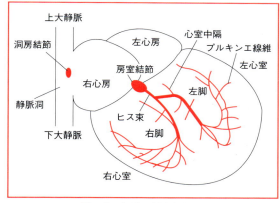

図 4.2 心臓の刺激伝導系

引き起こします（図 4.3(a)）．

こうして，ペースメーカー電位により活動電位発生の一定のリズムが形成されます．これを**洞調律**とよびます．洞房結節の活動電位の脱分極相を形成するのは **L 型 Ca^{2+} チャネル**です．なお，再分極は L 型 Ca^{2+} チャネルの不活性化と遅延整流性 K^+ チャネルの活性化により起こります．再分極すると再びペースメーカー電位が生じます．ペースメーカー電位には，再分極しているときに活性化していた遅延整流性 K^+ チャネルの脱活性化が重要です．それに加えて，脱分極をつくる内向き電流も必要です．しかし，その内向き電流の責任チャネルは，まだ同定されていません．

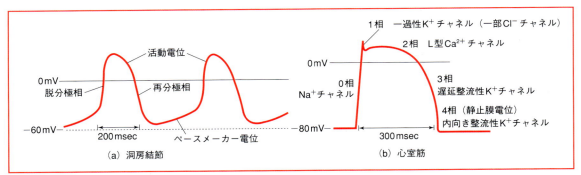

図4.3 心筋の活動電位

心筋細胞はお互いにギャップジャンクションでつながっているので，興奮は直接心筋を伝導していきます．したがって，洞房結節で生じた興奮は，そのつど心房筋に広がっていき心房収縮を引き起こします．心房と心室の間にはギャップジャンクションがないので，興奮は伝導しません．しかし，心房と心室の間を橋渡しする房室結節は，心房筋とギャップジャンクションでつながっているので，心房に広がった興奮は，房室結節のみに伝導します．心房筋の活動電位はNa$^+$チャネルにより脱分極するので，興奮伝導は比較的速いのですが，房室結節では再びL型Ca^{2+}チャネルにより脱分極するので，興奮伝導はいったん遅くなります．これにより，心房と心室が同時に興奮して血液の行き場がなくなることを防いでいます．房室結節の後，ヒス束，右脚および左脚，プルキンエ線維と興奮伝導が起こりますが，この心筋細胞はNa$^+$チャネルにより脱分極して速い興奮伝導になります．そのため，興奮は一気に心室筋の内膜側全体に広がります．この後，内膜側にあるプルキンエ線維から心室筋に興奮が伝導し，さらに心室筋の外膜側へ到達します．このしくみにより，心室筋全体がほぼ同時に興奮して収縮することになります．

心室筋と心房筋にはペースメーカー電位が現れず，−70〜−90 mVの**静止膜電位**を示します．静止膜電位は**内向き整流性K$^+$チャネル**により決まります（**図4.3(b)**）．刺激伝導系より興奮が伝わると，それを刺激として心筋に活動電位が生じます．最初の急速な脱分極相を0相といい，Na$^+$チャネルの活性化と内向き整流性K$^+$チャネルが閉じることで起こります．Na$^+$チャネルは活性化するとすぐに不活性化に転じるので，脱分極は＋30〜＋50 mV程度にとどまります．つぎに脱分極によってL型Ca^{2+}チャネルが活性化し，脱分極が継続します．これを2相あるいはプラトー相といいます．L型Ca^{2+}チャネルも不活性化するので，かわりに遅延整流性K$^+$チャネルが活性化し，再分極がはじまります．この再分極相を3相とよびます．3相の後，内向き整流性K$^+$チャネルが再び開いて静止膜電位に戻ります．静止膜電位の時期を4相とよびます．なお，一部の動物の心筋では0相と2相の間に急速に一時的な再分極相が起こり，1相とよばれます．1相は一過性K$^+$チャネル（一部はCl$^-$チャネル）の活性化によりますが，1相によってL型Ca^{2+}チャネルの不活性化は遅れて，後で述べるCa^{2+}の流入を増強します．

心筋は，特殊心筋も心房筋も心室筋も，興奮する，すなわち活動電位が発生すると，収縮を起こします．活動電位の脱分極相が起こった後，再分極が進行するまでの間，膜電位が脱分極側でとどまっている**プラトー相**が収縮に必要です．このプラトー相の間にはNa$^+$チャネルは不活性化していますが，L型Ca^{2+}チャネルは不活性化が遅いので，まだ十分開口しており，細胞外から細胞内にCa^{2+}がたくさん流入します．流入Ca^{2+}は，**筋小胞体**にある**リアノジン受容体**を刺激します．これによりリアノジン受容体のチャネル部分が開口して，筋小胞体に貯められているCa^{2+}が一気に細胞内に放出されます．これを**Ca^{2+}トランジェント**といいます（図4.4）．

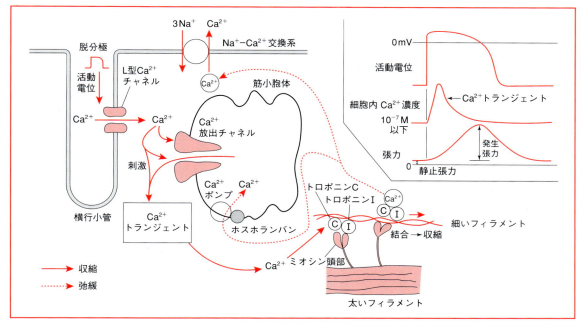

図 4.4 心筋の興奮収縮連関

　こうして増加した細胞内 Ca^{2+} は，収縮装置である**細いフィラメント**にあるトロポニン C に結合します．この結合は近接するトロポニン I の位置をずらし，これにより細いフィラメントのアクチンと**太いフィラメント**のミオシン頭部が結合して，細いフィラメントを太いフィラメント側に引き込んで，収縮が起こります．この後，細胞内 Ca^{2+} 濃度が上昇したことで，筋小胞体に Ca^{2+} を取り込むポンプが動いて，筋小胞体へ Ca^{2+} の回収が行われます．また，流入した Ca^{2+} は **Na^+-Ca^{2+}交換系**で細胞外へ排出されます．こうして細胞内 Ca^{2+} の濃度が減って，トロポニン C から Ca^{2+} が離れて，弛緩に転じます．この活動電位が生じて収縮が起こる一連のしくみを，**興奮収縮連関**といいます（図 4.4）．

　自律神経は興奮収縮連関のしくみを修飾することで，心臓に対する作用を引き起こします．交感神経から放出されるノルアドレナリンを受け止める受容体は，β_1 受容体が大半で，一部，β_2 受容体も関与します．β_1 受容体は刺激性 GTP 結合タンパク（G_s タンパク）と共役し，膜に結合しているアデニル酸シクラーゼを活性化します．アデニル酸シクラーゼは ATP を基質としてサイクリック AMP（cAMP）を合成し，細胞質に放出します．β_2 受容体の細胞内情報伝達系も同じしくみです．

　cAMP は，細胞質に存在する cAMP 依存性タンパクリン酸化酵素（A キナーゼ，PKA）を活性化します．A キナーゼは，さまざまな機能性タンパクをリン酸化します．とくに L 型 Ca^{2+} チャネル，遅延整流性 K^+ チャネル，筋小胞体のホスホランバンをリン酸化します（図 4.5）．

　L 型 Ca^{2+} チャネルと遅延整流性 K^+ チャネルのリン酸化は，それぞれチャネルを活性化し，洞房結節でのペースメーカー電位の脱分極を速めて，発火頻度を増やします．これが心拍数増加を引き起こします．また，房室結節での伝導速度を速め，心拍数増大に対応します．

　一方，L 型 Ca^{2+} チャネルのリン酸化は，Ca^{2+} の流入を増加するので，これにより筋小胞体からの Ca^{2+} 放出を促し，収縮力が増大します．ホスホランバンのリン酸化は筋小胞体のカルシウムポンプを活性化します．これにより筋小胞体の Ca^{2+} 貯蔵が増えて，つぎの収縮のときにより多くの Ca^{2+} 放出が起こり，これも収縮力を増強します．以上の反応により，交感神経刺激は心拍数増加と

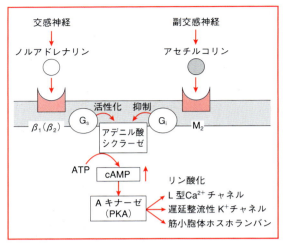

図 4.5　心筋の cAMP-A キナーゼ系

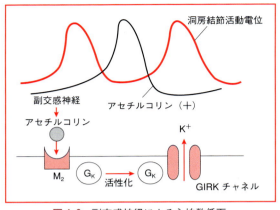

図 4.6　副交感神経による心拍数低下

心収縮力増大を起こし，心拍出量が増大することになります．

　副交感神経の作用は，**ムスカリン性 M_2 受容体**を介しています．副交感神経から放出されたアセチルコリンが M_2 受容体に結合すると，心拍数が下がり，心収縮力も弱まりますが，その細胞内情報伝達系は 2 種類あります．心拍数を下げるしくみは K^+ チャネルを活性化するものです．洞房結節の M_2 受容体にアセチルコリンが結合すると，**G_K タンパク**とよばれる GTP 結合タンパクが活性化します．活性化した G_K タンパクは隣接したムスカリン性 K^+ チャネル（**GIRK チャネル**）を活性化します．これにより K^+ が流出し，大きな外向き電流が生まれ，膜電位は過分極を起こします．過分極はペースメーカー電位による脱分極を抑えるので，活動電位が生じるタイミングが遅れ，心拍数が低下することになります（図 4.6）．G_K タンパクと GIRK チャネルは洞房結節をはじめとする刺激伝導系や心房筋に存在しますが，心室筋にはありません．心房筋の G_K タンパクと GIRK チャネルは，活性化すると，活動電位継続時間を短縮するので，それにより Ca^{2+} の流入が減って収縮力低下が起こります．しかし，心房収縮の血圧への貢献はわずかなので，中心的な作用ではありません．

　もう一つのシステムは，心室筋を含めてすべての心筋細胞に存在します．それは M_2 受容体が抑制性 GTP 結合タンパク（**G_i タンパク**）と共役するものです．G_i タンパクはアデニル酸シクラーゼを抑制しますが，それは G_s タンパクにより活性化されたアデニル酸シクラーゼです（図 4.5）．ですから，交感神経刺激により増加した cAMP をもとに戻す効果はありますが，何も刺激されていないアデニル酸シクラーゼには何も効果を示しません．心機能のレベルでいうと，交感神経刺激存在下で，心拍数低下と心拍出量減少が認められることになります．

4.1.3　血管系の役割と血圧の意義

　血管系は心臓で生じた圧力を，なるべく減衰させないで，効果的に伝えて動脈の血流を維持し，全身の毛細血管に血液を送り込む役割をもちます．これにより全身の組織に酸素と栄養素が供給されます．また，組織の代謝の結果生じた二酸化炭素と老廃物を血液とともに運び出し，静脈を経て，心臓に戻す役割もあります．これを達成するには血液が常に血管内を流れている必要があり，それを維持するのが圧力，すなわち**血圧**（動脈血圧）です．血圧（P）は，**心拍出量**（CO）と**末梢血管抵抗**（R）によって決まります．すなわち，P＝CO×R によって決まります．ですから，血圧を調節するためには，心拍出量を加減するか，末梢血管抵抗を加減する必要があります．

　交感神経刺激は心筋の β_1 受容体を介して心拍出量を増大することはすでに述べましたが，血管に対しては α_1 受容体を介して収縮を起こし，末梢血管抵抗は増大します．血管平滑筋の α_1 受容

体の細胞内情報伝達系は，イノシトールリン脂質代謝系です．イノシトール三リン酸(IP_3)が増え，タンパクリン酸化酵素 C（C キナーゼ，PKC）が活性化して平滑筋を収縮させます．こうして交感神経刺激は血圧を上昇させます．ただ，冠状動脈や筋肉内動脈は，$β_2$ 受容体を介して血管を拡張させます．これは緊張状態のときに筋肉内の血流を増やして，筋力を有効に引き出すためです．なお，血管平滑筋の $β_2$ 受容体は G_s タンパク，アデニル酸シクラーゼを活性化して，cAMP を増やします．平滑筋内で cAMP が増加すると，心筋と異なり弛緩が起こります．そのため，血管拡張が起こるのです．一方，副交感神経は，血管にはほとんど分布しておらず，全身の末梢抵抗に対する影響はごくわずかです．副交感神経の心臓作用は心拍数低下による心拍出量減少ですので，これにより血圧低下する傾向があります．

通常，臨床で用いられる血圧は**動脈血圧**です．これは心臓の拍動によって起こる圧力なので，心停止が起こるとたちまちゼロになります．心拍動による圧力ということは，圧力に変動があるということで，実際，動脈内に圧力測定用のカテーテルを挿入して測定した圧力波形は，やはり拍動に合わせて増減します（**図 4.7**）．心臓が収縮しているときに動脈血圧は上昇し，拡張期に転じる寸前に最高値を示します．この最高血圧を**収縮期血圧**とよびます．

心臓が拡張期に入ると動脈弁が閉じるので，心臓の圧力は動脈に伝わりません．そこで動脈内圧はすぐにゼロになると予想できますが，実際は圧力が徐々に低下していきます．これは，動脈の壁が弾力性に富むため，収縮期に心臓から血液を押し込まれたときに，動脈壁がふくらむことが原因

です．拡張期になると，心臓の圧力が伝わらないので，動脈壁が弾力性のためもとに戻ろうとしぼみます．これにより動脈内の血液には依然として圧力がかかり，拡張期に血流が止まってしまうことはありません．通常の洞調律では，拡張期の圧力がゼロになる前に再び収縮期に入るので，拡張期の最後に最小血圧が現れます．これを**拡張期血圧**といいます．

こうしてみると，収縮期血圧に心拍出量の影響が大きく，拡張期血圧には心拍出量と並んで動脈壁の弾力性が大きく影響することがわかります．動脈壁の弾力性をそこなう病態が動脈硬化です．

血圧は血液循環を維持するために必要であり，なるべく一定の値で安定するべきです．しかし，動作や運動，外傷や病気などによって，血圧が変動する可能性は常にあります．そこで，血圧の変動を察知して，血管や心臓の動きを調節し，血圧を一定に保とうとするしくみが常にはたらいています．これを**圧反射**とよびます（**図 4.8**）．圧反射は血圧を監視して，変動を察知することではじまります．

血圧を監視するしくみは，頸動脈洞と大動脈弓の壁に存在している**圧受容器**です．血圧が上昇すると活性化し，自律神経の求心性神経にインパルスを送ります．インパルスは延髄の孤束核にある循環中枢に入力されます．循環中枢は，さらに心臓抑制中枢と血管運動中枢に分かれています．圧力上昇の信号は，心臓抑制中枢を刺激して，心臓を抑制する副交感神経（迷走神経）にインパルスを送り，心拍数低下と心拍出量の減少を引き起こ

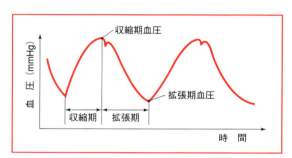

図 4.7　動脈圧波形

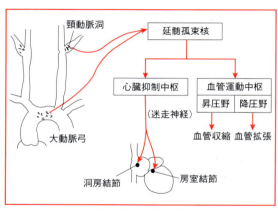

図 4.8　圧反射のしくみ

します. また, 血管運動中枢は, 降圧野が刺激され, 交感神経の活動を低下させて血管拡張を引き起こします.

こうして, 心拍出量低下, 末梢血管抵抗低下が同時に起こり, 血圧は下がりもとに戻ります. もし, 血圧が急激に下がると, 圧受容器からのインパルスが減り, 循環中枢は心臓抑制中枢を抑制して, 心拍数増大, 心拍出量増大を引き起こします. また, 血管運動中枢の昇圧野が刺激され, 血管収縮が起こり, 血圧が上昇します. 血管拡張薬を投与して起こる**反射性頻脈**（反射性頻拍）とよばれる副作用は, この圧反射のシステムが起こるためなのです.

4.2　抗不整脈薬

4.2.1　不整脈とは

不整脈とは, 単純に脈あるいは心拍の間隔が不ぞろい, つまり不整だということだけではなりません. たとえ間隔がそろった整脈でも, 正常範囲を超えて間隔が短く, 1分間あたりの脈の数が多い場合を**頻脈**といいます. また, 正常範囲を超えて間隔が長く, 1分間あたりの脈の数が少ない場合を**徐脈**といって, これらも不整脈の中に含めます. つまり, 心臓のリズムが正常でない状態を不整脈とよんでいます.

運動をしたり, 緊張したりすると, 心臓の鼓動を感じて脈が速くなります. しかし, これはもちろん生理的な反応であり, 病気ではありません. 患者が安静の状態で脈をとって, なおかつ正常範囲を超えていたり, リズムそのものに不整があったりすると, 不整脈と判定されるわけです.

しかし, 不整脈だとしても, 必ずしも治療の対象になるわけではありません. 少々不整脈があっても, 本人はまったく気にしていない場合もあります. 逆に, 実は正常の範囲の脈なのに, 患者が動悸を訴えたりします. また, 一生出ていてもそれ自体は生命に危険を及ぼさない不整脈もありますし, 出ただけで緊急処置をしないとすぐに致死的状態になる恐ろしい不整脈もあります. したがって, 不整脈の性状をよくみきわめて, 治療対象なのか, 経過観察でよいのか, を判断する必要が

出てきます.

致死性不整脈とよばれるものは, もちろん, とくに注意を払わなければなりません. 致死性になる原因は, 不整脈によって心臓のポンプ機能がいちじるしくそこなわれ, 全身の血液循環が低下してしまうこと, つまりショック状態になる危険性が高いということです. これの一番わかりやすいものは, 極端な徐脈, つまり心停止です. 心臓が止まってしまえば大変なことはだれでもわかります.

逆に心臓の脈が速すぎるもの, すなわち**頻脈性不整脈**も問題が大きいのです. なぜなら, 脈が速すぎると相対的に心臓の拡張期が短くなります. このため, 十分に心臓に血液が戻ってこないうちにつぎの収縮が始まってしまうので, つぎの収縮で全身に送られる血液量が減ってしまうのです. これは, 心臓は頑張って動いているのに, 力がからまわりしている状態です. こうして, 循環血液量が不足するので息苦しくなり, さらに進行すれば, 脳への血流が不足して失神することになります.

一番極端な状態は, **心室細動**とよばれるものです. 心室の壁の筋肉がバラバラに収縮するので, 心室全体としては細かく震えているだけとなり, 心臓から血液がまったく送り出されない状態になります. これを放置すれば, 当然, 死にいたってしまいます.

致死性不整脈は, 徐脈性にしろ, 頻脈性にしろ, 心臓のポンプ機能に障害が起こることが問題です. しかし, 心臓の機能に決定的な影響を引き起こさないのに, 生命に危険が及ぶ可能性をもつ不整脈があります. それが**心房細動**です. 心房細動は, 心房の壁が心室細動と同様に細かく震えている不整脈ですが, 心房はポンプ機能に対する貢献がきわめて小さいので, 心房細動だけで息苦しくなったり, 失神したりすることはほとんどありません. さらに, 慢性の心房細動では, それ自体になれてしまうので, 心房細動による症状はまったくなくなってしまいます. しかし, 心房細動のために, 心房の壁はほぼ停止した状態になるので, 心房の中で血液のよどみが生じ, これにより血液凝固が起こりやすくなります. 実際, 心房壁の内

4.2 抗不整脈薬

側に凝固による血栓が形成されます．これは，長い間に徐々に大きくなりますが，血栓自体はもろいものなので，何かの拍子で崩れてしまいます．こうしてできた小さな血栓が，血流に流されていくと，とくに左心房から出た血栓が脳動脈に詰まる確率が高く，**脳梗塞**を起こしてしまうのです．脳梗塞の軽いものは，手足のしびれ，ろれつが回らないなどの症状を示します．また，その後に体に麻痺を残します．さらに，大きな梗塞が起こると，それだけで，脳が広範に死滅してそのまま死にいたるおそれもあります．

こうして，不整脈は単なる動悸だけでなく，さまざまな症状を引き起こします．したがって，種々の症状の改善と，致死性発作の予防，発作的に起こった不整脈の停止などを目的として薬物が使われ，これを**抗不整脈薬**とよびます．

4.2.2 不整脈のメカニズム

正常の心拍動のリズムは，先に述べたように洞房結節で生成される興奮（活動電位）のリズムにより決定され，その後，興奮は刺激伝導系を伝導して心臓全体に広がります．徐脈性不整脈は，洞房結節でのリズム生成自体が遅くなったり，停止したりする**洞不全症候群**と，洞房結節自体は正常でも，その後の刺激伝導系のどこかで興奮伝導に障害が起こり，興奮が伝わらなくなる**ブロック**とよばれるものがあります．徐脈性不整脈は，心拍自体を人工的に引き起こす人工ペースメーカーの適応といわれます．しかし，軽度の徐脈性不整脈では，副交感神経遮断作用や交感神経刺激作用をもつ薬物の投与が考えられます．

頻脈性不整脈の発生のしくみは，大きく分けて二つあります．一つは洞房結節以外の部位に自動能が生じてしまう**自動性不整脈**です．もう一つは，洞房結節の興奮が心筋の中で消失せずに，再び心筋を興奮させてしまうもので，**リエントリー不整脈**といいます．

a. 自動性不整脈

洞房結節に加えて，刺激伝導系の特殊心筋は，程度の差はあれ，**自動能**をもっています．しかし，それらの心筋の自発活動のリズムは，洞房結節よりはるかに遅いので，自発活動が起こる前に洞房

結節からの興奮が到達して，それにより特殊心筋は興奮してしまいます．こうして，通常は洞房結節のリズムが優先され，すべての特殊心筋はそれにならうことになります．また，洞房結節のリズムで興奮し続けると，特殊心筋にとっては，自分の固有のリズムより速いリズムで興奮し続けることになりますが，これにより特殊心筋の自動能自体が抑制される現象が起きます．これを**オーバードライブサプレッション**（overdrive suppression）といいます．

こうして，洞房結節からの興奮が順調に伝わる限り，下位の特殊心筋で自動能は生じません．しかし，刺激伝導系のどこかに障害が起こり，下位の特殊心筋に洞房結節からの興奮が到達しないことがあると，特殊心筋の自動能が復活して，正常では自動能を起こさない部位から自動能が生じることになります．また，特殊心筋に異常が生じて，洞房結節より速いリズムで興奮をはじめる場合もあります．こうした病的な自動能を**異所性自動能**とよびます．異所性自動能は，洞房結節より速いリズムでなければ心臓全体に影響を及ぼさないので，不整脈として観察される場合は，頻脈性不整脈になります．

心房筋や心室筋は，本来は自動能を有しない心筋細胞です．しかし，これらの細胞に障害が加わると，異常な脱分極現象が起こり，これが周辺の細胞を刺激することになり，自動性として認められることがあります．この異常な脱分極には大きく2種類あります．一つは遅延後脱分極で（**図4.9(a)**），これにより**撃発活動**（triggered acitivity）とよばれる興奮が生じるものです．撃発活動は心室頻拍から心室細動に発展します．遅延後脱分極は，細胞内カルシウムが異常に増加した場合に起こりますが，心筋梗塞やジギタリス中毒などがその原因となります．もう一つは**早期後脱分極**とよばれる現象で（**図4.9(b)**），**torsades de pointes**（多形性心室頻拍）とよばれる致死性の多型性心室細動を引き起こします．先天性QT延長症候群や薬物性QT延長症候群などが原因となります．

自動性不整脈を抑制するには，自動能自体を抑制する薬物を投与したり，異常な脱分極を抑える

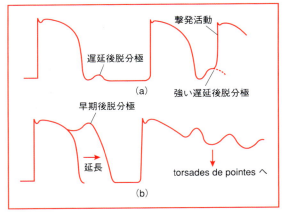

図 4.9　自動性不整脈

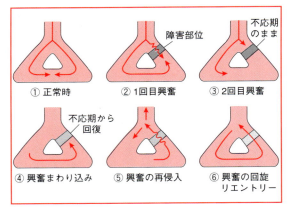

図 4.10　一方向性ブロックの形成とリエントリー

ために，細胞内のカルシウム濃度を下げる薬物を用いたりするのが有効です．

b. リエントリー不整脈

　洞房結節で生じた興奮は，刺激伝導系を伝わり，心室全体に広がり，そして消失します．しかし，心筋に障害があると，消失するはずの興奮が持続して，いったん興奮を終えた心筋細胞を再び興奮させる現象が起こります．これを**リエントリー**といいます（図 4.10）．最悪の場合，リエントリーした興奮は消失せずに長時間にわたり継続することになり，心筋はとても速い頻度で興奮し続けることになるので，頻脈性不整脈となります．心室頻拍や心房細動では，リエントリーが起こっていると考えられています．

　正常の興奮が消失する理由は，心筋細胞が活動電位を生じた，つまり興奮を生じた直後には，刺激を与えられても活動電位，すなわち興奮が起きない不応期になるからです．この不応期のため，いったん興奮した心筋は興奮しないので，興奮伝導が逆行することはありません．さらに，興奮伝導が進んだ先にすでに興奮した部位があると，そこはもう興奮しないので，興奮はそれ以上伝導しないことになり，興奮は消失したことになります（図 4.10①）．

　リエントリーが起こるためには，**一方向性ブロック**が生じる必要があると考えられています．一方向性ブロックが生じた部位は，上位から伝わった興奮は伝導せずにブロックしてしまいます．それ以下の部分は興奮していないので，別の方向に伝わった興奮が回り込んで，一方向性ブロックになった部位を逆方向に伝導しようとします．この場合は興奮が伝導してしまうので，上位の部分が再び興奮することになり（興奮の再侵入，図 4.10⑤），これが繰り返されることになるのです（図 4.10⑥）．

　それでは，どうして一方向性ブロックが生じるのかというと，原因は不応期の延長によると考えられます．不応期は，活動電位発生の責任をもつNa^+チャネルが活性化した後に，不活性化して脱分極刺激により活性化しない状態におちいることにより起こります．この不活性化状態は，興奮しない時期をある程度経ると回復して，刺激により再び活性化できるようになります．回復までに要する期間が不応期となるわけですが，虚血などで障害を受けた心筋では，不応期が延長することがわかっています．通常，上位から興奮が伝わると，正常部位と障害部位は等しく興奮します（図 4.10②）．そこで，次の刺激が上位から伝わると，正常部位は不応期を終えて，再び興奮伝導が起こりますが，障害部位ではまだ延長した不応期にあるので，興奮伝導が起こりません（図 4.10③）．これがブロックのしくみです．しかし，正常側を伝導した興奮が回り込んできたときには（図 4.10④），障害部位も不応期を脱しているので，障害部位でも興奮伝導が起こり，これが見かけ上，一方向性ブロックとみなされるのです（図 4.10⑤）．

　リエントリー不整脈を抑制するには，障害部位

の不応期をさらに延長させるのが有効であると考えられます．また，正常部位の不応期を延ばして，興奮の再侵入を防ぐ方法も有効であると考えられます．

4.2.3　抗不整脈薬の作用機序と分類

心筋の興奮，すなわち活動電位は，心筋細胞膜に存在するイオンチャネルのはたらきによって生じます．現在使われている**抗不整脈薬**は，このイオンチャネルに直接的に，あるいは，間接的に作用して，不整脈を停止させる作用をもっています．イオンチャネルは，当然ながら正常の興奮も形づくるものですから，抗不整脈薬は異常な興奮だけでなく，正常の興奮も抑制する作用をもっていることになります．つまり，不整脈の原因を取り除くというより，正常と異常の興奮を適度に抑えることで不整脈を停止させる，一種の対症療法であるということです．投与量が多くなりすぎると，正常の興奮伝導に大きく影響して，逆に不整脈を誘発したりするので，慎重な投与が必要となります．したがって，投薬中には，抗不整脈薬の血中濃度モニタリングを行うことが望ましいとされています．

抗不整脈薬の分類は，心筋の活動電位に対する作用に基づいて分類された**ヴォーン・ウィリアムス**（Vaughan-Williams）**の分類**が簡便です（**表4.1**）．しかし，この分類は，心筋のイオンチャネルの研究がいまだ黎明期であった時代のものなので，現在のイオンチャネルの知識に照らした場合，不都合な部分も見受けられます．そこで，不整脈の症状に基づき，イオンチャネルや受容体への薬物の作用機序を考慮に入れたガイドラインである**シシリアン・ギャンビット**（Sicilian Gambit）**の分類**が提唱されています（**表4.2**）．しかし，これはかなり複雑であり，心電図など詳細な解析によるデータが必要なので，より専門的な現場での活用に限られます．そこで，抗不整脈薬の作用点がイオンチャネルや受容体であることに着目して，作用点ごとに抗不整脈薬の作用を説明します．

a. Na^+ チャネル抑制薬

Na^+ チャネルは洞房結節と房室結節以外のすべての心筋細胞で，活動電位の立ち上がりを形づくるチャネルです．したがって，Na^+ チャネルを抑制すれば，心筋細胞は興奮しにくくなり，興奮伝導の速度も遅くなります．このことで，異常自動能やリエントリーを抑制し不整脈を停止させる薬物です．現在使われている抗不整脈薬の多くは，この **Na^+ チャネル抑制薬**に分類されます．局所麻酔薬が神経を麻痺させる作用機序と，Na^+ チャネル抑制薬の作用機序には，共通性があることがわかっています．昔から使われている抗不整脈は局所麻酔薬として開発されたもので，それが**リドカイン**です．

Na^+ チャネル抑制薬は心筋細胞の不応期を延長する作用をもっており，ヴォーン・ウィリアムスの分類ではクラスⅠとして分類されています．クラスⅠは活動電位幅への作用の差によって，a，b，cに細かく分類されていますが，これは実際の治療効果を必ずしも反映しません．そこで，Na^+ チャネルへの作用機序の違いから，Na^+ チャネル抑制薬の再分類が試みられました．Na^+ チャネル抑制薬は Na^+ チャネルが活性状態ある

表4.1　ヴォーン・ウィリアムスの分類

クラス	活動電位に対する作用	標的分子	代表的薬物
Ⅰa	0相立ち上がり速度抑制 活動電位幅延長	Na^+ チャネル K^+ チャネル	ジソピラミド シベンゾリン
Ⅰb	0相立ち上がり速度抑制 活動電位幅短縮	Na^+ チャネル	リドカイン メキシレチン
Ⅰc	0相立ち上がり速度抑制 活動電位幅不変	Na^+ チャネル	フレカイニド ピルジカイニド
Ⅱ	ペースメーカー電位抑制	β 受容体	プロプラノロール ナドロール
Ⅲ	活動電位幅延長	K^+ チャネル	アミオダロン ニフェカラント
Ⅳ	ペースメーカー電位抑制 活動電位幅短縮	Ca^{2+} チャネル	ベラパミル ジルチアゼム

4 循環器系疾患に対する薬物

表4.2 シシリアン・ギャンビットの分類による抗不整脈薬の作用

薬　物	Na^+チャネル			Ca^{2+}チャネル	K^+チャネル	受容体遮断		
	速い解離	中間	遅い解離			α	β	M_2
リドカイン	++							
メキシレチン	++							
プロカインアミド		+++			+			
キニジン		+++			+	+		+
プロパフェノン		+++					+	
アプリンジン		+++		+				
ジソピラミド		+++			+			+
ピルメノール		+++			+			+
シベンゾリン		+++		+				
フレカイニド			+++		++			
ピルジカイニド			+++					+
ベプリジル	++			+++	++			
ベラパミル	+			+++		++		
ジルチアゼム				++				
ソタロール					+++		+++	
ニフェカラント					+++			
アミオダロン	++			++	+++	++	++	
ナドロール							+++	
プロプラノロール	+						+++	

＋，＋＋，＋＋＋は作用の強弱を示します．

いは不活性化状態であるときに結合して，静止状態になると解離すると考えられます．薬物が結合している静止状態のチャネルは活性化しないか，活性化してもNa^+を通さないので，事実上，不活性化状態と同じです．したがって，結果として不応期が延びると考えられます（図4.11(a)）．このモデルを **modulated receptor hypothesis** とよびます．

現在，たくさんのNa^+チャネル抑制薬が使用されていますが，それらを比較すると，**不応期延長**の程度に差があることがわかります．不応期の延長があまり強くない薬物は，Na^+チャネルからの解離が速いことが原因なので，**fast drug** とよばれます．一方，不応期の延長が強い薬物は，Na^+チャネルから解離が遅いので **slow drug** とよばれます．fast drug は正常のリズム（洞調律）では，活動電位が生じてNa^+チャネル抑制薬が結合し，活動電位が終了した後，つぎの活動電位が生じるまでの間に，薬物が完全に解離してしまいます．そのため，洞調律には影響しませんが，正常の興奮の間に異常な興奮が起ころうとしても，薬物がNa^+チャネルを抑制しているので，興奮は起こりません．つまり，選択的に異常興奮のみを抑制することが期待できます（図4.11

(b)）．正確な意味で fast drug に属するのはリドカインのみです．リドカインは臨床使用量では正常調律にまったく影響を及ぼさないので，正常の刺激伝導系に関係のある上室性不整脈には有効ではありません．心室の異常自動能や，心室内リエントリーによって起こる危険な不整脈である心室頻拍に，きわめて効果を示します．ただ，リドカインは経口投与できないので，やや解離が遅いのですが，fast drug に属するメキシレチンが内服薬として使用されます．

一方，slow drug は，洞調律においてつぎの活動電位が生じるときにも，まだ薬物が結合しているNa^+チャネルが存在しますので，正常の興奮性や伝導速度を抑制します（図4.11(c)）．これは，一見よくないことのように思えますが，リエントリーの停止などではむしろ有効です．なぜなら，正常興奮の伝導が遅くなることで，障害部位への到達に時間がかかり，再侵入が起こる前に，つぎの正常の興奮が伝わって再侵入を阻止し，リエントリーが成立しなくなることが期待できるからです．ただ，一部の薬物は正常伝導を抑制するために，かえって不整脈を起こしやすくする可能性が大規模臨床試験で指摘されていて（CAST study），慎重な使用が求められています．正常

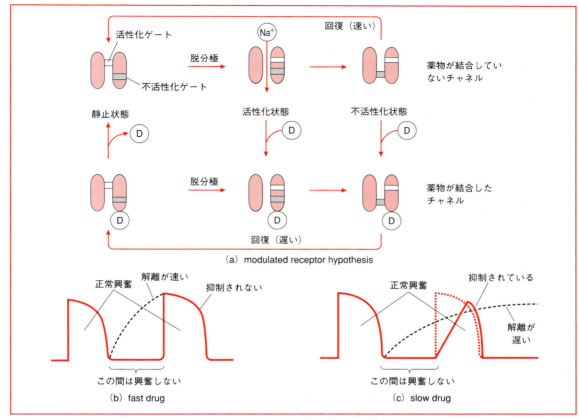

図 4.11 Na$^+$チャネル抑制薬の作用機序

調律を抑制できるので，心房粗動，心房細動，上室性頻拍症などの上室性不整脈に有効です．ジソピラミド，フレカイニド，シベンゾリンなどが使用されます．

これまで述べてきたことから明らかですが，Na$^+$チャネル抑制薬の過量投与は，必要以上に不応期を延ばして興奮性を抑えるので，正常調律を乱し，逆に不整脈を引き起こします．最悪な場合は心停止を起こす可能性があります．また，ほかのNa$^+$チャネルをもつ臓器にも影響を及ぼすので，中枢神経系では興奮やけいれんの副作用を示します．一方，血管平滑筋を抑制するので，血圧低下もよくみられる副作用です．slow drugのうちキニジン，プロカインアミド，ジソピラミドなどには抗コリン作用があり，服薬による長期投与では，尿閉がしばしばみられます．

b. Ca^{2+}チャネル抑制薬

Ca^{2+}チャネルは，洞房結節と房室結節の心筋細胞の活動電位の立ち上がりを形成するチャネルです．したがって，洞房結節に対しては，正常自動能を抑制して心拍数を遅くします．また，房室結節の伝導速度を遅くします．もちろん，過量に投与すると心停止や，房室結節での伝導が完全にブロックされる**房室ブロック**が起こる危険性があります．投与量を加減すると，不整脈の治療に使うことができます．ヴォーン・ウィリアムスの分類ではクラスⅣとされています．

とくに心房筋と洞房結節の接合部付近に，異常な自動能あるいはリエントリーが生じることがあります．非常に速い頻脈が生じる上室性頻拍症の発作では，**Ca^{2+}チャネル抑制薬**を投与することで，房室結節の伝導を遅らせて，異常興奮が頻回に心室に伝わることを防ぎ，発作を停止させることができます．心筋梗塞など，心筋細胞に障害が起こったときに，Ca^{2+}チャネルを通って大量のCa^{2+}流入が起こり，これによって自動性不整脈

が起こります．Ca²⁺チャネル抑制薬は，このCa²⁺流入自体を抑制できるので，不整脈の発生を抑えることが期待できます．

臨床では，注射薬として使いやすいベラパミルやジルチアゼムがよく使われます．しかし，投与量が多くなると心停止や房室ブロックの危険性があるので，様子をみながら，徐々に静注をしなければなりません．また，内服薬としてはベラパミルを使用して発作予防の治療が行われます．

c. K⁺チャネル抑制薬

心筋細胞の活動電位は，遅延整流性K⁺チャネルとよばれるK⁺チャネルが活性化することで，再分極して終了します．この遅延整流性K⁺チャネルは，心筋細胞の静止膜電位を決定する内向き整流性K⁺チャネルとは別の種類のチャネルです．遅延整流性K⁺チャネルが抑制されると，静止膜電位は変化しないで再分極が遅くなります．つまり，活動電位の継続時間が延長されます（**図4.12**）．活動電位の再分極によりNa⁺チャネルは不応期から回復するので，活動電位継続時間の延長は，Na⁺チャネルの不応期を延長する効果を生じます．この**K⁺チャネル抑制薬**による不応期の延長は，Na⁺チャネル抑制薬と同じように異常自動能の発生を抑えたり，リエントリーを防いだりすると考えられます．K⁺チャネル抑制薬はヴォーン・ウィリアムスの分類ではクラスⅢに属します．

現在臨床で使用されるK⁺チャネル抑制薬には，アミオダロン，ニフェカラント，ソタロールがあります．このうち，アミオダロンはK⁺チャネル抑制作用に加えて，Na⁺チャネルやCa²⁺チャネルに対する抑制作用も報告されており，さまざまな不整脈に著効を示します．ソタロールは，もともとβ遮断薬としてつくられましたが，活動電位を延長するところからクラスⅢ薬物として使用されるようになりました．したがって，クラスⅢとクラスⅡの両方の作用をもつことになります．

K⁺チャネル抑制薬は，使い方によっては不必要に活動電位継続時間を延長させる可能性があります．その場合は，早期後脱分極（**図4.9** 参照）を引き起こし，致死性不整脈である torsades de pointes を引き起こすおそれがあります．早期後脱分極は，とくに徐脈になっているときに起こりやすく，注意を要します．

d. β受容体遮断薬

アドレナリンβ₁受容体刺激は，洞房結節を刺激して洞調律を速くし頻脈となります．また，房室結節の興奮伝導速度を速くします．通常は，運動や精神的緊張などにより交感神経からノルアドレナリンが放出されてβ₁受容体を刺激することにより起こります．心房性頻脈や上室性頻拍症などの不整脈では，交感神経の過度の緊張が発作の原因となったり，不整脈を増悪させたりするので，これを是正するために**β遮断薬**を使用します．

また，心室性不整脈の一部では，交感神経が刺激伝導系の自動能を促進させて引き起こされる場合があり，このような不整脈のコントロールにはβ遮断薬が有効です．β遮断薬はヴォーン・ウィリアムスの分類ではクラスⅡに属します．プロプラノロールが代表的な薬物ですが，最近はピンドロールやカルテオロールが用いられています．副作用は当然ながら心抑制ですので，心抑制作用をもつ他剤との併用には注意が必要です．

e. ムスカリン受容体作用薬

副交感神経刺激は洞調律を遅くし，房室結節の伝導を抑制します．この作用は心筋細胞のムスカリン性M₂受容体を介しています．副交感神経は通常の状態でも心臓に対して作用していると考えられ，**M₂受容体遮断薬**であるアトロピンを投与すると，脈は速くなり，房室伝導は改善します．この作用を利用して，徐脈性不整脈である洞性徐脈や軽度の房室ブロックの改善にアトロピンを使用する場合があります．

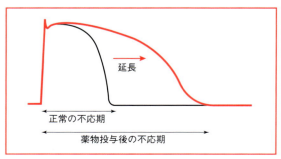

図4.12　K⁺チャネル抑制薬の作用

4.3 心不全治療薬

103

f. アデノシン受容体作用薬

細胞の重要なエネルギー物質であるATPですが，細胞外から細胞に投与すると，アデノシン受容体に結合して生理活性物質としてはたらくことが知られています．そして，ATPを静注した場合の心臓作用は心拍数低下であり，アデノシン受容体はM$_2$受容体と同様の作用を示すと考えられています．そこで，洞性頻脈などの上室性頻脈の治療にATPの静注が使われます．ムスカリン性受容体刺激薬は，副作用がさまざま生じる可能性があります．それに比べてATPの静注は安全性が高いと考えられていますので，とくに救急処置などで比較的多く使用されています．

g. 徐脈性不整脈治療薬

洞性徐脈や房室ブロックなどの徐脈性不整脈が起こり，心停止や心拍出量の低下によるショックなどの症状を呈する場合，人工ペースメーカーを植え込むのが通常の治療法です．しかし，洞性徐脈の軽度のものでも，動悸や軽度の心不全を示すことがあり治療が必要ですが，人工ペースメーカーの導入はためらわれます．かといって，カテコラミンなどを投与して心拍数を増やす治療は，血圧の上昇や不整脈の誘発の危険性があり，通常は行えません．そこで，漢方で用いられるニンジンなどの生薬を使用します．強心，頻拍作用があり，徐脈をゆるやかに改善します．

4.3 心不全治療薬

4.3.1 心不全とは

心不全は心臓が全身に血液を送り出す機能，すなわちポンプ機能が低下し，循環血液量が不足し，これにより種々の障害を引き起こす病態です．

心不全のうち**急性心不全**とは，急激に心臓ポンプ機能が低下ないし消失した状態をさします．心臓が拍動そのものを停止する心停止と，心臓が細かく震えるような収縮を呈し，結果的に血液を押し出せない心室細動がその原因です．全身の血流は停止し，血圧は測定不能，すなわちゼロとなり，脳に血流がないため脳機能を障害し，呼吸も停止します．数分以内に血流と呼吸の再開が得られない場合は死亡することになります．また，広範な

心筋梗塞が起こると，心停止とまではいかなくても，ポンプ機能がそこなわれ，ショック状態となります．急性心不全は救急治療の対象となります．したがって，薬物治療のおもな対象は慢性心不全ということになります．

慢性心不全とは，心停止までには至らないようなポンプ機能の低下が持続する状態をさします．日常の行動に制限，困難が生じます．慢性心不全の原因となる疾患は高血圧症，弁膜症（僧帽弁狭窄，僧帽弁閉鎖不全など），心筋梗塞，特発性心筋症など数多くあります．とくに，高血圧症や弁膜症では心臓に大きな負荷がかかり続け，それに対応するために心筋は肥大します．しかしそれにも限界があり，ついには心筋自体が疲弊し，収縮力が低下して心不全状態となります．一方，心筋梗塞や心筋症では収縮力を発揮する心筋の量が減ってしまうので，これにより心不全状態となります．また，肺気腫や肺線維症などの肺疾患により，右心系に負荷がかかり心不全状態を呈する**肺性心**も心不全に含まれます．

このようにさまざまな原因がありますが，いずれにしても心不全状態になると，末梢臓器で必要な酸素が供給されないことになり，息切れ，易疲労，倦怠感，動悸などの症状が出てきます．また，血液循環量が低下して，静脈側に血液がうっ滞します．この状態を**うっ血性心不全**といいます．慢性心不全の症状，重症度はNYHA（ニューヨーク心臓協会，New York Heart Association）分類によって考えられています（**表4.3**）．

表4.3 NYHA（ニューヨーク心臓協会）による心不全重症度分類

分類	症 状 な ど
I度	心疾患があるが症状はなく，通常の日常生活に制限はない．
II度	心疾患患者で日常生活が軽度から中等度に制限される．安静時には症状はないが，普通の行動で疲労・動悸・呼吸困難・狭心痛を生じる．
III度	心疾患患者で日常生活が高度に制限される．安静時には症状はないが，平地の歩行や日常生活以下の労作によっても症状が生じる．
IV度	心疾患患者で非常に軽度の活動でもなんらかの症状を生じる．安静時においても心不全・狭心症症状を生じることもある．

4.3.2 心不全治療の考え方

うっ血性心不全において心臓にかかる負荷には二つあり，一つは拡張期に心臓に流入する血液量です（図4.13）．心臓が収縮する能力に対して，流入してくる血液量が過剰であれば，心臓に大きな負担をかけることになります．流入血液量とは，静脈から戻ってくる血液量のことですから，**静脈還流量**とよばれます．この静脈還流量のことを，心臓が収縮する前にかかる負荷であるので**前負荷**とよびます．一方，心臓が血液を全身に向かって押し出すとき，動脈の血管抵抗が大きければ，血液を押し出すためにより大きなエネルギーが必要になり，心臓に負担をかけることになります．この動脈側の血管抵抗を**後負荷**といいます．

もちろん心筋自体の状態も大事です．心筋の収縮する能力を**収縮性**といいますが，これが一番大事です．さらに，そのときの心拍数も大きな影響を与えます．これまで述べてきたように，心筋の収縮性が低下しているのがまさしく心不全であり，病態の本質なのです．一方，心拍数が多い状態は，心筋に対していわば無理がかかっている状態と考えられます．とくに，慢性心不全では収縮性の低下により1回心拍出量が低下しているので，毎分の心拍出量を維持するため，反射的に交感神経の活動が高まり，心拍数が増加する傾向があります．このことが心不全の状態をさらに悪化させます．

うっ血性心不全の治療を考える場合，これら心臓にかかっている負荷，負担をどのように処理するかが，キーポイントになります．以前は，全身の血液循環を改善する目的で，心臓ポンプ機能を活性化させるような薬物，いわゆる強心薬を使用することが薬物治療の中心でした．一方で強心薬は，弱っている心筋に無理を強いているとも考えられます．実際，強心薬を使用した患者は，当面の症状は改善するけれども，長期予後はかえってよくないという報告もあり，強心薬の使用は減っています．現在は心筋にかかっている負荷を軽減する方向性が主流となっています．

うっ血性心不全の治療は，まず非薬物療法が行われます．具体的には心仕事量の減少をはかることで，安静，体重減少，塩分制限による循環血液量の減少などです．それでも症状の改善がない場合は，薬物療法に移行することになります．推奨されている治療ステップを示します（表4.4）．

4.3.3 レニン-アンジオテンシン-アルドステロン系（RAA系）に作用する薬物

腎臓から分泌されるレニンの作用により，**アンジオテンシンⅡ**が循環血液中に増加します（図4.1参照）．アンジオテンシンⅡの増加は，副腎皮質から**アルドステロン**の分泌を引き起こします．アルドステロンは，腎臓の遠位尿細管や集合管においてNa^+の再吸収を促進し，これによって体液量を増大させます．これは前負荷を増やし心不全の増悪因子になると考えられます．そこで，アンジオテンシンⅠを活性型のアンジオテンシンⅡに変換する酵素である**アンジオテンシン変換酵素（ACE）**のはたらきを阻害する薬物を与えれば，アルドステロンの分泌が減って，それにより体液量の減少による前負荷軽減が期待できます（図4.1参照）．カプトプリル，エナラプリルが使われています．副作用は咳，血管浮腫で，高カリウ

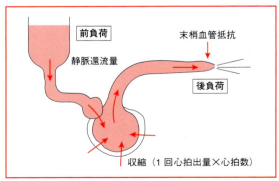

図4.13 心臓にかかる負荷

表4.4 うっ血性心不全の治療ステップ

ステップ	治療内容
NYHA Ⅰ度	生活改善，危険因子の除去，加えてACE阻害薬，AT_1受容体遮断薬．心筋梗塞後ならβ遮断薬．
NYHA Ⅱ度	ACE阻害薬，加えて塩分制限あるいは利尿薬，虚血性心疾患や不整脈がなければジギタリス．
NYHA Ⅲ度	ACE阻害薬＋利尿薬（スピロノラクトンを含む），必要に応じて他剤を考慮．
NYHA Ⅳ度	入院でカテコラミン，PDE阻害薬，利尿薬など静注．安定後，経口薬へ移行．

ム血症を起こす可能性も指摘されています.

アンジオテンシンIIは,血管のアンジオテンシンII受容体I型（AT₁受容体）に結合することで作用を引き起こしますが,この受容体への結合を阻害する薬物があります.これをAT₁受容体遮断薬（ARB）とよびます.この薬物はRAA系全体の作用を抑えることになるので,前負荷の軽減とともに,血管拡張作用による血圧減少で後負荷の低減も期待できます.ロサルタン,カンデサルタン,バルサルタン,イルベサルタンが用いられます.

現在,無症状の慢性心不全で薬物療法を行う場合,第一選択薬としてACE阻害薬が使われます.もし,副作用などにより使用が難しい場合は,AT₁受容体遮断薬が作用されます.

また,アルドステロンの作用自体を抑える抗アルドステロン薬も有効で,**スピロノラクトン**が,とくに重症心不全の予後を改善することが知られています.近年,新しくアルドステロン受容体の拮抗薬であるエプレレノンが見いだされたので,心不全への適応が期待されています.

4.3.4 利尿薬

排尿量を増やし,それによって体液量を減らす効果があります.体液量の減少は,結局循環血液量を減らすことになるので,前負荷を低減させて,心臓の負担を減らすことで,循環を改善します.とくに,うっ血性心不全では,静脈側での血液のうっ滞が著明なので,尿量増加による体液量減少は効果的と考えられます.臨床で広く使われるのは,**ループ利尿薬**のフロセミドです.ループ利尿薬は,腎臓のヘンレ上行脚でのNa^+の再吸収を抑制します.これにより,それ以降の遠位尿細管と集合管を通過する尿中のNa^+が増えます.そうすると,尿の浸透圧が高まり,集合管での水の再吸収を抑制することになります.こうして尿量を増やす作用をもっています.この効果はかなり即効性で,フロセミドを静注するとたちどころに尿量が増加します.ただ,その際に再吸収されるべきK^+も同時に排出されてしまうので,低カリウム血症になるおそれがあります.そこで,カリウム保持性利尿薬を同時に投与することが行われます（9.3節「利尿薬」参照）.

4.3.5 ジギタリス（強心配糖体）

ジギタリスは古典的な強心薬です.長い治療経験の蓄積により,たくさんの副作用が報告されています.また,安全域が狭いので,ちょっとしたことで血中濃度が上昇して中毒が起こりやすく,非常に使いにくい薬物です.しかし,適正な血中濃度の維持と,厳重な副作用監視が行われれば,依然として有効な**強心薬**であることに違いはありません.

ジギタリスの強心作用の正体は,ジギタリスがもつ間接作用と直接作用のうち,心筋に対する直接作用にあります.具体的には,ジギタリスは,細胞内外のNa^+,K^+濃度を維持する役割をもつNa^+ポンプを抑制します（図4.14）.Na^+ポンプが抑制されると,細胞内Na^+濃度は上昇しますが,これにより細胞内Ca^{2+}の排出の役割をもつNa^+-Ca^{2+}交換系の活動が阻害され,細胞内にCa^{2+}の蓄積が起こると考えられます.蓄積されたCa^{2+}は筋小胞体に取り込まれて,収縮時のCa^{2+}上昇（Ca^{2+}トランジェント）を増強し,収縮力を増やします.

ジギタリスには,間接作用として迷走神経活性化作用があります.これは徐脈を引き起こすので,心不全治療には有利にはたらく可能性があります.間接作用は比較的低濃度で現れるので,抗不整脈薬として使用される場合は,この間接作用を目的としています.

ジギタリス中毒のおもな症状は,直接作用に起因する心室性不整脈で,二段脈から心室頻拍,心室細動の致死性不整脈が生じる可能性がありま

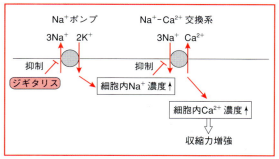

図4.14 ジギタリスの作用機序

す．これらの症状は，血中 K$^+$ 濃度が低下していると生じやすいので，利尿薬との併用は避けるべきです．また，間接作用が増強した場合には，**房室伝導障害（A-V ブロック）**が起こります．ほかには，視覚障害や消化器症状の報告があります．

4.3.6 血管拡張薬

静脈系を拡張し，前負荷を軽減するものとしては，ニトロプルシッドや亜硝酸アミルなどの硝酸薬が使用されます．うっ血性心不全に対する効果は認められるところですが，長期の連用により薬物耐性が出やすいのが問題点とされています．

一方，動脈系を拡張し，後負荷を軽減するものとしては，ヒドララジンと Ca^{2+} 拮抗薬（Ca^{2+} チャネル抑制薬）が使われます．ヒドララジンは動脈系の血管拡張薬として昔から使われていましたが，作用機序は解明されていません．ただ，直接的に血管に作用すると考えられているので，心臓に対する悪影響は少ないと考えられます．また，Ca^{2+} 拮抗薬は血圧低下による反射的な交感神経活性化を引き起こします．そのため，心拍数増加とレニン分泌亢進が懸念されるので，単独では使用されません．

なお，ヒドララジンと硝酸薬の併用は，予後を改善するという報告がありますが，大量投与が必要で，日本では採用されていません．

4.3.7 β受容体遮断薬

本来，アドレナリン β$_1$ 受容体刺激は，心拍数と心拍出量を増やすので，その遮断薬である β 受容体遮断薬は，むしろ心不全を増悪すると考えられ，使用禁忌とみなされていました．しかし，慢性心不全患者に対する大規模臨床試験において，β 遮断薬の継続的投与が慢性心不全患者の予後を明らかに改善することが示され，広く臨床使用されるようになりました．β 遮断薬の心不全に対する薬理作用は，徐脈作用や心筋収縮軽減を通じて起こる酸素需要の減少で，心筋に無理をかけずに保護的にはたらくと考えられます．また，左室拡張能の改善による 1 回心拍出量の改善も治療効果に寄与していると考えられます．カルベジロール，メトプロロール，ビソプロロールなどが用いられています．

4.3.8 PDE 3 阻害薬

ミルリノンとオルプリノンが認可されています．これらピリジノン誘導体は，ホスホジエステラーゼ 3（PDE 3）を選択的に阻害する作用をもちます．PDE 3 は心筋と血管平滑筋のみに存在し，cAMP を分解しています（**図 4.15**）．したがって，PDE 3 が阻害されると，cAMP が増加して心筋の収縮力は増強します．一方，血管での cAMP の増加は平滑筋を弛緩させるので，血管拡張が起こり，後負荷を軽減します．こうして二重の効果により，心不全患者の血行動態は大幅に改善すると期待されています．しかし，今のところ，生命予後を改善するという報告はなく，白血球減少，過度の利尿，低カリウム血症など副作用も少なくないことから，心不全患者の急性増悪に対応するための注射などに使用が限られています．

4.3.9 カテコラミン類と β 受容体部分活性薬

かつては，心不全患者の心筋収縮力を改善する目的で，アドレナリン β$_1$ 受容体を刺激するカテコラミン類が用いられていました．しかし，頻拍などを引き起こし，むしろ心不全を増悪する恐れもあるので，現在は使われていません．ただ，慢性心不全が増悪して急性心不全に転じた場合には β$_1$ 受容体刺激薬であるドブタミンが使用されます．ドブタミンは腎血流量を改善する作用を併せもつので，間接的に利尿効果も期待でき，患者の血行動態を改善するにはきわめて有効です．

慢性心不全に対する長期使用の治療薬として

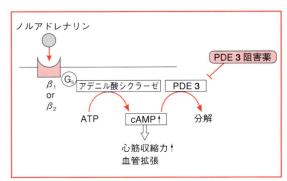

図 4.15　ホスホジエステラーゼ 3（PDE3）の阻害

は，デノパミンの使用が試みられています．デノパミンは，本来はβ遮断薬ですが，交感神経の活性が低く，ノルアドレナリンの作用が少ないときには，むしろβ_1受容体刺激薬としてはたらく部分活性薬です．この適度な強心作用が，慢性心不全には有効ではないかと期待されています．

4.4 虚血性心疾患治療薬

4.4.1 虚血性心疾患とは

虚血性心疾患は，大きく狭心症と心筋梗塞に分けられます．このうち**狭心症**とは，心臓を栄養する血管である冠血管系（冠状動脈や冠状静脈が含まれる）になんらかの障害があり，それによって，心臓の仕事量に見合うだけの酸素供給量が確保できないときに発作的に起こります（図4.16）．具体的には，酸素不足によって生じる嫌気的代謝産物が心臓内の内臓性求心性神経を刺激して，前胸部やその周辺に「締め付けられるような痛み」を生じることです．これを**狭心痛**といい，狭心痛が出現することを**狭心症発作**といいます．この狭心痛が出ると，人は安静になるので，心臓の仕事量が減り，それにより痛みが治まります．

狭心症の原因は大きく二つあるとされています．一つは，冠動脈に動脈硬化が進行して，ある程度血管内腔が狭くなったときです．このとき，冠状動脈の血流量は，安静な状態の心臓の仕事量に必要な酸素を十分供給できます．しかし，労作や運動をして心臓の仕事量が増加したときには，血管が狭くなっているので，血流を十分増やすことができず，心臓は酸素不足になり，狭心痛が生じます．もちろん労作をやめると，狭心痛は治まります．これを**労作性狭心症**とよびます．

もう一つは，安静な状態でも突如として狭心痛が生じるもので，冠状動脈で動脈硬化などのために，血管内皮細胞が壊れ，何かをきっかけに血管がけいれん状に収縮するようになったものです．このけいれん状の収縮を**血管れん縮**とよびます．血管れん縮により冠状動脈の血流は減少するので，安静状態でも心臓の仕事量に対する酸素供給量は不足し，狭心痛が出現します．このような狭心症を**安静狭心症**，あるいは**異型狭心症**とよびます．通常，血管れん縮は長続きしないので，狭心痛も一過性になりますが，場合によってはれん縮がもとに戻らず，それをきっかけにして心筋梗塞へ進展することがあります．

心筋梗塞は，もう一つの重要な虚血性心疾患です．心筋梗塞は，狭心症と違って一過性の疾患ではありません．冠状動脈に動脈硬化が進み，動脈内に**血栓**が形成されやすい状況になります．そこで，ストレスなどをきっかけに血栓が急速に大きくなり，ついには動脈を閉塞してしまいます．閉

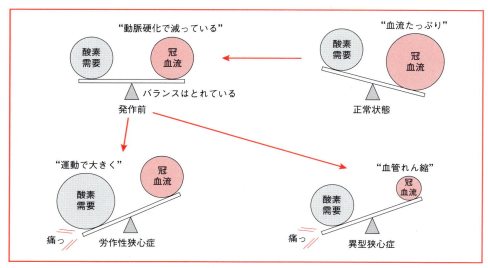

図4.16 心筋の酸素需要と冠状動脈血流

塞部位より下流の心筋には血流が到達しないので，壊死が起こります．すると，持続するはげしい胸痛，ポンプ機能の低下，不整脈の発生などが起こり，きわめて危険な状態になる疾患です．心筋が壊死するので，梗塞部位がもとに戻ることはありません．梗塞部位が広ければ，一気に急性心不全から死にいたりますし，梗塞部位が小さくても，致死性不整脈が生じる危険性は常にあります．

狭心症の一部は心筋梗塞に進む可能性がありますが，基本的に狭心症と心筋梗塞は別個の疾患と考えるべきで，治療薬の使用も自ずと異なります．心筋梗塞では，閉塞した冠動脈の再開通のための器具（ステント）や血栓融解療法，不整脈の停止や防止のための抗不整脈薬の使用，再梗塞予防のための抗血栓薬の使用が中心となります．一方，狭心症では冠動脈の血流を改善する血管拡張薬や，酸素不足を改善する薬物の投与が中心となります．

4.4.2　狭心症治療の考え方

狭心症の発作は，心筋の酸素要求量に血流による酸素供給が追いつかない場合に起こります．したがって，狭心痛をおさめるためには，血流を増加させるか，心筋の酸素消費を低減させるかの方法が考えられます．血流を増やすためには，血管を拡張する薬物を使用することが有効と考えられます．硝酸薬や Ca^{2+} 拮抗薬（Ca^{2+} チャネル抑制薬）がこの目的で使用されます．もう一つは，心筋の酸素消費量を低減させる方法で，硝酸薬と β 遮断薬がこの効果を有すると考えられます．

狭心症発作を治療するだけでなく，継続的な服薬により狭心症発作の回数を減らす，あるいは予防する治療も必要です．β 遮断薬や Ca^{2+} 拮抗薬は発作の予防に著効を示すとされています．

4.4.3　硝　酸　薬

硝酸薬の代表は**ニトログリセリン**です．ニトログリセリンは，狭心症発作の際に舌の下で溶かすようにして服用すると，狭心痛を軽減あるいは消失させることができます．硝酸薬は構造の中に硝酸エステル（$R-O-NO_2$）をもち，体内で代謝されて一酸化窒素（NO）を生成します．NO は血

管平滑筋に作用して細胞内で cGMP を増加させます．cGMP は細胞内でさまざまな作用をもちますが，最終的に，血管平滑筋を弛緩させ，血管拡張を起こします．硝酸薬の血管拡張作用は，末梢抵抗を決める小動脈系より，容量血管である静脈系でより強いと考えられます．これを心臓のポンプ機能に当てはめると，末梢抵抗を下げて後負荷を下げる効果より，静脈を拡張して静脈還流量を減らして前負荷を下げる作用が強いことになります．前負荷の低下は，心筋が押し出す血液量が減ることにつながり，仕事量が減るので，酸素消費量が減って，血流とバランスがとれて狭心痛が収まります．つまり，硝酸薬による冠血管の拡張作用は主たる効果ではないということに注意を要します．

ニトログリセリンは作用発現が速いので，発作を止めるのには有効ですが，体内ですぐに代謝され，作用時間が短くなります．また，肝臓ですぐに分解されるので，経口投与してもほとんど無効です．したがって，発作の予防のための維持療法には使えません．そこで，比較的長時間作用する硝酸イソソルビドなどが経口薬やテープ剤として使われます．しかし，硝酸薬は薬物耐性が出やすく，1 回の投与で 6〜8 時間程度で効力が失われます．そこで，間欠的な使用が必要とされていて，漫然と長期投与することは無意味と考えられています．

副作用としては，血管拡張作用による拍動頭痛，顔面紅潮，起立性低血圧があります．ほかの血管拡張薬と同様に反射性頻脈もみられます．

4.4.4　Ca^{2+} 拮抗薬

血管平滑筋でも，L 型 Ca^{2+} チャネルは，重要な Ca^{2+} 流入経路であり，流入した Ca^{2+} の量により平滑筋の収縮力は決まってきます．したがって L 型 Ca^{2+} チャネルの抑制薬である **Ca^{2+} 拮抗薬**は，強力な血管拡張作用を示します．前に述べたように，労作性狭心症の場合，冠状動脈自体が強く収縮することはないため，Ca^{2+} 拮抗薬は強い効果は示しません．したがって，労作性狭心症の発作軽減は期待できません．しかし，血管れん縮が原因である異型狭心症では，血管れん縮そのも

のを除去することができるので，きわめて有効です．また，経口による持続投与が可能ですので，発作の予防にも効果があります．

Ca^{2+}拮抗薬のうち，心筋と比較して血管平滑筋により選択性が強い薬物であるジヒドロピリジン系薬物が，狭心症の治療の場合に選択されます．代表的なものはニフェジピン，ニカルジピンです．近年は長時間作用型のアムロジピンが維持療法に使いやすいとして，使用が増えています．比較的心筋にも作用を示すCa^{2+}拮抗薬であるベラパミルやジルチアゼムは，徐脈や収縮力低下などの心抑制を示すおそれもあり，現在はあまり使用されません．

Ca^{2+}拮抗薬は，血管拡張作用により全身の血圧を低下させるので，これが交感神経を刺激して反射性の頻脈を引き起こすことがよくあります．患者は動悸を感じるので，好ましいことではありません．しかし，長時間作用のアムロジピンは，この反射性頻脈が起こりにくいことが報告されているので，使いやすい薬物であるといえます．

4.4.5 β遮断薬

β遮断薬は，交感神経の刺激を遮断して，心臓に安静をもたらします．具体的には，収縮力が低減し，心拍数が低下します．これらの効果により心筋の酸素消費量が減るので，とくに労作性狭心症の発作予防に有効であると考えられます．しかし，交感神経の冠状動脈への作用はβ_2受容体を介した拡張作用です．遮断してしまうと血管拡張が起こらないので，血管れん縮に基づく異型狭心症では，あまり効果が期待できません．さらに，冠状動脈でβ_2受容体が遮断されると，α_1受容体への作用が現れてきて，これが血管れん縮を引き起こす危険性があります．つまり，異型狭心症ではむしろ悪化要因となることが考えられ，現在はほとんど使用されていません．

4.4.6 K$^+$チャネル開口薬

血管平滑筋に存在するK$^+$チャネルは，抑制されるとK$^+$が流出しなくなって，膜電位が上昇（**脱分極**）し，これにより膜電位依存性があるL型Ca^{2+}チャネルが開いて，血管が収縮します．一方，

K$^+$チャネルがさらに開口すると，K$^+$の流出が多くなり，膜電位は低下（**過分極**）します．こうなると，L型Ca^{2+}チャネルが閉じてしまうので，血管は拡張することになります．したがって，**K$^+$チャネル開口薬**は血管拡張作用を示します．現在，臨床で用いられているK$^+$チャネル開口薬はニコランジルです．ニコランジルは構造の中に硝酸基も有するので，硝酸薬としての作用も期待できます．ニコランジルは血管れん縮を抑える作用が期待できるので，異型狭心症の発作予防に用いられます．

ニコランジルには，血管拡張作用による頭痛，血圧低下，反射性頻脈の副作用があります．また，肝機能を低下させる可能性があるので，肝障害を有する患者には禁忌とされています．

4.4.7 抗血栓薬

心筋梗塞の急性期を過ぎた後でも，動脈硬化がもとに戻ることはありえないので，残った冠状動脈において再び血栓が形成され再梗塞を起こす可能性が十分にあります．したがって，再発防止のために，血栓ができにくくする薬物である抗血栓薬の投与が必要になります．推奨されている薬物は抗炎症薬であるアスピリンで，血小板の活性を抑えて血栓形成を防止します．通常は，抗炎症薬として使う量より低用量のアスピリンで十分な予防効果が期待できます（5.3節「血液凝固・線溶と薬物」参照）．

4.5 高血圧治療薬

4.5.1 高血圧の考え方

高血圧は，安静時の動脈血圧が正常より高い状態が継続している病態をさします．つまり，血管は高い圧力に常にさらされていることになるので，これによって血管壁にダメージが加わり，**動脈硬化**が進行します．動脈硬化が進行した血管では，内腔に血栓を生じやすくなり，心筋梗塞や脳梗塞を起こすおそれがあります．また，高い血圧に耐えきれなくなって血管が破れ，脳出血が起こる可能性もあります．さらに，腎臓の血管が障害され，腎不全に進行します．この高血圧による血

管の障害は，さまざまな臓器で起こる可能性があるので，高血圧はさまざまな疾患の原因となります．

　高血圧症は，安静時において動脈の収縮期血圧で140mmHg以上，あるいは拡張期血圧で90mmHg以上を示す場合をさします（**表4.5**）．高血圧症は**本態性高血圧**とよばれるものと，**二次性高血圧**とよばれるものがあります．このうち二次性高血圧は，高血圧の原因となる疾患が明らかなものです．腎血管の狭窄，副腎などの褐色細胞腫，副腎での腺腫や過形成によるアルドステロンの分泌過剰などです．二次性高血圧は，薬物で血圧を下げる降圧療法に加えて，原因疾患の治療が必要で，原因疾患が完治できれば高血圧症も当然，改善されます．二次性高血圧は，高血圧症全体の1割程度です．

　本態性高血圧は，明らかな原因を見いだすことができない高血圧症のことです．過食，高食塩食，喫煙，飲酒，運動不足などの生活習慣や，家族性あるいは遺伝素因などが背景にあって引き起こされると考えられます．これらの背景因子が長期にわたって続くと，アルドステロンやカテコラミンなどの液性因子や交感神経系の変調が起こり，おもに抵抗血管の緊張が高くなると考えられます．とくに，塩分の過剰摂取は循環血液量を増やしたり，ナトリウム自体が腎機能に悪影響を及ぼしたりして，高血圧を形成する主たる成因になると考えられます．本態性高血圧は高血圧症の9割を占めます．本態性高血圧の治療には，**生活習慣の改善**が大前提となります．しかし，生活習慣の改善と合わせて**降圧療法**を行って低い血圧を維持すると，先に述べた高血圧によって引き起こされるより深刻な疾患を予防できることがわかっていま

す．したがって，降圧療法は対症療法ではありますが，高血圧治療で重要な手段です．

4.5.2　降圧薬の作用機序と分類

　血圧は心拍出量と末梢血管抵抗の積によって定義されます（血圧＝心拍出量×末梢血管抵抗）．つまり，心拍出量が多くなれば血圧が上がります．また，末梢血管が収縮して内腔が狭くなると，血管抵抗が高まり血圧が上がります．したがって，血圧を下げるためには，心拍出量を減少させるか，血管抵抗を下げる必要があります．現在，臨床で使用されている降圧薬は，このいずれかの作用をもっています．

　心拍出量を低下させる代表的な薬物はβ遮断薬です．交感神経の緊張はβ_1受容体を介して，心収縮力を強め，1回拍出量を増やします．また，洞房結節に作用して心拍数を増大します．この両方の作用により，1分間あたりの心拍出量が増大して血圧を上昇させます．β遮断薬は，この交感神経の心拍出量増大作用を弱めて，血圧を減少させます．

　心拍出量に大きく影響を及ぼすものに**循環血液量**があります．循環血液量は，心拍出量と末梢血管抵抗の結果として決まるものではありますが，血液の総量が多くなれば，静脈還流量が増えて心拍出量は増大します．そのため，体液量を減少する薬物は降圧が期待できるのです．循環血液量を調節するホルモンとしては，アルドステロンが代表的です．アルドステロンは腎臓に作用して体液量を増加させます．これにより循環血液量を増加させますので，心拍出量が増えます．そこで，アルドステロンの分泌量を減らせば，心拍出量を減少することが期待できます．アルドステロンの分泌量を抑制する薬物として，アンジオテンシン変換酵素阻害薬とアンジオテンシン受容体遮断薬があります．循環血液量を減らす薬物としては，利尿薬も効果的です．利尿薬は排尿量を増やして，体液量を減らすので，循環血液量も減ります．こうして血圧が低下します．利尿薬は大なり小なり血圧を下げる効果があることになりますが，より強い降圧作用を示す利尿薬をとくに**降圧利尿薬**とよび，高血圧症の治療に用いられます．

表4.5　成人における血圧値の分類
（日本高血圧学会による）

分　類	収縮期血圧		拡張期血圧
至適血圧	<120	かつ	<80
正常血圧	<130	かつ	<85
正常高値血圧	130〜139	または	85〜89
Ⅰ度高血圧	140〜159	または	90〜99
Ⅱ度高血圧	160〜179	または	100〜109
Ⅲ度高血圧	≧180	または	≧110
（孤立性）収縮期高血圧	≧140	かつ	<90

4.5 高血圧治療薬

末梢血管抵抗を減少させる薬物の代表は**血管拡張薬**です．血管拡張薬は血管平滑筋に作用して，その緊張を解くことで末梢血管抵抗を下げる薬物です．血管拡張薬は動脈に対する作用が強いものと，静脈に対する作用の強いものがあります．このうち，硝酸薬に代表される静脈に対する拡張作用が強いものは，さほど全身の血圧を低下させないため，降圧薬としての使用は限られています．一方，動脈と静脈に対して同等，あるいは動脈に対する作用が強いものは，効果的に血圧を低下させることができます．その代表が Ca^{2+} 拮抗薬です．Ca^{2+} 拮抗薬は，血管平滑筋の Ca^{2+} チャネルを抑制して，細胞内 Ca^{2+} 濃度を減らし，これにより平滑筋の緊張が弱まります．Ca^{2+} 拮抗薬のうち，心臓よりも血管に対する選択性が強いジヒドロピリジン系薬物が臨床でよく使われています．また，細胞での作用機序はよくわかっていませんが，ヒドララジンが心臓作用の少ない伝統的な血管拡張薬として使われています．交感神経刺激による血管収縮はアドレナリン α_1 受容体を介しているので，α 遮断薬も血管を拡張させ強い降圧作用を示します．しかし，この血圧低下により圧反射が起こり，交感神経が遮断されていない心臓の β_1 受容体を介して頻脈を引き起こすと報告されています．

生理活性物質のうち，強力な**血管収縮作用**をもつのがアンジオテンシンⅡです．このアンジオテンシンⅡの産生を減らす作用をもつのが**アンジオテンシン変換酵素阻害薬**です．また，アンジオテンシンⅡが受容体と結合するのを阻害するのが**アンジオテンシン受容体遮断薬**です．これらの薬物は，アルドステロンの分泌を抑える効果に加えて，有効な血管拡張作用を示すことになります．

現在，高血圧の治療について，日本高血圧学会よりガイドライン（2009）が示されています（**表4.6**）．このガイドラインによると，本態性高血圧の治療には，減塩や運動療法など非薬物療法が，前提として推薦されています．その効果がかんばしくないときに，薬物療法が併用されるという考え方です．その際，推薦されている第一選択薬は，レニン-アンジオテンシン-アルドステロン系（RAA 系）に作用する薬物，Ca^{2+} 拮抗薬，降圧

表 4.6 高血圧治療ガイドライン（2009, 高血圧学会）の概略

目標：正常高値血圧以下にする.

第一段階 生活習慣の改善
- 減 塩 6 g/日未満
- 栄養素 コレステロール，飽和脂肪酸の摂取減
- 減 量 BMI 25 未満
- 運 動 毎日 30 分以上の中等度の有酸素運動
- 節 酒 エタノールで男性 20～30 mL/日
　　　　　　　　　　　　　　女性 10～20 mL/日
- 禁 煙

第二段階 降圧薬投与，合併症・リスクを考慮して選択

	Ca^{2+}拮抗薬	RAA作用薬	降圧利尿薬	β遮断薬
左室肥大	●	●		
心不全		●	●	●
心房細動（予防）		●		
頻脈	●*1			●
狭心症	●			●*4
心筋梗塞後		●		●
タンパク尿		●		
腎不全		●	●*3	
慢性脳血管障害	●	●	●	
糖尿病，メタボリック症候群		●		
高齢	●*2	●	●	

*1：ベラパミルなど，*2：ジヒドロピリジン系，
*3：ループ利尿薬，*4：労作性のみ.

利尿薬，β 遮断薬で，合併症とリスクを勘案して，これらを単独あるいは組み合わせて使用します．従来使われていた中枢性交感神経遮断薬，α 遮断薬などは，これらの薬物の効果がないときに選ぶことになります．

4.5.3 レニン-アンジオテンシン-アルドステロン系（RAA 系）に作用する薬物

RAA 系は体液量，循環血液量を調節する重要な内分泌システムです（**図4.1**参照）．本態性高血圧ではレニン分泌が増加している例が多く，レニン分泌により発動するアンジオテンシンⅡ，アルドステロンが血圧上昇に関与していることは明らかです．また，たとえレニンが正常範囲内であっても，一定量のレニンが分泌していることは間違いないので，RAA 系を抑制する薬は確実に降圧にはたらくはずです．実際，臨床現場においてRAA 系に作用する薬物は，Ca^{2+} 拮抗薬と並んで，一番使用されている降圧薬です．

RAA 系に作用する薬物で，一番最初に導入さ

れたのはアンジオテンシン変換酵素阻害薬です．アンジオテンシン変換酵素は，レニンによりアンジオテンシノーゲンから生成されたアンジオテンシンＩに作用してアンジオテンシンⅡに変換する酵素です．肺の血管床に多く存在するといわれていますが，ほかの末梢血管にもたくさん存在することがわかっています．アンジオテンシンⅡは，アンジオテンシンＩよりはるかに強力な血管収縮作用をもっています．また，副腎の血管を収縮して，それによりアルドステロンの分泌を促します．したがって，変換酵素の作用を抑えると，アンジオテンシンⅡの量が減って，降圧作用が起こるのです．

最初のアンジオテンシン変換酵素阻害薬はカプトプリルですが，現在はより効果的な薬物であるアラセプリル，テモカプリルやトランドプリルが使われます．アンジオテンシンⅡの作用と無関係に大量のアルドステロンを分泌する，原発性アルドステロン症による高血圧には無効です．

この薬物には有名な副作用である咳があります．これは，変換酵素がアンジオテンシンだけでなく，ブラジキニンの分解にも関与しているためで，ブラジキニンが増えると咳が誘発されることがわかっています．つまり，かなり高い確率で咳が発生します．ただ，最近開発された薬物は比較的，咳が少ないとされています．

一方，アンジオテンシンⅡ受容体の遮断薬も開発されて，かなり効果的に血圧を下げることができます．RAA系では**アンジオテンシンⅡ受容体Ⅰ型（AT$_1$受容体）**がおもにはたらいているので，AT$_1$受容体遮断薬が降圧薬として使用されます．ロサルタン，カンデサルタン，バルサルタン，イルベサルタンなどが使われています．変換酵素に作用しないので，咳の副作用が出ないことが大きな利点です．

両薬物は，アルドステロンの分泌量を減らし，これにより腎臓での Na^+ の再吸収を抑制して，体液量を減らし，循環血液量を減らします．これも降圧作用としてきわめて重要ですが，この作用には必ず K^+ の分泌抑制をともないます．ですから，高カリウム血症を引き起こす可能性があります．高カリウム血症は，心臓に影響して，心停止

を引き起こすおそれがあり，注意を要します．とくに K^+ 保持性利尿薬との併用や，腎不全患者の高血圧に対する使用では危険性が高いとされます．

4.5.4　Ca^{2+}拮抗薬

Ca^{2+}拮抗薬は，血管平滑筋のL型 Ca^{2+} チャネルを抑制して，細胞内の Ca^{2+} 濃度を減少させます．これにより平滑筋の持続的収縮は弱まり，血管が拡張することになります．Ca^{2+}拮抗薬の降圧作用は平滑筋に直接作用して起こるので，高血圧の原因の種類を選ばず，すべての高血圧に対して非常に強力で，即効性があります．そのため，急激に起こる発作的な高血圧や，ほかの薬物に対して反応しない悪性高血圧に対してきわめて有効に作用します．とくに血管選択性が強い，**ジヒドロピリジン誘導体**が使われます．最初に開発された薬物がニフェジピンです．ニフェジピンは短時間作用型なので，1日3回の投与が必要です．しかし，あまりにも降圧が強すぎるので，反射的に頻拍が起こり，心臓に負担をかけることが問題となり，とくに長期予後は改善できないという報告がありました．近年では，長時間作用型のジヒドロピリジン系薬物が開発され，降圧の導入が緩徐に始まるように調整できるようになりました．この結果，反射性頻脈などの心臓に対する負担は軽減され，長期予後も改善されることがわかり，現在の高血圧治療ガイドラインでは長時間作用型 Ca^{2+}拮抗薬が重要な薬物として指定されています．現在臨床で使用される長時間作用型のジヒドロピリジン誘導体には，アムロジピン，ベニジピン，マニジピンなどがあり，1日1回投与のものが主流です．

ジヒドロピリジン誘導体以外の Ca^{2+}拮抗薬としては，ベラパミルやジルチアゼムがありますが，降圧作用が急激なのと，心臓に対する抑制作用が起こるので，降圧薬としてはあまり使われません．

ジヒドロピリジン誘導体の副作用としては，先にあげた強力な降圧作用にともなう反射的な頻脈，心拍出量増大作用で，自覚的には動悸として訴えられます．また，血管拡張が強くなりすぎると，それにより頭部の動脈で偏頭痛様の痛みが現れます．そのほか，浮腫，顔面紅潮，ほてり，の

ぼせが報告されています．また，中毒としては，心臓に対する作用が強くなり徐脈や伝導障害が報告されていますので，過量投与には注意を要します．

4.5.5　降圧利尿薬

腎臓でのNa^+の再吸収を抑制し，それによって水分の等張性再吸収が抑えられるので，体液量（循環血液量）が減少します．これにより降圧作用を示すと考えられます．再吸収されなかった水分で尿量を増やすことになります．とくに降圧作用が明らかなものは**サイアザイド（チアジド）系利尿薬**で，遠位尿細管のNa^+-Cl^-共輸送体を抑制して，Na^+の再吸収を抑制します．トリクロルメチアジド，ヒドロクロロチアジド，ベンジルヒドロクロロチアジドが臨床使用されています．

サイアザイド系利尿薬は，尿酸排泄阻害という副作用をもっているので，高尿酸血症あるいは痛風患者の高血圧には投与は避けるべきです．また，利尿薬に共通の作用として，K^+の尿中排泄の増加が起こり，低カリウム血症が起こります．さらにこの低カリウム血症が膵臓のβ細胞からのインスリン分泌を抑えるため，経口糖尿病薬の作用を減弱させてしまいますので，糖尿病患者の高血圧には慎重な検討が必要です．

利尿薬としては，ほかにループ利尿薬にも降圧作用が認められます．その作用は弱いので，現状では降圧薬として使用することは少なくなりました．

4.5.6　β遮断薬

β遮断薬は，心拍出量を減少させ血圧を低下させます．しかし，その作用は長期投与の間に減弱することがわかっています．末梢血管抵抗が低下するので，後負荷が減じて，同じ収縮力でもより多くの血液を拍出できるようになります．一方，レニンの分泌を抑える効果が報告されています．レニンを分泌する糸球体傍装置には交感神経が分布しており，交感神経が緊張してノルアドレナリンが分泌されると，β_2受容体を介してレニン分泌が促進されるからです（**図4.1**参照）．β遮断薬のレニン分泌抑制効果は，長期投与において，

これまで考えられていた以上に重要な作用と考えられるようになりました．副作用としては心抑制，気管支収縮，血糖降下など，β_1およびβ_2受容体遮断作用に起因するものがあります．

4.5.7　その他の降圧薬

アドレナリンα遮断薬は，血管のα_1受容体を遮断して，血管平滑筋を弛緩させ，降圧効果を示します．しかし，交感神経の血管反射を遮断することになるので，起立性低血圧を起こしやすくなります．また，反射性の頻脈の発生が多く，降圧薬としては使いづらいものです．一時期，副作用を減らす目的でβ遮断薬や利尿薬との併用が進められましたが，現在，本態性高血圧薬の第一選択薬からは外れています．

中枢神経にはアドレナリンα_2受容体があり，これを刺激すると交感神経系の活動が下がって降圧が起こります．メチルドパ（α-メチルドパ）を投与すると，脳内でα-メチルアドレナリンに代謝されて，α_2受容体を刺激して血圧を下げます．中枢のα_2受容体を刺激する薬物としては，クロニジンもあります．しかし，両薬物ともに鎮静，抑うつなど中枢神経系の副作用が出やすく，自殺企図も出るので，現在はあまり使用されません．

ほかに，中枢作用性の降圧薬としてレセルピンがありましたが，これも抑うつが強く，現在，臨床使用はありません．

4.6　末梢血管作用薬

4.6.1　末梢血管拡張薬

糖尿病の増加や，喫煙・飲酒などの生活習慣のために，閉塞性動脈硬化症，バージャー病など，末梢血管が狭窄もしくは閉塞して，とくに四肢の虚血や壊死が起こる疾患の頻度が多くなっています．それらの治療のために，全身の降圧はあまり起こらず，局所の血管拡張が期待できる薬物を使用します．代表的なのはプロスタグランジン製剤で，PGE_1（アルプロスタジル・アルファデクス），PGI_2（プロスタサイクリン）の製剤が使われます．通常は局所への動注を行いますが，経口投与する

場合もあります．また，ビタミンE製剤にも弱いながら血管拡張作用があり，末梢血流の持続的な改善が期待されます．

4.6.2 末梢血管収縮薬

交感神経刺激作用をもつ麦角アルカロイドであるエルゴタミンは，全身の血圧にさほど影響しないで，末梢の拡張した血管を収縮させます．偏頭痛では頭部の血管の急激な拡張によって痛みが生じることがわかっていますが，エルゴタミンはこの偏頭痛に著効を示します．もちろん，血管が収縮しすぎて末梢の循環障害や高血圧の危険性があるので，虚血性心疾患，腎障害，高血圧などの患者には禁忌となっています．

演習問題

次の記述で正しいものは○，誤っているものは×を記してください．

● **4.1** 心室頻拍の第一選択薬はリドカインです．

● **4.2** メキシレチンは slow drug です．

● **4.3** ジソピラミドのおもな副作用は頻尿です．

● **4.4** 上室性頻拍症の発作停止にベラパミルを静注します．

● **4.5** クラスⅢの薬物は致死性不整脈を起こす可能性があります．

● **4.6** 心不全治療に適した利尿薬はサイアザイド系です．

● **4.7** ジギタリスの房室伝導抑制効果は直接作用です．

● **4.8** スピロノラクトンは心臓の後負荷を軽減します．

● **4.9** β遮断薬は心不全に対しては禁忌です．

● **4.10** ミルリノンは心筋内 cAMP を増加させます．

● **4.11** 硝酸薬は冠動脈を拡張して，冠血流量を増やして狭心痛を抑えます．

● **4.12** アムロジピンは異型狭心症に有効です．

● **4.13** ニコランジルは硝酸薬の効果をもちます．

● **4.14** β遮断薬は異型狭心症に用います．

● **4.15** ニトログリセリンは経口投与されます．

● **4.16** 高齢者の高血圧には β遮断薬は第一選択になりません．

● **4.17** ロサルタンの副作用は咳です．

● **4.18** RAA系薬物の副作用は低カリウム血症です．

● **4.19** サイアザイド系利尿薬は痛風患者には使えません．

● **4.20** メチルドパは抑うつが起こります．

解答と解説

● **4.1** ○

● **4.2** ×：slow drug → fast drug.

● **4.3** ×：頻尿→尿閉.

● **4.4** ○

● **4.5** ○

● **4.6** ×：サイアザイド系→ループ利尿薬.

● **4.7** ×：直接作用→間接作用.

● **4.8** ×：後負荷→前負荷.

● **4.9** ×：β遮断薬は慢性心不全に対して有効です．

● **4.10** ○

● **4.11** ×：硝酸薬は静脈を拡張して静脈還流量を減らし，心仕事量を減らします．

● **4.12** ○

● **4.13** ○

● **4.14** ×：異形狭心症→労作性狭心症.

● **4.15** ×：経口投与→舌下投与.

● **4.16** ○

● **4.17** ×：ロサルタンは AT_1 受容体遮断薬なので，咳が出ません．

● **4.18** ×：低カリウム血症→高カリウム血症.

● **4.19** ○

● **4.20** ○

5 血液疾患に対する薬物

5.1 血液の生理・機能

循環血液は，液体成分の**血漿**（アルブミンなどの多種類のタンパク質を含む）と有形成分の**赤血球・白血球・血小板**から成り立っています．**表5.1**には血液成分とはたらきを示します．

血球は，骨の赤色骨髄の**造血幹細胞**といわれる未分化の細胞で産生されています．幹細胞は，分裂・増殖し各種の血球へ分化・成熟し，骨髄では造血因子により幹細胞から血球への分化・調節が行われています（図5.1）．成人では，椎骨・胸骨・肋骨などの骨髄で造血され，胎生期では肝臓・脾臓でもつくられます．一連の増殖・分化は，さまざまなミネラル（鉄など），ビタミン（葉酸など），増殖因子（エリスロポエチン，サイトカインなど），遊走因子（ケモカイン）などの供給によって調節されています．

全身を循環する血液のはたらきには，①肺から酸素を全身に，二酸化炭素を肺に運搬する（赤血球），②異物の排除（白血球），③止血（血小板），④消化器から吸収された栄養物を組織へ運搬（血

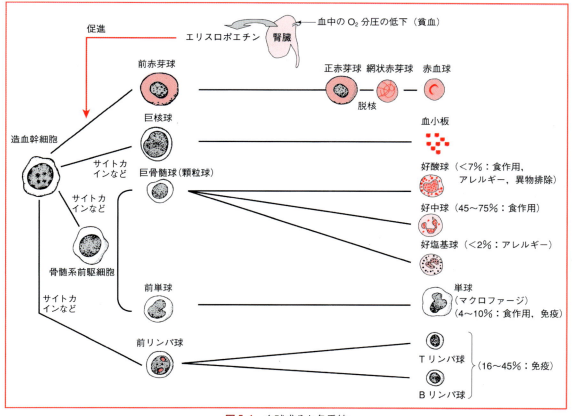

図5.1 血球成分と各系統

表5.1 血液成分とはたらき

成　分			はたらき
血球成分 （45%）	赤血球 白血球 血小板	450〜500 万/mm³ 5000〜8000/mm³ 13〜35 万/mm³	O_2 や CO_2 の運搬，pH の調整 感染防御，抗体産生，異物処理 血液の凝固
血　漿 （55%）	有機物	タンパク質*1　　（7%） 糖質*2　　　（0.1%） 脂質*3　　　（1%） 老廃物*4　　（微量）	⎫ ⎬膠質浸透圧調整，栄養物・代謝産物の運搬 ⎭
	無機物*5 水	（0.9%） （91%）	浸透圧調整，pH 調節，CO_2 の運搬 血圧調整，物質運搬，体温調整

*1：アルブミン，フィブリノーゲン，グロブリンなど．　*2：ブドウ糖など．
*3：レシチン，コレステロールなど．　*4：尿素，尿酸，クレアチニンなど．
*5：Na^+，Ca^{2+}，K^+，Cl^-，HCO_3^- など．

漿），⑤老廃物を肝臓，腎臓へ運搬（血漿），⑥ホルモンなど生理活性物質の運搬（血漿）などがあります．

　本章では，血液の重要な機能障害である貧血，出血および血栓を治療するための薬物について記述します．

5.2　貧血治療薬

　貧血（anemia）とは，赤血球数あるいは赤血球内の鉄を含有する**ヘモグロビン**（**血色素**）の血液含有量が減少して，血液酸素運搬能が低下する病態です．貧血は出血，骨髄異常，悪性疾患，腎不全，胃疾患，ホルモン欠乏症，溶血の増加など多くの病態でみられます．貧血は鉄，ビタミンB_{12}（メチルコバラミン），葉酸などの欠乏，骨髄での赤血球の増殖と分化の異常，偏った食事などによって生じます（**表5.2**）．

5.2.1　鉄欠乏性貧血（表5.2）

　鉄欠乏性貧血は，偏食などにより鉄摂取が正常必要量に満たない場合，鉄吸収障害，消化管からの出血，月経などにより生じます．鉄は十二指腸などの上部小腸粘膜から**二価鉄**（**Fe^{2+}**）またはヘム鉄として吸収され，酸化され，三価（Fe^{3+}）となります．腸管からの吸収率は悪く，摂取量の10% 程度です．1 日の必要量（mg）は年齢・性別により異なり，幼児1，小児0.5，女性2，妊娠女性3，男性・閉経後女性1の割合です．

　鉄欠乏性貧血の治療は，原則的に経口鉄剤を用います．**経口鉄剤**（**硫酸鉄**）は，吸収しやすいFe^{2+}（第一鉄）を用います．多量の経口鉄剤が投与されると小腸粘膜での吸収が悪くなり（粘膜遮断），副作用として胸やけ，悪心，嘔吐，胃部不快感，便秘，下痢などの消化器症状がみられます．重篤な鉄中毒症状は摂取後，短時間（30 分以内）に起こり，顔面蒼白，チアノーゼ，意識混濁，アシドーシスによる過換気，ショック，過敏

表5.2 貧血の分類，原因と治療薬

貧血の分類		貧血の原因	治療薬
小球性低色素性貧血	a. 鉄欠乏性貧血	1. 鉄需要の亢進（妊娠，消化管などからの慢性出血） 2. 鉄吸収障害 3. 偏った食事	経口鉄剤，非経口鉄剤
	b. 鉄芽球性貧血	1. 先天性（ヘム合成過程での障害） 2. 後天性（骨髄異型性症候群，薬剤，アルコール，鉛毒性など）	ビタミンB_6
大球性正色素性貧血	a. 悪性貧血 b. 巨赤芽球性貧血	ビタミンB_{12} 欠乏 葉酸欠乏またはビタミンB_{12} 欠乏	ビタミンB_{12}（メチルコバラミン） 葉酸またはビタミンB_{12}
正球性正色素性貧血	a. 腎性貧血 b. 溶血性貧血 c. 再生不良性貧血	エリスロポエチンの阻害 赤血球の寿命の短縮 骨髄系幹細胞の障害	エリスロポエチン 糖質コルチコイド，免疫抑制薬 糖質コルチコイド，タンパク同化ステロイド
	d. 出血性貧血	出血	濃厚赤血球輸血

反応，急性大腸潰瘍，中毒症状（小児には要注意）をきたすことがあります．とくに，幼児の場合，少量（1〜2g）の鉄で死にいたることがあるので注意を要します．

注射剤（**デキストラン鉄**）による非経口投与（静注，筋注）が用いられるのは，消化器疾患（消化性潰瘍，消化性大腸炎など）がある場合や，急速に貧血を改善させる場合です．注射剤による副作用として，頭痛，倦怠感，発熱，発疹，関節痛，リンパ節腫瘍，静脈炎，アナフィラキシーショックなどがありますので，十分に注意することが重要です．

5.2.2　巨赤芽球性貧血・悪性貧血（表5.2，5.3）

悪性貧血は，**ビタミンB_{12}**（**メチルコバラミン**）の不足によって起こります．また，DNA合成や細胞分裂に必要なビタミンB_{12}または**葉酸**の欠乏により，**巨赤芽球性貧血**が起こります．ビタミンB_{12}と葉酸は必須ビタミンです．動物性食品の食事から摂取したビタミンB_{12}は，胃粘膜から分泌される内因子と結合し，小腸から吸収されます．胃粘膜萎縮，胃摘出手術などにより，胃粘膜からビタミンB_{12}の吸収が阻害されると悪性貧血が起こります．骨髄の赤血球産生の段階で，ビタミンB_{12}はDNAの合成に関与し，葉酸とともに造血作用を示します．

したがって，ビタミンB_{12}または葉酸が欠乏すると，骨髄造血組織の細胞分裂，DNA合成が抑制され骨髄で巨赤芽球細胞を産生し，巨赤芽球性貧血をきたします．巨赤芽球性貧血は骨髄，血液の検査で確認できます．

また，ビタミンB_{12}が欠乏すると大脳皮質，脊索，有髄神経などに不可逆的な傷害を起こし，手

表5.3　葉酸欠乏およびビタミンB_{12}欠乏の原因要素

a．葉酸欠乏
　1．栄養不足：葉酸を含む食事（レバー，納豆，ほうれん草，海草など）制限
　2．肝障害（アルコール肝障害など）
　3．葉酸吸収不全症
　4．メトトレキサート（抗がん薬，抗リウマチ薬）の投与
b．ビタミンB_{12}欠乏
　1．偏食，厳格な菜食主義
　2．胃の全摘，萎縮性胃炎，慢性胃炎など
　3．回腸での内因子およびその受容体の異常

足の知覚異常，振動・位置感覚の喪失，深部腱反射の減弱，記憶障害，精神不安定，幻想，幻覚などの症状を呈することがあります．したがって，ビタミンB_{12}は神経障害にも用いられます．

葉酸はプリン合成，ヒスチジン代謝，チミジン酸合成などのDNA合成に関与します．葉酸は緑色野菜，レバー，果物，酵母など多くの食物に含まれ，小腸からの吸収，腸管循環による再吸収により組織に運ばれます．細胞内で葉酸は，ビタミンB_{12}をつくるためにはたらきます．葉酸が欠乏しても神経症状は出現しません．

ビタミンB_{12}や葉酸の投与方法は，経口投与，注射投与があります．注射剤は胃粘膜萎縮，胃摘出手術などの胃・小腸疾患患者に用います．

5.2.3　腎性貧血（表5.2）

血液中の酸素分圧が低下する低酸素血症や貧血では，腎臓の遠位尿細管周囲細胞から，赤血球産生にはたらく造血因子である**エリスロポエチン**が分泌されます（**図5.1**）．エリスロポエチンは，骨髄の赤芽球系の前駆細胞に作用し，赤血球の分化増殖を促進します．エリスロポエチンは，おもに腎臓の傍尿細管細胞で産生される糖タンパク質（分子量は約34000）で，血液中の酸素分圧に応じて分泌が調節されます．

臨床では，遺伝子組換え型ヒトエリスロポエチンであるエポエチンα，エポエチンβ，半減期を長くしたダルベポエチンαが用いられます．慢性腎疾患にともなう貧血，透析患者の貧血，治療中のAIDSによる貧血，がん化学療法による貧血，骨髄異形成症候群，手術時の自己輸血などにも適用されています．

副作用として，過敏症，赤血球数の増加にともなう塞栓（血液の粘性の増加），血圧上昇，頭痛などがあります．

5.2.4　鉄芽球性貧血（表5.2）

骨髄中に環状鉄芽球を認め，細胞内に鉄が沈着して低色素性赤血球，無効造血がみられ，貧血が起こる症候群です．遺伝性・後天性がありますが，いずれも頻度はまれです．治療としてビタミンB_6（ピリドキシン）が有効です．副作用として

過敏症，末梢神経障害があります．

5.2.5 再生不良性貧血（表5.2）

血液中の血球すべての減少と骨髄細胞の低形成のため，貧血を起こす症候群です．遺伝性・後天性があり，多くは原因不明です．症状として息切れ，動悸，めまい，顔面蒼白などの貧血症状と，出血傾向を示します．造血幹細胞の機能障害が想定され，治療薬として造血幹細胞の機能を促進する薬物である抗ヒト胸腺細胞グロブリン，シクロスポリンなどが用いられるほか，糖質コルチコイド，免疫抑制剤，輸血が行われます．

5.2.6 溶血性貧血（表5.2）

赤血球が寿命（120日）を待たずに破壊され，骨髄赤芽球造血が不完全なために起こる貧血です．免疫機構を抑制し，赤血球破壊を低下させるため，糖質コルチコイド，免疫抑制薬が有効です．診断後4年で約7割が治癒か寛解を示します．

5.2.7 出血性貧血（表5.2）

出血によって血液が，短期間あるいは慢性的持続的に喪失するために起こる貧血です．治療として，出血部位と原因病態を明らかにし，手術による止血，輸液，濃厚赤血球輸血などが行われています．

5.2.8 骨髄系成長因子

骨髄系細胞の分化・増殖を促進し，顆粒球や単球の作用を増強する糖タンパクを**骨髄系成長因子**とよびます．組換え型骨髄系成長因子には，G-CSF（**顆粒球コロニー刺激因子**），M-CSF（**マクロファージコロニー刺激因子**），TPO（**トロンボポエチン**）などがあります．

a. G-CSF（顆粒球コロニー刺激因子）

骨髄の顆粒球前駆細胞に作用し，顆粒球（とくに好中球）の分化・増殖を促進・産生させる造血因子の一つです．遺伝子組換え型ヒトG-CSFは，骨髄移植後，抗がん薬（化学療法）投与後，X線照射後の好中球減少症の治療に有効です．副作用として過敏症，骨痛，間質性肺炎があります．

b. M-CSF（マクロファージコロニー刺激因子）

単球・マクロファージ系前駆細胞に作用して，マクロファージの分化増殖を促進するとともに，間接的にG-CSFを産生します．好中球などの顆粒球の分化・増殖，機能を増強させます．X線照射後などの好中球減少症に有効です．

c. トロンボポエチン（TPO）

血小板造血を誘導するトロンボポエチンは，TPO受容体に作用して巨核球の分化を促進し，血小板の前駆細胞の形成を誘導します．臨床では，血小板減少症治療薬として応用されています．

5.3 血液凝固・線溶と薬物

5.3.1 血液凝固系と線溶系のしくみ

血管の中では，血液は凝固しないで流動性をもちます．損傷が起こり，いったん血管外に流出（出血）すると，血管損傷部位の血管内皮がはがれます．引き続き，内皮下組織に反応・構造変化が生じ，活性化した血小板がADP（adenosine diphosphate，アデノシン二リン酸），TXA_2，セロトニン，PAF（platelet-activating factor，血小板活性化因子），フィブリノーゲンなどの血小板凝集物質を活性化させ，血小板血栓を形成します（**一次止血**）．やがて，血液凝固系因子が活性化し，トロンビンによりフィブリン網が形成され，止血が完了します（**二次止血**）．この一連の血液の塊ができる連鎖反応現象を，**血液凝固**（図5.2）とよびます．血管内皮細胞が損傷した場合（内因系の凝固経路）は，おもに血管内皮細胞の下に存在するコラーゲンと血液が接触することで，内因子凝固系の第VII因子を活性化してはじまります．血管内皮の組織の損傷は，外傷などの外因系凝固経路を活性化します．このように両経路ともに血液凝固第X因子を活性化します（図5.3）．疾患により血小板が正常よりも低下している場合，止血が不完全になり，皮膚や臓器に点状の出血斑が現れます．また，血管障害がなくても，エコノミークラス症候群，心房細動などが原因となり，血栓が生じて血管を閉塞することを**血栓症**（心筋梗塞，脳梗塞などを発症）とよびます．脈管内で発生した血栓以外の種々の遊離片，空気などに

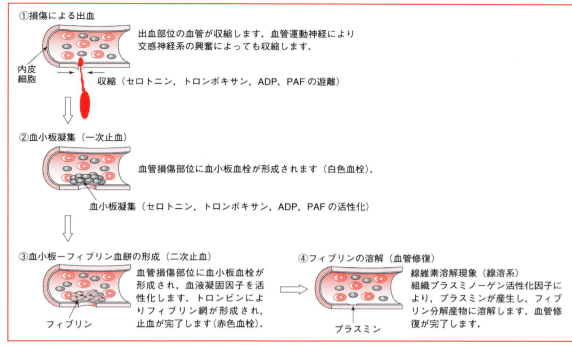

図 5.2 止血のしくみ

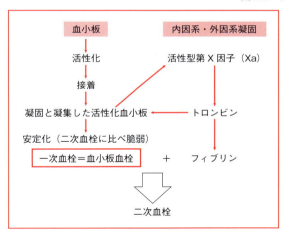

図 5.3 血小板と血凝固系の活性化

よって，血管，リンパ管内腔が閉塞される循環障害を**塞栓症**とよびます．

外因系/内因系の血液凝固機構は，血管傷害による出血により血液凝固因子，血小板因子，Ca^{2+}，リン脂質などが作用し，第 X 因子（プロテアーゼ）が活性化されます．Ca^{2+}とビタミン K 存在下で，血漿中のプロトロンビンをトロンビンに変え，さらに Ca^{2+}存在下で，トロンビンはフィブリノーゲンをフィブリンに変えてフィブリン線維網をつくります．そして，二次血栓が生成され，止血が完了します（図 5.4）．一方，血管内では，止血部位の血栓は，血管が修復されると再び溶解します．これはプラスミン（タンパク分解酵素）がフィブリン線維網を溶解することによります（**血液線溶系**）．プラスミンは血液中では，不活性型のプラスミノーゲンとして存在し，プラスミノーゲンアクチベーター（活性化因子）によって，活性化プラスミンとなり作用します．血液凝固系と線溶系は，互いにバランスをとりながら調節されています．

血栓症には**動脈血栓**と**静脈血栓**によるものがあり，本質的に原因が異なります．動脈血栓と静脈血栓では発生機序，治療法が異なります．動脈に生じる血栓は，おもに血小板から構成され，**血小板血栓**（**白色血栓**）といわれます．静脈に生じる血栓は，おもにフィブリンと赤血球から構成され，**フィブリン血栓**（**赤色血栓**）といわれます．動脈血栓は，おもに血小板血栓から構成されるため，血小板の粘着・凝集を抑制する抗血小板薬が用いられます．一方，静脈血栓には，凝固活性化を抑制する抗凝固薬が用いられます．また，血栓溶解薬は，血管内に血栓が生じている場合に，血栓を溶解するために用いられます．

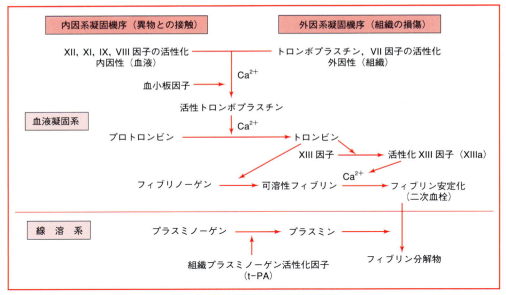

図 5.4 血液凝固系と線溶系の機構

5.3.2 抗血小板薬

抗血小板薬（血小板凝集阻害薬）は、動脈内の血小板の凝集作用を抑え、血栓形成を防止します。適応疾患としては、動脈硬化性疾患（高血圧症、加齢、高脂血症など）、血液粘稠が亢進する疾患（脱水、骨髄増殖性疾患、ネフローゼ症候群など）、生体内異物の存在（人工弁、血管置換術後など）、血行異常（大動脈弁狭窄症など）などです（**図 5.5**）。副作用は共通して出血傾向を示します。抗血栓薬として、アスピリン、プロスタノイド関連薬、ホスホジエステラーゼ（PDE）阻害薬、ATP受容体拮抗薬が臨床応用されています。

a. アスピリン、ベラプロスト、オザグレル（プロスタノイド関連薬）

血管損傷部位の活性化した血小板膜に存在するホスホリパーゼが活性化し、血小板膜からアラキドン酸を産生します。**シクロオキシゲナーゼ（COX-1）**によって、アラキドン酸から**プロスタノイド**とよばれるプロスタグランジン（PGs）、トロンボキサン（TXA_2）が産生され、血漿中に遊離されます。TXA_2は、急速な血小板凝集作用と血管平滑筋収縮作用を促進します。アラキドン酸からのTXA_2合成経路は、血小板凝集を活性化する重要な経路です（**アラキドン酸カスケード**といいます：6.1.5項参照）。

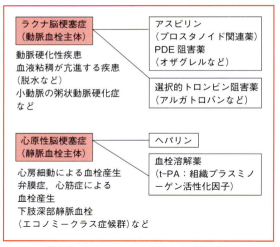

図 5.5 脳梗塞の血栓に対する薬物療法

古くから知られている抗血小板薬・抗炎症薬の**アスピリン**は、TXA_2の重要な合成酵素であるCOX-1を阻害することで、抗血小板作用を発現します（**図 5.6(a)**）。臨床では、心筋梗塞の再発予防、脳虚血の予防などに用いられています。通常、低用量（81～324 mg）から投与され、副作用の出現により用量が変更されます。用量が高くなるにつれて出血傾向を示し、脳出血、消化管出血の原因となります。

プロスタノイド関連薬では、血小板凝集抑制作用を有する**プロスタグランジン I_2（PGI_2）刺激**

5.3 血液凝固・線溶と薬物

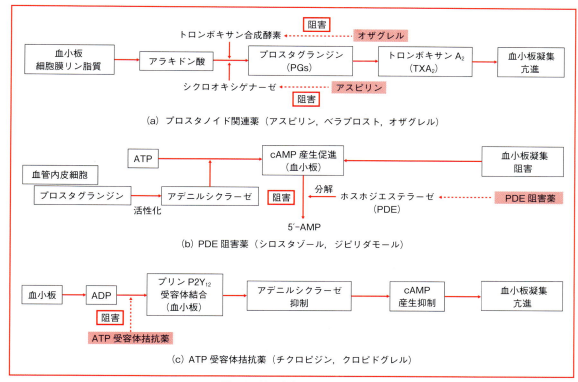

図 5.6 抗血小板薬の作用機序

薬ベラプロスト，TXA_2 の合成阻害作用と PGI_2 産生亢進作用を有する **TXA_2 阻害薬** オザグレルが臨床応用されています．これらの薬物は，最終的に血小板凝集を促進する TXA_2 の合成経路を阻害することによって，血小板凝集を抑制します．

アスピリン以外の非ステロイド性抗炎症薬も COX-1 阻害作用を有しますが，現在，抗血小板薬として臨床応用されていません．アスピリンの COX-1 阻害作用は，胃粘膜保護作用と胃粘液分泌促進作用をもつプロスタグランジン E_2 産生を阻害して胃粘膜障害を起こすため，投与方法に注意します．重要な副作用として出血があるため，消化性潰瘍，出血傾向を示す患者には禁忌です．さらに 12 週以内の妊婦，アスピリン喘息に対しても禁忌です．

b．ジピリダモール，シロスタゾール（PDE 阻害薬）

ジピリダモールやシロスタゾールは，血小板のホスホジエステラーゼ（PDE）を抑制します．その結果，cAMP の産生を増加させ，血小板凝集を抑制します（図 5.6(b)）．通常，ジピリダモールは，アスピリンやワルファリンと併用して，狭心症の予防薬として用いられます．シロスタゾールは，非心原性脳梗塞の再発予防としての適応があり，アスピリンやクロピドグレルと同様に使用されています．

c．チクロピジン，クロピドグレル（ATP 受容体拮抗薬）

チクロピジンやクロピドグレルは，血小板細胞膜のプリン受容体（ATP 受容体）に対する ADP の結合を阻害し，AC を促進させ細胞内 cAMP を増加させることによって，フィブリノーゲンの血小板への結合を阻害して血小板凝集を阻止します（図 5.6(c)）．臨床では，チクロピジンは脳卒中の予防など，クロピドグレルは心筋梗塞・脳卒中既往の患者に対する粥状動脈硬化の予防に用いられます．副作用として，血栓性血小板減少性紫斑病などの出血性有害作用を示します．肝臓の代謝酵素 CYP の代謝を受けるため，肝臓の酵素チトクロム P450（CYP）を阻害するワルファリン，

フェニトイン，フルバスタチン，トルブタミドなどと併用する場合には薬物相互作用に注意します．

5.3.3 抗凝固薬

抗凝固薬（血液凝固阻止薬）は，静脈内で血液凝固能が亢進している疾患に用いられます．適応疾患として，心房細動，深部静脈血栓症（エコノミークラス症候群などの四肢末梢循環障害など），肺塞栓，心原性脳梗塞，血流のうっ滞（長期臥床，妊娠など），組織因子の産生・放出（手術，悪性腫瘍など），凝固因子の異常（播種性血管内凝固症候群（DIC）など）などの治療や予防に用いられています（図5.5）．抗凝固薬として，ヘパリン製剤，抗トロンビン薬，Xa因子阻害薬などや，従来から使用され実績のあるビタミンK拮抗薬のワルファリンが臨床応用されています．

なお，播種性血管内凝固症候群（DIC）とは，血管内で凝固が亢進し，全身に血栓が形成されて血管閉塞を起こし，血栓形成が亢進しているにもかかわらず出血傾向を呈し，多臓器不全を起こす重篤な疾患です．

a. ヘパリン，低分子ヘパリン（トロンビン阻害薬）

肝臓で産生されるヘパリンと，肝臓や血管内皮細胞で産生されるアンチトロンビンIIIとの複合体は，活性化された凝固因子（トロンビン，Xa，IXa，XIa，XIIa因子）に作用し，複合体を形成しトロンビンを失活させます（図5.7）．

通常，生体内では，ヘパリンは肝臓，肥満細胞，好塩基球に存在し，血液凝固を抑制します．血栓形成を急速に阻害するため，薬物として投与する場合，ヘパリンは経口投与では吸収されないので静脈内投与されます．臨床では，急性深部静脈血栓，肺血栓，心筋梗塞急性期の静脈塞栓の予防などに使用されます．ヘパリンの凝固効力は**活性化部分トロンボプラスチン時間**（activated partial thromboplastin time：**APTT**）で判定します．ワルファリン禁忌の妊婦にも使用可能です．副作用としては出血があげられます（モニタリングが必要です）．

低分子ヘパリンは，比較的作用時間が長く，抗トロンビン作用よりもXa凝固因子抑制作用が強

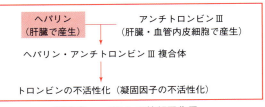

図5.7　ヘパリンの抗凝固作用

いので，副作用としての出血が少ないです．ヘパリンよりも長い半減期を有し，体内に一様に分布・吸収されます．臨床では，ヘパリンと低分子ヘパリンは，妊婦の心臓人工弁や静脈血栓塞栓症に対する第一選択薬です．

b. 抗トロンビン薬

ダビガトラン，アルガトロバン，ナファモスタット，ガベキサートなどがあります．アルガトロバンは，アンチトロンビンIII非依存性を示し，プラスミンやトリプシン，Xa因子などに対する阻害作用をもちます．点滴静注として，慢性動脈閉塞症などに臨床応用されています．ダビガトランは心房細動に対して経口投与で使用されます．

c. Xa因子阻害薬

フォンダパリヌクス，エドキサバンなどがあります．Xa因子を阻害して抗血栓効果を示します．適応疾患は心房細動，下肢の深部静脈血栓症などです．エドキサバンは経口投与で使用されます．ワルファリンに比べ，安全域の高い薬物として期待されています．

d. ワルファリン（ビタミンK拮抗薬）

いくつかの血液凝固因子（プロトロンビン，VII，IX，X因子）は，肝臓での合成において補因子の**ビタミンK**（還元型）に依存しています．還元型ビタミンK補因子は，ビタミンK依存性のカルボキシラーゼによりビタミンKエポキシドに変換されます．ビタミンK（還元型）は，ビタミンKエポキシド還元酵素によって再生されます．ワルファリンはビタミンKが還元されるのを抑制し，血液凝固因子の産生を抑制して抗凝固作用，抗血栓作用を発揮します（図5.8）．

ワルファリンは多種多様な薬物との間に薬物相互作用を示し，その併用には注意を要します（表5.4）．血中では，アルブミンなどのタンパク結合率が高く，消炎鎮痛剤などの薬物と併用すると，

遊離薬物濃度が高くなり作用が増強されます．また，納豆，緑色野菜などの食物摂取によりビタミンKの吸収量が増加するので，ワルファリンの作用が減弱されます．ワルファリンは，肝臓の酵素チトクロムP450（CYP）で代謝され不活性化されます．この酵素を不活性化する抗生物質（クロラムフェニコールなど）や抗不整脈薬アミオダロンなどの薬物の併用により，ワルファリンの血中濃度を上昇させ，作用を増強させることがあります（**酵素阻害**）．逆に，抗けいれん薬（フェニトインなど）と併用するとCYPが誘導され，ワルファリンの血中濃度が低下し，抗凝固作用が減弱することがあります（**酵素誘導**）．高齢者，肝障害，発熱，アルコールなどもワルファリンの作用を増強させるので，注意が必要です．胎盤を通過するため，奇形，出血などの理由から，一般的には妊婦には使用されません．ワルファリンは，安価な薬剤ですが，薬物感受性に対する個人差が大きいため，副作用が出現しやすく，出血，急な投薬停止による血栓症などに注意が必要です．

5.3.4 血栓溶解薬

血栓の主成分のフィブリンは，プラスミンにより分解され可溶なフィブリン分解物となり，血栓が溶解し除去されます（**図5.4**参照，線溶系）．血栓溶解薬は，急性心筋梗塞における冠動脈血栓，脳血栓症，静脈塞栓症などの血栓塞栓性疾患（**図5.5**参照）に対して，点滴，静注で用いられ，血栓を溶解・除去し血液の流れを回復します．

a. ストレプトキナーゼ

ストレプトキナーゼは，β溶血連鎖球菌の培養培地から精製されたタンパク質です．プラスミノーゲンと結合して，ストレプトキナーゼとプラスミノーゲンが複合体を形成し，プラスミンを産生します．引き続き，フィブリン，第V・VII凝固因子，フィブリノーゲンを分解して，血栓を溶解します．臨床では，急性肺塞栓症，深部静脈血栓症，急性心筋梗塞などに用いられています．副作用として，プラスミン産生促進による出血や異種タンパク質による発疹，アナフィラキシーがあります．

b. 組織プラスミノーゲン活性化因子（t-PA）

組織プラスミノーゲン活性化因子（t-PA）は，遺伝子工学的手法で，ヒト正常細胞の培養により生産されました．フィブリンに対して高い親和性で結合します．プラスミノーゲンを活性化してプラスミンを生成し，血漿中のプラスミンインヒビターには影響されずに，フィブリンを分解します．

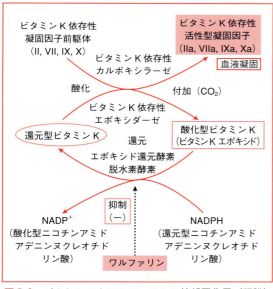

図5.8　ビタミンKとワルファリンの抗凝固作用（肝臓）

表5.4　ワルファリン抗凝固作用に影響を与える薬物相互作用

機　序	ワルファリン作用を増強	ワルファリン作用を減少
血漿タンパク結合率の変化	アスピリン，フェノプロフェン，スリンダク（NSAIDs），シンバスタチン（HMG-CoA還元酵素阻害薬），スルフォニル尿素誘導体（糖尿病治療薬），エタクリン酸（ループ利尿薬）など	
CYP（P450）（酵素阻害・酵素誘導）	アミオダロン（抗不整脈薬），シメチジン（H₂阻害薬），オメプラゾール（プロトンポンプ阻害薬），クロラムフェニコール（抗生物質），イソニアジド（抗結核薬）など	バルビツール酸誘導体，カルバマゼピン（抗てんかん薬），リファンピシン（抗結核薬）など
ビタミンK依存性因子	キニジン（抗不整脈薬），アルコール，喫煙など	納豆，緑色野菜，クロレラなど
その他	ミアンセリン（四環型抗うつ薬），グルカゴン（すい臓ホルモン），タモキシフェン（抗がん薬）など	スクファルファート（プロトンポンプ阻害薬）など

臨床では，アルテプラーゼ，モンテプラーゼ，パミテプラーゼが用いられています．ウロキナーゼとは作用点が異なるため，副作用である全身的な出血は比較的少ないです．

c. ウロキナーゼ

ウロキナーゼは，ヒトの尿を精製して得られたプラスミノーゲン活性化因子です．プラスミノーゲンを加水分解してプラスミンを産生し，血管内の血栓を溶解します．血漿中のプラスミンインヒビターは，プラスミンを不活性化します．そのため，ウロキナーゼが治療効果（血栓溶解作用）を示すには，プラスミンインヒビターの作用を超える大量投与が必要となります．したがって，副作用として強い出血傾向が問題となります．

5.3.5 臨床上の注意事項

抗血栓薬，抗凝固薬，血栓溶解薬の副作用には出血傾向があります．患者に対して，皮下出血などの外見で判断できる出血以外に，血尿，血痰，血便，月経の頻度増などについて，不安解消のためにあらかじめ症状を説明することが必要です．ワルファリンは，緑色野菜，納豆などの食物や薬物との相互作用が多くあることから，薬剤の処方には，日常的に注意が必要です．

5.4 止血薬（凝固促進薬）

出血はいろいろな原因で起こり，通常では止血薬は必要ありません．大きな事故による血管損傷，疾患などによる血管壁の脆弱化，血液凝固系因子の異常，血小板減少，血管内皮細胞機能異常，線溶系の亢進など，止血が容易でない場合に，止血薬が用いられます．

a. ビタミンK

肝臓で産生されるビタミンKは，血液凝固因子（プロトロンビン，VII，IX，X など）の生成に不可欠であり，欠乏すると出血が生じることがあります．ビタミンKは肝臓のビタミンK依存性酵素の産生を促進します（図5.8）．臨床では，ビタミンK欠乏，低プロトロンビン血症の血液凝固障害患者に投与されます．副作用として発疹，アナフィラキシーショックなどを起こすことがあ

ります．納豆，緑色野菜などに多く含まれ，ワルファリンの拮抗薬です（表5.4）．

b. 抗プラスミン薬 ε–アミノカプロン酸

プラスミノーゲン活性化因子およびプラスミンの線溶活性を抑制し，止血作用を示します．副作用として，全身性の血栓症，消化器症状，発疹などがあります．

c. トロンビン，組織トロンボプラスチン

強力な止血作用があります．

d. アドレナリン

血管収縮作用を利用し，鼻出血などの局所の止血に用いられています．

e. その他の止血薬

血液および血液成分，ステロイド，抗ヘパリン薬，酸化セルロース，ゼラチンなどがあります．

［臨床上の注意］止血薬は補助的なものが多く，原因疾患の治療がまず優先されます．出血傾向のある場合は，貧血の有無，ヘモグロビンの低下などに注意します．

5.5 輸血と血液製剤

a. 輸 血

血液の輸血は，ほかの臓器の移植と同じように一種の移植です．したがって，輸血は血液型の照合，交叉試験をして行われますが，輸血による効果と危険度を考慮しなければなりません．輸血には，供給者からただちに採血して行う新鮮輸血と，あらかじめ採血して保存しておく保存輸血とがあります．また，体に必要な血液成分だけを輸血する成分輸血もあります．輸血は肝炎，HIV 感染，移植片対宿主病などを起こす危険性があり，社会問題にもなっています．もっとも安全な輸血としては，手術前に採取した血液を用いる自己輸血があります．

b. 血液製剤

外傷，出血性ショック，低タンパク血症などで輸血が間に合わない場合，循環血液量を補うために血液製剤が用いられます．血液製剤には，血漿分画製剤，デキストラン，ゼラチン製剤などがあります．

演習問題

次の記述で正しいものは○，誤っているものは×を記してください．

- **5.1** 胃摘出手術を施行した患者の悪性貧血の治療には，ビタミン B_{12} 製剤を投与しますが，経口投与よりも注射のほうが有効です．
- **5.2** 鉄剤は腎性貧血の治療に用いられ，消化器症状を起こすことがあります．
- **5.3** ワルファリンは，妊娠している女性に進んで臨床応用されます．
- **5.4** ヘパリンは，納豆，緑色野菜などの食物と相互作用があり，抗凝固作用が亢進します．
- **5.5** ワルファリンはプロトロンビンを産生させます．
- **5.6** β 溶血連鎖球菌から精製されたタンパク質ウロキナーゼは，プラスミノーゲンを加水分解し，産生されるプラスミンによって，血栓を溶解します．
- **5.7** ヘパリンは，経口投与では効果を示しません．
- **5.8** チクロピジンは，血小板細胞膜のプリン受容体（ATP 受容体）に対する ADP の結合を阻害して血小板凝集を阻止します．
- **5.9** エリスロポエチンは，鉄欠乏性貧血の治療に有効です．
- **5.10** オザグレルは，赤血球膜のホスホジエステラーゼを活性化して cAMP を産生し，細胞内 Ca^{2+} 濃度を減少させることにより抗凝固作用を示します．
- **5.11** 再生不良性貧血は，赤血球の寿命（120日）を待たずに破壊され，骨髄赤芽球造血が不完全なために起こる貧血です．
- **5.12** 高齢者，肝障害，発熱，アルコールなどもワルファリンの作用を増強させるので，注意が必要です．
- **5.13** アスピリンの抗血小板作用は，シクロオキシゲナーゼ（COX-1）を阻害することによります．
- **5.14** 赤血球の大きさ，ヘモグロビンの量によって貧血を診断・分類する方法があります．
- **5.15** ワルファリンは腎臓で代謝され，無毒化されます．
- **5.16** アスピリンは心筋梗塞の再発予防薬として使用されることはありません．
- **5.17** アスピリンは，アラキドン酸カスケードにかかわる酵素を阻害するので，副作用として胃潰瘍などの消化器症状が現れます．
- **5.18** エリスロポエチンは，肝臓で産生される糖タンパク質です．
- **5.19** 再生不良性貧血の治療薬には，糖質コルチコイドなどのステロイドホルモンがあります．
- **5.20** 顆粒球コロニー刺激因子は血栓溶解薬です．

解答と解説

- **5.1** ○
- **5.2** ×：腎性貧血→鉄欠乏性貧血．
- **5.3** ×：ワルファリン→ヘパリン，低分子ヘパリン．
- **5.4** ×：ヘパリン→ワルファリン．
- **5.5** ×：プロトロンビンを産生→ビタミン K の還元を抑制．
- **5.6** ×：β 溶血連鎖球菌から精製されたタンパク質→ヒトの尿を精製して得られたプラスミノーゲン活性化因子．
- **5.7** ○
- **5.8** ○
- **5.9** ×：鉄欠乏性貧血→腎性貧血．
- **5.10** ×：オザグレル→ジピリダモール，シロスタゾール．
- **5.11** ×：再生不良性貧血→溶血性貧血．
- **5.12** ○
- **5.13** ○
- **5.14** ○
- **5.15** ×：腎臓→肝臓．
- **5.16** ×：アスピリンは心筋梗塞の再発予防に使用されます．
- **5.17** ○
- **5.18** ×：肝臓→腎臓．
- **5.19** ○
- **5.20** ×：血栓溶解薬→造血因子．

6 炎症と免疫疾患に対する薬物

6.1 炎症反応

6.1.1 炎症と起炎物質

炎症は，生体への侵襲刺激に対する生体防御反応の一つで，発赤，腫脹，熱感，疼痛（炎症の四大徴候）および機能障害を主徴とする局所および全身性の警告反応です．侵襲刺激には，熱や紫外線などの物理的刺激や微生物などの感染，酸やアルカリなどの化学的刺激のような外来性因子のほか，生体内の細胞が壊死して放出される細胞内容物も炎症を起こさせる刺激になります．侵襲刺激が加わると，まず急性炎症が数時間から数日にかけて持続し，この間に刺激の除去が行われます．急性炎症は病態の進展が早く，この反応に関与する生体内物質（起炎物質）はケミカルメディエーター（化学仲介物質）とよばれます．種々の細胞が産生・放出するヒスタミン，セロトニン，プロスタグランジン類，ロイコトリエン類，トロンボキサンなどや，血漿成分由来のブラジキニンなどがこれに相当します．また，自然免疫系の活性化により炎症性サイトカインやケモカインが産生され，白血球をはじめとする免疫系細胞が動員されて炎症反応を進展させます．侵襲刺激の除去が十分に行われないと，炎症反応は急性炎症から慢性炎症へと移行します．その後，肉芽組織が形成されて炎症を生じさせている物質を隔離し，損傷した組織の修復が行われます．慢性炎症は数週間から数年にわたって持続します（図6.1）．

このように，炎症は本来，生体防御反応であり，それによって生じる痛みや発熱などは生体に対する警告反応です．むやみにその反応を抑えるべきではありません．炎症が過剰に生じた場合には，強い痛みや組織障害が生じるため，薬物治療の対象となります．

6.1.2 炎症のケミカルメディエーターと炎症性サイトカイン

炎症反応を修飾するケミカルメディエーターには，さまざまな種類があります．それらの多くは，ホルモンや神経伝達物質とは異なる挙動を示す，「オータコイド」と総称される生体内生理活性物質に分類されます．オータコイドは，炎症反応だけではなく，生理的な状態での生体（細胞）機能調節にも関与します．その多くは，細胞などからきわめて微量が産生・放出され，オートクリンあるいはパラクリンの形式で局所性に強い作用を発揮します．その作用時間は比較的短いのが特徴です．炎症に関与するケミカルメディエーターと炎症性サイトカインの一部について，作用を表6.1にまとめました．これらの引き起こす作用が，生体にとって不快であったり，生体に多大な機能障害を引き起こす場合，作用を遮断あるいは物質の産生を抑制することにより，不快な作用を取り除いたり，機能障害を抑制できます．

6.1.3 ヒスタミン

ヒスタミン（histamine）は生体内に広く存在し，組織内ではおもにマスト（肥満）細胞に，血液細胞では好塩基球に貯蔵されています．マスト細胞や好塩基球の細胞膜上には免疫グロブリン（immunoglobulin：Ig）Eの受容体が存在します．生体内に侵入した抗原に対して，Bリンパ球が産生したIgEはこれらの細胞膜上の受容体と結合します．抗原が再び生体内に侵入すると，細胞膜の受容体に結合しているIgEに捕捉され，それがきっかけとなってマスト細胞や好塩基球に貯蔵されたヒスタミンが放出されます（Ⅰ型アレルギ

6.1 炎症反応

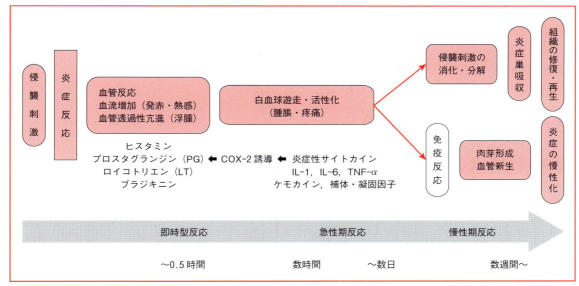

図6.1 炎症反応の進展

表6.1 炎症に関与するケミカルメディエーターとサイトカイン

炎症に関与するオータコイドとその作用および関与する受容体

ケミカルメディエーター	おもな作用（作用部位）	関与する受容体	薬物との関係
ヒスタミン	血管透過性亢進（血管内皮細胞）	H_1	
	掻痒・疼痛（知覚神経終末）	H_1	H_1 受容体遮断で鎮痒
	平滑筋収縮（気管支など）	H_1	
	覚醒維持（中枢神経）	H_1	H_1 受容体遮断で眠気
	細血管拡張（血管平滑筋）	$H_1 \cdot H_2$	
	心収縮力増強（心筋）	H_2	
	胃酸分泌亢進（胃・壁細胞）	H_2	H_2 受容体遮断で胃酸分泌抑制
セロトニン	血管透過性亢進（血管内皮細胞）	$5\text{-}HT_{2A}$	
プロスタグランジン類			
PGD_2	血小板凝集抑制（血小板）	DP	
	睡眠誘発	DP	
PGE_2	血管拡張（血管平滑筋）	EP_2	
	発熱（体温調節中枢）	EP_3	PGs 産生抑制で解熱
	痛覚感受性増大（知覚神経）	EP_3	PGs 産生抑制で痛覚感受性低下
$PGF_{2\alpha}$	平滑筋収縮（子宮，気管支，血管）	FP	FP 受容体刺激で分娩誘発
PGI_2	血小板凝集抑制（血小板）	IP	
	血管拡張（血管平滑筋）	IP	
	痛覚感受性増大（知覚神経）	IP	
TXA_2	血小板凝集促進（血小板）	TP	PGs 産生抑制で血液凝固抑制
	平滑筋収縮（気管支など）	TP	産生抑制・受容体遮断で抗喘息作用
ロイコトリエン類			
LTB_4	白血球遊走（白血球）	BLT_1, BLT_2	
LTC_4, LTD_4, LTE_4	平滑筋収縮（気管支）	$cysLT_1$, $cysLT_2$	受容体遮断で抗喘息作用
ブラジキニン	疼痛（知覚神経）	B_1, B_2	PGE_2 の共存で増感

炎症に関与するサイトカイン・ケモカイン類

サイトカイン	おもな産生細胞	作用
$IL\text{-}1\alpha$, $IL\text{-}1\beta$	マクロファージ，血管内皮細胞	発熱（内因性発熱物質），リンパ球活性化
$TNF\text{-}\alpha$	マクロファージ，線維芽細胞，マスト細胞，リンパ球	発熱，サイトカイン（IL-1β, IL-6, IL-8 など）の産生誘導
IL-3	T リンパ球，マスト細胞，好塩基球	血液幹細胞の分化誘導
IL-5	T リンパ球，マスト細胞，好酸球	好酸球増殖
IL-6	マクロファージ，リンパ球，線維芽細胞，血管内皮細胞	B リンパ球分化，ケモカインの産生誘導
IL-8	単球，リンパ球，線維芽細胞	好中球活性化，好中球走化性亢進，T リンパ球走化性亢進

一反応）. ヒスタミン放出は，物理的な刺激やガストリンなどの生体内物質でも生じます. 胃粘膜に存在するクロム親和性細胞（ECL 細胞）から放出されたヒスタミンは，胃酸の分泌を促進します. また，中枢神経系において，ヒスタミンは神経伝達物質としてはたらき，その神経系（ヒスタミン作動性神経）は覚醒の維持を司ります.

a. ヒスタミンの生理・薬理作用

ヒスタミン受容体は，現在までに H_1～H_4 受容体の 4 種類が知られています. G_q タンパク質と共役する **H_1 受容体**は，気管支をはじめとする平滑筋や血管内皮細胞，知覚神経や中枢神経などに存在します. G_s タンパク質と共役する **H_2 受容体**は，胃壁細胞や血管平滑筋，心臓などに存在します. **H_3 受容体**は中枢神経に，**H_4 受容体**は白血球に存在しますが，その役割はまだ正確には明らかではありません.

（ i ）心血管系に対する作用

ヒスタミンは細血管を拡張させ，その結果，末梢血管抵抗の低下と全身血圧の下降を引き起こします. また，毛細血管での血管透過性を亢進させ，浮腫が生じます. 心臓では H_2 受容体を介して心筋細胞の収縮力を増大させるほか，H_1 受容体を介して房室伝導を遅延させます.

ヒスタミンの細血管拡張作用は，血管内皮細胞に存在する H_1 受容体を介した NO の遊離による血管平滑筋弛緩作用と，血管平滑筋に存在する H_2 受容体を介した平滑筋細胞内の cAMP 濃度上昇による弛緩作用が関与します. また，ヒスタミンは H_1 受容体を介して，血管内皮細胞を収縮させます. 細胞と細胞の隙間がひらいて基底膜が露出することで，血漿成分が血管外へ漏出（血管透過性が亢進）して浮腫が生じます. ヒスタミンが大量に放出されるような状態（**全身性アナフィラキシー**）では，急激な全身血圧低下と血管透過性亢進による静脈還流血液量の低下のため，心拍出量が大きく減少します. 適切な処置を行わないと死にいたる場合もあります（**アナフィラキシーショック**）.

（ ii ）血管平滑筋以外の平滑筋に対する作用

ヒスタミンは血管平滑筋以外の平滑筋を収縮させます. その作用は気管支平滑筋を除けば，ほと

んど無視できます. 健常人の気管支平滑筋に対するヒスタミンの作用は顕著ではありません. 気管支喘息をはじめとする呼吸器系疾患をもつ患者の場合，気道過敏性が亢進しているため，ヒスタミンは低濃度で強い収縮を起こす場合があります.

（ iii ）神経系に対する作用

知覚神経終末には H_1 受容体が存在し，ヒスタミンにより掻痒感や疼痛が生じます. 中枢神経系にはヒスタミン含有神経が存在し，ヒスタミンを神経伝達物質として H_1 受容体を介して覚醒の維持を行っています.

（ iv ）外分泌腺に対する作用

ヒスタミンは胃酸分泌のもっとも重要な生理的な調節因子です. 胃の壁細胞に存在する H_2 受容体がヒスタミンで刺激されると，細胞内で cAMP 濃度が上昇し，プロトンポンプ（H^+, K^+-ATPase）の活性化により胃酸分泌が促進されます.

b. ヒスタミンの臨床応用

ヒスタミンそのものが臨床的に用いられることはありません. ヒスタミンの知覚神経刺激による痒みや，Ⅰ型アレルギー反応によって生じる種々の症状への対症療法薬として，抗ヒスタミン薬（ヒスタミン H_1 受容体遮断薬）が使用されます（6.3.1 項「抗アレルギー薬」参照）. また，ヒスタミンにより胃酸の分泌が促進されます. 過度の胃酸分泌が原因となる胃潰瘍などの消化器疾患では，H_2 受容体の遮断薬が治療に用いられます.

6.1.4 ブラジキニン

血漿タンパク質のキニノーゲンがカリクレインとよばれるタンパク質分解酵素により分解されると，**ブラジキニン**（bradykinin）が生じます. キニノーゲンからはブラジキニンのほかにカリジンなどが生成し，これらはまとめてキニン類とよばれます. キニン類は**キニナーゼⅡ**（または**アンジオテンシン変換酵素**, angiotensin converting enzyme：ACE）などにより分解されて失活し，その血漿中での半減期は 15 秒ほどです.

a. ブラジキニンの薬理作用

ブラジキニンは発痛物質ともよばれ，知覚神経に存在するキニン受容体（**B_2 受容体**）を刺激して痛みを発生します. 一方，**B_1 受容体**は慢性炎

症における疼痛を仲介すると考えられています．B_1受容体は炎症性細胞にも存在し，刺激されると**インターロイキン**（interleukin：IL）-1βや**TNF**（tumor necrosis factor）-αなどの炎症性サイトカインが産生・放出されて，炎症反応を進展させます．

（ⅰ）心血管系に対する作用
ブラジキニンは血圧を低下させる作用があります．正常範囲の血圧調節にはほとんど関与しません．一方で，高血圧の状態下では，B_2受容体を介して血圧調節に重要な役割を果たしています．

ブラジキニンはまた，ヒスタミンと同様に細動脈血管を拡張させ，血管透過性を増大させるはたらきがあるため，ブラジキニンの産生は浮腫の原因となります．

（ⅱ）呼吸器系に対する作用
健常人ではほとんど作用がみられませんが，気管支喘息の患者ではブラジキニンによる気管支平滑筋の収縮がみられます．またアレルギー性鼻炎の患者では，くしゃみや腺分泌の亢進（鼻水）を引き起こします．

（ⅲ）腎臓に対する作用
ブラジキニンは腎血流量を増大させ，集合管でのNa^+再吸収を抑制し，Na^+排泄を促進します．

b．キニン類の臨床応用
キニン類は疼痛や浮腫などを生じさせるため，臨床応用はありません．キニン類の拮抗薬は抗炎症作用や鎮痛作用が期待されますが，現在のところ臨床応用はされていません．

6.1.5　エイコサノイド（図6.2）
エイコサノイド（eicosanoids）とは，生理活性をもつ炭素数が20（eicosaはラテン語で20を意味します）の不飽和脂肪酸をさします．その多くは，炭素数20の不飽和脂肪酸であるアラキドン酸から生合成される不飽和脂肪酸で，多彩な生理活性を示します．

a．エイコサノイドの生合成（図6.2）
多くのエイコサノイドの材料であるアラキドン酸は，細胞膜リン脂質に含まれています．細胞になんらかの刺激が加わると，その刺激が直接または細胞内Ca^{2+}濃度の上昇を介して**ホスホリパー**

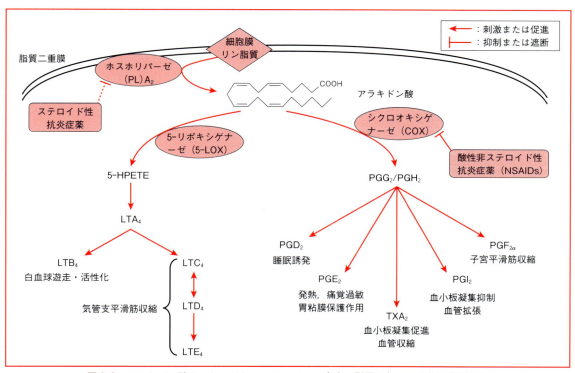

図6.2　アラキドン酸カスケードとエイコサノイド産生に影響を与える薬物の作用部位

ゼ（phospholipase：PL）A_2 を活性化し，細胞膜リン脂質からアラキドン酸を遊離します．遊離したアラキドン酸は，おもに**シクロオキシゲナーゼ**（cyclooxygenases：COXs）や**リポキシゲナーゼ**（lipoxygenases：LOXs）によってさらに代謝されます．

（ⅰ）シクロオキシゲナーゼ経路

COX 経路からは**プロスタグランジン類**（prostaglandins：PGs）と**トロンボキサン類**（thromboxanes：TXs）が産生されます．細胞膜リン脂質から遊離したアラキドン酸は，COX により PGG_2，さらに PGH_2 へと代謝されます．これ以降の経路は組織や細胞により異なります．組織・細胞に存在するさまざまな酵素により，PGE_2，PGD_2，PGI_2（プロスタサイクリン），$PGF_{2\alpha}$，TXA_2 へと代謝されます．COX 経路で産生された PGs や TXs を，まとめて**プロスタノイド**とよぶ場合もあります．

（ⅱ）リポキシゲナーゼ経路

LOX にはいくつかの種類があります．生理的に重要なものは 5-LOX で，この酵素によりアラキドン酸は**ロイコトリエン類**（leukotrienes：LTs）へ代謝されます．5-LOX によりアラキドン酸は 5-HPETE，さらに LTA_4 へと代謝されます．LTA_4 は酵素的に LTB_4 および LTC_4 へと代謝され，LTC_4 はさらに LTD_4 や LTE_4 へと代謝されます．

このように，アラキドン酸を起点として，さまざまなエイコサノイドが生合成されます．このことから，アラキドン酸の代謝系全体を**アラキドン酸カスケード**とよんでいます．なお，エイコサノイドはアラキドン酸以外に，EPA（エイコサペンタエン酸：炭素数 20）などの ω-3 脂肪酸からも生合成されます．これらから生合成されたエイコサノイドは，アラキドン酸由来のエイコサノイドよりも生理活性は弱いのが一般的です．

b．エイコサノイドの薬理作用

エイコサノイドは種類や作用がきわめて多岐にわたります．ここではアラキドン酸由来のエイコサノイドのおもな薬理作用について説明します．

（ⅰ）心血管系に対する作用

PGE_2 は細動脈や前毛細血管括約筋血管を強力に拡張し，血圧を下降させます．また，PGI_2 も血管平滑筋を弛緩させ，血圧を低下させる作用があります．一方で，TXA_2 は血管平滑筋を強力に収縮させる作用があります．

（ⅱ）血液細胞に対する作用

TXA_2 は，血小板の凝集と血小板に含まれる顆粒の放出を誘発します．一方で，PGI_2 は血小板凝集を抑制するはたらきがあります．血管表面では，血小板が放出する TXA_2 と血管内皮細胞が産生する PGI_2 とが，互いに拮抗しながら血小板凝集を調節します．

LTB_4 は白血球（好中球，好酸球，単球）に対する強力な化学走化性因子です．炎症局所で産生された LTB_4 により，白血球の血管外への浸潤（炎症局所への遊走）が生じます．

（ⅲ）平滑筋に対する作用

$PGF_{2\alpha}$，PGD_2，TXA_2 は，気管支平滑筋に対して強い収縮作用があります．PGI_2 は気管支平滑筋を弛緩させます．LTC_4，LTD_4 は気管支平滑筋に対する強力な収縮作用があり，気管支喘息の遅延型反応に関与します．また，$PGF_{2\alpha}$ や PGE_2 は子宮平滑筋を収縮させます．

（ⅳ）消化器系に対する作用

PGE_2 や PGI_2 は亢進した胃酸分泌を抑制します．さらに胃粘膜血管を拡張して血流を増加させ，粘液分泌を促進することで胃粘膜を保護します．

（ⅴ）腎臓に対する作用

PGE_2 や PGI_2 は腎血流量を増加させ，尿量の増加を引き起こし，傍糸球体細胞からのレニン分泌を直接刺激します．

c．エイコサノイドの臨床応用

生体内での半減期が短いため，エイコサノイドそのものを臨床的に使用する例は限られます．化学構造が変換されて分解されにくいエイコサノイドの構造類似体も含め，いくつかのエイコサノイドが臨床的に使用されます．PGE_2（ジノプロストン）や $PGF_{2\alpha}$（ジノプロスト）は，子宮平滑筋の収縮作用があるので，分娩促進を目的として使用されています．PGE_1 は胃の粘膜増殖や粘液分泌を促進し，胃酸に対して防御的に作用します．そのため，PGE_1 が分解されにくい薬物（ミソプロストール）が，胃粘膜保護を目的に使用されて

います．また，PGI_2 は末梢血管の拡張作用や血小板凝集を阻害するはたらきがあります．血栓形成抑制を目的に，PGI_2 の構造類似薬物（エポプロステノール）が使用されます．

エイコサノイドの多くは，炎症やアレルギーなどの病態生理に重要な役割を果たします．これらが産生されることで，発熱や疼痛など，生体にとって不快な反応が惹起されます．エイコサノイドの生合成を阻害する薬物や，エイコサノイドの受容体を遮断する薬物が，対症療法薬として使用されます．また，アラキドン酸由来のエイコサノイドには強い生理活性があります．一方，魚油などに多く含まれる EPA などの ω-3 脂肪酸由来のエイコサノイドは，一般に生理活性が弱いです．したがって，ω-3 脂肪酸は脂質異常症（高脂血症）に対する予防薬として用います．

6.1.6 炎症性サイトカインとケモカイン

図 6.1 で示したように，炎症の即時型および急性期反応は，おもにオータコイドに分類される炎症のケミカルメディエーターによって進展します．これらの多くは，細胞内に貯蔵されているメディエーターが細胞外へ放出されたり，細胞内などに存在する酵素が起炎刺激により活性化して生成した物質です．したがって，炎症の比較的早い時期から，その作用が現れます．炎症に関与するオータコイドの多くはすみやかに分解されるため，新たに生合成されることがなければ，その作用は徐々に失われます．

一方，炎症反応が生じて数時間が経過すると，起炎刺激による遺伝子発現が亢進します．その結果，種々の**炎症性サイトカイン**や**ケモカイン**が産生されます．これらはタンパク質性の**生理活性物質**であり，炎症惹起後，数時間からその作用が現れます．IL-8 などのケモカインは，白血球や免疫系細胞の炎症局所への遊走・浸潤を促します．IL-1β，IL-6 や TNF-α などの炎症性サイトカインは，種々の免疫系細胞に作用して新たな炎症性サイトカインの産生を促し，炎症反応を修飾します．急性炎症の後半や慢性期の炎症反応では，炎症性サイトカインやケモカインの作用が炎症反応に大きく影響しています．そのため，エイコサノイドなどの炎症のケミカルメディエーターの作用や，その生合成を抑制しても炎症反応を抑えることは難しくなります．ステロイド性抗炎症薬は炎症のケミカルメディエーターの産生とともに，炎症性サイトカインやケモカインの産生も抑制します．そのため，関節リウマチのような慢性炎症性疾患の治療に使用されます（図 6.2）．

6.2 抗炎症薬

炎症にともなって生じる発熱や痛みなどの不快な作用を和らげるために，**抗炎症薬**を用います．抗炎症薬は，**ステロイド性抗炎症薬**と**非ステロイド性抗炎症薬**（non-steroidal antiinflammatory drugs：**NSAIDs**）に大別されます．いずれの薬物も対症療法で，根本的な治療ではありません．

6.2.1 非ステロイド性抗炎症薬（NSAIDs）

NSAIDs は，その性状から酸性 NSAIDs と塩基性 NSAIDs に大別されます．ここでは主要な NSAIDs である酸性 NSAIDs について説明します（塩基性 NSAIDs については e 項「さまざまな非ステロイド性抗炎症薬」で説明します）．

a. 薬理作用

酸性 NSAIDs は，化学構造によりさらに細分化されます．共通する作用である COX 阻害作用により，炎症に関与するエイコサノイドの産生を抑え，抗炎症作用や解熱作用，鎮痛作用を発揮します．

COX には遺伝子の異なる二つのアイソザイムが存在します．常に細胞内に存在している COX-1 と，炎症性刺激によって誘導されてその存在量が急激に増大する COX-2 の 2 種類です．いずれの COX も，アラキドン酸からプロスタノイドを生合成する酵素です．COX-1 は生理的環境下での細胞機能調節に用いられるプロスタノイドを産生して，生体のホメオスタシスの維持に重要な役割を果たしています．一方，COX-2 は炎症反応に関与するプロスタノイドの産生を担っています．酸性 NSAIDs のほとんどは COX-1 と COX-2 のいずれの酵素も阻害しますが，その選

択性は薬物によって異なります.

b. 臨床応用

（i）鎮痛作用

麻薬性鎮痛薬には及びませんが，NSAIDs には比較的強い鎮痛作用があります．炎症などにより微量の発痛物質（ブラジキニンなど）が生じても，強い痛みは感じません．PGE_2 が共存することで痛みが増感し，強い痛みを感じます．酸性 NSAIDs は COX を阻害して PGE_2 産生を抑制するため，痛みの増感作用がなくなり，鎮痛効果が現れます．NSAIDs は神経障害性疼痛（神経が直接の原因となって生じる疼痛）のようなはげしい痛みには効果はありません．頭痛，生理痛，歯痛や打撲などの弱い体性痛や，尿路結石などで生じる内臓痛，がん性疼痛の初期の鎮痛に有効です．

（ii）解熱作用

中枢の視床下部には体温調節中枢が存在し，温・冷ニューロンによるセットポイントに従って，熱産生と熱放散を制御して深部体温を一定に保っています．細菌感染などにより，生体内に外因性発熱物質（例：細菌の細胞壁に含まれる糖脂質であるリポポリサッカライド）が取り込まれます．そして，免疫系細胞から内因性発熱物質の IL-1β や TNF-α などの炎症性サイトカインが産生されます．炎症性サイトカインは視床下部やその近傍で PGE_2 を産生します．そしてセットポイントが上昇し，体温が上昇（発熱）します．酸性 NSAIDs は PGE_2 の産生を抑制して，セットポイントを正常に戻すことで解熱作用を示します．

（iii）抗炎症作用

酸性 NSAIDs は COX を阻害し，その結果，プロスタノイドの産生が抑制されます．PGE_2 をはじめとする多くのプロスタノイドは，炎症反応に密接に関与します．これらの産生を抑制することにより，疼痛や発熱など炎症症状が抑制されます．

（iv）抗リウマチ作用

リウマチ性疾患とは，関節や筋などの運動器官に痛みやこわばりなどの症状をきたす疾患の総称です．代表的な疾患に関節リウマチがあります．リウマチ性疾患の発症機序は不明ですが，自己免疫が関与する慢性の炎症性疾患です．NSAIDs

はプロスタノイド産生を抑制することで炎症の進展を抑制し，抗リウマチ作用を示します．

（v）血小板凝集抑制作用

血小板が産生する TXA_2 は血小板凝集を促進します．一方，血管内皮細胞が産生する PGI_2 は血小板凝集を抑制します．NSAIDs により TXA_2 も PGI_2 の産生も抑制されます．抗炎症作用や鎮痛作用が認められる用量よりも低い用量では，血小板の産生する TXA_2 を抑制することで，血小板凝集抑制作用（血栓形成抑制作用）を示します（くわしくは e. のアスピリンの項参照）．

c. 副作用（有害作用）

（i）消化管障害

酸性 NSAIDs に共通する有害作用の代表的なものは，消化管障害です．PGs は炎症反応に関与している一方で，生理的な状態では生体内のさまざまな細胞や臓器の機能を調節しています．そのうち PGE_2 は，胃壁の血流を増加させて胃粘膜の増殖や胃粘液の分泌を亢進させ，胃粘膜に対して保護的に作用します．NSAIDs の服用により COX-1 を阻害すると，PGs の産生が減少し，粘膜保護作用が弱まるため，胃腸障害が生じます．

（ii）腎障害

PGE_2 や PGI_2 は腎血管を拡張し，腎血流量や GFR を維持します．酸性 NSAIDs により PGE_2 や PGI_2 の産生が阻害されると，腎疾患がある患者では症状が悪化する危険性があります．

（iii）アスピリン喘息（気管支喘息）

アスピリン喘息は，酸性 NSAIDs であるアスピリンの服用により引き起こされる喘息です．アスピリンにより COX が阻害されることで，基質であるアラキドン酸が LOX 経路へ流れ，その結果，LTs の産生が亢進して発症すると考えられています．アスピリン喘息の発症機序は，アスピリンを含めたすべての酸性 NSAIDs に共通するので，喘息の既往がある患者には注意が必要です．

（iv）妊婦（とくに妊娠後期）および胎児に対する有害作用

$PGF_{2\alpha}$ や PGE_2 は子宮平滑筋を収縮させ，分娩を促進します．NSAIDs によりプロスタノイドの産生が抑制されると，分娩遅延が生じる危険性があります．また PGE_2 には，胎児の動脈管

6.2 抗 炎 症 薬

を維持するはたらきがあります．NSAIDs により PGE_2 の産生が抑制されると，動脈管が閉鎖する危険性が生じます（逆に，早産や未熟児の動脈管開存症では NSAIDs が治療に用いられます）．

（ⅴ）出血傾向

血小板の活性化によって TXA_2 が産生され，血小板凝集作用により血小板血栓が形成されて，止血が促進されます．NSAIDs の投与により TXA_2 産生が抑制されると，血小板凝集が生じにくくなって出血傾向が高まります．術前など出血が予想される場合は，NSAIDs の投与を中断する必要性があります．

d. 臨床上の注意事項

（ⅰ）薬物相互作用

一般に，酸性 NSAIDs は血漿タンパク質との結合率が高いです．ワルファリン（抗凝血薬）やトルブタミド（抗糖尿病薬）などのタンパク質結合率の高い薬物と併用すると，薬物とタンパク質の結合部位を競合します．そして，併用薬の遊離型薬物濃度が急激に上昇し，単剤で使用していたときよりも作用が増強する危険性があります．また，ニューキノロン系抗菌薬と併用すると，ニューキノロン系抗菌薬の抗 $GABA_A$ 受容体作用が増強するため，けいれん発作を誘発する危険性があります．

（ⅱ）副作用（有害作用）

因果関係は明らかにはなっていませんが，インフルエンザを罹患している小児に，解熱を目的に酸性 NSAIDs を投与すると，インフルエンザ脳症を発症する危険性が高くなります．小児の解熱を目的に，酸性 NSAIDs を投与することは原則禁忌です．このため，小児の解熱には解熱鎮痛薬（アセトアミノフェン）が使用されます．

NSAIDs の副作用（有害作用）の多くは，COX-1 が阻害され，プロスタノイドによる細胞や臓器の機能調節がうまくはたらかないことに起因します．とくに消化管障害は頻発する副作用です．この副作用を克服するため，COX-1 は阻害せずに COX-2 を選択的に阻害する薬物，プロドラッグ（吸収・代謝されてはじめて活性が発現するように設計された薬物）のように化学構造を工夫した薬物や，腸溶剤，坐剤（剤形の工夫）が開発

されています．消化管障害発生時には，NSAIDs の使用中止や減量，副作用を生じにくい NSAIDs への変更のほか，胃粘膜保護作用のある PGs 製剤，胃酸分泌を抑制する H_2 受容体遮断薬やプロトンポンプ阻害薬などを投与します．

e. さまざまな非ステロイド性抗炎症薬

（ⅰ）アスピリン（サリチル酸誘導体）

もっとも古くから使用されている酸性 NSAIDs のプロトタイプです．ほかの酸性 NSAIDs とは異なり，COX を不可逆的に阻害します（ほかの酸性 NSAIDs は可逆的な阻害）．血小板の COX が不可逆的に阻害されると，アスピリンに曝露された血小板はプロスタノイド（TXA_2）を産生できません．その結果，血小板凝集作用が低下することから，酸性 NSAIDs のアスピリンのみが抗血小板薬（血栓形成抑制薬）として使用されます．一方，アスピリンの抗炎症作用が認められる高用量では，血小板のほかに血管内皮細胞の COX も阻害され，PGI_2 の産生が抑制されます．PGI_2 には血小板凝集を抑制する作用があるため，高用量のアスピリンでは逆に血小板凝集抑制作用が弱まります（**アスピリン・ジレンマ**）．このため，抗血小板薬としてアスピリンを使用する場合は低用量で使用します（抗炎症作用を目的とする場合は 1 日あたり 0.5～1.5 g を 3 回に分けて投与，抗血小板作用を目的とする場合は 1 日あたり 0.1 g を 1 回投与）．

また，アスピリンを含むサリチル酸誘導体は，水痘やインフルエンザを発症している小児に投与すると，**ライ**（Reye）**症候群**（肝障害を併発する重篤な脳疾患）を誘発する危険性が指摘されています．小児への投与には注意が必要です．

（ⅱ）インドメタシン，スリンダク（インドール酢酸誘導体）

インドメタシンは COX-1 に対する阻害作用が強く，副作用（消化器障害）が発生する可能性が高いため，おもに外用薬として使用されます．同じインドール酢酸系の NSAIDs のスリンダクは，吸収・代謝されて活性をもつように設計されたプロドラッグです．副作用（腎障害）が少ない薬物として知られています．

（iii）ピロキシカム（オキシカム誘導体）

強力な解熱鎮痛・抗炎症作用がある薬物です。半減期が48時間と長く、1日1回の投与で効果が得られます。高齢者に使用する際は、副作用の発現に注意が必要です。

（iv）ジクロフェナクナトリウム（フェニル酢酸誘導体）

強力な解熱鎮痛・抗炎症作用がある薬物です。COX阻害作用と遊離アラキドン酸濃度の減少作用により、エイコサノイドの産生量を低下させます。

（v）イブプロフェン，ロキソプロフェンナトリウム（プロピオン酸誘導体）

OTC医薬品（一般医薬品）にも用いられている薬物です。インドメタシンよりも作用は弱く、有害作用の発現が少ない薬物です。ロキソプロフェンナトリウムはプロドラッグで、鎮痛作用が強いため、高い頻度で使用されています。

（vi）メフェナム酸（フェナム酸誘導体）

古くから使われています。鎮痛作用は強いですが、抗炎症作用は弱い薬物です。消化管障害が発現しやすいため、連用は避けます。

（vii）選択的COX-2阻害薬

COX-1に比べてCOX-2を数倍～数十倍高い選択性で阻害します。消化管障害などの副作用発現が少ない薬物として用いられています。関節リウマチの鎮痛・消炎などに用いられます。海外では、心筋梗塞や脳卒中などの重篤かつ致命的な有害事象の発生が報告されているので、連用する場合には注意が必要です。

（viii）塩基性NSAIDs

チアラミド、エピリゾールなどの塩基性NSAIDsは、酸性NSAIDsとは異なりCOX阻害作用はほとんどありません。解熱鎮痛作用や弱い抗炎症作用を示しますが、その作用機序は不明です。アスピリン喘息の既往があり、酸性NSAIDsを使用できない患者でも服用できます。抗リウマチ作用を目的としては使用されません。

f. NSAIDs以外の解熱鎮痛薬
（i）アセトアミノフェン

作用機序は不明ですが、体温調節中枢に作用して、解熱鎮痛作用を発揮します。COX阻害作用がほとんどないため、抗炎症作用はありません。副作用の発現も少なく、小児や高齢者の解熱を目的として安全に使用できます。

（ii）スルピリン，アンチピリン（ピリン系解熱鎮痛薬）

サリチル酸誘導体と同様の解熱作用を示します。消化管障害などの危険性は低いです。まれに無顆粒球症などの重篤な副作用が現れるため、ほかの解熱鎮痛薬が効かない場合の緊急解熱に使用されます。

6.2.2　ステロイド性抗炎症薬

ステロイドとは、ステロイド骨格をもつ化合物です。生体内物質で、副腎皮質ホルモンや性ホルモンがこれに含まれます。ステロイド性抗炎症薬は、副腎皮質ホルモンの糖質（グルコ）コルチコイドの抗炎症作用を化学的にさらに強めたものです。糖質コルチコイドとしての作用も併せもつため（表6.2）、長期間投与する場合には副作用の発現に注意します。

a. 薬理作用

ステロイド性抗炎症薬（糖質コルチコイド）の抗炎症作用は、本質的には遺伝子発現の制御により、タンパク質性の炎症性サイトカインなどの産生抑制や、抗炎症性サイトカインの産生亢進で発揮されます。ステロイド性抗炎症薬は、細胞質に存在する糖質コルチコイド受容体と複合体を形成します。その後、核内へ移行して転写調節因子となり、あるいはほかの転写調節因子の機能を調節し、特定の遺伝子の転写を制御します。

b. 臨床応用
（i）抗炎症作用

ステロイド性抗炎症薬は、IL-1β、IL-6、TNF-αなどの炎症性サイトカインや、ケモカイン、COX-2などの遺伝子の発現を抑制して、抗炎症作用を示します。また、ステロイド性抗炎症薬は、ホスホリパーゼA_2を阻害するタンパク質アネキシンI（リポコルチン-1）の合成を誘導します。その結果、細胞膜リン脂質からのアラキドン酸の遊離が抑制され、エイコサノイドの産生が抑制されます。抗炎症作用はきわめて強力で、気管支喘息などのアレルギー疾患、潰瘍性大腸炎などの消

6.3 免疫疾患に対する薬物

表6.2 合成副腎皮質ステロイドの特徴

合成ステロイド	半減期（h）		糖質コルチコイド作用	電解質コルチコイド作用
	血中濃度	生物学的半減期		
ベタメタゾン	3.3	36～72	25	0
デキサメタゾン	3.5	36～72	25	0
プレドニゾロン	2.5	12～36	4	0.8
メチルプレドニゾロン	2.8	12～36	5	0.5
トリアムシノロン	3～5	12～36	10	0
ヒドロコルチゾン	1.2	8～12	1	1
コルチゾン	1.2	8～12	0.7	0.7

表6.3 ステロイド性抗炎症薬の注意すべき副作用

感染症の誘発・増悪（全身および局所）
骨粗鬆症（骨形成抑制と骨吸収増大，腎からの Ca^{2+} 排泄促進）
幼児・小児の発育抑制
動脈硬化性病変（心筋梗塞，脳梗塞など）
消化性潰瘍
副腎不全，ステロイド離脱症候群
高血糖，ステロイド性糖尿病
多幸感，神経過敏，不眠，精神・感情変化
皮膚萎縮，創傷治癒の遅延
ステロイドミオパチー（筋量の減少）

化器疾患，膠原病などさまざまな疾患に対して，抗炎症を目的に内服や局所投与で用います．

（ ii ）免疫抑制作用

ステロイド性抗炎症薬はマクロファージに作用して，サイトカイン産生を抑制します．さらに，Tリンパ球に作用してIL-2産生を抑制し，リンパ球の増殖・活性化を抑制する結果，細胞性免疫を抑制します．このほか，形質細胞に作用して抗体産生を抑制する結果，**液性免疫**を抑制します．

c. 副作用（有害作用）（表6.3）

ステロイド性抗炎症薬には，強力な抗炎症作用と免疫抑制作用があります．そのため，炎症性疾患や自己免疫疾患をはじめとした幅広い疾患で使用されます．1週間以内の短期間の内服投与では，大量投与（パルス療法）しても副作用の発現は少ないです．しかし，長期投与では易感染性や，消化性潰瘍，骨粗鬆症などの副作用の発現が多くなります．皮膚や気管支などへの局所投与に用いられるステロイド性抗炎症薬は，局所でのみ強力な作用を示します．投与後すみやかに代謝されて失活する，もしくは吸収されても全身性の副作用を示さない薬物（アンテドラッグ，プロドラッグとは逆の機構）が使われています．

d. 臨床上の注意事項

ステロイド性抗炎症薬の長期投与では，副腎萎縮が生じやすいです．投与を突然中断すると，退薬症候群などの重篤な副作用が発現します．

6.3 免疫疾患に対する薬物

免疫とは，生体内に異物が侵入してきた場合に，自己（生体構成成分）と非自己（生体外構成成分）を認識し，非自己を排除する生体防御システムです．免疫システムを正常に維持することで，病原性のウイルスや微生物が無数に存在する空間でも生体は健康に生活できます．しかし，自己・非自己の認識ができなくなると，生体防御を行っていた細胞が自己組織を攻撃するようになり，**自己免疫疾患**が発症します．自己免疫疾患には，全身性に症状が拡大する関節リウマチや**全身性エリテマトーデス**（systemic lupus erythematosus：SLE）などの膠原病や，臓器特異性に症状が現れる重症筋無力症など，さまざまな疾患が存在します．また，非自己に対する免疫反応が過剰に生じると，**アレルギー**が発現します．日本の国民病である花粉症は，Ⅰ型アレルギー反応に基づく代表的な疾患です．臨床上問題となるアレルギーは臓器移植における拒絶反応で，Ⅳ型アレルギーの典型的な反応です．

自己免疫疾患やアレルギー性疾患では，リンパ球をはじめとする免疫細胞が産生するさまざまなサイトカインが関与するため，免疫抑制薬による治療が行われます．また，がんや，免疫細胞の減少により免疫機能がはたらかなくなるAIDS（後天性免疫不全症候群）に対しては，免疫刺激薬（免疫賦活薬）の治療が行われます．

6.3.1 抗アレルギー薬（図6.3）

アレルギーは発症機序によりⅠ～Ⅳ型に分類されます．抗アレルギー薬は**Ⅰ型アレルギー**を抑制する薬物です．Ⅰ型アレルギーは即時型アレルギーともよばれ，抗原抗体反応によるマスト細胞からのヒスタミン放出によりさまざまな反応が生じます．ここでは，ヒスタミンの作用を抑える**抗ヒスタミン薬（ヒスタミン H_1 受容体遮断薬）**と，

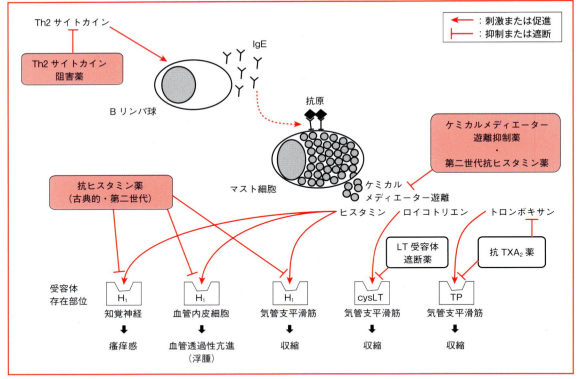

図 6.3 Ｉ型アレルギー治療薬の作用部位

それ以外のⅠ型アレルギー薬治療薬について説明します.

a. 抗ヒスタミン薬（H_1 受容体遮断薬）

（ⅰ）薬理作用

抗ヒスタミン薬はヒスタミンの H_1 受容体への結合を遮断して，ヒスタミンによって引き起こされるさまざまな作用を抑制します．抗ヒスタミン薬は，古典的（第一世代）抗ヒスタミン薬と，副作用を軽減した第二世代抗ヒスタミン薬に分類されます．

（ⅱ）臨床応用

① 抗アレルギー作用：抗ヒスタミン薬は H_1 受容体を選択的に遮断することで，ヒスタミンの血管拡張・血管透過性亢進や，気管支平滑筋の収縮などのアレルギー・アナフィラキシー反応を抑制します．また，H_1 受容体を介する知覚神経終末刺激を遮断して鎮痒作用を示します．第二世代抗ヒスタミン薬は，H_1 受容体遮断作用に加えて，マスト細胞からのケミカルメディエーター遊離を抑制します．アレルギー性鼻炎や蕁麻疹などに用いられます．

② 制吐作用：**血液脳関門**（BBB）を通過しやすい古典的 H_1 受容体遮断薬は，内耳前庭の H_1 受容体を遮断します．その結果，嘔吐中枢への刺激を減弱させ，動揺病（乗り物酔い）による嘔吐・悪心を予防します．

（ⅲ）副作用（有害作用）

古典的 H_1 受容体遮断薬は，中枢神経のヒスタミン作動性神経を抑制して，鎮静，認知能力低下，眠気を誘発します．このため，服用後の自動車の運転は事故などの発生原因になります．古典的 H_1 受容体遮断薬のジフェンヒドラミンは，この副作用を逆に利用して睡眠改善薬としても使用されます．

また，古典的 H_1 受容体遮断薬には強い抗コリン作用があるため，口渇，尿閉，便秘を誘発します．古典的 H_1 受容体遮断薬のプロメタジンは強力な抗コリン作用をもち，パーキンソン病における筋固縮の改善に使用されます．

（ⅳ）おもな H₁ 受容体遮断薬の特徴

① 第二世代 H₁ 受容体遮断薬：中枢移行性を低下させて，鎮静作用や抗コリン作用を軽減させた H₁ 受容体遮断薬です．フェキソフェナジン，エピナスチン，エバスチンなどがあります．ただし，ケトチフェンのように第二世代に分類される H₁ 受容体遮断薬でも，中枢移行性が高く強力な鎮静作用をもつものがあるので，注意が必要です．H₁ 受容体遮断作用のほかにケミカルメディエーター遊離抑制作用（b 項「Ⅰ型アレルギー治療薬」参照）を併せもつ薬物も多く存在します．

② 古典的（第一世代）H₁ 受容体遮断薬：ジフェンヒドラミン，クロルフェニラミンなどは，OTC 医薬品の総合感冒薬にも広く含まれています．中枢移行性が高く，中枢の H₁ 受容体遮断による鎮静・催眠作用を強く示すほか，抗コリン作用なども示します．

（ⅴ）臨床上の注意事項

古典的 H₁ 受容体遮断薬のほか，第二世代 H₁ 受容体遮断薬の中にも，中枢抑制作用による強い眠気を誘発する薬物があります．服用後の自動車運転などは避けなければなりません．日中の眠気を避けるため，就寝前に十分量，昼間は少量投与するなどの工夫が必要です．

抗コリン作用を有する薬物は，緑内障や尿路閉塞疾患では使用禁忌です．

b．Ⅰ型アレルギー治療薬

Ⅰ型アレルギーでは，マスト細胞の活性化により，ヒスタミンをはじめ，さまざまなケミカルメディエーターが遊離します．その後，さまざまなサイトカイン産生により反応が進展します．Ⅰ型アレルギー治療薬は，マスト細胞からのケミカルメディエーター遊離を抑制する薬物，遊離するケミカルメディエーターの受容体を遮断する薬物，産生を阻害する薬物などに分類されます．

（ⅰ）ケミカルメディエーター遊離抑制薬

マスト細胞からの IgE 依存性のヒスタミン，ロイコトリエンなどのケミカルメディエーター遊離を抑制する，H₁ 受容体遮断作用はない薬物です（H₁ 受容体遮断作用をもつ場合は第二世代抗ヒスタミン薬に分類されます）．クロモグリク酸やトラニラスト，アンレキサノクスは，気管支喘息やアレルギー性鼻炎の予防に用いられます．

（ⅱ）抗トロンボキサン A₂ 薬

TXA₂ は血小板凝集作用や気管支平滑筋収縮作用を示します．TXA₂ 合成酵素阻害薬のオザグレルや TXA₂ 受容体遮断薬のセラトロダストは，TXA₂ の作用を遮断して，気管支喘息の即時型および遅延型反応を抑制します．

（ⅲ）ロイコトリエン受容体遮断薬

LTC₄，LTD₄，LTE₄ は**システイニルロイコトリエン**（cysteinyl leukotrienes：cysLTs）ともよばれます．気管支喘息の遅延型反応である持続的な気管支平滑筋収縮に関与します．プランルカスト，モンテルカストなどの薬物は，cysLTs の受容体を選択的に遮断して，気管支喘息の気道収縮を抑制します．

（ⅳ）Th2 サイトカイン阻害薬

Th2 サイトカインの IL-4 や IL-5 は，IgE 抗体産生に必須のサイトカインです．IL-5 は，アレルギーに深く関与する好酸球の増殖や遊走に必須のサイトカインです．Th2 サイトカイン阻害薬のスプラタストは，IL-4 および IL-5 の産生を阻害して Ⅰ型アレルギーや好酸球の浸潤を抑制します．

c．臨床上の注意事項

抗アレルギー薬は一般に即効性に乏しいため，予防的に用いられます．作用発現には 4 週間以上かかる場合もあるため，患者には十分な説明が必要です．

6.3.2　抗リウマチ薬

関節リウマチ（rheumatoid arthritis：**RA**）を代表とするリウマチ性疾患は，全身の骨や関節に痛みや腫れが生じて関節の破壊や変形を引き起こす疾患です．その背景には自己免疫が深く関与しています．RA の患者では，関節滑膜に浸潤した好中球，マクロファージやリンパ球が集積し，炎症性サイトカイン（IL-1 や TNF-α）やコラゲナーゼなどのタンパク質分解酵素，活性酸素などを放出します．炎症性サイトカインにより滑膜細胞の増殖や破骨細胞の活性化が生じて，関節が破壊されていきます．RA は難治性で，寛解と増悪を繰り返します．疾患の背景である免疫の異常を

是正することで寛解を維持し，関節破壊の進行を抑制することができます．

RA の寛解を目標に使用される抗リウマチ薬には，メトトレキサートやサラゾスルファピリジンのほか，金製剤，ペニシラミンなどがあります．これらは**疾患修飾性抗リウマチ薬**（disease-modifying antirheumatic drugs：**DMARDs**）とよばれています．近年では，生物学的製剤が治療に用いられています．

a. おもな抗リウマチ薬

（ⅰ）メトトレキサート（MTX）

2014 年の日本の RA 治療ガイドラインでは，メトトレキサートの効果の認容性があれば第一選択薬とされています．抗腫瘍薬に分類され，葉酸代謝酵素に拮抗して細胞増殖を抑制します．炎症局所でのアデノシン濃度を上昇させ，抗炎症作用を示すと考えられています．このほか，好中球の LTB_4 産生抑制や滑液中の炎症性サイトカイン濃度の低下，滑膜でのコラゲナーゼ遺伝子の発現抑制などにより，抗リウマチ作用を示します．メトトレキサートは間質性肺炎や骨髄抑制など致命的な副作用も多いので，患者には十分な説明が必要です．

（ⅱ）サラゾスルファピリジン（SASP）

抗炎症薬のサリチル酸と合成抗菌薬のスルファピリジンが結合した化学構造で，抗炎症・抗リウマチ作用を示します．細胞性免疫の抑制作用や PGs・LTs の産生抑制，葉酸の吸収・代謝阻害などにより，RA に対する治療効果を示すと考えられています．ほかの DMARDs に比べ副作用は少なく，比較的早く効果が現れるとされています．

（ⅲ）生物学的製剤

RA の進行には炎症性サイトカインが深くかかわっており，この炎症作用の抑制が RA の関節破壊の進行を阻止します．TNF-α に対するモノクローナル抗体であるインフリキシマブや，TNF-α のおとり受容体であるエタネルセプトなどの生物学的製剤が，RA の治療に用いられ，高い有効性を示しています．一方，副作用として感染症の注意と，高い薬価という医療経済学上の問題が存在します．最近，生物学的製剤のバイオシミラー（biosimilar，後続医薬品）が承認され，今後の RA 治療における生物学的医薬品の重要性が高まっています．

b. 臨床上の注意事項

MTX は週 1～2 日投与し，5 日以上の休薬期間を設けることで，骨髄抑制などの副作用発現を抑制できます．また，DMARDs は作用発現までに時間がかかるので，症状の改善を自己判断しないように，患者に十分説明する必要があります．

6.3.3 免疫抑制薬

臓器移植時の拒絶反応の抑制や，自己免疫疾患の治療には，**免疫抑制薬**が用いられます．免疫抑制薬は本来抗腫瘍薬として開発されたものが多いです．その細胞毒性により免疫細胞の機能を抑制したり，増殖を抑制する作用があります．

a. おもな免疫抑制薬

（ⅰ）タクロリムス，シクロスポリン（カルシニューリン阻害薬）

カルシニューリン阻害薬は，炎症性サイトカインの産生を抑制することで，免疫系細胞の増殖を抑制して免疫抑制作用を示します．

（ⅱ）シロリムス（ラパマイシン，mTOR 阻害薬）

mTOR 阻害薬は，IL-2 依存的な T リンパ球の細胞増殖を抑制することで，免疫抑制作用を示します．

（ⅲ）アザチオプリン（代謝拮抗薬）

体内で代謝されることで 6-メルカプトプリンとなり，DNA 合成を阻害します．その結果，リンパ球の増殖を抑制して強い免疫抑制作用を示します．

（ⅳ）シクロホスファミド（アルキル化薬）

肝臓でアルキル化薬へ代謝されます．その結果，DNA 合成を阻害することで，リンパ球の増殖を抑制して免疫抑制作用を示します．

（ⅴ）副腎皮質ホルモン（糖質コルチコイド）

6.2.2 項「ステロイド性抗炎症薬」を参照してください．

b. 臨床上の注意事項

免疫抑制薬に共通する副作用として，感染症の増悪があげられます．薬物特有の副作用があるため，使用の際は注意が必要です．

6.3.4 免疫増強薬

　がんや白血病，慢性肝炎などの慢性炎症性疾患における免疫機能の増強や，AIDSなどの免疫不全疾患の治療では，**免疫増強薬**が使用されます.

a. おもな免疫増強薬

（ⅰ）免疫グロブリン

　ウイルスや細菌に対する液性免疫機能を高める作用を利用して，感染予防に使用されます.

（ⅱ）インターフェロン類

　インターフェロン（interferon：IFN）にはα, β, γの3種類が存在し，免疫細胞を活性化させてウイルス増殖を阻害します.

b. 臨床上の注意事項

　インターフェロンの副作用として，抑うつ症状や自殺企図があります. 投与後は慎重に経過を観察する必要があります.

📖 演習問題

次の記述で正しいものは○，誤っているものは×を記してください.

● **6.1** マスト細胞に貯蔵されているヒスタミンが全身性に放出されると，アナフィラキシーショックを引き起こします.

● **6.2** マスト細胞には免疫グロブリンG（IgG）が結合し，これに抗原が捕捉されることでヒスタミンの放出が生じます.

● **6.3** エイコサノイドは，すべてアラキドン酸から産生されます.

● **6.4** アラキドン酸はシクロオキシゲナーゼで代謝されて，プロスタグランジン類やロイコトリエン類，トロンボキサン類が産生されます.

● **6.5** 酸性非ステロイド性抗炎症薬は,知覚（痛覚）神経の伝導を阻害することで，鎮痛作用を発揮します.

● **6.6** 酸性非ステロイド性抗炎症薬は視床下部の体温調節中枢に作用し，プロスタグランジンの産生を抑制することで解熱作用を示します.

● **6.7** 酸性非ステロイド性抗炎症薬のうち，血栓形成予防に使用できるのはアスピリンに限られます.

● **6.8** 酸性非ステロイド性抗炎症薬に共通する

有害作用である消化管障害は，シクロオキシゲナーゼ阻害によるプロスタグランジン産生抑制によって生じます.

● **6.9** シクロオキシゲナーゼ（COX）にはCOX-1とCOX-2が存在し，酸性非ステロイド性抗炎症薬はCOX-2を選択的に阻害します.

● **6.10** アスピリン喘息は，アスピリン以外の酸性非ステロイド性抗炎症薬を用いた場合には発症しません.

● **6.11** アスピリンの血栓形成抑制作用は，抗炎症作用が現れるのと同程度の用量で認められます.

● **6.12** アセトアミノフェンにはシクロオキシゲナーゼ阻害作用はほとんどありませんが，強力な解熱鎮痛薬として小児や高齢者に使用されます.

● **6.13** ロキソプロフェンやスリンダクは，副作用を軽減するための設計をされたプロドラッグとよばれる薬物に分類されます.

● **6.14** 酸性非ステロイド性抗炎症薬は一般に血漿タンパク質との結合が弱く，血液中ではほとんどが遊離型薬物として存在します.

● **6.15** ステロイド性抗炎症薬は，シクロオキシゲナーゼや炎症性サイトカインの産生を抑制することで強力な抗炎症作用を発揮します.

● **6.16** ステロイド性抗炎症薬は強力な抗炎症作用を有し，感冒やインフルエンザの解熱を目的に使用されます.

● **6.17** ステロイド性抗炎症薬は連用することで副腎萎縮が生じるため，長期連用後に使用を中止する場合は,徐々に使用量を減少させます.

● **6.18** ステロイド性抗炎症薬は糖質コルチコイドとしての作用ももつため，糖尿病の悪化や骨粗鬆症を誘発させる可能性があります.

● **6.19** ステロイド性抗炎症薬のプレドニゾロンは，糖質コルチコイドの抗炎症作用を増強した薬物で，電解質コルチコイド作用はありません.

● **6.20** 局所で使用されるステロイド性抗炎症薬は，吸収されても全身作用による副作用を引き起こすことはありません.

● **6.21** 関節リウマチのような重篤な炎症性疾

患では，ステロイド性抗炎症薬のほか炎症性サイトカインに対するモノクローナル抗体などの生物学的製剤が使用されます．

● **6.22** 抗ヒスタミン薬により胃酸分泌の抑制が生じます．

● **6.23** 古典的（第一世代）抗ヒスタミン薬は中枢移行性が高く，催眠・鎮静作用や抗コリン作用をもつものが多く存在します．

● **6.24** Ⅰ型アレルギー治療薬は即効性があり，花粉症などのアレルギー性疾患の治療に用いられます．

● **6.25** オザグレルは気管支喘息の治療薬のほか，脳梗塞の治療薬としても使用されています．

解答と解説

● **6.1** ○

● **6.2** ×：マスト細胞の細胞膜上には特定の抗原に対する IgE が結合し，抗原が再侵入すると IgE に捕捉され，これがきっかけとなってマスト細胞の脱顆粒（ヒスタミンの放出）が生じます．

● **6.3** ×：エイコサノイドの主要な材料はアラキドン酸ですが，それ以外にも EPA や DHA を材料として産生されるエイコサノイドも存在します．

● **6.4** ×：ロイコトリエン類はアラキドン酸が5-リポキシゲナーゼで代謝されて産生されます．

● **6.5** ×：酸性 NSAIDs はシクロオキシゲナーゼの阻害によりプロスタグランジン類の産生を抑制し，その結果知覚神経の感受性を低下させることで鎮痛作用が生じます．

● **6.6** ○

● **6.7** ○

● **6.8** ○

● **6.9** ×：ほとんどの酸性非ステロイド性抗炎症薬は COX-1 と COX-2 の選択性が低いため，COX-2 選択的な阻害薬が開発されています．

● **6.10** ×：アスピリン喘息はシクロオキシゲナーゼの阻害により生じる有害作用であるため，アスピリン以外のシクロオキシゲナーゼ阻害作用をもつ薬物でも発症します．

● **6.11** ×：アスピリンの血栓形成抑制作用（血小板凝集抑制作用）は，抗炎症作用が現れる用量よりも少ない用量で認められます．

● **6.12** ○

● **6.13** ○

● **6.14** ×：酸性非ステロイド性抗炎症薬は血漿タンパク質との結合が強いものが多く，ほかの薬物と併用する場合は注意が必要です．

● **6.15** ○

● **6.16** ×：ステロイド性抗炎症薬に解熱作用はなく，また免疫抑制作用があるため，感冒やインフルエンザなどの感染症には使用禁忌です．

● **6.17** ○

● **6.18** ○

● **6.19** ×：プレドニゾロンをはじめとして，ステロイド性抗炎症薬には電解質コルチコイド作用をもつものがあるため，高血圧を悪化させる場合があります．

● **6.20** ×：局所で使用されるステロイド性抗炎症薬の多くは，代謝がすみやかに行われ，吸収されても全身作用を示すことはほとんどありませんが，小児などに使用する場合は全身作用を引き起こす場合があります．

● **6.21** ○

● **6.22** ×：胃酸分泌はヒスタミン H_2 受容体の刺激によって促進されますが，一般に「抗ヒスタミン薬」とは H_1 受容体遮断薬をさすので，抗ヒスタミン薬では胃酸分泌は抑制されません（H_2 受容体遮断薬により抑制されます）．

● **6.23** ○

● **6.24** ×：Ⅰ型アレルギー治療薬の多くは即効性に乏しく，作用発現までに一定期間服用し続ける必要があります．

● **6.25** ○

7 呼吸器系疾患に対する薬物

7.1 呼吸器系の解剖生理学

呼吸器系は，上気道（**鼻腔**，**咽頭**），下気道（**喉頭**，**気管**，**気管支**）および肺からなる管腔状の器官です．呼吸器系の重要なはたらきは呼吸運動，すなわち繰り返される呼気と吸気によって外界から酸素を取り入れ，体内で生じた二酸化炭素を排出することです．これにより血液中の酸素および炭酸ガスの濃度を最適なレベルに保ちます．呼吸運動は，延髄にある**呼吸中枢**と橋にある**呼吸調節中枢**で調節されます（図 7.1）．また，末梢の血液の酸素や二酸化炭素濃度および pH の変化などの化学組成の変化は，頸動脈小体と大動脈小体にある末梢の**化学受容器**によって感知されます．頸動脈小体は舌咽神経を，大動脈小体は迷走神経を介して呼吸中枢に情報を伝え，呼吸を速くしたり遅くしたりします．一方，肺胞には，その拡張を関知する**伸展受容器**があります．迷走神経を介して呼吸中枢に伝え，吸息から呼息へと切り替えられるなど，呼吸運動はさまざまな調節を受けます．

空気と血液とのガス交換（換気）は肺胞だけで行われるため，肺胞以外の構造は，空気を出し入れするための通り道です．しかし，ただの通り道ではなく，咽頭リンパ組織，粘液トラップ，線毛輸送および咳反射など，侵入した異物を排除して正常な呼吸を維持するために，さまざまな生体防御機構が備わっています（図 7.2）．しかし，これらの防御機構が過剰に反応すると，アレルギーや痰，繰り返される咳などの病的症状がもたらされます．

呼吸器系に作用する薬物は，呼吸中枢，化学受容器，自律神経系，呼吸筋，気管支平滑筋，粘液

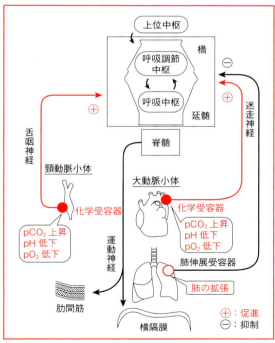

図 7.1 呼吸運動の調節機構
頸動脈小体および大動脈小体にある化学受容器は，血液中の酸素や二酸化炭素濃度および pH の変化を感知します．また，肺胞の伸展受容器は肺胞の拡張を感知します．

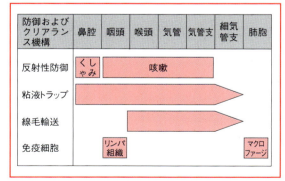

図 7.2 気道の生体防御機構
気道は，咳反射，粘液トラップ，免疫細胞など，部位ごとに異なる生体防御機構をもっています．これらの防御機構の破綻や暴走が呼吸器疾患時の症状を引き起こします．

産生細胞などに作用して、これらの病的な症状を緩和するものです。

7.2 気管支喘息治療薬

7.2.1 気管支喘息の病態

気管支喘息（bronchial asthma）は、繰り返し起こる咳、喘鳴（ゼーゼーという音）、呼吸困難を主症状とします。発作性の気道狭窄と気道過敏症を特徴とする呼吸器疾患で、わが国の喘息患者総数は約500万人と推定されています。病態の主体は気道の慢性炎症ですが、その原因により、大きくアレルギー性（アトピー型）と非アレルギー性（非アトピー型）に大別されます。気管支喘息の患者では、①発作性の**気道狭窄**、②アセチルコリンやヒスタミンなど気道収縮を引き起こす刺激に対する反応性の亢進（**気道過敏性**の亢進）、および③気道粘膜での上皮化生、粘膜下腺の過形成、平滑筋の肥厚、線維化、粘膜浮腫などをともなった気道粘膜構造の変化（**気道リモデリング**）といった症状が共通して認められます。

小児に多いアトピー型の喘息の患者では、IL-4などの**Th2サイトカイン**のはたらきにより、アレルゲンに特異的な**IgE抗体**の持続的な産生が認められます。このIgEは気道粘膜に存在する肥満細胞などの細胞表面のFc受容体に結合しており、アレルゲンの侵入にともなって、ヒスタミン、プロスタグランジン、ロイコトリエンなどのケミカルメディエーターの遊離を引き起こします（発作性の気道狭窄）（図7.3）。

また、Th2サイトカインは好酸球の活性化と気道組織への浸潤の原因にもなり、炎症性細胞の持続的な活性化によって慢性炎症が誘起されます。この炎症が長期にわたると、気道過敏症とともに平滑筋の肥厚、粘膜浮腫、粘液細胞の過生といった気道粘膜の構造的変化（気道リモデリング）が生じます（図7.3）。

一方、非アトピー型の喘息の発症機序はさまざまです。喫煙やウイルス感染などによって、気道上皮下の受容部位が露出して気道過敏症が亢進するもの、アスピリンなどの薬物が原因となるもの、さらに大気汚染が原因となるものなどがあります。

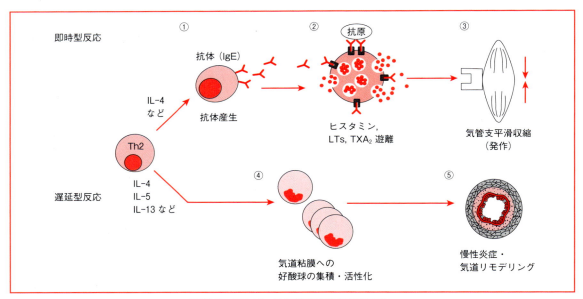

図7.3 アトピー性気管支喘息の病態形成

①IL-4などのTh2サイトカインによってIgE産生が促進されます。
②IgEは肥満細胞のFc受容体に結合した状態で存在し、抗原（アレルゲン）が結合すると、ヒスタミン、ロイコトリエン類（LTs）およびトロンボキサンA_2（TXA_2）などのケミカルメディエーターの遊離を引き起こします。
③ケミカルメディエーターが気管支平滑筋の受容体に作用して収縮、喘息発作が生じます。
④IL-4, IL-5, IL-13などのTh2サイトカインは、気道粘膜への好酸球などの白血球の集積を引き起こし、気道炎症の引金となります。
⑤炎症が慢性化すると、気道粘膜の構造的変化（リモデリング）を生じ、気道過敏症の原因となります。

7.2.2 気管支喘息治療薬

気管支喘息の治療薬は，使用目的により**気管支拡張薬（リリーバー）**と**長期管理薬（コントローラー）**に大別されます．リリーバーは，発作時に用いられる薬物で，収縮した気管支平滑筋を弛緩させます．一方，コントローラーはおもに非発作時に用いられる薬物で，症状の寛解や増悪予防を通じて喘息症状をコントロールすることを目的とします（**表7.1**）．

a. 気管支拡張薬（リリーバー）

気管支拡張薬（リリーバー）として用いられる薬物は，おもに短時間作用型**β_2受容体刺激薬**です．これ以外に，テオフィリン類のようなキサンチン系薬物も用いられます．

（ⅰ）短時間作用型β_2受容体刺激薬（short-acting β_2-agonist：SABA）

β_2受容体刺激薬の作用は，気管支平滑筋の細胞膜上で受容体に結合し，細胞内サイクリックAMP（cAMP）の産生を促進させて，平滑筋を弛緩させることです（**図7.4**）．サルブタモール，テルブタリン，ツロブテロール，フェノテロールなどは効果の発現が早く，おもに吸入剤として発作時の呼吸困難を治療するために使用されています．これらはβ_2受容体に選択的とはいえ，量が増えるとβ_1受容体にも作用してしまい，振戦，動悸，頻脈などの副作用が出ることがあります．

また，重篤な血清K^+低下を生じることがあり，利尿薬などとの併用時にはとくに注意を要します．

（ⅱ）キサンチン系薬物

テオフィリンおよびアミノフィリンなどのキサンチン系薬物の作用は，cAMP の分解酵素である**ホスホジエステラーゼ**（phosphodiesterase：PDE）を阻害し，cAMP 濃度を上昇させることで，気管支筋の拡張を起こします（**図7.4**）．これらの薬物は，受容体を介さず，直接，気管支筋に作用するため，β_2受容体刺激薬が無効な患者にも有効です．発作時にはおもに点滴で使用されます．また，急激な血中濃度の上昇を防ぐ経口の徐放剤があります．近年では，吸入ステロイドの追加薬として，気管支喘息の長期管理の目的にも用いられています．副作用として，悪心，嘔吐，腹痛，食欲不振，動悸，頻脈，頭痛，不眠，けいれんがあります．

b. 長期管理薬（コントローラー）

気管支喘息の病態が気道炎症を基礎としていることから，糖質コルチコイド（ステロイド）の吸入剤がもっとも重要な薬物と位置づけられています．そのほかに，病態の進行に応じて，長時間作用型の気管支拡張薬や抗アレルギー薬などを吸入ステロイドに追加することで，喘息発作を予防して，健常人と変わらない生活が送れるようにすることを目的に用いられます．

表7.1 喘息（成人）の長期管理における重症度に対応した段階的薬物治療

		治療ステップ 1	治療ステップ 2	治療ステップ 3	治療ステップ 4
長期管理薬	基本治療	吸入ステロイド（低用量）	吸入ステロイド（低～中用量）	吸入ステロイド（中～高用量）	吸入ステロイド（高用量）
		上記が使用できない場合は以下のいずれかを用いるロイコトリエン受容体拮抗薬テオフィリン（徐放製剤）※症状がまれであれば必要なし	上記で不十分な場合に以下のいずれか 1 剤を併用LABA（配合剤の使用可）ロイコトリエン受容体拮抗薬テオフィリン（徐放製剤）	上記に以下のいずれか 1 剤，あるいは複数を併用LABA（配合剤の使用可）ロイコトリエン受容体拮抗薬テオフィリン（徐放製剤）LAMA	上記に以下の複数を併用LABA（配合剤の使用可）ロイコトリエン受容体拮抗薬テオフィリン（徐放製剤）LAMA抗 IgE 抗体経口ステロイド
	追加治療	ロイコトリエン受容体拮抗薬以外の抗アレルギー剤	ロイコトリエン受容体拮抗薬以外の抗アレルギー剤	ロイコトリエン受容体拮抗薬以外の抗アレルギー剤	ロイコトリエン受容体拮抗薬以外の抗アレルギー剤
発作治療		吸入短時間作用型 β_2 受容体刺激薬（SABA）			

抗炎症治療に重きを置き，初期の段階（ステップ 1）から吸入ステロイドが推奨され，これが治療のベースとなります．また，抗アレルギー剤とはケミカルメディエーター遊離抑制薬，抗ヒスタミン剤，トロンボキサン A_2 阻害剤，Th2 サイトカイン阻害剤をさします．経口ステロイドは短期間の間欠的投与を原則とします．ほかの薬剤で治療内容を強化し，かつ短期間の間欠投与でもコントロールが得られない場合は，必要最小量を維持量とします．
LABA：長時間作用型 β_2 受容体刺激薬，SABA：短時間作用型 β_2 受容体刺激薬，LAMA：長時間作用型抗コリン薬．
[喘息予防・管理ガイドライン 2015（日本アレルギー学会喘息ガイドライン専門委員会編）より作成]

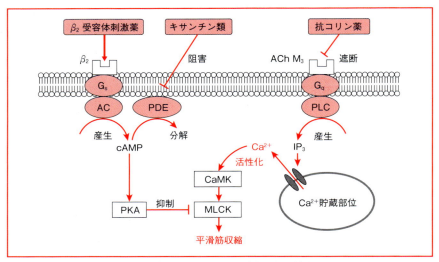

図 7.4　気管支拡張薬の作用点と作用機序

生理的な気管支平滑筋の収縮は，アセチルコリン M_3 受容体の活性化にともなって生じる細胞内 Ca^{2+} 濃度の上昇，Ca^{2+}/カルモジュリンキナーゼ（CaMK）およびミオシン軽鎖キナーゼ（MLCK）の活性化によって生じます．β_2 アドレナリン受容体刺激薬やキサンチン系薬物（ホスホジエステラーゼ阻害薬）は，細胞内の cAMP を増やすことで，cAMP 依存性キナーゼ（PKA）を活性化し，これが MLCK を抑制することで筋弛緩作用を示します．

（i）吸入ステロイド

ベクロメタゾン，フルチカゾン，ブデソニド，モメタゾンおよびシクレソニドがあります．吸入剤として用いられるこれらの薬物はすべて，局所作用は強いが血中に移行すると肝代謝をすみやかに受けて分解される**アンテドラッグ**というタイプです．そのため，経口ステロイドのような全身作用はほとんどありません．

ステロイドによる抗炎症作用には，**糖質コルチコイド受容体**（GR）を介した遺伝子の転写調節作用がかかわっています．アラキドン酸代謝物の産生を抑制する，**リポコルチンI**とよばれる抗炎症タンパク質の産生を促進します．一方，種々のサイトカイン類の産生は抑制します．とくに，サイトカイン類は，炎症反応の亢進や IgE 抗体の産生にもかかわっているため，抗炎症，抗アレルギー作用につながります．

吸入ステロイドは経口ステロイドに比べて，はるかに副作用が少ないものの，口腔カンジダ症，嗄声，咳などの投与部位局所での副作用は高頻度に起こるので，注意を要します．

（ii）長時間作用型気管支拡張薬

長時間作用型 β_2 受容体刺激薬（long-acting β_2-agonist：LABA），**抗コリン薬**および**キサンチン系薬物**などの気管支拡張薬は，気管支筋の持続的な弛緩によって発作を予防し，コントローラーとしても用いられます．β_2 受容体刺激薬では，薬物自体の特徴として長時間作用型であるサルメテロール，ホルモテロールやインダカテロールは吸入薬で，ツロブテロールは貼付薬で，また，クレンブテロールは経口薬でコントローラーとして用いられます．キサンチン系薬物も，上述のように経口剤（徐放剤）で急激な血中濃度上昇を抑えた製剤はコントローラーとして用いられます．

また，抗コリン薬も，気管支拡張作用は β_2 受容体刺激薬やキサンチン類に比べると劣るものの，気道過敏症の抑制のために用いられます．ムスカリン受容体選択的なイプラトロピウムやムスカリン M_3 受容体に選択的なチオトロピウムなどがあります．これらの薬物は気管支平滑筋上のアセチルコリン受容体を遮断して，平滑筋の緊張を抑制します（**図7.4**）．抗コリン薬の副作用は，口渇，吐き気，上室性頻脈，心房細動，心悸亢進，排尿困難，便秘などさまざまで，また，緑内障（眼

圧上昇），前立腺肥大症（排尿障害）患者への投与は禁忌です．

（iii）メディエーター遊離抑制薬

肥満細胞にIgE抗体が結合することにより生じる，ヒスタミン，ロイコトリエン類，トロンボキサンA$_2$（TXA$_2$）などのケミカルメディエーターの遊離を抑制する薬物です．吸入薬のクロモグリク酸，経口薬のトラニラスト，アンレキサノクス，ペミロラストおよびイブジラストなどがあります．基本的に気管支拡張作用はないので，喘息発作時には効果がなく，喘息発作の予防薬を目的にコントローラーの追加薬として用いられます．

（iv）抗ヒスタミン薬

メキタジン，エピナスチン，ケトチフェン，オキサトミド，アゼラスチン，セチリジンなどが用いられます．H$_1$受容体への結合を選択的に遮断します．とくに，アレルギー性鼻炎やアトピー性皮膚炎をともなう喘息に有用とされています．副作用として，眠気，倦怠感，めまい，頭痛，口渇，排尿困難，消化器症状，肝機能障害，発疹などがあります．

（v）抗トロンボキサンA$_2$（TXA$_2$）薬

TXA$_2$合成酵素の阻害薬であるオザグレル，TXA$_2$受容体拮抗薬セラトロダストがあります．

（vi）抗ロイコトリエン薬

選択的なロイコトリエン受容体拮抗薬として，プランルカストとモンテルカストがあります．

（vii）その他のコントローラー

スプラタストはTh2サイトカインであるIL-4，IL-5の産生を抑制し，IgEの産生および好酸球の浸潤を抑制する薬物です．また，抗ヒトIgEモノクローナル抗体であるオマリズマブは，IgEと結合することで，そのはたらきを阻害し，マスト細胞などの活性化を抑制します．

7.3　慢性閉塞性肺疾患（COPD）治療薬

慢性閉塞性肺疾患（chronic obstructive pulmonary disease：**COPD**）は，タバコ煙を主とする有害物質を長期に吸入曝露することで生じる肺の炎症性疾患です．呼吸機能検査で，正常に復すことのない気流閉塞を呈します．この気流閉塞は末梢気道病変と肺気腫が複合的に作用することで起こり，通常は進行性です．労作時の呼吸困難や慢性の咳，痰を特徴とします．

COPDの約8割の患者では，ステロイドは無効です．したがって，その治療は閉塞した気道を拡張させ呼吸路を確保することが目標となります．チオトロピウムおよびグリコピロニウムなどの長時間作用型の抗コリン薬がおもに用いられますが，長時間作用型のβ_2受容体刺激薬のサルメテロールなども用いられます．

7.4　間質性肺炎治療薬

間質性肺炎（interstitial pneumonia）とは，肺間質を炎症や線維化の基本的な場とする疾患の総称です．薬剤性，職業や環境誘因性，膠原病関連などの原因が明らかなものと，原因が不明な特発性間質性肺炎に大きく分けられます．徐々に増悪する息切れ，呼吸困難，乾性咳などの症状をともないます．また，線維化（**肺線維症**）は肺胞上皮細胞の損傷と，それに続いて起こる線維芽細胞の異常増殖とコラーゲンの過剰産生を特徴とします．線維化を生じた肺では，肺は固くなり膨らみにくくなって肺活量が低下するとともに，肺胞・血管の酸素拡散効率の低下（拡散障害）を引き起こします．

間質性肺炎の治療では，薬剤性など原因が明確な場合は，原因の除去が前提となりますが，そのほかにプレドニゾロンなどの経口ステロイドや，ピルフェニドンのような線維化抑制薬などが用いられます．

7.5　鎮咳薬

咳（咳嗽）は本来，気道内の異物を排出するための生体防御反応で，気道粘膜の刺激受容部位，神経求心路（迷走神経），延髄の**咳中枢**および神経遠心路（運動神経や自律神経）を介した神経反射として発生します（**図7.5**）．気管および気管支に分布する受容部位は，器械的・物理的な刺激のほかに，酸や炎症性メディエーターなどによる化学的刺激にも応答します．咳は，痰をともなう

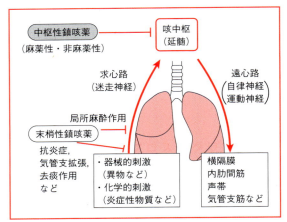

図 7.5 咳反射の発生機構と鎮咳薬の作用点
気道への異物の侵入（器械的刺激）だけでなく炎症性メディエーター（化学的刺激）なども咳反射の引金となります．鎮咳薬はおもに延髄の咳中枢を抑制する薬物ですが，気道での抗炎症，気管支拡張および去痰作用も咳を鎮める機序となります．

湿性の咳と，痰をともなわない乾性の咳に分けられます．このうち，湿性の咳は痰を排出するために起こる咳で，感染をともなう呼吸器疾患時によく認められます．このような咳は，鎮咳薬で咳を止めると痰の排出が妨げられ，むしろ病態を悪化させる可能性があります．一方，痰をともなわない乾性の咳は，本来の生体防御反応から逸脱したもので，睡眠障害，胸痛，妊娠時では切迫流産などの二次的障害につながるため，鎮咳薬を用いて治療されます．

鎮咳薬は，咳中枢に作用する中枢性鎮咳薬と末梢性鎮咳薬の二つに大別されます．中枢性鎮咳薬は咳中枢を抑制する薬物で，麻薬性と非麻薬性のものがあります．一方，末梢性鎮咳薬は，気道の受容部位での刺激を低下させる薬物です．去痰薬や気管支拡張薬は末梢性の鎮咳作用を示します．

a. 麻薬性中枢性鎮咳薬

コデイン，ジヒドロコデインはよく用いられる麻薬性中枢性鎮咳薬です．これらはモルヒネと類似の薬物で，脳内の**オピオイド受容体**に作用しますが，鎮痛作用は強くありません．連日の投与によって，耐性や依存性を生じるため，強い咳を確実に鎮めるために短期的に使用する薬物です．OTC薬として販売されている家庭用の鎮咳薬にも，これらの薬物が含まれていることがあります．これは100倍散（1%散：100分の1に希釈したもの）が，麻薬及び向精神薬取締法上の麻薬から除外されているためです．麻薬性鎮咳薬のおもな副作用としては，消化管運動を抑制するので，便秘を起こすことがあります．また，中枢抑制作用により眠気にも注意が必要です．

b. 非麻薬性中枢性鎮咳薬

非麻薬性中枢性鎮咳薬は，耐性や依存性がなく，副作用も少ないため，よく用いられます．デキストロメトルファン，ジメモルファンはアヘンアルカロイドの構造をもとに化学合成されたもので，麻薬性のものと同様に強い咳中枢の抑制作用があります．その他，ノスカピン，クロペラスチンは，咳中枢の抑制作用とともに気管支拡張作用を併せもつのが特徴で，チペピジン，エプラジノンは去痰作用を併せもっています．

c. 末梢性鎮咳薬

妊婦や高齢者には，漢方鎮咳薬の一つの**麦門冬湯**がよく用いられます．この薬物は咳中枢に対する作用はなく，気道からの求心性神経の過剰な興奮を低下させると考えられています．

7.6 去痰薬

痰は気道に生じた炎症などによって引き起こされる気道粘液の過剰な産生・分泌の結果で，高い粘性のために気道の線毛運動によって排出されず，気道内にとどまったものです．痰は細い気管支で気流を制限したり，気道内に侵入した細菌の温床となり，呼吸器疾患の悪化の原因となります．去痰薬は，気道での水分（漿液）の分泌を増やしたり，気道液の組成を正常化して，痰を排出しやすくする薬物です．

a. 粘液溶解型去痰薬

アセチルシステイン，エチルシステインおよびメチルシステインがあります．これらは，粘液分子を分解して低分子化し，粘度を低下させて排出しやすくする薬物です．

b. 気道潤滑型去痰薬

ブロムヘキシンは気道内の漿液の分泌を増やします．これにより，線毛による輸送機能を改善し，痰の排出を促進します．アンブロキソールは，ブロムヘキシンの活性代謝物で，両薬物は共通の作

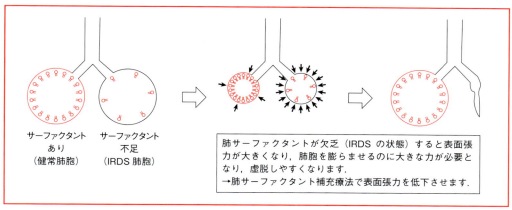

図 7.6 肺サーファクタントのはたらきと新生児呼吸窮迫症候群の発症機構

用をもっています．肺サーファクタントの分泌を促進する作用もあり，これが気道内での滑りをよくして痰の排出を促します．

c. 粘液修復型去痰薬

カルボシステイン，フドステインは気道粘液の性状を正常に近づけ，粘膜にへばりつく痰を気道壁から離れやすくすることで去痰作用を示します．

7.7 呼吸機能改善薬

呼吸機能改善薬は，さまざまな原因で呼吸運動が抑制されているときに，これを改善します．中枢神経系に作用して呼吸中枢を直接刺激する中枢性のものと，末梢の化学受容器を刺激して呼吸を興奮させる末梢性のものがあります（図 7.1 参照）．また，麻薬の過剰投与などによって起こる呼吸抑制の治療および予防には麻薬拮抗薬などが用いられます．

a. 呼吸興奮薬

ジモルホラミンは呼吸中枢を直接刺激する薬物です．一方，ドキサプラムは，おもに頸動脈小体の化学受容器を介して間接的に呼吸中枢を興奮させます．

b. 麻薬拮抗薬およびベンゾジアゼピン拮抗薬

麻薬やベンゾジアゼピン系薬物の中毒など，原因が明らかな呼吸障害の場合は，それぞれに対応する拮抗薬が用いられます．ナロキソンおよびレバロルファンは，モルヒネやコデインなどの麻薬による呼吸抑制に用いる薬物です．また，フルマゼニルはベンゾジアゼピン系薬物と競合拮抗する薬物で，ベンゾジアゼピンによる鎮静の解除，呼吸抑制の改善を目的に用いられます．

7.8 新生児呼吸窮迫症候群治療薬

未熟児の肺では，**肺サーファクタント**の産生が十分に行われず，肺胞がうまく広がらなくなって**呼吸窮迫症候群（IRDS）**を発症することがあります（図 7.6）．IRDS では，この不足した肺サーファクタントを補うために，**人工肺サーファクタント**が用いられます．新生児の気管内に注入して使用します．

演習問題

● 7.1 正しいものはどれですか．二つ選んでください．
a. 気管支平滑筋の細胞内 cAMP を増加させる薬物は，気管支平滑筋を弛緩させます．
b. β_2 受容体刺激薬は，気管支喘息を誘発させます．
c. 抗コリン薬は，細胞内 cAMP を増加させて気管支平滑筋を弛緩させます．
d. 選択的 β_2 受容体刺激薬は，少しくらい増量しても心悸亢進などの副作用を生じるおそれはありません．
e. ホスホジエステラーゼは，cAMP を分解する酵素です．

7　呼吸器系疾患に対する薬物

● **7.2**　正しいものはどれですか．二つ選んでください．

a. 吸入ステロイドは，もっとも強力な喘息治療薬なので，発作時の治療薬（リリーバー）として用いられます．

b. クロモグリク酸は，化学伝達物質の遊離を抑制するので，喘息の長期管理薬（コントローラー）として用いられます．

c. アスピリンなどの非ステロイド性抗炎症薬は，喘息のコントローラーとして用いられます．

d. ピルフェニドンは抗炎症作用をもつので，慢性閉塞性肺疾患（COPD）の治療薬として用いられます．

e. サルメテロールは，長時間作用型の β_2 受容体刺激薬で，喘息のコントローラーとして用いられます．

● **7.3**　麻薬性の中枢性鎮咳薬はどれですか．

a. オザグレル

b. カルボシステイン

c. チペピジン

d. コデイン

e. デキストロメトルファン

● **7.4**　末梢の化学受容器を刺激して呼吸興奮作用を示す薬物はどれですか．

a. ナロキソン

b. ジモルホラミン

c. ドキサプラム

d. フルマゼニル

e. アンブロキソール

解答と解説

● **7.1**　a. ○

b. ×：β_2 受容体刺激薬は，気管支平滑筋を弛緩させます．ですから，β_2 受容体刺激薬は気管支喘息治療薬として用いられます．

c. ×：アセチルコリン M_3 受容体は，細胞内で

Ca^{2+}を増加させて気管支平滑筋の収縮を引き起こします．ですから抗コリン薬は，この細胞内で Ca^{2+} を増加を抑制する薬物で，細胞内 cAMP 量には影響しません．

d. ×：選択的 β_2 受容体刺激薬といっても，高用量では β_1 受容体に作用します．この β_1 受容体が刺激されると心悸亢進，時には不整脈を起こすことがあります．

e. ○

● **7.2**　a. ×：吸入ステロイドは抗炎症作用をもち喘息の長期管理薬（コントローラー）として用いられますが，直接的な気管支拡張作用はないので，発作の治療薬としては用いられません．

b. ○

c. ×：アスピリンなどの非ステロイド性抗炎症薬は，プロスタグランジン類の産生を抑える一方で，気管支収縮作用の強いロイコトリエン類の産生を増加させてしまいます．このため，アスピリン自体が喘息の原因となることがあります．

d. ×：ピルフェニドンは線維化を抑制する薬物で，間質性肺炎の治療に用いられる薬物です．

e. ○：β_2 受容体刺激薬には，短時間作用型と長時間作用型があり，このうちサルメテロールなどの長時間作用型は長期管理薬で，喘息の発作時には使われません．

● **7.3**　a. ×：トロンボキサン A_2 産生阻害薬で気管支喘息のコントローラーです．

b. ×：気道粘液修復型の去痰薬です．

c. ×：非麻薬性の中枢性鎮咳薬です．

d. ○

e. ×：非麻薬性の中枢性鎮咳薬です．

● **7.4**　a. ×：麻薬拮抗薬です．

b. ×：中枢性の呼吸興奮薬です．

c. ○

d. ×：ベンゾジアゼピン拮抗薬です．

e. ×：気道潤滑型の去痰薬です．

8 消化器系疾患に対する薬物

8.1 胃酸分泌調節機構と消化性潰瘍の発生機序

8.1.1 胃酸分泌調節機構

　胃から分泌される胃液には，胃酸（HCl），粘液，タンパク質分解酵素であるペプシンなどが含まれ，それぞれ重要な役割を担っています．胃底腺の壁細胞から分泌される胃酸は，胃内のpH（1〜3）を維持することによって，胃内異常発酵の防止，殺菌作用，主細胞から分泌されるペプシノーゲンのペプシンへの変換などに役立っています．胃液の分泌は，以下に示す脳相，胃相，腸相とよばれる迷走神経やガストリンなどの胃・腸管ペプチドホルモンを介する機構によって調節されています．

　① 脳相：視覚刺激（テーブル上のおいしそうな料理）やストレスによる刺激が，中枢神経を興奮させ，迷走神経を介して胃壁内コリン作動性神経（副交感神経節後線維）からアセチルコリンを放出させて，胃液の分泌が促進されます．

　② 胃相：食物が胃に入ることによって生じる胃壁の伸展や，消化された食物による化学的刺激が起こると，胃粘膜のG細胞からガストリンが放出されて，胃液の分泌が促進されます．

　③ 腸相：胃内容物が十二指腸内に入ると，腸粘膜分泌細胞から，セクレチン，コレシストキニン，胃抑制ペプチド（gastric inhibitory polypeptide：GIP）などの消化管ペプチドホルモンが分泌されて，胃液の分泌が抑制されます．

　これら三つの相は重なり合って，胃液の分泌を調節しています．さらに，脳相・胃相における壁細胞からの胃酸分泌過程には，胃粘膜に局在する特徴的な分泌細胞（ECL細胞，G細胞）が大きく関係しています（図8.1）．胃酸の分泌調節に関係するこれらの細胞について，以下に述べます．

a. 壁細胞

　壁細胞の胃内腔側に，分子量11万4000の膜タンパク質であるプロトンポンプ（H^+, K^+-ATPアーゼ）をもち，能動的に細胞外へH^+（プロトン）を出して細胞内にK^+を取り込みます．Cl^-はK^+-Cl^-共輸送体を経由して自発的に放出されます．したがって，プロトンポンプは胃酸分泌の最終段階に位置します．壁細胞上には三つの異なる興奮性薬物受容体（ヒスタミンH_2受容体，ガストリン受容体，ムスカリンM_3受容体）が分布し（図8.1），これらの興奮性薬物受容体が刺激されると，壁細胞内のプロテインキナーゼ（リン酸化酵素である）が活性化されて，プロトンポンプが管腔側に移動し，大量の胃酸を胃内腔へ分泌します．また，壁細胞上には，抑制性薬物受容体（プロスタグランジンEP_3受容体）が分布します．この抑制性薬物受容体が刺激されると，プロトンポンプの機能が阻害されて，胃酸の分泌は抑制されます．

b. エンテロクロマフィン様細胞
　（enterochromaffin-like cell：ECL細胞）

　壁細胞に隣接して存在し，ヒスタミンを合成・貯蔵して放出します．ECL細胞上には二つの異なる興奮性受容体（ガストリン受容体，ムスカリンM_1受容体）が分布します（図8.1）．ガストリン受容体あるいはムスカリンM_1受容体が刺激されると，ECL細胞よりヒスタミンが放出されます．放出されたヒスタミンは，壁細胞上のヒスタミンH_2受容体を刺激して胃酸の分泌を促進します．

c. G細胞

　胃幽門前庭部に存在し，ガストリンを合成し，胃内に入った食物による胃壁の伸展や，胃内pHの上昇などの刺激に応じて，血中へガストリンを放出します．G細胞上には，興奮性ムスカリン

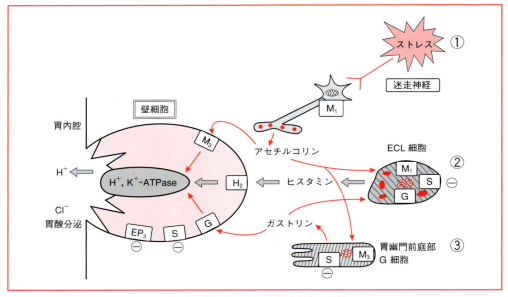

図8.1　壁細胞における胃酸分泌の調節

G：ガストリン受容体，H_2：ヒスタミン H_2 受容体，M_1：ムスカリン M_1 受容体，M_3：ムスカリン M_3 受容体，$EP_3^{\ominus}$：抑制性プロスタグランジン EP_3 受容体，$S^{\ominus}$：抑制性ソマトスタチン受容体．

① コリン作動性節後線維から放出されたアセチルコリンは，壁細胞上の M_3 受容体，G 細胞上の M_3 受容体，ECL 細胞上の M_1 受容体を刺激して，壁細胞からの胃酸分泌，G 細胞からのガストリン分泌，ECL 細胞からのヒスタミン放出をそれぞれ促進します．

② ECL 細胞から放出されたヒスタミンは，壁細胞上の H_2 受容体を刺激して胃酸分泌を促進します．

③ G 細胞から放出されたガストリンは，壁細胞と ECL 細胞上にあるガストリン受容体を刺激して胃酸分泌とヒスタミン放出をそれぞれ促進します．

M_3 受容体と抑制性ソマトスタチン受容体が分布します（図8.1）．血中へ放出されたガストリンは，ガストリン受容体の刺激を介して，壁細胞からの胃酸分泌と，ECL 細胞からのヒスタミン放出を促進します．

8.1.2　消化性潰瘍の発生機序

胃潰瘍，**十二指腸潰瘍**（消化性潰瘍と総称される）とは，攻撃因子である胃酸やペプシンの影響を受けて，粘膜の表面が欠損した状態をいいます．病理学的には，粘膜上層が傷害された状態を**びらん**といい，粘膜下層より深部組織が傷害された状態を**潰瘍**といいます．潰瘍は，疼痛や出血を起こし，ひどい場合には穿孔を起こします．胃酸の分泌が増加しても潰瘍が形成されないのは，胃酸攻撃から粘膜を守る胃・十二指腸粘膜防御機構（粘膜プロスタグランジン（PGE_2），粘液分泌，粘膜血流量など）が存在するからです．胃酸などの攻撃因子と，粘膜 PGE_2 などの防御因子の均衡がくずれて，相対的に攻撃因子の作用が上まわったときに，**消化性潰瘍**が発生すると考えられています（図8.2）．したがって，攻撃因子の抑制と防御因子の増強が，消化性潰瘍の治療の基本となっています．近年，ヘリコバクター・ピロリの感染や，非ステロイド性抗炎症薬（非ステロイド性抗炎症薬自体による胃粘膜への直接傷害作用と胃粘膜 PGE_2 産生を阻害する作用をもっています）の乱用が問題となっています．胃・十二指腸粘膜防御機構の減弱あるいは破綻が，攻撃因子と防御因子の均衡をくずす，もっとも大きな原因であることが明らかにされています．

8.2　消化性潰瘍治療薬

8.2.1　攻撃因子抑制薬

攻撃因子の中でも，胃酸の分泌あるいはその作用を抑えることが，治療の中心となります（表8.1）．

8.2 消化性潰瘍治療薬

a. 胃酸分泌抑制薬
(ⅰ) プロトンポンプ阻害薬

オメプラゾールやランソプラゾールは，酸性環境下で活性型となり，壁細胞の胃酸（H^+）分泌ポンプであるプロトンポンプに直接結合して，その機能を阻害します．胃酸分泌抑制作用は，ヒスタミン H_2 受容体遮断薬よりも強力ですが，プロトンポンプ阻害薬の効果発現は数日を要します．また，投与制限があるため，投与期間を延長することができません．胃・十二指腸潰瘍におけるヘリコバクター・ピロリ除菌治療にも利用されています．

(ⅱ) ヒスタミン H_2 受容体遮断薬（H_2 ブロッカー）

シメチジン，ラニチジン，ファモチジンは，壁細胞上のヒスタミン H_2 受容体を遮断して，ヒスタミンによる胃酸分泌を抑制します．効果発現は，プロトンポンプ阻害薬よりも早いですが，服用を中止すると胃酸分泌の急激な増加（リバウンド）が起こり，潰瘍が再発することがあります．胃酸分泌亢進による急性・慢性胃炎の症状を，改善するのにも利用されます．また，H_2 ブロッカーは

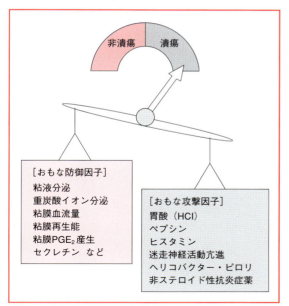

図8.2 消化性潰瘍の発生とおもな攻撃因子/防御因子

消化性潰瘍は，防御因子と攻撃因子の均衡がくずれて，相対的に攻撃因子の作用が上まわったときに発生するものと考えられています．胃粘膜プロスタグランジン（PGE_2）は，胃粘膜防御機構にかかわるすべての要因と関係します．
PGE_2 の胃粘膜保護作用：① 胃酸分泌抑制作用，② 粘液分泌促進作用，③ 重炭酸イオン分泌促進作用，④ 粘膜血流量増大作用，⑤ 胃粘膜上皮細胞増床作用．

表8.1 おもな攻撃因子抑制薬

分　　類		一般名	商品名	特徴または副作用
a. 胃酸分泌抑制薬	プロトンポンプ阻害薬	オメプラゾール ランソプラゾール ラベプラゾールナトリウム	オメプラール タケプロン パリエット	投与制限があります：胃潰瘍は8週間まで，十二指腸潰瘍は6週間まで．アナフィラキシー様症状を起こすことがあります．
	ヒスタミン H_2 受容体遮断薬	シメチジン ラニチジン ファモチジン	タガメット ザンタック ガスター	腎機能が悪い人では量を減らす必要があります．乳汁へ移行するので授乳婦には使用できません．アナフィラキシー様症状・血液障害を起こすことがあります．
	非選択的ムスカリン受容体遮断薬	ブチルスコポラミン プロパンテリン チメピジウム	ブスコパン プロ・パンサイン セスデン	鎮痙薬としても用いられます．便秘，排尿困難，口渇，散瞳，頻脈などがみられます．
	選択的ムスカリン M_1 受容体遮断薬	ピレンゼピン	ガストロゼピン	緑内障，前立腺肥大症，心疾患の患者にも利用できます．
b. 制　酸　薬		炭酸水素ナトリウム	重曹	水溶性のため吸収されてアルカローシスを起こす危険があります．
		水酸化アルミニウム・ゲル ケイ酸アルミニウム	アルミゲル アルミワイス	便秘を起こしやすく，透析を受けている人ではアルミニウム脳症，アルミニウム骨症を起こしやすくなります．
		酸化マグネシウム 水酸化マグネシウム	マグラックス ミルマグ	下痢を起こしやすく，腎機能が悪い人では高マグネシウム血症を起こしやすくなります．
c. 抗ガストリン薬		プログルミド	プロミド	発疹，便秘，顔面紅潮が起こることがあります．
d. ヘリコバクター・ピロリ除菌薬（3剤併用する）	一次除菌治療薬	ランソプラゾール アモキシシリン クラリスロマイシン	（タケプロン） （アモリン） （クラリス）	一次除菌治療が失敗した場合には，二次除菌治療を行います．
	二次除菌治療薬	ランソプラゾール アモキシシリン メトロニダゾール	（タケプロン） （アモリン） （フラジール）	二次除菌治療は，クラリスロマイシンにかえてメトロニダゾールを用います．

腎排泄型薬物であるので，腎機能が悪い人では投与量を減らす必要があります．

（iii）ムスカリン受容体遮断薬

選択的ムスカリン M_1 受容体遮断薬と非選択的ムスカリン受容体遮断薬があります．

① 選択的ムスカリン M_1 受容体遮断薬のピレンゼピンは，節後性コリン作動性神経節と ECL 細胞に分布するムスカリン M_1 受容体（図 8.1 参照）を遮断します．そして，アセチルコリンおよびヒスタミンの放出をそれぞれ抑制して，胃酸の分泌を抑制します．ムスカリン M_2/M_3 受容体遮断による副作用は起こりにくく，緑内障，心疾患，前立腺肥大症患者にも利用できます．

② 非選択的ムスカリン受容体遮断薬には，ブチルスコポラミン，プロパンテリン，チメピジウムなどがあります．節後性コリン作動性神経節と ECL 細胞に分布するムスカリン M_1 受容体や，G 細胞および壁細胞上のムスカリン M_3 受容体を，それぞれ遮断して胃酸の分泌を抑制します（図 8.1 参照）．ムスカリン M_2/M_3 受容体遮断による副作用（口渇，排尿困難，便秘，散瞳，緑内障の悪化，頻脈）が発現します．

b. 制酸薬

炭酸水素ナトリウム，水酸化アルミニウム，酸化マグネシウムなどが，過剰に分泌された胃酸の化学的中和と，中和によるペプシンの不活性化による胃粘膜の**自己消化**を阻害する目的で使用されます．プロトンポンプ阻害薬，H_2 ブロッカーなどの強力な胃酸分泌抑制薬が登場した現在でも，速効性を期待して胃・十二指腸潰瘍，胃酸過多，急性・慢性胃炎，胃・食道逆流症の治療などに短期間で用いられます．

① 炭酸水素ナトリウム：作用は迅速です．ガストリン分泌の促進（幽門部の pH をすみやかに上昇させるために起こる）による二次的な胃酸分泌の亢進や，体内に吸収されてアルカローシスを起こす危険があるので，現在はあまり使用されていません．

② 酸化マグネシウム，水酸化マグネシウム：作用発現は遅いですが，中和力が強く持続的に作用します．また，ほとんど吸収されないので，アルカローシスの危険はありません．下痢をきたしやすいので，便秘のある患者に下剤としても用いられます．

③ ケイ酸アルミニウム，水酸化アルミニウム・ゲル：中和力は弱いですが，有害物質を吸着し，粘膜の被膜形成作用による粘膜保護作用があります．アルミニウム塩は便秘を起こしやすいので，マグネシウム塩と併用して用いられることがあります（合成ヒドロタルサイト）．

c. 抗ガストリン薬

プログルミドは，ガストリン受容体を遮断して，胃酸の分泌を抑制します．

d. ヘリコバクター・ピロリ除菌薬

ヘリコバクター・ピロリ（*Helicobacter pylori*）は，胃粘膜に生息するグラム陰性桿菌です．ウレアーゼを分泌することで，胃液中の尿素をアンモニアと二酸化炭素に分解し，このアンモニアが胃酸（HCl）を中和するため，胃内で生育することができます．胃潰瘍の 60～80％，十二指腸潰瘍 90～95％ が，ヘリコバクター・ピロリ陽性潰瘍です．ヘリコバクター・ピロリを除菌することで，消化性潰瘍の再発や悪化を防ぐことができます．

2 種類の抗菌薬とプロトンポンプ阻害薬を組み合わせることで，薬が菌にはたらきやすくなり，高い割合で除菌することができます．一次除菌治療薬として，ランソプラゾール，アモキシシリン（広域ペニシリン系抗生物質），クラリスロマイシン（マクロライド系抗生物質）の 3 剤併用が行われています（表 8.1）．

8.2.2　防御因子増強薬

a. 粘膜保護・組織修復促進薬

潰瘍面に付着して保護層を形成し，胃酸やペプシンから潰瘍部分をまもります．また，胃粘膜の血流をよくして胃粘液の合成・分泌を高め，損傷組織の修復を促進します．代表的な薬物として，テプレノン，プラウノトールがあります．ショ糖硫酸エステルアルミニウム塩であるスクラルファートは，胃粘膜 PGE_2 産生増強作用，胃粘膜上皮細胞増殖作用を示します．また，酸性で重合してゲル状となり，潰瘍面に付着して保護層を形成する作用があります．さらに，ペプシンと直接結

合して，ペプシンを不活性化する作用もあります．

b．プロスタグランジン製剤（PGE 製剤）

PGE$_1$ 製剤と PGE$_2$ 製剤があります．PGE$_1$ 製剤のミソプロストールと PGE$_2$ 製剤のエンプロスチルは，胃酸分泌抑制作用と防御因子強化作用の両方をもっています．プロスタグランジン製剤は，非ステロイド性抗炎症薬（アスピリン，インドメタシン，メフェナム酸など）の長期投与でみられる胃・十二指腸潰瘍の治療に用いられます．しかし，子宮平滑筋収縮作用があるので，妊婦に使用することはできません．

8.3 便秘に用いられる薬物

8.3.1 便秘について

①排便の困難さ，あるいは，②個人の排便回数が通常回数より著しく減少した状態を，**便秘**といいます．通常 3 日以上便通がない状態であれば，便秘として取り扱います．また，③便の硬いことや，④排便時に，残便感があることも便秘とよんでいます．便秘が長く続くと，腸内細菌による発酵や腐敗が促進されて，種々の発がん性物質や有害物質が産生され，頭痛，肩こり，老化の促進，成人病を引き起こす原因となります．便秘は，消化器疾患だけに限らず，心理的ストレス，睡眠障害，偏食，食事量のアンバランス，薬の副作用，感染症などの原因でも出現します．

8.3.2 下　剤

下剤は，硬い便を軟らかくしたり，腸管蠕動運動を高めたりして排便を促進する薬物で，便秘の治療に用いられます．下剤は，大腸がん，大腸ポリープ，炎症などによる大腸狭窄が原因で生じる**器質性便秘**には，原則として使用できません．下剤が適用となるのは，腸管運動・分泌の障害，あるいは不安・抑うつなどの心理的ストレスが原因で起こる**機能性便秘**です．しかし，安易に下剤に頼らず，まずは規則正しい生活，規則的な食事，定時に排便する習慣，高食物繊維食品や便を軟らかくする食品の摂取など，生活習慣や食生活の改善を試みるのが，便秘治療の第一歩です．

下剤は作用機序により，機械的下剤（緩下剤と

もいいます），小腸刺激性下剤，大腸刺激性下剤，直腸刺激性下剤（浣腸剤）に分類されています（**表8.2**）．

a．機械的下剤（緩下剤）

塩類下剤，膨張性下剤，糖類下剤に分けられます．

① 塩類下剤：腸から吸収されにくい酸化マグネシウム，硫酸マグネシウムを用います．腸内の浸透圧が上昇し，腸管上皮細胞から腸管内腔に水分が吸引されて腸内容量が増加します．増加した腸内容物によって腸管壁が刺激され，腸管蠕動運動が亢進して排便が促進されます．

② 膨張性下剤：ヒトの消化酵素では消化されないセルロース製剤です．親水コロイドとなって腸内容物に浸透して水分を吸収し，便の容積を増やします．容積が増した便によって腸管壁が刺激され，腸管蠕動運動が亢進して排便が促進されます．

③ 糖類下剤：ヒトの消化酵素で分解されない二糖類で，腸内細菌によって有機酸に分解されます．生じた有機酸が腸管蠕動運動を亢進して，排便が促進されます．腸管内のアンモニアの産生・吸収を抑制する作用もあり，肝性脳障害（高アンモニア血症）の治療にも利用されます．

b．小腸刺激性下剤

ヒマシ油はトウゴマの種子油です．十二指腸で分解されてリシノール酸を遊離し，リシノール酸が小腸を刺激して腸管蠕動運動を亢進し，排便が促進されます．作用発現は早いですが，腹痛をともなうことがあります．

c．大腸刺激性下剤

大腸刺激性下剤は，腸管粘膜への直接作用や腸壁内神経叢への刺激作用によって，腸管蠕動運動を亢進して排便を促進します．**弛緩性便秘**（大腸の運動が低下して起こる便秘）に用いますが，**けいれん性便秘**（副交感神経の過緊張による大腸のけいれん性運動によって生じる便秘）や急性腹症には原則として使用しません．1 日に何回も飲むと "慣れ" の現象が起こり，量を増やさないと効かなくなります．植物性下剤のセンナ，アロエの主成分であるアントラキノン誘導体（センノシド），ジフェノール誘導体（ピコスルファートナトリウム），ビサコジル（大腸検査の前処置に頻

8　消化器系疾患に対する薬物

表 8.2　おもな下剤

種　　類		薬物名（商品名）	特徴または副作用・禁忌
a. 機械的下剤（緩下剤）	塩類下剤	酸化マグネシウム 硫酸マグネシウム	習慣性が少なく長期の投与も可能です．腎障害患者では高マグネシウム血症を起こすことがあります．
	膨張性下剤	カルメロースナトリウム（バルコーゼ）	弛緩性便秘に有効です．妊婦や大腸に狭窄がある人には使用できません．
	糖類下剤	ラクツロース（モニラック）	腸内細菌のアンモニア産生を抑制して血中アンモニア濃度を下げる作用があるので，肝性脳障害の治療にも利用されます．
b. 小腸刺激性下剤	ヒマシ油	加香ヒマシ油	けいれん性便秘には使用しません．骨盤内の充血を起こすため，痔，月経，妊娠時には使用できません．
c. 大腸刺激性下剤	アントラキノン誘導体	センノシド（プルゼニド）	けいれん性便秘には使用しません．骨盤内の充血を起こすため，痔，月経，妊娠時には使用できません．また，尿が黄褐色または赤色になることがあります．
	ジフェノール誘導体	ピコスルファートナトリウム（ラキソベロン）	習慣性は少ないですが，骨盤内の充血を起こすため，痔，骨盤内臓器の炎症，月経，妊娠時には使用できません．
	その他	ビサコジル（テレミンソフト）	けいれん性便秘には使用しません．骨盤内の充血を起こすため，痔，骨盤内臓器の炎症，月経，妊娠時には使用できません．
d. 直腸刺激性下剤（浣腸剤）	グリセリン浣腸剤	グリセリン	習慣性となって規則正しい排便習慣を得ることが困難となりやすいので，できる限り連用はさけるべきです．
	炭酸水素ナトリウム・無水リン酸二水素ナトリウム配合薬（新レシカルボン）		腸内で炭酸ガスを発生して腸管蠕動運動を亢進し，排便をうながします．
e. その他	クロライドチャネルアクチベーター	ルビプロストン	小腸粘膜上皮細胞の CIC-2 クロライドチャネルを活性化し，腸液の分泌を増加させることで便を軟らかくして，排便をうながします．

用されます）などがあります．

d. 直腸刺激性下剤

浣腸剤ともいいます．便が直腸付近まで送られてきているのに，排便が起こらない場合（直腸性便秘といいます）に有効です．肛門から注入し，直接直腸を刺激して排便を促進します．しかし，浣腸を常用すると，浣腸による大腸への直接刺激がないと便意をもよおさなくなって排便困難となります．一般の常習性便秘に浣腸を用いることはすすめられません．

e. その他

クロライドチャネルアクチベーターであるルビプロストンは，小腸粘膜上皮細胞の CIC-2 クロライドチャネルを活性化し，腸液の分泌を増加させることで便を軟らかくして，排便をうながします．ルビプロストンは従来の下剤とは異なる作用機序をもつため，a〜d 項の下剤の効かない場合に効く可能性があります．

8.4　下痢に用いられる薬物

8.4.1　下痢について

軟らかい，あるいは水のような便が繰り返し出る状態を**下痢**といいます．症状の持続が 2 週間未満のものを急性下痢症，2 週間以上続くものを慢性下痢症といいます．下痢は以下に示すように，大きく四つの病態に分けることができます．

① 腸管運動亢進による下痢：腸管運動の亢進によって，水分含量の多い便が大腸上部から押し出されて起こる下痢です．

② 滲出性下痢：大腸粘膜の障害によって流入した水分の吸収阻害や，腸液の過量な分泌で生じる下痢です．血便，発熱，腹痛などの症状を起こします．

③ 分泌性下痢：細菌毒素や消化管ホルモンなどの刺激によって，腸管から水分が過剰に分泌されて起こる下痢です．

④ 薬剤性下痢（浸透圧性下痢）：酸化マグネシウムやラクツロースなどの高浸透圧性物質の経口

摂取によって生じる下痢です.

ただし, 下痢は, 有害物質や細菌, 毒物の排泄にかかわる重要な生体防御機能であるという認識から, 安易に止める必要はないという考えが主流になっています. 下痢の原因をふまえて適切な薬物を使い分けると同時に, はげしい下痢にともなう重大な合併症である, **脱水**と**電解質異常**に対処する必要があります.

8.4.2 下痢に用いられる薬物 (表8.3)

① 乳酸菌製剤：直接の止痢作用はないですが, 乳酸菌や酪酸菌は腸内で増殖して, 腸管内細菌叢の正常化をうながし, 有害細菌が増殖しにくい環境をつくります.

② 収れん薬：タンニン酸アルブミンやビスマス製剤は, 粘膜表面に作用して不溶性の被膜を形成することにより腸管粘膜をおおって, 分泌や蠕動運動を抑制します.

③ オピオイド受容体刺激薬：塩酸ロペラミドは, 腸管壁内神経に分布するオピオイド受容体の刺激を介して, コリン作動性神経からのアセチルコリンの放出を抑制することで, 腸管運動や水分泌を抑制します.

④ 抗コリン薬：ブチルスコポラミンやロートエキス (アトロピン, スコポラミンなどのベラドンナアルカロイドを含有します) は, 過剰に放出されたアセチルコリンの作用である腸管蠕動運動の異常亢進や, れん縮による腹痛をともなう下痢を改善するために用いられます.

⑤ 吸着薬：ケイ酸アルミニウムは, 有害物質や余分な水分を吸着して腸粘膜を保護し, 下痢を止めます.

⑥ セロトニン 5-HT$_3$ 受容体遮断薬：ラモセトロンは, 腸管壁内神経系に分布する 5-HT$_3$ 受容体を遮断して, 大腸過敏や大腸運動の亢進などを抑制します. 下痢型過敏性腸症候群の治療に用いられます.

8.5 制吐薬と催吐薬

8.5.1 悪心と嘔吐について

悪心とは, 「いまにも吐きそうになる」, 「胸がむかむかする」 ような症状を示し, 嘔吐の前兆として咽頭やみぞおちに感じる不快感をいいます. **嘔吐**は, 食道, 胃, 横隔膜, 腹筋などの協調反射運動が起こり, 胃内容物を食道, 口腔から体外へ排出することをいいます. 嘔吐の中枢は, 延髄の第四脳室底に接し, 対称性に存在しますが, 機能的にはそれぞれ異なる二つの部位 (chemoreceptor trigger zone：CTZ と嘔吐中枢) から構成されています (**図 8.3**). 悪心・嘔吐を誘発する種々の化学的ないし機械的刺激が, 以下に示す四つの刺激求心路を経て嘔吐中枢に入り (**図 8.3**), ここで刺激情報が統合されて悪心・嘔吐が

表8.3 下痢に用いられるおもな薬物

分 類	一般名	商品名	副作用・禁忌
a. 乳酸菌製剤	ビフィズス菌 ラクトミン 酪酸菌	ラックビー ビフィダー ビオフェルミン ミヤ BM	牛乳アレルギーのある患者には使用できません. 発疹, 腹部膨満, 軟便になることがあります.
	耐性乳酸菌	ビオフェルミンR エンテロノンR	発疹, 痒み, 咳などが出ることがあります.
b. 収れん薬	タンニン酸アルブミン	タンナルビン	細菌性下痢, 牛乳アレルギーのある患者には使用できません.
	ビスマス製剤	次硝酸ビスマス	長期連用で精神神経障害を起こすことがあります.
c. オピオイド受容体刺激薬	塩酸ロペラミド	ロペミン	発疹, お腹の張り, 口渇を起こすことがあります. 抗生物質投与にともなう偽膜性大腸炎患者には使用できません.
d. 抗コリン薬	ロートエキス ブチルスコポラミン	ロートエキス ブスコパン	抗コリン作用による便秘, 排尿困難, 口渇, 散瞳, 頻脈などがみられます. 緑内障, 腸閉塞, 前立腺肥大症の患者には使用できません.
e. 吸着薬	ケイ酸アルミニウム	アドソルビン	腸閉塞, 出血性大腸炎, 透析患者には使用できません.
f. セロトニン 5-HT$_3$ 受容体遮断薬	ラモセトロン	イリボー	女性ではとくに, 便秘, 硬い便になることがあります.

起こります.

① 胃・腸管に化学的（抗がん剤投与, 放射線照射など）, 機械的刺激が加わると, 胃・腸管粘膜エンテロクロマフィン細胞（EC細胞）から大量のセロトニン（5-HT）が放出されます. 放出された 5-HT は, 迷走神経知覚枝と CTZ に分布するセロトニン 5-HT$_3$ 受容体を刺激して, 嘔吐を起こします.

② 血中に存在する嘔吐誘発物質は, CTZ（ドパミン D$_2$ 受容体や 5-HT$_3$ 受容体が分布する）の刺激を介して嘔吐を起こします.

③ 車や船舶などの不規則な揺れは, 内耳の三半規管を刺激します. その刺激が前庭神経（ヒスタミン H$_1$ 受容体が分布しています）を経て嘔吐中枢に入り, 嘔吐が起こります.

④ 味覚, 嗅覚, 心理的要因による大脳皮質上位脳領域の刺激が嘔吐中枢に入り, 嘔吐が起こります.

嘔吐は異物や毒物を摂取したときに起こる生体防御反応であることから, 安易に制吐薬を使うのではなく, 嘔吐の原因を見きわめて使用する必要があります.

8.5.2 制吐薬（表 8.4）

① セロトニン 5-HT$_3$ 受容体遮断薬：オンダンセトロン, グラニセトロンは, 抗がん剤や放射線照射による悪心・嘔吐の改善に用いられます.

② ドパミン D$_2$ 受容体遮断薬：ドンペリドン, メトクロプラミドは, CTZ にあるドパミン D$_2$ 受容体を遮断して, 制吐作用を発揮します. また, ドンペリドンやメトクロプラミドは, 胃内容物排出促進作用や食道下部括約筋収縮作用を示します. 胃腸機能調整薬として, 機能性ディスペプシアにおける自覚症状（胸やけ, げっぷ, 胃もたれなど）の改善にも利用されます.

③ ヒスタミン H$_1$ 受容体遮断薬：ジフェンヒド

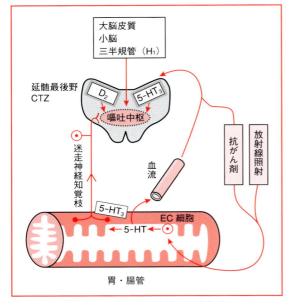

図 8.3 セロトニン誘発嘔吐反射と嘔吐発現のしくみ
抗がん剤や放射線照射などの胃・腸管への化学的刺激は, 胃・腸管粘膜エンテロクロマフィン細胞（EC細胞）からのセロトニン（5-HT）放出を促進します. 放出された 5-HT は迷走神経知覚枝に分布するセロトニン 5-HT$_3$ 受容体と, 一部血液を介して CTZ（ドパミン D$_2$ 受容体と 5-HT$_3$ 受容体が分布する）にある 5-HT$_3$ 受容体の刺激を介して, 延髄嘔吐中枢を興奮させ嘔吐を誘発します. また, 三半規管の刺激は前庭神経（ヒスタミン H$_1$ 受容体が分布する）を介して嘔吐中枢に入り, 嘔吐を誘発します.

表 8.4 おもな制吐薬

分類	一般名	商品名	副作用・禁忌
a. セロトニン 5-HT$_3$ 受容体遮断薬	オンダンセトロン グラニセトロン	ゾフラン カイトリル	アナフィラキシー様症状（蕁麻疹, 血管浮腫, 腹痛, 動悸など）, 発疹, 便秘, 頭痛, 肝障害を起こすことがあります.
b. ドパミン D$_2$ 受容体遮断薬	ドンペリドン	ナウゼリン	血液脳関門を通過しにくいのでパーキンソン病様症状を起こしにくいですが, 消化管出血・穿孔, 機械的イレウス患者には使用できません. 胃腸機能調整薬としても利用されます.
	メトクロプラミド	プリンペラン	長期連用でパーキンソン病様症状が出現します. 消化管出血・穿孔には使用できません. 胃腸機能調整薬としても利用されます.
c. ヒスタミン H$_1$ 受容体遮断薬	ジフェンヒドラミン ジフェンヒドラミン合剤 ジメンヒドリナート	レスタミン トラベルミン ドラマミン	眠気, 倦怠感, ふらつき, 抗コリン作用による緑内障悪化, 排尿困難, 便秘などがみられます.
d. ニューロキニン（タキキニン）NK$_1$ 受容体遮断薬	アプレピタント	イメンド	しゃっくり, 便秘, 穿孔性十二指腸潰瘍を起こすことがあります.

ラミンやその合剤であるジメンヒドリナートは,内耳前庭神経から嘔吐中枢にいたる刺激伝達経路に分布する H_1 受容体を遮断して,制吐作用を発揮します.乗り物酔い（動揺病ともいう）やメニエール病にともなう悪心・嘔吐などの治療に用いられます.

④ ニューロキニン（タキキニン）NK_1 受容体遮断薬：アプレピタントは,抗がん剤による遅発性嘔吐（抗がん剤投与開始から 24 時間以降に出現します）の改善に用いられます.

8.5.3 催吐薬

異物や毒物を誤飲したときに,胃内容物を吐き出させる目的で使用されます.アポモルヒネは CTZ のドパミン D_2 受容体を刺激して嘔吐を起こします.医療用催吐薬としては利用されていません.エメチン（生薬吐根の主成分）は CTZ と胃粘膜を刺激して,嘔吐を起こします.トコンシロップとして利用されています.

演習問題

● 8.1 胃粘膜壁細胞に作用して,胃酸の分泌を抑制するものはどれですか.
a. アセチルコリン
b. プロスタグランジン E_2
c. ヒスタミン
d. ガストリン

● 8.2 正しいものはどれですか.二つ選んでください.
a. シメチジンは,壁細胞のムスカリン M_3 受容体を遮断して胃酸分泌を抑制します.
b. オメプラゾールは,壁細胞に存在するプロトンポンプの機能を阻害して,胃酸分泌を抑制します.
c. ピレンゼピンは,ムスカリン M_1 受容体を遮断して胃酸分泌を抑制します.
d. ジフェンヒドラミンは,ヒスタミン H_2 受容体を遮断して制吐作用を示します.

● 8.3 誤っているものはどれですか.一つ選んでください.
a. インドメタシンなどの非ステロイド性抗炎症薬は,プロスタグランジン E_2 の生合成を促進することにより,胃炎や胃潰瘍を発生させます.
b. 炭酸水素ナトリウムは,胃酸を中和する目的で用いますが,pH を上昇させることでガストリン分泌を促進し,二次的に胃酸分泌を亢進するおそれがあります.
c. ドンペリドンは,ドパミン D_2 受容体を遮断して制吐作用を発揮します.
d. センノシドなどのアントラキノン誘導体は大腸刺激性下剤ですが,骨盤内充血をきたすおそれがあるので妊娠や月経時の使用には不適当です.

● 8.4 ヘリコバクター・ピロリ除菌薬として使用されないものはどれですか.一つ選んでください.
a. アモキシシリン
b. メトロニダゾール
c. 酸化マグネシウム
d. クラリスロマイシン

解答と解説

● 8.1 b：プロスタグランジン E_2 は壁細胞上の抑制性プロスタグランジン EP_3 受容体を刺激して胃酸の分泌を抑制します（図 8.1）.

● 8.2 b,c：シメチジンは代表的なヒスタミン H_2 受容体遮断薬です.ジフェンヒドラミンは代表的なヒスタミン H_1 受容体遮断薬です.

● 8.3 a：アスピリン,インドメタシンなどの非ステロイド性抗炎症薬はプロスタグランジン E_2 の生合成を抑制します.

● 8.4 c：酸化マグネシウムは,制酸薬（表8.1）,下剤（表8.2）として利用されます.

9 泌尿器系疾患に対する薬物

9.1 腎臓の構造と機能

9.1.1 腎臓の構造

腎臓は，尿管，膀胱，尿道とともに泌尿器系を構成しています．腰椎の高さで左右両側の後腹膜に位置するソラマメ状の1対の器官です．腎臓の表面は被膜に覆われ，実質は**皮質**と**髄質**に分けられます．皮質は被膜下の表層部分，髄質は放射状の**腎錐体**とその間の**腎柱**からなっています（図9.1）．

腎臓の実質は，**ネフロン**（腎単位）とよばれる尿生成の構造上・機能上の単位から構成されており，1側の腎臓には約100万個のネフロンが規則正しく配列しています．このネフロンは，毛細血管網の**糸球体**と袋状の**ボーマン嚢**で構成される**腎小体**（マルピギー小体），およびそれに連なる**尿細管**からなっています（図9.2）．糸球体から濾過された尿（原尿）は，ボーマン腔を経て尿細管に注ぎます．尿細管は，近位曲尿細管，近位直尿細管，ヘンレ係蹄（細い下行脚・細い上行脚），太い上行脚（遠位直尿細管），遠位曲尿細管，接合尿細管を経て集合管へと連なります．原尿は尿細管や集合管を通過する途中で，さまざまな物質（水，電解質，糖，アミノ酸など）の再吸収や分泌を受けて終末尿となり，**腎盂**・尿管を経て**膀胱**に運ばれます．

腎臓への血流は，腹大動脈から分岐した左右の**腎動脈**へ，さらに腎柱を上行する葉間動脈，髄質と皮質の境目を横行する弓状動脈，皮質内を表層に向かう小葉間動脈を経て，**輸入細動脈**を通り濾過装置である糸球体に流れ込みます．糸球体で濾過を受けた血液は，**輸出細動脈**から直細動脈を通り，さらに尿細管周囲毛細血管網を経て，動脈とは逆の経路で直細静脈や小葉間静脈，弓状静脈，葉間静脈を経由して，**腎静脈**を通り腎外へ流れていきます．

9.1.2 腎臓の機能

腎臓の機能は，尿を生成することによって体液の恒常性を維持することです．

第一に，電解質（とくにNa^+）や水（H_2O）の排泄を調節し，体液量の維持と血漿浸透圧の調整を行っています．糸球体から濾過されたNa^+の65～70%が近位尿細管領域で再吸収され，残りは遠位尿細管領域と集合管で再吸収されます．H_2Oは近位尿細管領域とヘンレの細い下行脚で約80%が再吸収され，集合管では0～20%が再吸収されます．通常Na^+，H_2Oともに糸球体濾過値の1%以下が尿として排泄されます（図9.2）．

第二に，H^+の分泌とHCO_3^-の再吸収を介して，

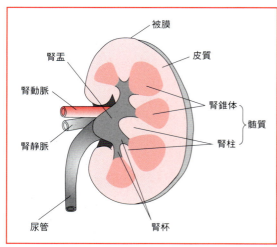

図9.1 腎臓の断面図

腎臓は腰部脊柱（第12胸椎から第3腰椎の高さ）の左右両側後腹膜に位置しています．肝臓があるので右の腎臓は左の腎臓よりやや低い位置にあります．

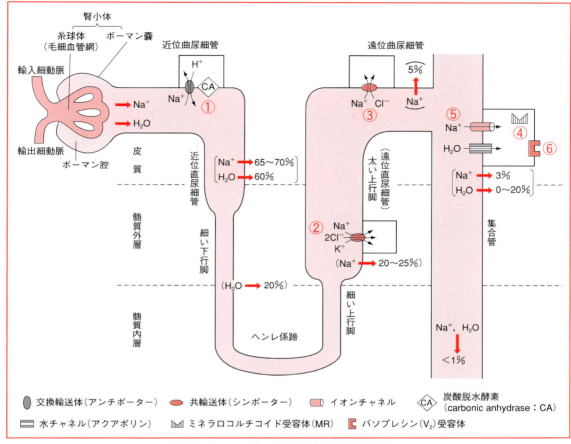

図9.2　Na⁺および水の再吸収率と利尿薬の作用点

ネフロン（腎単位）は，腎小体（マルピギー小体）と尿細管からなっています．さらに腎小体は，輸入細動脈から分岐した毛細血管網である糸球体とそれを包むボーマン嚢で構成されています．①〜⑥はおもな利尿薬の作用点を示しています．①炭酸脱水酵素阻害薬，②ループ利尿薬，③チアジド系利尿薬，④アルドステロン拮抗薬，⑤トリアムテレン・アミロライド，⑥バソプレシン拮抗薬．

血液中の酸塩基平衡を調節し，pHを一定に保っています．H⁺はおもに近位尿細管でNa⁺との交換輸送によって分泌され，さらに集合管でも一部分泌されます．HCO_3^-の75〜85％は近位尿細管で再吸収され，遠位尿細管領域と集合管では約15％が再吸収されます．

その他の機能として，近位尿細管において生体に必要な糖（グルコース）やアミノ酸をNa⁺とともに再吸収しています（**図9.3**）．また，生体内のタンパク質の代謝産物である尿素やアンモニアを排泄しています．さらに，核酸に含まれるプリン体の代謝産物である尿酸を排泄しています．

9.2 腎臓の部位別機能

9.2.1 腎血流量・腎血漿流量

尿の源は血液です．両側の腎臓を環流する**腎血流量**（renal blood flow：RBF）は，成人安静時1.2〜1.3 L/minであり，心拍出量（左心室から全身に送り出される血液量：約5 L/min）の約25％にも達します．腎血流量から血球成分を除いた流量を**腎血漿流量**（renal plasma flow：RPF）と称し，その値は500〜700 mL/minです．このうちの約20％が糸球体から濾過されます．

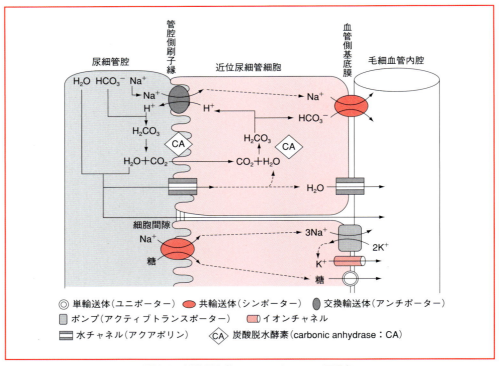

図9.3 近位尿細管でのNa⁺とH₂Oの再吸収

近位尿細管では，糸球体から濾過されたNa⁺, HCO₃⁻, H₂Oが再吸収され，H⁺が分泌されます．さらに，糖（グルコース）やアミノ酸なども種々の輸送体（トランスポーター）を介してNa⁺とともに再吸収されます．

9.2.2 糸球体濾過値

糸球体濾過は，血圧（厳密には糸球体毛細血管圧）を利用した限外濾過です．輸入細動脈からの血液は，毛細血管網である糸球体を流れます（図9.2）．糸球体を通る間にRPFの約20%が濾過され，それを**糸球体濾過値**（glomerular filtration rate：GFR）とよび，成人では100〜120 mL/minです．ここでの糸球体濾液（原尿）の成分はタンパクを除き，ほぼ血漿成分と同じです．

9.2.3 近位尿細管

近位尿細管細胞の管腔側の表面は，微絨毛が密集した**刷子縁**になっており，再吸収や分泌のために広い面積が確保されています．近位尿細管領域では，糸球体から濾過されたNa⁺の大部分（65〜70%）が再吸収され，それに対応してH⁺が分泌されます．さらに，Na⁺の再吸収にともなって，糸球体濾過値の約60%のH₂Oが再吸収されます（図9.2参照）．

尿細管細胞は，電解質や水などを通過させるためのさまざまな輸送体（トランスポーター），ポンプ（アクティブトランスポーター），チャネル，酵素を有しています．近位尿細管細胞の管腔側刷子縁には，Na⁺-H⁺交換輸送体（アンチポーター），水チャネル（アクアポリン），炭酸脱水酵素（carbonic anhydrase：CA）が存在し，血管側基底膜にはNa⁺/HCO₃⁻共輸送体（シンポーター），水チャネルが存在します（図9.3参照）．管腔側のNa⁺-H⁺交換輸送体はNa⁺を細胞内へ輸送すると同時に，逆向きにH⁺を輸送します．尿細管腔へ輸送されたH⁺は，濾液中のHCO₃⁻と反応してH₂CO₃となり，さらに刷子縁に存在するCAの作用によって，二酸化炭素（CO₂）と水（H₂O）に分解されます．CO₂は尿細管細胞膜を容易に拡散し，細胞内のCAによってH₂Oと反応し，H₂CO₃になります．このH₂CO₃は，細胞内で再びH⁺とHCO₃⁻とに解離します．ここで生成されたH⁺は，Na⁺-H⁺交換輸送体によって

尿細管腔に輸送されます．同時に生成された HCO_3^- は，基底膜の Na^+/HCO_3^- 共輸送体によって，Na^+ とともに血管内腔に輸送されます．つまり，H^+ を分泌して，Na^+ と HCO_3^- を再吸収しています（図9.3参照）．

また，管腔内濾液中の H_2O は，Na^+ の再吸収で生じた浸透圧差を利用して，刷子縁と基底膜の水チャネルあるいは細胞間隙を通り，血管内腔へと再吸収されます．近位尿細管領域では，電解質（Na^+ など），H_2O ともに透過性が高く，Na^+ の再吸収によって生じる浸透圧差にともない H_2O が受動的に毛細血管内腔へ移動し，管腔内液と毛細血管内液の浸透圧は等しい状態となります．これを**等張性再吸収**といいます．

9.2.4 ヘンレ係蹄（ヘンレループ）

ヘンレ係蹄は，近位直尿細管，細い下行脚，細い上行脚，太い上行脚（遠位直尿細管）から成り立っています（図9.2参照）．それぞれの領域で電解質（Na^+，Cl^-，K^+ など）と H_2O の透過性に違いがあります．

細い下行脚では，Na^+ と Cl^- に対する透過性は低く，H_2O に対する透過性が高くなっています．したがって，ヘンレ係蹄を下行するにつれて，Na^+ と Cl^- はあまり再吸収されずに H_2O だけが再吸収されるので，管腔内液の浸透圧は上昇し，高浸透圧液となります．ループの先端部分では 1000～1200 mOsm/L に達します．

太い上行脚では，Na^+ や Cl^- の透過性が高く，糸球体濾過値の 20～25% の Na^+ や Cl^- が再吸収されます．太い上行脚の尿細管細胞管腔側には $Na^+/K^+/2Cl^-$ 共輸送体，K^+ チャネルが，血管側には Na^+-K^+-ATPase（Na^+-K^+ ポンプ），K^+ チャネル，Cl^- チャネルが存在します（図9.4）．管腔側の $Na^+/K^+/2Cl^-$ 共輸送体により Na^+，K^+，Cl^- が細胞内に輸送されます．K^+ は管腔側の K^+ チャネルを経由して，管腔内に戻り再循環しますが，Na^+ と Cl^- は血管側の Na^+-K^+-ATPase と Cl^- チャネルによって，血管内腔に輸送され再吸収されます．Na^+ と Cl^- の移動にともない，尿細管腔と毛細血管内腔に電位差が生じ，細胞間隙を通り Ca^{2+} が再吸収されます．

ヘンレの上行脚領域では，前述のように Na^+ や Cl^- は再吸収されますが，H_2O は透過性が低いので再吸収されずに，管腔内にとどまります．そのため，ヘンレ係蹄を上行するほど，管腔内液の浸透圧は低下します．遠位曲尿細管に達するまでに，100 mOsm/L（血漿浸透圧の約1/3）まで

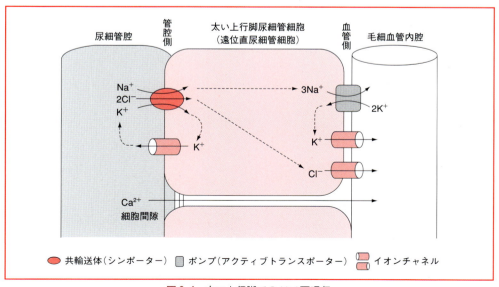

図9.4 太い上行脚での Na^+ 再吸収

ヘンレ係蹄の太い上行脚では Na^+ と Cl^- が再吸収されますが，H_2O はほとんど再吸収されません．また，Na^+ と Cl^- の再吸収にともなって細胞間隙から Ca^{2+} も再吸収されます．

希釈されます．

9.2.5 遠位曲尿細管

遠位曲尿細管では，糸球体から濾過されたNa$^+$とCl$^-$の約5％が再吸収されます（図9.2参照）．この領域もH$_2$Oの透過性は低く，管腔内液は低浸透圧になっています．遠位曲尿細管細胞の管腔側にはNa$^+$/Cl$^-$共輸送体，Ca^{2+}チャネルがあり，血管側にはNa$^+$-K$^+$-ATPase，K$^+$チャネル，Cl$^-$チャネル，Na$^+$-Ca^{2+}交換輸送体があります（図9.5）．

管腔内のNa$^+$とCl$^-$は，Na$^+$/Cl$^-$共輸送体によって細胞内に輸送されます．続いて，Na$^+$は血管側のNa$^+$-K$^+$-ATPaseにより，Cl$^-$はCl$^-$チャネルを介して血管内腔に輸送されます．また，遠位曲尿細管から集合管領域では，糸球体濾過値の10～15％のCa^{2+}が再吸収されます．管腔内Ca^{2+}は，Ca^{2+}チャネルを通り細胞内に輸送され，血管側のNa$^+$-Ca^{2+}交換輸送体によって，血管内腔へ再吸収されます．このCa^{2+}の再吸収量は，副甲状腺ホルモン（PTH）によって調節されています．

9.2.6 集合管

集合管では，糸球体濾過値の約3％のNa$^+$と0～20％のH$_2$Oが再吸収されます（図9.2参照）．集合管主細胞の管腔側にはNa$^+$チャネル，K$^+$チャネル，水チャネル，血管側にはNa$^+$-K$^+$-ATPase，水チャネル，バソプレシン受容体，さらに細胞内にはミネラロ（鉱質）コルチコイド受容体が存在します（図9.6）．

集合管でのNa$^+$の再吸収は副腎皮質ステロイドホルモンのアルドステロンによって，H$_2$Oの再吸収は下垂体後葉ホルモンのバソプレシン（抗利尿ホルモン，ADH）によって，調節されています．

アルドステロンは集合管主細胞内に入り，細胞内のミネラロコルチコイド受容体に結合し，アルドステロン誘導タンパクを生成させます．その誘導タンパクが管腔側のNa$^+$チャネルの数を増加させ，血管側のNa$^+$-K$^+$-ATPaseのはたらきを促進します．その結果，Na$^+$が再吸収されます．また，Na$^+$-K$^+$-ATPase促進によって，細胞内に増加したK$^+$は管腔側のK$^+$チャネルを介して排出されます．つまり，アルドステロンはNa$^+$を再吸収し，循環血漿量（細胞外液量）を増加させ，K$^+$の分泌を促進します．さらにK$^+$分泌にともない，H$^+$の分泌も増加します．

バソプレシンは，血管側にあるバソプレシン受容体に結合し，集合管主細胞内のcAMPを生成

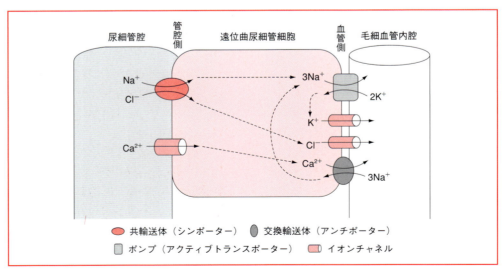

図9.5 遠位曲尿細管でのNa$^+$再吸収
遠位曲尿細管では，太い上行脚と同様にH$_2$Oはほとんど再吸収されず，Na$^+$とCl$^-$が再吸収されます．Ca^{2+}は，管腔側のCa^{2+}チャネルと血管側のNa$^+$-Ca^{2+}交換輸送体（アンチポーター）を介して再吸収されます．

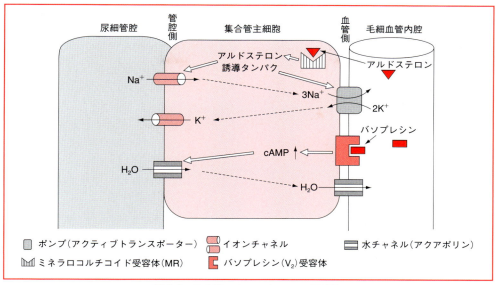

図9.6 集合管でのNa⁺とH₂Oの再吸収

集合管の主細胞では，管腔側のNa⁺チャネルとK⁺チャネル，血管側のNa⁺-K⁺-ATPaseを介してNa⁺再吸収とK⁺分泌が行われます．また，管腔側および血管側の水チャネル（アクアポリン）を介して，H₂Oが再吸収されます．アルドステロンは管腔側Na⁺チャネルの数を増加させ，Na⁺再吸収を促進します．バソプレシンは管腔側の水チャネルの数を増やし，H₂Oの再吸収を促進します．

させます．そのcAMPが管腔側の水チャネルの数を増やし活性化します．H₂Oは管腔側と血管側の水チャネルを介して再吸収されます．バソプレシンはH₂Oを再吸収することによって，尿濃縮と血漿浸透圧を調節しています．

9.3 利尿薬

9.3.1 浮腫と利尿薬

浮腫は，細胞外液量の増加などによって，組織間液が過剰に貯留した状態です．浮腫を引き起こすおもな生理的要因は，①毛細血管内圧の上昇，②血漿膠質浸透圧の低下，③毛細血管壁の透過性亢進などです．

うっ血性心不全や腎機能障害では尿量が減少しており，そのため循環血漿量（細胞外液量）の増加をきたし，毛細血管内圧が上昇して浮腫を生じます．また，肺循環系の障害による肺の毛細血管内圧上昇によって，肺うっ血や肺水腫が起こります．ネフローゼ症候群や肝硬変による低アルブミン血症では，血漿膠質浸透圧の低下にともない，血漿中の水分が組織間隙に移動して浮腫を生じま

す．さらに，アレルギー性浮腫，熱傷，敗血症などでは毛細血管壁の透過性亢進が起こり，血漿成分が組織間隙に滲み出し浮腫を生じます．

利尿薬は過剰な循環血漿・組織間液を体外へ排出し，さまざまな病態による浮腫を軽減します．

9.3.2 利尿薬の種類

利尿薬はその作用機序に基づいて，炭酸脱水酵素阻害薬，ループ利尿薬，チアジド（サイアザイド）系利尿薬，カリウム（K⁺）保持性利尿薬，バソプレシン受容体拮抗薬，心房性ナトリウム利尿ペプチド，浸透圧利尿薬に分類されます（**表9.1**）．

9.3.3 利尿薬の作用機序・臨床応用

利尿薬は，腎臓に作用して，Na⁺あるいはH₂Oの再吸収を抑制することにより，尿量を増加させる薬物です．尿量の増加（Na⁺やH₂Oの排泄の増加）は，体内に貯留した**細胞外液**（循環血漿・組織間液）を減少させ浮腫を軽減するとともに，前負荷（静脈還流量）も低減します．したがって，心不全による全身性浮腫や肺うっ血，肺

9　泌尿器系疾患に対する薬物

表9.1　利尿薬の種類と作用機序

種類・一般名	代表的な商品名	作用機序
炭酸脱水酵素阻害薬 　アセタゾラミド	ダイアモックス（末，錠剤，注射剤）	近位尿細管細胞の炭酸脱水酵素阻害
ループ利尿薬 　フロセミド 　ブメタニド 　ピレタニド	ラシックス（細粒，錠剤，注射剤） ルネトロン（錠剤，注射剤） アレリックス（錠剤，注射剤）	太い上行脚での管腔側 $Na^+/K^+/2Cl^-$ 共輸送体阻害
チアジド系利尿薬 　ヒドロクロロチアジド 　トリクロルメチアジド	ヒドロクロロチアジド（錠剤） フルイトラン（錠剤）	遠位曲尿細管での Na^+/Cl^- 共輸送体阻害
カリウム保持性利尿薬 　スピロノラクトン 　カンレノ酸 　エプレレノン 　トリアムテレン	アルダクトンA（細粒，錠剤） ソルダクトン（注射剤） セララ（錠剤） トリテレン（カプセル剤）	}集合管細胞でのアルドステロン受容体拮抗 集合管の管腔側 Na^+ チャネル阻害
バソプレシン受容体拮抗薬 　トルバプタン	サムスカ（錠剤）	集合管細胞でのバソプレシン受容体拮抗
心房性ナトリウム利尿ペプチド 　カルペリチド	ハンプ（注射剤）	尿細管での Na^+ 排出促進
浸透圧利尿薬 　D-マンニトール 　濃グリセリン 　イソソルビド	マンニットール（注射剤） グリセオール（注射剤） イソバイド（シロップ）	血漿浸透圧・尿細管内浸透圧の上昇

表9.2　おもな利尿薬の利尿効果と電解質排泄効果

利尿薬	最大Na排泄率（%）	尿中イオン排泄					
		Na^+	K^+	Cl^-	HCO_3^-	Ca^{2+}	H^+
炭酸脱水酵素阻害薬	4〜5	↑	↑	↘	↑	→	↓
ループ利尿薬	20〜30	↑	↑	↑	→	↑	↑
チアジド系利尿薬	3〜8	↑	↑	↑	→	↓	↑
カリウム保持性利尿薬	2〜3	↑	↓	↑	↗	（?）	↓

↑：増加，↗：軽度増加，→：著変なし，↘：軽度減少，↓：減少，（?）：不明.

水腫，さらに，さまざまな要因によって生じる浮腫性病態（肝性浮腫，腎性浮腫，がん性腹水など）の治療に用いられます．また，細胞外液量の減少により心拍出量を低下させ，組織 Na^+ 量の減少によって細動脈の収縮を減弱させるので，本態性高血圧治療薬としても使用されます．

やや特殊な利尿薬として，浸透圧利尿薬があります．浸透圧を利用して脳組織内の過剰な水分を除く目的で，脳浮腫や頭蓋内圧亢進症の治療に用いられます．

おもな利尿薬の利尿効果と電解質排泄効果を**表9.2**に示します．

a. 炭酸脱水酵素（CA）阻害薬

① 代表的薬物：アセタゾラミドです．

② 作用機序：近位尿細管細胞の CA を阻害することにより，Na^+ と HCO_3^- の再吸収および H^+ の分泌を抑制します（**図9.2**，**図9.3** 参照）．Na^+ の排泄増加にともなって H_2O 排泄も増し，尿量が増加します．HCO_3^- 排泄増加と H^+ 分泌の減少は，血液中の HCO_3^- 濃度低下と H^+ 濃度上昇をきたし，アシドーシスを引き起こします．また，毛様体上皮の CA を阻害することで，眼房水の生成を抑制し眼圧を低下させます．

③ 臨床応用：利尿効果が弱いので，利尿薬として使用されることは少ないです．眼圧低下を目的に緑内障に，内リンパ水腫改善のためにメニエール病に適応があります．細胞外液がアシドーシスに傾くのを利用して，抗てんかん薬や睡眠時無呼吸に用いられます．また，特殊な症例として高山病や周期性四肢麻痺の予防に用いられます．

④ 副作用：四肢知覚異常，発疹などです．重篤な副作用の頻度は少ないですが，尿路結石，急性腎不全，血液障害（再生不良性貧血，血小板減少性紫斑病など）などを起こします．

⑤ 禁忌：高 Cl^- 性の代謝性アシドーシス，急性腎不全，無尿，低 Na^+ 血症や低 K^+ 血症，高度の肝機能障害，アセタゾラミドの過敏症などです．

[臨床上の注意] 代謝性アシドーシスに注意します．血中アンモニア濃度上昇による肝性昏睡の誘発や，アルカリ尿でのリン酸カルシウム塩沈着による尿路結石を起こすことがあります．

b. ループ利尿薬

① 代表的薬物：フロセミド，ブメタニド，ピレタニド，トラセミドなどがあり，フロセミドがもっとも汎用されています．

② 作用機序：ループ利尿薬は，作用部位がヘンレ係蹄の太い上行脚であることから命名されました．最大 Na^+ 排泄率が 20〜30％と，利尿薬の中でもっとも強力な利尿効果を示します．太い上行脚の尿細管細胞の管腔側 $Na^+/K^+/2Cl^-$ 共輸送体を阻害し，Na^+，K^+，Cl^- の再吸収を抑制して排泄を増加させます（図9.2，図9.4 参照）．それにともなって，H_2O 排泄も増え尿量が増加します．Na^+ 再吸収の抑制にともない Ca^{2+} 再吸収も抑制され，排泄が増加します．さらに，集合管での H^+ の分泌が促進し，血液はアルカローシスに傾きます．また，腎臓でのプロスタグランジンの生成を促し，腎血管拡張作用による腎血流量の増加と Na^+ の再吸収抑制・排泄増加を起こします．

③ 臨床応用：利尿効果が強く，うっ血性心不全やネフローゼ症候群，さまざまな浮腫性病態の第一選択薬として用いられます．フロセミドは高血圧症にも適応ですが，降圧効果はやや弱く，作用持続時間が短い傾向にあるので，高血圧治療薬としては汎用されていません．尿中への Ca^{2+} 排泄が増加するので，高 Ca^{2+} 血症の治療に用いられることがあります．

④ 副作用：急速大量投与では強力な利尿作用により，脱水，低血圧，難聴が生じることがあります．頻度が高いのは電解質異常で，低 K^+ 血症，低 Na^+ 血症，低 Cl^- 性アルカローシス，低 Ca^{2+}・低 Mg^{2+} 血症をきたします．また，耐糖能低下（高血糖），高尿酸血症，高脂血症などの代謝異常，重大な副作用としては，再生不良性貧血や無顆粒球症があります．

⑤ 禁忌：無尿，低 Na^+ 血症や低 K^+ 血症，肝性昏睡，著明な脱水，ループ利尿薬に対する過敏症などです．

[臨床上の注意] 強い利尿効果があるので，脱水や起立性低血圧に注意します．低 K^+ 血症は，ジギタリスの副作用（不整脈）を助長するので，ジギタリス併用時には血清 K^+ 値に注意します．低 K^+ 血症を防ぐために，カリウム保持性利尿薬（スピロノラクトン）と併用することがあります．アミノグリコシド系抗生物質と併用すると，聴覚障害や腎毒性を増強することがあります．

c. チアジド系利尿薬（サイアザイド系利尿薬）

① 代表的薬物：ヒドロクロロチアジド，トリクロルメチアジドなどがあります．

② 作用機序：最大 Na^+ 排泄率は 3〜8％で，中等度の効力を示します．遠位曲尿細管細胞の管腔側 Na^+/Cl^- 共輸送体を阻害することで，Na^+ と Cl^- の再吸収を抑制し，利尿作用を示します（図9.2，図9.5 参照）．管腔内流量の増加にともなって，集合管領域では K^+ と H^+ の分泌が増加します．一方，尿中 Ca^{2+} 排泄を増加させるループ利尿薬とは逆に，チアジド系利尿薬は尿中への Ca^{2+} 排泄を減少させます．これは，管腔側の Na^+ 輸送の阻害によって細胞内 Na^+ が減少し，この Na^+ の減少を補うために Na^+-Ca^{2+} 交換輸送体がはたらき，Ca^{2+} の血管内腔への輸送（再吸収）が増加するためです（図9.5 参照）．

③ 臨床応用：ループ利尿薬よりも作用が緩徐で持続時間が長いので，本態性高血圧によく用いられます．尿中への Ca^{2+} 排泄を減少させるので，特発性高 Ca^{2+} 尿症の尿路結石の予防に用いられることがあります．また矛盾するようですが，糸球体濾過値を減少させることにより，腎性尿崩症の尿量を低下させるので，その治療に用いられます．

④ 副作用：ループ利尿薬とよく類似しており，電解質異常（低 K^+ 血症，低 Na^+ 血症，低 Mg^{2+} 血症，低 Cl^- 性アルカローシス），代謝異常（高血糖，高尿酸血症，高脂血症），重大な副作用としては再生不良性貧血があります．高 Ca^{2+} 血症は，チアジド系利尿薬に特徴的な副作用です．

⑤ 禁忌：急性腎不全，無尿，低 Na^+ 血症や低 K^+ 血症，チアジド系利尿薬に対する過敏症などです．

[臨床上の注意] ループ利尿薬と同様に，低 K^+ 血症に注意が必要です．高血圧で長期間服用している場合には，代謝異常（高血糖，高尿酸血症，

高脂血症）に注意が必要です.

d. カリウム保持性利尿薬

接合尿細管と集合管に作用し，Na^+再吸収とK^+分泌を抑制して，尿中へのNa^+排泄増加とK^+排泄減少をきたします. ほかの利尿薬とは逆に，血清K^+値は上昇傾向になるので，カリウム保持性利尿薬とよばれます. 最大Na^+排泄率は2～3％で弱い利尿効果を示します. つぎの2種類に分類されます.

（ⅰ）アルドステロン拮抗薬

① 代表的薬物：スピロノラクトン，カンレノ酸，エプレレノンがあります.

② 作用機序：接合尿細管細胞内や集合管主細胞内に存在するミネラロコルチコイド受容体へのアルドステロンの結合を阻害し，その作用に拮抗します（**図9.2**，**図9.6**参照）. 管腔側Na^+チャネルからのNa^+の流入が減少し，血管側のNa^+-K^+-ATPaseの活性が低下します. Na^+再吸収は抑制され，同時に管腔側のK^+チャネルからのK^+分泌も抑制されます. さらに，K^+分泌の抑制とともにH^+の分泌も抑制されます. Na^+排泄増加にともなって尿量は増加しますが，K^+とH^+の排泄は減少します.

③ 臨床応用：スピロノラクトンは，血中アルドステロン高値の病態に適しており，原発性アルドステロン症の診断と治療に用いられます. また，スピロノラクトン単独の利尿効果は弱いのですがK^+保持性を有し，ループ利尿薬やチアジド系利尿薬による低K^+血症を防ぐのでよく併用されます. カンレノ酸は静注薬で，原発性アルドステロン症や各種浮腫性病変に適応があります. エプレレノンは，利尿効果よりも，高血圧治療薬として用いられますが，近年慢性心不全にも適応になりました.

④ 副作用：低Na^+血症を示しますが，ループ利尿薬やチアジド系利尿薬とは対照的に，高K^+血症，アシドーシスをきたします. スピロノラクトンは，アンドロゲンやプロゲステロンの受容体も阻害するため，男性では女性化乳房，陰萎，性欲減退，女性では月経異常，多毛，音声低音化などの内分泌異常を生じることがあります. カンレノ酸では注射部の疼痛，女性化乳房などがありま

す. エプレレノンは，ほかのステロイドホルモン受容体の阻害作用がほとんどなく，内分泌異常をあまり示しません.

⑤ 禁忌：高K^+血症，無尿・急性腎不全，アジソン病などです. カンレノ酸ではけいれん性疾患，エプレレノンでは糖尿病性腎症や重症肝障害に禁忌です.

[臨床上の注意] 高K^+血症は重篤な不整脈（心室頻拍）を引き起こすので，血清K^+値に注意します. K^+補充製剤や高血圧治療薬であるアンジオテンシン変換酵素阻害薬，アンジオテンシンⅡ受容体拮抗薬との併用で起こりやすくなります.

また，血清K^+値に対する副作用（高K^+血症）を軽減するために，低K^+血症を引き起こすループ利尿薬やチアジド系利尿薬と併用することがあります.

（ⅱ）トリアムテレン

① 作用機序：アルドステロン拮抗薬と異なり，管腔側のNa^+チャネルに直接作用してそのはたらきを阻害し，Na^+の流入を減少させます（**図9.2**，**図9.6**参照）. 細胞内Na^+の低下により血管側のNa^+-K^+-ATPaseの活性は低下し，Na^+再吸収の抑制と同時に，管腔側へのK^+分泌も抑制されます. Na^+排泄増加にともなって尿量が増加します.

② 臨床応用：高血圧症，うっ血性心不全，腎性・肝性浮腫などです.

③ 副作用：高K^+血症，低Na^+血症などの電解質異常，腎結石，消化器症状，重大な副作用として急性腎不全があります.

[臨床上の注意] 臨床で用いられる頻度は少なく，チアジド系利尿薬と併用されることがあります. 高齢者は高K^+血症を起こしやすいので注意を要します.

e. バソプレシン受容体拮抗薬

① 代表的薬物：トルバプタンです.

② 作用機序：集合管主細胞膜にあるバソプレシン（V_2）受容体を阻害することで，管腔側の水チャネルの数が減るので，H_2Oの排泄量（尿量）が増加します（**図9.2**，**図9.6**参照）. 電解質の排泄は増加しないので，高Na^+血症や高K^+血症をきたし，血漿浸透圧が上昇します.

③ 臨床応用：ほかの利尿薬で効果不十分な心不全に用います．ループ利尿薬，チアジド系利尿薬などと併用されます．

④ 副作用：血漿浸透圧の上昇によって，口渇，BUN上昇，高尿酸血症などがみられます．急激な水利尿（H_2Oの排泄）によって血液濃縮が起こり，高Na^+血症による意識障害や血栓塞栓症，腎不全などを起こすことがあります．また，重篤な肝障害をきたすことがあります．

⑤ 禁忌：高Na^+血症，無尿，妊婦，トルバプタン過敏症などです．

[臨床上の注意] 急激な水利尿が生じるので，入院下で低用量から治療開始します．脱水や高Na^+血症による意識障害や高K^+血症に注意します．

f. 心房性ナトリウム利尿ペプチド（atrial natriuretic peptide：ANP）

ANPは心房筋から分泌され，動脈拡張作用と腎臓でのNa^+利尿作用を有し，血圧と体液量の調節をしている生体内ペプチドです．

① 代表的薬物：カルペリチドがあります．

② 作用機序：輸入細動脈の拡張による糸球体濾過量の増加と，遠位尿細管や集合管でのNa^+の排泄促進によって利尿効果を示します．

③ 臨床応用：利尿作用と血管拡張作用により，急性心不全や慢性心不全の急性増悪期に適応です．

④ 副作用：低血圧，ショック，徐脈，不整脈などがあります．

⑤ 禁忌：脱水，重篤な低血圧，心原性ショック，右室梗塞などです．

[臨床上の注意] 低血圧や徐脈に注意し，可能な限り肺動脈楔入圧や心拍出量をモニターします．生理食塩水での直接溶解は不可で，蒸留水で溶解後に希釈します．

g. 浸透圧利尿薬

浸透圧利尿薬は糸球体から自由に濾過され，尿細管では再吸収も分泌もされず，それ自体に薬理学的活性のない物質です．

① 代表的薬物：D-マンニトール，濃グリセリン，イソソルビドがあります．

② 作用機序：血漿浸透圧の上昇によって，脳組織内や末梢組織内に貯留した水分（浮腫）を血管内へ移動させます．さらに，糸球体から濾過され尿細管内浸透圧も上昇し，Na^+やH_2Oの再吸収が抑制され尿量が増加します．おもに水透過性の高い近位尿細管領域，細い下行脚，集合管で作用します．

③ 臨床応用：脳圧亢進症や脳浮腫での脳圧低下，緑内障での眼圧低下の目的で使用されます．比較的短時間で300～500 mLの薬液が点滴静注され，その後に多量の尿が排泄されます．

④ 副作用：口渇，悪心，頭痛，電解質異常，うっ血性心不全の悪化などです．濃グリセリンでは乳酸アシドーシスがあります．

⑤ 禁忌：急性頭蓋内血腫（D-マンニトールやイソソルビド），先天性グリセリン代謝異常症（濃グリセリン）などです．

[臨床上の注意] 心不全患者などでは，細胞外液量が急速に増大して，肺水腫をきたしたり，急激な電解質異常を起こすことがあります．また，急性頭蓋内血腫に投与すると，頭蓋内圧低下とともに再出血をきたします．マンニトールでは，中止後の脳圧上昇のリバウンド現象がみられることがあります．

9.3.4 利尿薬投与時の一般的な注意事項

① 多尿，頻尿となるので（とくに投与初期），一般に就寝前の服用は避けるように指導します．

② 水分摂取量（食事，飲料水など）と排泄量（尿量・排便量など）を正確にチェックし，体重，血圧，脈拍，脱水や電解質異常に注意します．

③ 水分や塩分摂取制限のある場合は，摂取量や摂取注意を要する飲食物について指導します．

④ アルコールを飲用すると利尿作用が増強し，起立性低血圧を起こしやすくなるので注意します．

⑤ ジギタリスを併用している場合は，低K^+血症，不整脈をチェックしてジギタリス中毒に注意します．

9.4　排尿障害治療薬

9.4.1　蓄尿と排尿

膀胱の平滑筋の緊張は，自律神経によって支配されています（図9.7）．蓄尿時には，交感神経（下

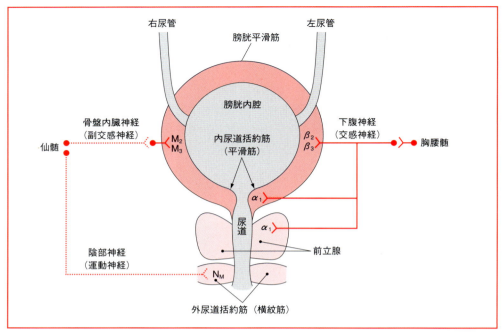

図9.7 排尿の神経調節

膀胱は自律神経の支配を受けています．下腹神経（交感神経）はβ（β_2, β_3）受容体を介して膀胱平滑筋を弛緩させ，α_1受容体を介して内尿道括約筋，さらに前立腺平滑筋も収縮させ，蓄尿にはたらきます．骨盤内臓神経（副交感神経）は，ムスカリン（M_2, M_3）受容体を介して膀胱平滑筋を収縮させ，排尿にはたらきます．また，体性神経系の陰部神経は，ニコチン（N_M）受容体を介して外尿道括約筋（横紋筋で随意筋）を収縮させ，排尿を抑えることができます．排尿時は骨盤内臓神経が興奮し，下腹神経および陰部神経の興奮は低下します．

腹神経）がα_1受容体刺激を介して内尿道括約筋を収縮させ，β受容体（ヒトでは$\beta_2 < \beta_3$とされる）を介して膀胱平滑筋を弛緩させます．排尿時には，副交感神経（骨盤内臓神経）の興奮により，ムスカリン受容体（$M_2 < M_3$）を介して膀胱平滑筋を収縮させます．また，横紋筋（随意筋）である外尿道括約筋は，陰部神経（運動神経）の興奮により，ニコチン（N_M）受容体を介して蓄尿時に収縮し，排尿時には陰部神経の興奮低下により弛緩します．

膀胱内に一定量の尿が貯留すると，膀胱壁が進展され，その刺激が知覚神経を介して脊髄を経て大脳皮質へ伝わり尿意を感じます．排尿反射によって，骨盤内臓神経が興奮して膀胱平滑筋が収縮し，下腹神経の興奮が抑えられ内尿道括約筋が弛緩します．さらに，陰部神経の興奮を抑え，外尿道括約筋を弛緩させることにより，排尿が起こります．この神経調節機能が障害されると，排尿障害（**神経因性膀胱**）が起こります．

排尿障害は大きく蓄尿機能の障害と，排出機能の障害に分けられます．**蓄尿障害**の症状は頻尿，尿意切迫感，尿失禁などであり，膀胱壁の平滑筋の過活動や尿道括約筋の弛緩によって起こります．**排出障害**の症状は尿勢の狭小化，尿線途絶，いきみなどで，膀胱平滑筋の収縮力低下や尿道括約筋の過度な収縮により生じます．薬物療法の基本としては，蓄尿障害にはムスカリン受容体遮断薬やβ_2受容体刺激薬，排出障害には副交感神経作動薬やα_1受容体遮断薬が用いられます．

9.4.2 蓄尿障害治療薬

a. ムスカリン受容体遮断薬

① 代表的薬物：オキシブチニン，プロピベリン，ソリフェナシンなどがあります．

② 作用機序：ムスカリン受容体（M_2, M_3）を遮断して，膀胱の過剰な収縮を抑えます（**図 9.7**）．

③ 臨床応用：**過活動膀胱**（とくに尿意切迫感が強い蓄尿障害，overactive bladder：OAB）に

おける頻尿，尿意切迫感，切迫性尿失禁などに用いられます．

④ 副作用：口渇，便秘，尿閉・排尿困難，緑内障悪化などです．重大な副作用としては，麻痺性イレウスや不整脈などがあります．

⑤ 禁忌：尿閉，麻痺性イレウス，消化管閉塞，緑内障，重篤な心疾患などです．

[臨床上の注意] 前立腺肥大症の患者には，尿閉をきたすことがあるので注意を要します．

b. β_2 受容体刺激薬

① 代表的薬物：クレンブテロールがあります．

② 作用機序：膀胱平滑筋に存在する β_2 受容体を刺激すると，平滑筋は弛緩し膀胱容量が大きくなります（図9.7）．

③ 臨床応用：腹圧性尿失禁の改善に用いられます．また，β_2 受容体刺激薬は気管支拡張薬としても使用されます（7.2.2項「気管支喘息治療薬」を参照）．

④ 副作用：振戦，頭痛，動悸，吐き気などがあります．

9.4.3 排出障害治療薬

a. 副交感神経作動薬

① 代表的薬物・作用機序：ムスカリン受容体を直接刺激するベタネコール，副交感神経伝達物質アセチルコリンの分解酵素を阻害するコリンエステラーゼ阻害薬であるジスチグミンやネオスチグミンなどがあります（2.2.1項「副交感神経作動薬」を参照）．

② 臨床応用：膀胱平滑筋の収縮力が低下して排出障害をきたしている病態に用いられます．手術後，分娩後，神経因性膀胱の低緊張性膀胱による排尿困難に用いられます．

③ 副作用：悪心・嘔吐，腹痛，発汗，気管支けいれんなどがあります．また，重大な副作用として，コリン作動性クリーゼ（過剰な唾液分泌・発汗，徐脈，縮瞳，はげしい嘔吐・腹痛・下痢，呼吸困難などを呈する）があります．

[臨床上の注意] 意識障害をともなう重篤なコリン作動性クリーゼが生じた場合は，投与を中止します．

b. α_1 受容体遮断薬

① 代表的薬物：タムスロシン，シロドシン，プラゾシン，テラゾシンなどがあります．

② 作用機序：α_1 受容体を遮断します．内尿道括約筋や前立腺の収縮が抑制され（弛緩して），排尿時の抵抗が減少します（図9.7）．

③ 臨床応用：前立腺肥大にともなう排尿困難に用いられます．タムスロシンやシロドシンは，血管平滑筋の α_1 受容体遮断作用がわずかなので，血圧に影響が少ないです．一方，プラゾシンやテラゾシンは，血管平滑筋の α_1 受容体も遮断するので，本態性高血圧に用いられます（2.2.4項，4.5節参照）．

④ 副作用：起立性低血圧（立ちくらみ，めまいなど）です．重大な副作用として，起立性低血圧にともなう失神・意識喪失と肝障害があります．

[臨床上の注意] 立ちくらみやめまいなどの副作用を考慮して，高齢者には慎重に投与します．勃起不全治療薬（シルデナフィルやバルデナフィル）と併用すると，過度な血圧低下をきたします．なお，シルデナフィルは肺高血圧症治療薬としても使用されています．

📖 演習問題

次の記述で正しいものは○，誤っているものは×を記してください．

● **9.1** 腎臓は尿の生成を介して，血液の pH を調節しています．

● **9.2** アルドステロンは Na^+ 再吸収を促進し，細胞外液量を減少させます．

● **9.3** バソプレシンは Na^+ 排泄を促進し，血漿浸透圧を低下させます．

● **9.4** 利尿薬は細胞外液量を減少させます．

● **9.5** 利尿薬は心不全の症状を改善し，浮腫を軽減します．

● **9.6** 利尿薬投与中，とくに注意を要する血清電解質はカリウム（K^+）です．

● **9.7** 浸透圧利尿薬は脳浮腫の治療に用いられます．

● **9.8** 炭酸脱水酵素阻害薬は血液のアシドーシスをきたします．

9　泌尿器系疾患に対する薬物

● **9.9**　ループ利尿薬は低 K^+ および低 Na^+ 血症,低 Cl^- 性アルカローシスをきたします.

● **9.10**　ループ利尿薬の副作用は高血糖,高脂血症,高尿酸血症です.

● **9.11**　チアジド系利尿薬は高 K^+ 血症,高 Cl^- 性アシドーシスをきたします.

● **9.12**　チアジド系利尿薬は尿中 Ca^{2+} 排泄を減少させます.

● **9.13**　チアジド系利尿薬は腎性尿崩症の治療に用いられます.

● **9.14**　スピロノラクトンはアルドステロン受容体を刺激して,Na^+ の再吸収を促進します.

● **9.15**　スピロノラクトンは低 K^+ 血症,代謝性アルカローシスをきたします.

● **9.16**　トルバプタンは水（H_2O）の再吸収を抑制して,血漿浸透圧を上昇させます.

● **9.17**　カルペリチドは Na^+ 再吸収促進作用と血管収縮作用を有し,血圧を上昇させます.

● **9.18**　交感神経（下腹神経）の興奮により,内尿道括約筋は収縮し,膀胱壁の平滑筋は弛緩します.

● **9.19**　副交感神経（骨盤内臓神経）が興奮すると,膀胱壁の平滑筋は弛緩します.

● **9.20**　ムスカリン受容体遮断薬は,過活動膀胱による尿意切迫の治療に用いられます.

● **9.21**　腹圧性尿失禁には α_1 受容体遮断薬を用います.

● **9.22**　前立腺肥大による排尿困難にムスカリン受容体遮断薬を用います.

解答と解説

● **9.1**　○：HCO_3^- や H^+ の再吸収・分泌を介して調節しています.

● **9.2**　×：Na^+ 再吸収を促進して細胞外液量を増加させます.

● **9.3**　×：バソプレシンは水（H_2O）の再吸収を促進し,血漿浸透圧を低下させます.尿は濃縮します.

● **9.4**　○：Na^+ や水の排泄を増加させ,細胞外液量および組織間隙に貯留した水分を減らします.

● **9.5**　○：利尿薬は,うっ血性心不全やさまざまな疾患にともなう浮腫に適応になります.

● **9.6**　○：血清 K^+ 値の変動は,重篤な不整脈の誘因になることがあるので,とくに注意を要します.

● **9.7**　○：一般的な利尿薬としてよりも,脳圧亢進症や脳浮腫によく用いられます.

● **9.8**　○：HCO_3^- の排泄を増加させ,アシドーシスをきたします.

● **9.9**　○：$Na^+/K^+/2Cl^-$ 共輸送体を阻害するので,低 Na^+,低 K^+,低 Cl^- 血症,アルカローシスになります.その他の電解質異常として,尿中 Ca^{2+} 排泄が増加し低 Ca^{2+} 血症となります.

● **9.10**　○：よく知られている副作用です.

● **9.11**　×：ループ利尿薬と同様に,低 K^+ 血症,低 Na^+ 血症,低 Cl^- 性アルカローシスをきたします.

● **9.12**　○：Ca^{2+} 再吸収が増加して Ca^{2+} 排泄は減少,高 Ca^{2+} 血症となります.

● **9.13**　○：矛盾するようですが,糸球体濾過量を減らすので腎性尿崩症の尿量を低下させます.

● **9.14**　×：アルドステロン受容体を遮断して,Na^+ 再吸収を抑制します.

● **9.15**　×：K^+ や H^+ の排泄は減少し,高 K^+ 血症と代謝性アシドーシスになります.

● **9.16**　○：バソプレシン受容体拮抗薬です.

● **9.17**　×：ANP であり,Na^+ 再吸収抑制と血管拡張作用を有します.

● **9.18**　○：α_1 受容体を介して内尿道括約筋を収縮し,β 受容体を介して膀胱平滑筋を弛緩します.

● **9.19**　×：副交感神経が興奮すると,膀胱平滑筋は収縮します.排尿時は副交感神経が興奮するので,膀胱平滑筋は収縮し,随意筋である外尿道括約筋を弛緩させて放尿します.

● **9.20**　○：膀胱平滑筋の過剰な収縮を抑えます.

● **9.21**　×：腹圧性尿失禁には β_2 受容体刺激薬を用います.

● **9.22**　×：前立腺平滑筋の収縮を抑制する α_1 受容体遮断薬を用います.

10 代謝性疾患に対する薬物

10.1 脂質異常症（高脂血症）治療薬

　交通手段の発達による運動不足，食生活の欧米化や，さらには現代社会におけるストレス過多，過度の飲酒などで，肥満や生活習慣病は増加の一途をたどっています．生活習慣病には，肥満症，高血圧症，高脂血症，糖尿病などがあります．それらのうち3項目以上を併発すると，心疾患の発症危険度が大きく増大します（図10.1）．「**メタボリックシンドローム**」はこれらの症状に発展する可能性の高い状態です．ウエスト周囲径が男性85 cm以上，女性90 cm以上（内臓脂肪面積100 cm^2 以上に相当）の内臓脂肪型肥満に加えて，高脂血症，高血圧，高血糖のうち2項目以上を保有する状態と定義されています．このうち**脂質異常症（高脂血症）**は，脂質代謝のバランスが崩れることによって血中脂質が基準値を外れた状態です．その原因の多くは食生活です．そのほかに，糖尿病，甲状腺機能低下症，ネフローゼ症候群やステロイド薬の投与によっても発症します．治療方針は，患者の動脈硬化の状況や高血圧，糖尿病の有無，喫煙などの危険因子を考慮しながら決定することになります．

10.1.1 脂質の代謝経路（図10.2）

　脂質はコレステロールと中性脂肪からなります．**コレステロール**は細胞膜の構成成分であり，ホルモンや胆汁酸などの原料となります．一方で，中性脂肪の主成分はトリグリセリド（TGと略される）であり，脂肪組織に蓄積されてエネルギー貯蔵の役割，また皮下脂肪となって体温の保持の役割を果たします．脂質は血中ではリン脂質やアポタンパク質と結合して，**リポタンパク質**という水溶性のタンパク質として輸送されます．リポタンパク質は，カイロミクロン，VLDL（very low density lipoprotein，超低比重リポタンパク質），LDL（low density lipoprotein，低比重リポタンパク質），HDL（high density lipoprotein，高比重リポタンパク質）の主要4分画に分類されます．食事から吸収された脂質は，カイロミクロンとして肝臓に輸送されます．そのうちトリグリセリドは，**リポタンパクリパーゼ（LPL）**の作用で加水分解を受け，エネルギー源として利用されるか，脂肪組織に蓄積されます．肝臓にはそれ以外にも，脂肪組織で分解された遊離脂肪酸も運ばれてきて，コレステロールやトリグリセリドが合成されます．

　肝臓に取り込まれ，あるいは肝臓で合成されたコレステロールは **VLDL** の形で血中に分泌されます．VLDLは毛細血管壁のLPLの作用でLDLとなり，LDL受容体を通して肝臓に再び取り込まれて，血中LDLが調節されます．酸化ストレスによって変性した**酸化LDL**は，血管壁のマク

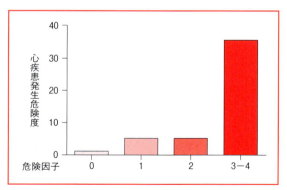

図10.1　危険因子の数と心疾患発生危険度の関係
肥満，高血圧，高血糖，高脂血症のうち，保有因子が多くなるほど心疾患発生危険度が高まります（労働省作業関連疾患総合対策研究班調査結果より）．

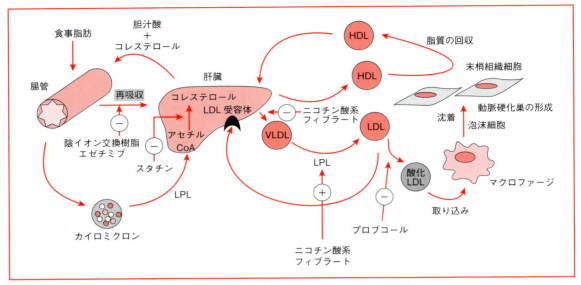

図10.2　体内脂質代謝と脂質異常症治療薬の作用点

ロファージによって貪食され，**泡沫細胞**となって動脈壁に沈着し，**動脈硬化巣**が形成されます．

このように動脈硬化を引き起こす原因となることから，LDLは一般に「**悪玉コレステロール**」とよばれます．一方，肝臓以外の組織でコレステロールが過剰に蓄積されると，**HDL**が遊離したコレステロールを取り込み，肝臓に逆輸送されます．動脈硬化を防ぐ方向にはたらくので，HDLは一般に「**善玉コレステロール**」とよばれます．

10.1.2　脂質異常症（高脂血症）治療薬（図10.2）

a. スタチン薬（HMG-CoA還元酵素阻害薬）

コレステロールはアセチルCoA（コエンザイムA）から合成されます．**スタチン薬**は，その律速酵素であるHMG-CoA（3-hydroxy-3-methyl-glutaryl-CoA）還元酵素を抑制し，コレステロールの生成を低下させます．肝臓においてコレステロールが低下すると，血中からコレステロールを含んだLDLを盛んに取り込むために，肝臓表面においてLDL受容体の発現量を増加させるので，結果的に血中LDLも低下します．

スタチン薬は非常に効果的にLDLやコレステロール値を低下させるので，多くの薬物が開発されています．発売の時期が古い順に，プラバスタチン，シンバスタチン，フルバスタチン，アトルバスタチン，ピタバスタチン，ロスバスタチンが臨床応用されています．

[副作用・臨床上の注意]　副作用としては，骨格筋障害である横紋筋融解症や肝機能障害があり，とくに肝障害のある患者には注意が必要です．

b. フィブラート系薬

フィブラート系薬には強力なトリグリセリド低下作用があり，その作用機序は種々の遺伝子発現制御因子タンパク質であるPPAR（ペルオキシソーム増殖活性化受容体）の活性化によるものです．クロフィブラートやベザフィブラートがこの群に入ります．血清トリグリセリドをもっとも低下させる脂質異常症治療薬です．

[副作用・臨床上の注意]　副作用としては，スタチン薬と同様に横紋筋融解症があるので，スタチン薬との併用や，肝障害患者への使用には注意が必要です．

c. 陰イオン交換樹脂（レジン）

陰イオン交換樹脂のコレスチラミンやコレスチミドは，コレステロールの代謝産物である胆汁酸を，腸管内で吸着して糞便中に排出させます．さらに，小腸からの再吸収を阻害することによって，血中コレステロールを低下させます．スタチンとの併用でその作用はさらに増強します．

[副作用・臨床上の注意] 重篤な副作用の心配は少ないです．消化管で膨張することで，便秘や腹部膨満感を起こすことがあります．また，腸管内で強心薬のジギタリスや抗血液凝固薬のワルファリンなどを吸着して，その作用を低下させます．

d. エゼチミブ

エゼチミブは，小腸粘膜に存在するコレステロールトランスポーターを抑制することによって，小腸からのコレステロール吸収を阻害し，血中コレステロールを低下させます．スタチンとの併用で効果が増強します．

[副作用・臨床上の注意] 副作用として消化器症状や筋障害が出ることがありますが，重症化することは少ないです．

e. プロブコール

プロブコールは，コレステロールの胆汁酸への代謝を促進することで，血中コレステロールを低下させるとともに，抗酸化作用によって抗動脈硬化作用も示す薬物です．

[副作用・臨床上の注意] 副作用としては，消化器症状や発疹のほか，心毒性を示すことがあります．長期間投与するときは，心電図検査を行うことが望ましいです．

f. ニコチン酸系薬

ビタミンB群の一種であるニコチン酸系薬には，ニコモールやニセリトロールがあげられます．LPL活性を亢進させ，トリグリセリドとコレステロールを低下させます．

[副作用・臨床上の注意] 副作用としては，血管拡張作用による皮膚紅潮や横紋筋融解症があります．

g. エイコサペンタエン酸（EPA）

青魚に含まれるω（オメガ）3脂肪酸であるエイコサペンタエン酸（EPA）は，抗血小板作用とともにトリグリセリド低下作用があります．

h. PCSK9阻害薬

スタチン薬が功を奏しない患者は，先天的にLDL受容体に異常がある家族性高コレステロール血症である場合があります．その治療には，PCSK9阻害薬（エボロクマブ，アリロクマブ）が用いられます．PCSK9阻害薬は，LDL受容体分解にかかわるPCSK9（プロタンパク質転換酵素サブチリシン／ケキシン9型）というタンパク質のはたらきを阻害することで，肝臓のLDL受容体の発現量を増やし，コレステロールの取り込みを促進して血中コレステロールを低下させます．

[副作用・臨床上の注意] 副作用としては，糖尿病，注射部位反応，肝酵素異常，筋肉痛などがあります．

i. MTP阻害薬

同じく家族性高コレステロール血症には，2016年に承認されたMTP阻害薬（ロミタピドメシル酸塩）も有効です．MTP阻害薬は，肝臓でVLDL，小腸でカイロミクロンの形成に関与するMTP（ミクロソームトリグリセリド転送タンパク質）のはたらきを抑えることで，血中LDL濃度を低下させます．

[副作用・臨床上の注意] 副作用としては，肝脂肪増加や下痢などがあります．また，強いCYP3A阻害薬との併用は，MTP阻害薬の血中濃度を著しく上昇させるので禁忌です．

脂質異常症（高脂血症）の多くは生活習慣によってもたらされるため，その改善がもっとも重要です．患者の脂質異常症のタイプによって最適な薬物を選択し，長期間服薬による副作用に十分注意しながら治療する必要があります．

10.2 糖尿病治療薬

世界的に罹患者数が急速な増加を示している糖尿病とは，インスリン作用不足によって慢性の高血糖状態を表す全身性代謝疾患です．インスリンは，膵臓ランゲルハンス島のβ細胞から血糖値の上昇に反応して分泌され，ブドウ糖を筋肉細胞などに取り込む作用を示します．インスリンの分泌量が十分でない場合や，その作用に抵抗性を示すとき，長期間にわたって高血糖が続き，種々の臓器に障害が起きます．

高血糖を含んだ血液に慢性的に曝されることで血管が障害されるため，糖尿病合併症はすべて血管障害に起因します．糖尿病三大合併症として糖尿病性網膜症，糖尿病性腎症，糖尿病性神経障害がよく知られています．これらは細小血管障害によるものと考えられています．一方で，大血管障

害によって動脈硬化，心筋梗塞や脳梗塞などさまざまな病気も誘発されます．糖尿病の症状としては，口渇，多飲，多尿，全身倦怠感などが特徴的です．重症のときは，細胞のエネルギー状態が悪化して脳，臓器への十分な酸素供給に困難をきたすケトアシドーシスを発症したり，昏睡にいたることもあります．

糖尿病には二つの病型があります．1型糖尿病はインスリン依存型糖尿病といわれ，膵β細胞の破壊によってインスリンの絶対的欠乏が起きるものです．多くの場合若年で発症し，やせ形の体型の患者が多いです．もう一つの2型糖尿病はインスリン非依存型糖尿病といわれ，インスリン作用に抵抗性を示して発症する生活習慣病の一つで，中年以降に発症します．肥満型の体型の患者が多く，大部分の糖尿病は2型糖尿病です．

糖尿病の治療としては，1型糖尿病は絶対的にインスリンが不足しているので，インスリン製剤の投与が不可欠です．2型糖尿病に対しては，膵β細胞からインスリン分泌を高める薬物，インスリン抵抗性を改善する薬物，腸管からの糖吸収を抑制する薬物などの経口血糖降下薬が用いられます．

10.2.1　インスリン製剤

インスリンはペプチドからなるホルモンです．経口投与では消化されてしまうため，現在日本で使われているインスリン製剤は，すべて皮下注射で投与されます．海外ではすでに，肺で吸収され，すみやかに血流に取り込まれる吸入インスリン製剤が使われています．また，消化を防ぐ工夫をした経口インスリンや貼付型インスリン製剤も研究されているので，将来的には使用可能となるかもしれません．

インスリン製剤は，作用時間によって超速効型，速効型，中間型，持続型に分類されます（**表10.1**）．

超速効型に分類される**インスリンリスプロ**は，投与部位からきわめて速く吸収され，食事直前の投与に用いられます．

速効型に分類される**レギュラーインスリン**（中性インスリン）は，糖尿病昏睡のときに静脈内点

表10.1　インスリンのタイプと作用持続時間

インスリンの型	インスリンの名前	作用持続時間
超速効型	インスリンリスプロ	3〜4時間
速効型	レギュラーインスリン	6〜8時間
中間型	NPHインスリン	18〜24時間
持続型	インスリングラルギン	24時間以上

滴投与で用いられるインスリン製剤です．通常，皮下注射として用いられ，30分程度で効果が発現し，最大作用発現は1〜3時間，作用は6〜8時間持続します．

NPHインスリン（イソフェンインスリン）などの中間型インスリンは，1〜2時間で作用が発現し，18〜24時間持続します．

食事の摂取にかかわらず，常に分泌されているインスリンの基礎分泌を補うために使用される**インスリングラルギン**は，皮下に長時間とどまるように工夫したものです．

また，混合型として，速効型と中間型をあらかじめ混合した製剤もあります．

［副作用・臨床上の注意］ インスリンの副作用では低血糖に注意します．低血糖になると，脱力感，発汗，震えが起き，重症の場合は意識消失します．低血糖となったときの症状をあらかじめ説明し，低血糖症状が出現したとき，あめや砂糖の摂取を指導しておく必要があります．

10.2.2　経口血糖降下薬（図10.3）

2型糖尿病の治療には，食事療法，運動療法が基本となります．それで血糖が十分コントロールできない場合は薬物療法を行います．

a. スルホニル尿素（SU）薬

スルホニル尿素（SU）薬は，膵β細胞に存在するATP感受性K^+チャネルの付属タンパクのスルホニル受容体に結合して，細胞膜電位を脱分極させます．その結果，Ca^{2+}チャネルを介してCa^{2+}流入をきたし，最終的にインスリン分泌を惹起します（**図10.4**）．この群の薬物として，グリベンクラミド，グリクラジド，グリメピリドなどがあります．

［副作用・臨床上の注意］ 副作用として，血糖非依存的にインスリン分泌を起こすことから，低血糖に注意する必要があります．とくに，タンパ

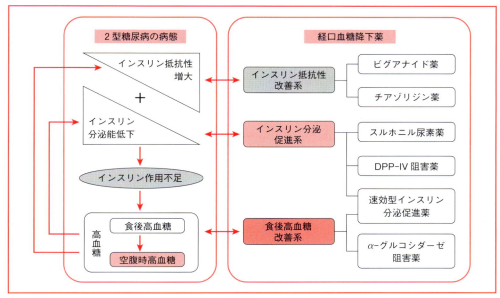

図10.3 経口血糖降下薬の分類

ク質結合能の高い非ステロイド系抗炎症薬やワルファリンとの併用では，その作用が増強する可能性があるため，注意が必要です．また，高用量のSU薬を長期間投与すると，膵β細胞が疲弊し，効果がなくなって，「二次無効」という状況となります．

b. 速効型インスリン分泌促進薬（グリニド）

速効型インスリン分泌促進薬（グリニド）は，SU薬と同じようにインスリン分泌を増加させる薬物です．作用時間が短いため，食前服用により食後高血糖を改善させます．これらの薬物はSU薬と同様に，膵β細胞のATP感受性K$^+$チャネルを抑制するのがおもな作用機序です．そのほかに，筋小胞体のCa^{2+}プールからのCa^{2+}遊離増強作用や，後述するDPP-IV阻害作用でインスリン分泌を促進します．さらに，インスリン感受性改善作用をももつとされています（図10.4）．ナテグリニドとミチグリニドがこのグループに属し，低血糖の危険性や膵β細胞への負荷も少ないです．

c. DPP-IV（ジペプチジルペプチダーゼ-IV）阻害薬

消化管ホルモンの一種である**インクレチン**は，食事の消化吸収に伴って分泌され，膵β細胞にはたらいて血糖に依存したインスリン分泌を増強させます．インクレチンはDPP-IVによって分解，失活されるので，**DPP-IV阻害薬**は経口血糖降下薬となります（図10.4）．代表的な薬はシタグリプチンです

d. インスリン抵抗性改善薬

(ⅰ) チアゾリジン薬

チアゾリジン薬は核内転写因子ペルオキシソーム増殖活性化受容体（PPAR-γ）に作用し，インスリン感受性を高めるアディポネクチンなどの産生を増加させ，インスリン抵抗性を改善して血糖を低下させます（図10.4）．このグループではピオグリタゾンが代表的な薬物です．

［副作用・臨床上の注意］副作用としては，体重増加，浮腫，心不全，肝機能障害があります．

(ⅱ) ビグアナイド薬

インスリン抵抗性を改善するもう一つのグループとして**ビグアナイド薬**があります．これには古くから用いられているメトホルミンとブホルミンがあります．インスリン分泌促進作用はなく，血糖降下作用が弱いので補助的な薬物として使用されてきました．肝臓における糖新生を抑制し，脂肪酸酸化を亢進，末梢組織での糖の利用を高めます．

［副作用・臨床上の注意］副作用としては，血中乳酸値が上昇することにより悪心，嘔吐などを

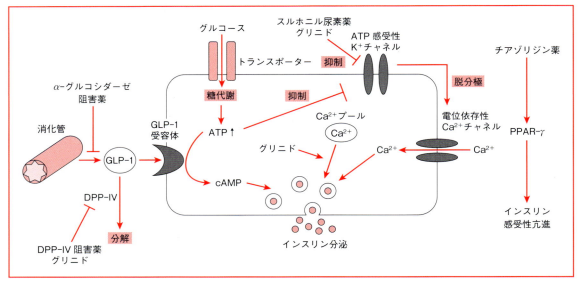

図10.4　膵β細胞におけるインスリン分泌機構と経口血糖降下薬の作用点

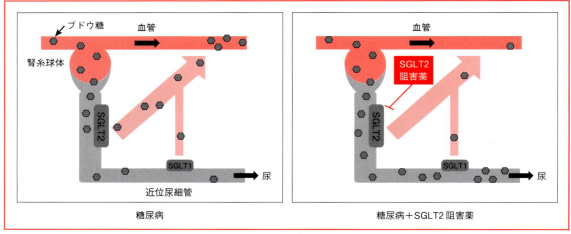

図10.5　腎尿細管におけるSGLT2阻害薬の作用機序

起こす乳酸アシドーシスが有名です．

e. α-グルコシダーゼ阻害薬

多糖類は小腸粘膜にある**α-グルコシダーゼ**によって分解され，単糖類となって吸収されます．この酵素の抑制作用をもつアカルボース，ボグリボース，ミグリトールは，多糖類の分解を抑制し，腸管からの吸収を遅延させ，食後高血糖を緩和します．

［副作用・臨床上の注意］食事前に服薬することになりますが，腹部膨満，放屁増加，下痢，肝障害などの副作用があります．

f. SGLT2阻害薬（図10.5）

腎尿細管でSGLT（ナトリウムグルコーストランスポーター）はブドウ糖の再吸収を促進します．SGLTには1と2がありますが，そのうち**SGLT2阻害薬**は，腎近位尿細管で多く発現しているSGLT2のはたらきを阻害することで，ブドウ糖の再吸収を妨げます．再吸収されなかったブドウ糖は尿中に排泄され，その結果血糖値が改善されます．

［副作用・臨床上の注意］副作用としては，低血糖や薬疹，また尿量が増えることによる脱水が

報告されています．とくに腎機能が低下している患者や高齢者には注意が必要です．

10.3 痛風治療薬

肉類や魚介類に多く含まれる**プリン体**は，**キサンチン**を経てキサンチンオキシダーゼなどの酵素のはたらきを受けて分解され，**尿酸**となります（図10.6）．**痛風**とは，尿酸産生の過剰や排泄低下により血中の尿酸値が上昇し（**高尿酸血症**），関節腔に尿酸塩が析出して炎症が起きたもので，成人男性に多く発症します．通常，痛風発作は足の親指の関節からはじまりますが，その他の関節にも波及します．尿酸塩が腎臓にも沈着して，腎結石や腎障害を起こすこともあります．

痛風の治療は，尿酸の生成を抑制したり，腎臓からの排泄を高めたりして血中尿酸値を低下させる一方で，痛風発作に対しても対症的な治療が行われます．痛風の原因となる高尿酸血症の原因としては，肥満，アルコール，はげしい運動，プリン体を多く含む食事などがあり，チアジド（サイアザイド）系利尿薬，フロセミド（利尿薬）などの薬物によっても起きます．治療の基本は食事療法であり，プリン体を多く含む食事，アルコールなどを控えるようにすることが重要です．

10.3.1 尿酸生成阻害薬

尿酸生成阻害薬としてはアロプリノールがあります．キサンチンオキシダーゼを抑制して尿酸の生成を抑制し，血中尿酸値を低下させる薬物です（図10.6）．投与初期には逆に痛風発作を誘発することもありますので，痛風発作が起きているときには投与を開始しません．

[**副作用・臨床上の注意**] 副作用としては過敏症によって発疹を起こす場合や，白血球減少あるいは白血球増加を引き起こすことがあります．悪性腫瘍の治療薬である6-メルカプトプリンと併用した場合は，その血中濃度が上昇して細胞に悪影響を及ぼすので，併用は避けなければなりません．

10.3.2 尿酸排泄促進薬

尿酸排泄促進薬は，尿細管での尿酸の再吸収を抑制することで尿酸の排泄を促進し，結果的に血中尿酸値を低下させる薬物です（図10.6）．プロベネシド，ベンズブロマロンがあります．

[**副作用・臨床上の注意**] 治療開始時には尿中の尿酸濃度が上昇し，腎結石を誘発する可能性があります．尿をアルカリ化して尿中での尿酸の結晶化を予防するため，重曹，クエン酸カリウムを併用することがあります．また，十分な水分を摂

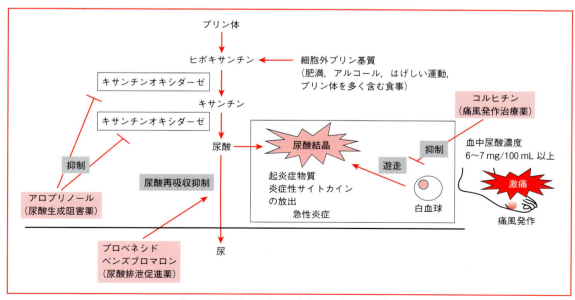

図10.6 尿酸の生成過程と痛風治療の作用機序

取し，1日2L以上の尿量を確保することが望ましいです．プロベネシドはペニシリン，セファロスポリン系抗生物質，スルホニル尿素薬と併用すると，これらの薬物の腎排泄を抑制して血中濃度を上昇させます．

10.3.3　痛風発作治療薬

痛風発作は尿酸塩の結晶が関節腔に析出し，多核白血球，単球などが浸潤し，関節の腫脹，発赤，疼痛などをともなう炎症を起こしたものです．選択的痛風発作治療薬としてはコルヒチンが用いられます．コルヒチンの作用機序としては，白血球などの炎症細胞の微小管タンパク質に結合し，炎症部位への遊走を抑制することによります．ただ後述の通り，消化器症状などの副作用があるため，最近では**非ステロイド性抗炎症薬（NSAIDs）**を使用することが多いです．たとえば，インドメタシン，ケトプロフェンなどです．

　［臨床上の注意］コルヒチンの副作用としては悪心，嘔吐，下痢，腹痛などの消化器症状が多いです．そのほかに再生不良性貧血，白血球減少，腎障害などもあります．

演習問題

　次の記述で正しいものは〇，誤っているものは×を記してください．

● **10.1**　内臓脂肪型肥満の指標は，腹囲が男性90 cm以上，女性85 cm以上です．

● **10.2**　メタボリックシンドロームは，内臓脂肪型肥満に加えて，高脂血症，高血圧，高血糖のうち1項目以上を保有する状態と定義されています．

● **10.3**　生活習慣病には肥満症，高血圧症，高脂血症，糖尿病などがありますが，それらのうち3項目以上を併発すると心疾患の発症危険度が大きく増大します．

● **10.4**　スタチン薬はリポタンパクリパーゼを抑制する薬物です．

● **10.5**　プロブコールは抗酸化作用をもつ脂質代謝異常治療薬です．

● **10.6**　エイコサペンタエン酸（EPA）は植物に含まれる必須脂肪酸の一つで，トリグリセリドを減少させる作用があります．

● **10.7**　一般にLDLが善玉コレステロール，HDLが悪玉コレステロールとよばれます．

● **10.8**　スタチン薬の副作用としては横紋筋融解症があります．

● **10.9**　スタチン薬の投与は肝臓におけるLDL受容体数を低下させます．

● **10.10**　ニコチン酸系薬はトリグリセリド低下作用があります．

● **10.11**　インスリンはおもに経口投与で与えられます．

● **10.12**　糖尿病の3大合併症は，網膜症，腎症，心筋症です．

● **10.13**　糖尿病昏睡のときに静脈内投与されるのはNPHインスリンです．

● **10.14**　インスリン治療を行っているときには低血糖発作に注意が必要です．

● **10.15**　インスリンリスプロは長時間作用を持続するインスリンです．

● **10.16**　α-グルコシダーゼを抑制し，多糖類の分解を抑制して，食後高血糖を是正する作用があるのはメトホルミンです．

● **10.17**　シタグリプチンはDPP-IVを抑制し，インクレチンの作用を増強して血糖降下作用を発現します．

● **10.18**　スルホニル尿素薬を長期間投与すると，その効果が減弱してくることがあります．

● **10.19**　1型糖尿病にはピオグリダゾンのようなインスリン抵抗性改善薬が有効です．

● **10.20**　コルヒチンは慢性関節リウマチの関節痛に有効性を示す薬物です．

● **10.21**　アロプリノールはキサンチンオキシダーゼを抑制し尿酸生成を抑制する薬物です．

● **10.22**　プロベネシドは腎臓からの尿酸排泄を抑制する薬物です．

● **10.23**　痛風は男性より女性に多く発症します．

● **10.24**　インドメタシンなどの非ステロイド性抗炎症薬（NSAIDs）は，痛風による疼痛の治療にも用いられます．

解答と解説

- **10.1** ×：男性 85 cm 以上，女性 90 cm 以上.
- **10.2** ×：1 項目→2 項目.
- **10.3** ○
- **10.4** ×：リポタンパクリパーゼ→ HMG-CoA 還元酵素.
- **10.5** ○
- **10.6** ×：植物→魚.
- **10.7** ×：HDL が善玉コレステロール，LDL が悪玉コレステロールとよばれます.
- **10.8** ○
- **10.9** ×：低下させます→増加させます.
- **10.10** ○
- **10.11** ×：経口投与→皮下注射.
- **10.12** ×：心筋症→神経障害.
- **10.13** ×：NPH インスリン→レギュラーインスリン（中性インスリン）.
- **10.14** ○
- **10.15** ×：インスリンリスプロ→インスリングラルギン，あるいは長時間作用を持続する→超短時間型の.
- **10.16** ×：メトホルミン→アカルボース，ボグリボース，ミグリトール.
- **10.17** ○
- **10.18** ○
- **10.19** ×：1 型糖尿病→2 型糖尿病，あるいはピオグリダゾンのようなインスリン抵抗性改善薬→インスリン製剤.
- **10.20** ×：慢性関節リウマチ→痛風.
- **10.21** ○
- **10.22** ×：抑制→促進.
- **10.23** ×：男性より女性→女性より男性.
- **10.24** ○

11 内分泌系疾患に対する薬物

　神経系と内分泌系は，生体の恒常性を保つしくみとして重要な役割を果たしています．神経系が生体のすばやい反応を司るのに対して，内分泌系は生殖，発育，成長，エネルギー産生と利用，外界からの刺激に対する生体反応など，穏やかな生体反応の調節に関与しています．

11.1　ホルモンの種類

　生体では多くの種類の**ホルモン**が分泌されています．それらにはフィードバック機構が存在し，お互いに影響し合い分泌調整が行われています．
　おもな内分泌腺を図 11.1 に示します．
　ホルモンは化学構造から，以下の3種に分類されます（図 11.2）．
　① ペプチドホルモン：水溶性でホルモン受容体は細胞膜にあります．
　② ステロイドホルモン：ステロイド骨格をもつホルモンで，副腎皮質ホルモンと性ホルモンがあります．代表的なステロイドであるコレステロールが脂溶性なのと同様に，ステロイドホルモンも脂溶性で細胞膜を通過します．ホルモン受容体の存在部位については，副腎皮質ホルモンは細胞質または核にあり，性ホルモンは核に存在します．
　③ アミン，アミノ酸型ホルモン：アミン型ホルモンとして，アドレナリン，ノルアドレナリン，ドパミンなどのカテコラミンがあります．カテコラミンは水溶性で，ホルモン受容体は細胞膜に存在します．アミノ酸型ホルモンは甲状腺ホルモンだけで，アミノ酸は水溶性ですが，甲状腺ホルモンはベンゼン環をもつので脂溶性です．受容体は核に存在します．
　以下，内分泌器官で分類したホルモンと関連する病態について述べます．

11.1.1　視床下部ホルモン

　視床下部〜下垂体前葉からのホルモン分泌を促進する**放出ホルモン**（releasing hormone：RH）と，前葉からのホルモン分泌を抑制する**抑制ホルモン**（inhibiting hormone：IH）が分泌されています．放出ホルモンには，甲状腺刺激ホルモン放出ホルモン（TRH），副腎皮質刺激ホルモン放出ホルモン（CRH），性腺刺激ホルモン放出ホルモン（GnRH），成長ホルモン放出ホルモン（GHRH），プロラクチン放出ホルモン（PRH）およびメラニン細胞刺激ホルモン放出ホルモンがあります．抑制ホルモンとして，プロラクチン分泌抑制ホルモン（PIH，もしくはプロラクチン抑制因子（PIF）），成長ホルモンを抑制するソマトスタチン，メラニン細胞刺激ホルモン抑制ホルモンがあります．プロラクチン分泌抑制ホルモンの実態はドパミンです．ソマトスタチンは，14個のアミノ酸からなるペプチドホルモンで，視床下

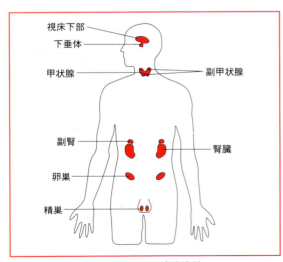

図 11.1　おもな内分泌腺

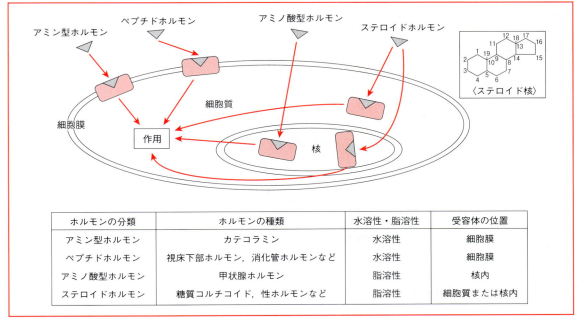

図11.2 ホルモン受容体とその特徴

部のほか，消化管や膵臓などにも広く分布します．成長ホルモンの放出抑制に加えて，甲状腺刺激ホルモンやインスリンの放出を抑制します．

下垂体後葉ホルモンである抗利尿ホルモン（ADH，バソプレシン）とオキシトシンは視床下部で産生されますが，下垂体後葉に運ばれて分泌されます（後述）．

11.1.2 下垂体前葉ホルモン

脳下垂体前葉からは，**成長ホルモン**（GH），**副腎皮質刺激ホルモン**（ACTH），**甲状腺刺激ホルモン**（TSH），**性腺刺激ホルモン**（ゴナドトロピン），**プロラクチン**が分泌されます．これらは視床下部ホルモンによって調節を受けるとともに，末梢に存在する内分泌腺からのホルモンによって，フィードバック調節を受けます．

副腎皮質刺激ホルモンは副腎皮質に作用し，コルチゾールを中心とした糖質コルチコイドを分泌させます．分泌された糖質コルチコイドは，視床下部からの副腎皮質刺激ホルモン放出ホルモン，下垂体前葉からの副腎皮質刺激ホルモンのいずれも抑制し，ネガティブフィードバックをかけます．副腎皮質ステロイドの長期投与によってもネガテ

ィブフィードバックがかかるため，副腎皮質ステロイドの急な断薬はコルチゾール不足を招き，とても危険です．甲状腺刺激ホルモンの分泌も，甲状腺から分泌される甲状腺ホルモンによって，ネガティブフィードバックを受けています．乳汁分泌に関与するプロラクチンは，ドパミン（PIH）によって抑制を受けています．このため，ホルモン非産生性下垂体腺腫であってもPIF分泌が抑制され，プロラクチン上昇をきたすことがあります．また，向精神薬などの経口投与によってドパミンのはたらきが抑制されると，プロラクチンが上昇し，乳汁分泌が生じることがあります（薬剤性高プロラクチン血症）．

11.1.3 下垂体後葉ホルモン

下垂体後葉ホルモンは視床下部で産生され，下垂体後葉において神経分泌されるペプチドホルモンで，**抗利尿ホルモン**（ADH，バソプレシン）と**オキシトシン**があります．ADHは腎集合管での水の再吸収を促進させ，尿量を調節しています．視床下部腫瘍などによってADH分泌が障害されると，中枢性尿崩症（diabetes insipidus：DI）が生じます．オキシトシンは，子宮収縮と乳汁の

射出に関与しています.

11.1.4 甲状腺ホルモン（表11.1）

甲状腺は前頸部に存在する内分泌器官で，チロキシン（T_4）とトリヨードチロニン（T_3）という**甲状腺ホルモン**（thyroid hormone）を分泌して，生体のエネルギー代謝に関与しています．血中から取り込まれたヨード（ヨウ素）は，ペルオキシダーゼによってチオグロビンと結合し，モノヨードチロシン（MIT）とジヨードチロシン（DIT）になります．さらにこれらの縮合反応により，ヨードが3分子結合した甲状腺ホルモンのトリヨードチロニン（T_3）と，4分子結合した甲状腺ホルモンのチロキシン（T_4）が生成されます．末梢組織（とくに肝臓）で T_4 は脱ヨウ素化され，より作用の強力な T_3 に変化します.

慢性甲状腺炎（橋本病）は自己免疫性疾患の一種で，免疫反応により甲状腺細胞が破壊され，甲状腺機能低下症をきたします．先天性甲状腺機能低下症はクレチン症といわれ，新生児期の早期には黄疸の遷延，便秘，臍ヘルニアなどがみられます．甲状腺ホルモンの不足は中枢神経の発達にも悪影響を及ぼし，成長・発達の遅れが生じるため，早期診断と早期の甲状腺ホルモン製剤投与が重要です.

バセドウ病の原因も自己免疫が関与しています．甲状腺を刺激する TSH 受容体抗体が産生されることで，甲状腺ホルモンの分泌過剰となります.

甲状腺からは**カルシトニン**も分泌されます．カルシトニンは骨吸収を抑制し，腎臓からの Ca^{2+} 排泄を促進します．後述の副甲状腺ホルモン（PTH）と逆のはたらきをします.

11.1.5 副甲状腺ホルモン

副甲状腺は甲状腺に隣接して，ヒトでは4個存在する内分泌腺です．上皮小体ともよばれます．血中 Ca^{2+} 濃度の調節にかかわる**副甲状腺ホルモン**（parathyroid hormone：PTH）が分泌されます．PTH は血中 Ca^{2+} 濃度が低下すると分泌されます．骨吸収を促進し，腎尿細管からの Ca^{2+} の再吸収を高め，血中 Ca^{2+} 濃度を上昇させます．ビタミン D は，腎臓で PTH のはたらきにより活性型ビタミン D_3 になり，ホルモンとしてはたらきます．これは腸管からの Ca^{2+} の吸収と腎の Ca^{2+} の再吸収を促進します.

11.1.6 副腎皮質ホルモン

副腎は，腎臓の上部に位置する内分泌器官で，解剖学的に中胚葉由来の皮質と外胚葉由来の髄質に分かれます．副腎髄質は節後神経が欠落した状態で，交感神経の支配を受けている特殊な臓器であると考えられています．したがって，交感神経興奮により節前線維からアセチルコリンが遊離して，副腎髄質のニコチン受容体を刺激すると，副腎髄質から直接ノルアドレナリンとともにアドレナリンがホルモンとして分泌されます.

副腎皮質はその周囲に存在する組織で，外側から球状層，束状層，網状層の3層で形成されています．それぞれから，アルドステロンなどの**鉱質（ミネラロ）コルチコイド**，コルチゾールなどの**糖質（グルコ）コルチコイド**，アンドロゲンなどの**性ホルモン**が分泌されます.

a. 糖質コルチコイド（表11.2）

糖質コルチコイドは，ストレスにおける生体の恒常性を維持するために不可欠なホルモンです．生体内で産生される糖質コルチコイドには，コルチゾール，コルチゾン，コルチコステロンがあります．糖質コルチコイドの重要な作用は以下のようなもので，副腎皮質ホルモンの薬理作用，有害作用を理解するのに大切です.

表11.1 甲状腺ホルモンの産生と症状，その改善薬

	おもな作用	過剰（甲状腺機能亢進症）	減少（甲状腺機能低下症）
生理作用または症状	熱産生により基礎代謝量の増大 身体の成長・成熟 交感神経刺激の亢進 タンパク質代謝の亢進 糖吸収促進 脂肪代謝促進 水電解質代謝促進	発熱 発汗過多 動悸・頻脈 手指のふるえ 体重減少 下痢 イライラ感 眼球突出	寒がり 皮膚乾燥 全身倦怠感 むくみ 便秘 動作緩慢 うつ症状
改善薬		抗甲状腺薬（チアマゾール・プロピルチオウラシル）	甲状腺ホルモン製剤

11.2 内分泌系疾患に対する薬物

表 11.2 糖質コルチコイド産生と症状，その改善薬

	おもな作用	過剰（クッシング症候群）	減少（副腎皮質機能低下症）
生理・薬理作用または症状	糖新生作用 許容作用 中性脂肪合成抑制作用 血圧の維持作用 抗炎症作用 免疫抑制作用	高血糖 高血圧 中心性肥満 満月様顔貌 筋力低下 易疲労感 易感染性 うつ・躁状態	低血糖 低血圧 体重減少 悪心 嘔吐 全身倦怠感 色素沈着
改善薬		外科的手術	糖質コルチコイド

① 代謝作用：肝臓などの臓器で糖を新生し，グリコーゲンの貯留を促進します．また，筋肉や骨ではタンパク質や脂肪を分解します．

② 抗炎症作用：血管拡張，血管透過性亢進，好中球遊走，線維芽細胞増殖，肉芽形成などの炎症反応を抑制します．

③ 免疫抑制作用：リンパ球やマクロファージなどのはたらきを抑制して，細胞性免疫および液性免疫をともに抑制します．

④ その他の作用：中枢にはたらいて気分を高揚させる作用，血液中の赤血球や好中球数の増加，好酸球やリンパ球の減少，腸管からの Ca^{2+} の吸収を抑制する作用があります．

b. 鉱質コルチコイド

アンジオテンシン II が副腎皮質球状層の AT_1 受容体に作用して，鉱質コルチコイドのアルドステロンを生成，分泌します．アルドステロンは腎尿細管にはたらいて，Na^+ の再吸収，増加によって血圧が上昇します．一方，尿中への K^+ 排泄は増加し，血中 K^+ 濃度は減少します．アルドステロンを分泌する良性腫瘍が形成されると，低 K^+ 血症と高血圧を主症状とする原発性アルドステロン症となり，腫瘍摘出術が行われます．

c. 性ホルモン

女性ホルモンには卵胞ホルモン（エストロゲン）と黄体ホルモン（プロゲスチン）があり，おもなものは**エストラジオール**と**プロゲステロン**です．男性ホルモン（アンドロゲン）のおもなものはテストステロンです．これらは下垂体前葉から分泌される卵胞刺激ホルモン（FSH）や黄体形成ホルモン（LH）によって産生，放出が調節されて

います．卵胞刺激ホルモン（FSH）は女性では卵胞の発育を促進し，男性では精子の形成を刺激します．一方黄体形成ホルモンは，卵胞組織からのエストロゲン分泌を促進し，黄体からのプロゲステロン分泌を刺激します．閉経後には，エストロゲンの分泌は急激に減少します．この減少は，**更年期障害**（発汗，のぼせ，頭痛，うつ状態など）の原因となります．さらに，コレステロール，中性脂肪を上昇させ，脂質異常に影響を与え，心疾患，脳血管障害など生命にかかわる疾患リスクを高めたり，骨粗鬆症を引き起こします．

男性ホルモン（テストステロン）は，精巣の間質細胞で産生されます．また，男性ホルモンは卵巣や副腎皮質でも産生されます．テストステロンは精子形成，男性の二次性徴発現などの男性化作用をもつほか，タンパク質合成を促進する作用もあります．

11.2 内分泌系疾患に対する薬物

11.2.1 視床下部，下垂体病変に関連する薬

a. ソマトスタチン類似薬

ホルモン産生性下垂体腺腫に対する治療薬として，ソマトスタチン類似薬のオクトレオチドがあります．オクトレオチドは，成長ホルモン産生性腫瘍（下垂体性巨人症，末端肥大症）やガストリン産生腫瘍などの治療に用いられます．

b. GnRH 受容体アゴニスト

初期には著しい刺激作用が現れるため，不妊症の治療に用いられます．さらに投与を持続すると，受容体と強固に結合して**ダウンレギュレーション**を引き起こし，アンタゴニストとして作用して性ホルモンの分泌を著しく抑制します．代表的な薬物としてリュープロレリンがあり，子宮内膜症，子宮筋腫，さらに閉経前乳がん，前立腺がんなどの治療に用いられます．妊娠中，授乳中の女性には禁忌です．

c. ブロモクリプチン

プロラクチン産生性腫瘍に対して，プロラクチン抑制因子であるドパミン受容体刺激薬のブロモクリプチンが使用されます．ブロモクリプチンは麦角アルカロイドであり，重篤な副作用に心臓弁

膜症があります.

d. ソマトロピン

遺伝子組換えによってつくられたヒト成長ホルモンです. 下垂体前葉からの成長ホルモンが先天的もしくは後天的に低下した場合に, 補充療法の目的で使われます. 成長ホルモン補充療法には医療費助成制度が利用できる場合があります.

e. 抗利尿ホルモン

下垂体後葉からの抗利尿ホルモン（ADH）の分泌が不足すると, 尿が濃縮されず**尿崩症**となります. これには抗利尿ホルモン類似ペプチドのデスモプレシンの投与が有効です. デスモプレシンには点鼻薬と経口薬があります. 経口薬は夜尿症にも用いられます. 抗利尿ホルモンには, バソプレシン V_1 受容体を介した血管収縮作用および血液凝固作用があります. 食道静脈瘤の破裂による出血時の止血を目的として, 投与されることもあります. また, 救急蘇生時にも用いられることがあります.

11.2.2　甲状腺に関連する薬（表 11.1）

a. 抗甲状腺薬

甲状腺ホルモンの合成には, ペルオキシダーゼ反応が必要です. 甲状腺機能亢進症に対して, 抗甲状腺薬であるチアマゾールとプロピルチオウラシルは, ペルオキシダーゼ反応を抑制することで甲状腺ホルモンの生成を抑制します. 副作用として無顆粒球症, 肝機能障害, 発疹などがあるので, 定期的な検査が不可欠です.

b. 無機ヨード

無機ヨード（ヨウ化カリウム）の大量投与で甲状腺ホルモンの生成, 分泌が抑制されますが, その効果は一過性です. 甲状腺腫の縮小や血管床の減少がみられることから, 手術時の出血減少などを期待して, 甲状腺の外科手術前に利用されます.

c. 放射性ヨード

甲状腺機能亢進症に対して, 放射性ヨード（^{131}I）を甲状腺内に取り込ませ, 放射性ヨードから放出される β 線によって, 甲状腺細胞を破壊する治療を行います. 照射線量の調整が難しいため, 甲状腺機能の低下を招くこともあり, その際には甲状腺ホルモンの補充療法を行います. 妊婦や授乳

中の患者には禁忌です.

d. 甲状腺ホルモン製剤

甲状腺機能低下症（橋本病）や放射性ヨード治療後の甲状腺機能低下, クレチン病などに用います. T_3 製剤と T_4 製剤があり, 構造中のヨードの数, 作用の強さ, 使用方法が異なります. T_3 製剤は作用が強力で即効性がありますが, 半減期が短いです. T_4 製剤は投与後に肝臓で徐々に T_3 に変換され半減期も長いため, 補充療法には T_4 製剤が使用されます. 副腎皮質や下垂体機能不全の患者においては副腎クリーゼが生じることがあるので, まず副腎皮質ホルモンの補充を行ってから, 甲状腺ホルモンを補充します.

e. PTH 関連薬
(1) 合成 PTH

PTH は生理的には骨吸収を促進します. 外因性に間欠的に投与すると, 生理的作用と逆に骨形成を促進します. 重症骨粗鬆症に用いられます.

(2) PTH 分泌抑制薬

副甲状腺細胞の Ca^{2+} 受容体を刺激し, PTH 分泌を抑制します. 維持透析中の続発性甲状腺機能亢進症や, 原発性副甲状腺機能亢進症における高 Ca 血症などに用います.

f. カルシトニン製剤

カルシトニン製剤は, 骨粗鬆症にともなう骨痛や高 Ca^{2+} 血症に用いられます.

11.2.3　糖質コルチコイド関連薬

合成ステロイドホルモンである糖質コルチコイドの薬品には, プレドニゾロン, メチルプレドニゾロン, デキサメタゾン, ベタメタゾンがあります. 糖質代謝作用, 電解質代謝作用の力価はそれぞれ異なっています（**表 11.3**）.

副腎皮質不全に対するホルモン補充療法や, 免疫抑制作用を利用して, リウマチや全身性エリテマトーデス（SLE）などの膠原病, 喘息などのアレルギー疾患, ネフローゼ症候群, 潰瘍性大腸炎, 多発性硬化症に用います. また, 抗腫瘍効果を期待して, 急性白血病, 悪性リンパ腫などに用います. 多くの難治性疾患に用いられることから, 副作用の理解が重要です（**表 11.4**）.

糖質コルチコイドの長期投与では副腎皮質機能

11.2 内分泌系疾患に対する薬物

表 11.3 糖質コルチコイド関連薬

	ステロイド	糖質コルチコイド作用	鉱質コルチコイド作用	特徴，使用される疾患
短時間型	ヒドロコルチゾン コルチゾン	1 0.7	1 0.7	内因性ステロイド. 電解質への影響あり. 副腎不全，ショックなどに使用.
中間型	プレドニゾロン メチルプレドニゾロン	4 5	0.8 ほぼなし	広く使用. 膠原病，アレルギー疾患.
長時間型	デキサメタゾン ベタメタゾン	25 25	ほぼなし ほぼなし	作用が強力. 膠原病，脳浮腫.

ヒドロコルチゾンの力価を1とする.

表 11.4 糖質コルチコイド長期投与によるおもな有害副作用と対策

有害副作用	対策
糖尿病の増悪・誘発	食事制限，運動，糖尿病治療薬など
高血圧	減塩食，運動，降圧薬
感染症の増悪・誘発	抗菌薬
高脂血症（高コレステロール血症）	食事制限，運動，抗高脂血症薬
消化性潰瘍	プロトンポンプ阻害薬，H_2阻害薬など
骨粗鬆症	カルシウム，ビタミンD，ホルモン補充など
うつ病・躁病	抗うつ薬，抗躁薬など
血栓症・塞栓症	抗血栓薬，抗凝固薬
白内障・緑内障	眼科検診など
副腎皮質機能低下症	服薬指導など

の著しい低下が起こるため，急激な投与中止は副腎皮質機能不全に陥り危険です. そのため，徐々に減量しながらの中止（漸減中止）が重要です. 糖質コルチコイドなどのステロイドホルモンは，肝臓の薬物代謝酵素チトクロム P450（CYP）によって代謝されます. したがって，CYP に影響を与える薬剤とは相互作用を示し，薬剤の作用を低下させたり，増強させることがあるため，併用には注意が必要です.

11.2.4 鉱質コルチコイド関連薬

カリウム保持性利尿薬であるスピロノラクトンは，腎尿細管でアルドステロン受容体に拮抗し，K^+排泄を抑制しつつ利尿作用を示します. 降圧や心不全に対する浮腫，腎性浮腫や肝性浮腫の改善の目的で使用されます.

11.2.5 女性ホルモン関連薬

エストロゲン製剤とプロゲステロン製剤，両者の配合剤があります. これらは，無月経，月経困難症，不妊症の治療，早・流産の予防や経口避妊薬として用いられます. 閉経後の急激なエストロゲン分泌の低下による更年期障害の症状を改善するため，エストラジオールなどによるホルモン補充療法が行われます. しかし，エストロゲン依存性の乳がんや子宮体がんの場合には適用できません. そのような場合には，**選択的エストロゲン受容体調整薬**（selective estrogen receptor modulator：SERM）が用いられます. その一つであるタモキシフェンは，乳がんの治療に用いられます. 子宮，その他のエストロゲン受容体にはアゴニストとしてはたらきますが，乳腺の受容体には拮抗的にはたらきます. また，ラロキシフェンは乳腺，子宮内膜のエストロゲン受容体に対しては，抑制もしくは無効です. 骨の受容体を選択的に刺激するので，骨粗鬆症の治療薬として頻用されています. これらの薬剤に共通した副作用として，血栓症がみられます.

a. アロマターゼ阻害薬

アロマターゼは，脂肪組織においてアンドロゲンからエストロゲンをつくる際にはたらきます. 閉経後の女性におけるエストロゲン産生に重要です. アロマターゼ阻害剤のアナストロゾールはエストロゲンの生成を阻害するために，閉経後の乳がんの治療に使われます.

b. エストロゲン受容体拮抗薬

クロミフェンはエストロゲン受容体の拮抗薬です. 下垂体のネガティブフィードバックを解除することでゴナドトロピンの分泌を亢進し，排卵を誘発するため，排卵障害による女性不妊症に有効

です.

11.2.6　男性ホルモン関連薬

a. テストステロン製剤

メチルテストステロンなどは男性不妊症の治療に使われます.

b. 男性ホルモン受容体拮抗薬

フルタミドは前立腺がんに使用されます.

c. タンパク同化ステロイド

タンパク同化ステロイドは,男性ホルモン作用を弱めタンパク質の同化作用を強めるテストステロン誘導体です.骨粗鬆症や悪性腫瘍などの消耗疾患,再生不良性貧血などに使用されます.副作用には,女性の男性化や無月経,女の胎児の男性化,前立腺がん,前立腺肥大などがあります.スポーツ選手のドーピングが問題となっています.

11.2.7　子宮収縮薬

a. オキシトシン

下垂体後葉ホルモンのオキシトシンは,9個のアミノ酸からなるペプチドホルモンです.妊娠後期の子宮平滑筋の収縮力と収縮頻度を増加させます.また,射乳作用や血圧低下作用があります.妊娠末期に子宮筋収縮の感受性が最大になるので,陣痛誘発,分娩促進の目的で用いられます.さらに,高用量で分娩後の弛緩出血の防止にも使われます.過量投与により,過強陣痛や強直性子宮収縮による胎児仮死や死産,子宮破裂などが報告されています.

b. プロスタグランジン製剤

プロスタグランジンは,オキシトシンと異なり全妊娠期間を通して子宮筋の収縮を引き起こします.血中濃度は妊娠末期に最大となります.PG製剤としては,ジノプロストン（PGE_2）,ジノプロスト（$PGF_{2\alpha}$）,ゲメプロスト（PGE_1）などがあります.陣痛誘発,分娩促進,分娩後の弛緩出血の防止の目的に加えて,人工流産にも使われます.副作用として,オキシトシンと同様に,過強陣痛や強直性子宮収縮による胎児仮死や死産,子宮破裂などが報告されています.さらに消化管平滑筋の収縮による下痢,悪心・嘔吐,血圧変動,一過性の顔面紅潮などもみられます.

c. 麦角アルカロイド

ライ麦に寄生する麦角菌由来のアルカロイドです.セロトニン受容体,ドパミン受容体,アドレナリンα_1受容体の刺激,および拮抗薬として複雑な作用を示します.エルゴメトリンとその誘導体のメチルエルゴメトリンが用いられます.常に強直性子宮筋収縮を起こすため,分娩後の止血の目的にのみ用いられ,分娩時の使用は禁忌です.副作用として血圧上昇,徐脈,動悸,頭痛があり,高血圧患者への使用には注意が必要です.

11.2.8　性機能障害治療薬

性機能障害（erectile dysfunction：ED）治療薬であるシルデナフィルは,cGMPを分解するホスホジエステラーゼ5型（phosphodiesterase 5：PDE 5）を選択的に阻害することでcGMPを増やし,陰茎海綿体平滑筋を弛緩,血流を増加させ,勃起機能を改善します.2008年には肺動脈性肺高血圧症の適応承認を受けました.おもな副作用は,頭痛,顔面紅潮,消化不良,血圧低下などです.ニトログリセリンなどの硝酸薬との併用は,過度の血圧低下をきたす危険があるので禁忌です.

11.2.9　経口避妊薬

経口避妊薬（oral contraceptives，ピル）としては,おもに合成エストロゲン製剤と合成プロゲステロン製剤の合剤が用いられます.最近は,副作用を抑えたエストロゲンの含有量の低い低用量ピルが広く使われています.視床下部および下垂体のホルモン受容体にはたらき,ネガティブフィードバックにより性腺刺激ホルモンの分泌を抑制します.その結果,排卵が抑えられ避妊作用が得られます.また,卵管や子宮内膜層の運動,頸管粘液の分泌を変化させ,受精,着床が起こりにくい状態にします.月経困難症や子宮内膜症,月経前症候群などにも使われます.副作用として,不正出血,悪心・嘔吐,頭痛,乳房痛,ニキビ,体重増加などがあります.

演習問題

次の記述で正しいものに○，誤っているものには×を記してください．

- **11.1** ホルモンの分泌にはポジティブフィードバック機構がはたらいています．
- **11.2** バソプレシンの分泌が障害されると尿崩症になります．
- **11.3** リュープロレリンは強力な GnRH 受容体アゴニストですが，持続投与によってアンタゴニストとして作用します．
- **11.4** 甲状腺ホルモン分泌過剰により橋本病になります．
- **11.5** 乳幼児期までの甲状腺ホルモン分泌低下によりクレチン症となります．
- **11.6** 甲状腺ホルモン分泌過剰症に対してチアマゾールを使用します．副作用として無顆粒球症に注意します．
- **11.7** 副甲状腺ホルモンは，骨吸収を抑制し血中 Ca^{2+} の濃度を低下させます．
- **11.8** カルシトニン製剤は，骨粗鬆症の治療に用いられます．
- **11.9** 副腎皮質から糖質コルチコイド，鉱質コルチコイド，副腎性ホルモンが分泌されます．
- **11.10** 副腎髄質ホルモンはステロイド骨格をもちます．
- **11.11** 自己免疫疾患には鉱質コルチコイド製剤が用いられます．
- **11.12** 糖質コルチコイドの副作用として，低血糖，低血圧があります．
- **11.13** フロセミドはアルドステロン受容体拮抗作用をもつ利尿剤です．
- **11.14** タモキシフェンはエストロゲン受容体拮抗薬で，乳がんの治療に用います．
- **11.15** タンパク同化ステロイドは妊婦にも安全に投与できます．
- **11.16** シルデナフィル使用中は飲酒時の血圧低下に注意します．
- **11.17** 低用量ピルは月経困難症の治療に用いられます．

解答と解説

- **11.1** ×：ポジティブフィードバック機構ではなく，ネガティブフィードバック機構です．
- **11.2** ○
- **11.3** ○
- **11.4** ×：橋本病ではなく，バセドウ病です．
- **11.5** ○
- **11.6** ○
- **11.7** ×：骨吸収を促進し，血中 Ca^{2+} の濃度を上昇させます．
- **11.8** ○
- **11.9** ○
- **11.10** ×：副腎皮質ホルモンがステロイド骨格をもちます．
- **11.11** ×：糖質コルチコイドを使用します．
- **11.12** ×：副作用に高血糖，高血圧があります．
- **11.13** ×：フロセミドではなく，スピロノラクトンです．
- **11.14** ○
- **11.15** ×：女の胎児の男性化の副作用があります．
- **11.16** ○
- **11.17** ○

12 感染症に対する薬物と消毒薬

12.1 化学療法薬

　薬物の多くはヒト細胞を標的とし，生体が本来もっている機能の調節・正常化を目的に用いられる**対症療法薬**です．一方，**化学療法薬**（chemo-therapeutic agents）の**抗病原微生物薬**は，**宿主**であるヒト細胞ではなく**寄生体**である**病原微生物**を標的とし，寄生体に直接作用して疾病の原因を除去する数少ない疾病の**原因療法薬**です．**がん細胞**はヒトの正常細胞が変異してできますが，がん細胞も疾病の原因となる寄生体としてとらえ，化学療法薬（**抗がん薬**）の標的となります．さらに，臓器移植や自己免疫疾患などの免疫反応がヒトにとって有害な場合，**免疫細胞**の過剰な反応を抑制する**免疫抑制薬**も化学療法薬に含みます．化学療法薬の成分は，植物や動物の含有物，微生物が産生するほかの微生物の生育を阻止する**抗生物質**（antibiotics），これらの構造をもとに人工的に合成されたもの，および寄生体の生育に必須な特有の分子を標的とする抗体・小分子などです．病原微生物の増殖を抑える抗菌作用を示す抗生物質と，合成抗菌薬を併せて**抗菌薬**といいます．消毒薬（殺菌薬）は化学療法薬に含みません．

12.2 感染症の化学療法

12.2.1 感染症

　病原微生物が増殖するには，ほかの生物に寄生して栄養分を獲得することが必要です．病原微生物が種々の経路でヒト生体（宿主）内に侵入してすみつくことを**感染**といいます．この寄生体が宿主の抵抗力・免疫力にうち勝って増殖し，その毒素に宿主細胞が反応し一定の病的症状を示すと

き，これを**感染症**といいます．発症に必要な病原微生物の数は，その毒性の強さに左右されます．感染症の薬物療法では，病原微生物を直接攻撃する薬物（化学療法薬）と，必要であれば宿主の病的症状（発熱，炎症，疼痛など）を改善するヒト（宿主）細胞に作用する薬物（対症療法薬）を用います．

　近年の日本では，衛生状態の改善，ワクチンによる予防，化学療法薬の発展，および栄養状態の改善による宿主抵抗力の増加で，**強毒菌**による感染症は減少しましたが，免疫力の低下している人の**弱毒菌**や**ウイルス**による感染症が問題になっています．化学療法薬の使用で寿命は延びましたが，その使用量に応じて耐性菌が出現し，さらには有効な化学療法薬がない**多剤耐性菌**が出現しているため，適正な使用が求められています．

12.2.2 化学療法

　化学療法薬は宿主（ヒト）の生体内・外に寄生している病原微生物に選択的に作用し，発育・増殖を阻止（**静菌作用**）または殺滅（**殺菌作用**）させます．これによって誘発される疾病を治療することを**化学療法**（chemotherapy）といいます．薬物がある病原微生物に有効性を示す場合，その微生物はその薬物に**感受性**があるといいます．化学療法は病原微生物を同定し，それに最適な抗病原微生物薬を選択し，適切な投与量と投与期間，感染部位への効果，耐性菌出現を抑える投与方法により，宿主に対して最小の有害作用発現と最大の治療効果を引き出すのが原則です．

12.2.3 選択毒性

　宿主（ヒト）には害を与えることなく，病原体に対してのみ有害作用を示す（**選択毒性**が高い）

化学療法薬が理想です．そのためには，宿主と寄生体の相違点を知ることが大切です．生体の重要な代謝経路あるいは細胞構造上の違いが，決め手となります．宿主には存在せず寄生体にのみ存在する系に作用する薬物（代謝拮抗物質，β-ラクタム系抗生物質），微妙な相違点を有する高分子物質のリボゾームや酵素に作用する薬物（多くの抗生物質），あるいはその両者に存在していても寄生体の系に選択的に作用する薬物（ヒトの細胞質膜は通過できない薬物やヒト細胞内では不活化される薬物）が用いられ，病原体に選択毒性が高い化学療法薬となります．宿主細胞に示す有害作用に対しては，対症療法薬で対応します．

12.3 病原微生物の特徴

病原微生物の特徴を**表 12.1**に示します．

12.3.1 グラム染色による細菌の分類

図 12.1に示すように，**細菌（球菌・桿菌）**は，グラム染色による染色性から**グラム陽性菌**（GP）と**グラム陰性菌**（GN）に分けられ，それは外膜の有無に依存しています．**外膜**にはグラム陰性菌にのみ存在する，**ポーリン**という物質の通路があります．分子量の大きいものや疎水性のものは通過できず，細胞内へ到達できません．グラム陰性菌はペニシリン，界面活性剤および胆汁中でも生存しています．とくに，**緑膿菌**の外膜は透過性が悪く，有効な抗菌薬は限られています．グラム陽性菌にのみ有効な抗菌薬を，外膜通過が可能な化学構造に変えれば，グラム陰性菌にも有効になります．**細胞壁**は**ペプチドグリカン**が架橋形成した強固な構造をとり，溶菌しないようにしています．**β-ラクタマーゼ**は**ペリプラズム**に，**ペニシリン結合タンパク（PBP）**は**細胞膜**に存在しています．細菌（球菌・桿菌）は酸素要求性により，さらに

表 12.1　病原微生物の特徴と感染症

	ウイルス	原核細胞（原核生物）	真核細胞（真核生物）
大きさ	20〜2500 nm	0.5〜5 μm	5〜100 μm
細胞壁	—	あり*（ペプチドグリカン）	あり（真菌：キチン，グルカン，マンナン），—（原虫）
細胞質膜	—	あり（細胞小器官に相当する機能）	あり（ステロール含有）
細胞小器官	—	—	あり（ミトコンドリア，小胞体，微小管，ゴルジ体など）
核	—	—（核様体）	あり（核膜，染色体，仁）
DNA（RNA）	あり	あり（1本のひも状の輪の染色体，プラスミド）	あり（複数の染色体）
リボゾーム	—	あり（10〜20 μm，MW＝270万，沈降係数＝70S：30S，50S）	あり（15〜25 μm，MW＝400万，沈降係数＝80S：40S，60S）
感染症（病原体）	ヘルペス 風疹 小児麻痺 インフルエンザ 肝炎 AIDS	呼吸器感染症（細菌：球菌） 尿路感染症（細菌：桿菌） 食中毒（細菌：嫌気性菌） 梅毒（スピロヘータ） 肺炎（マイコプラズマ，レジオネラ） つつが虫病（リケッチア） トラコーマ，性器感染症（クラミジア）	皮膚糸状菌症（真菌：糸状菌） カンジダ症（真菌：分芽菌） カリニ肺炎（真菌：子のう菌） マラリア，アメーバ赤痢，トリコモナス膣炎（原虫：単細胞）

—：なし，*：マイコプラズマには細胞壁はない．

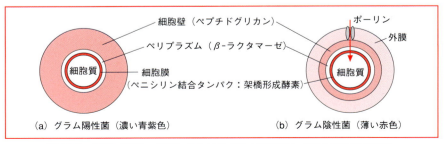

図 12.1　細菌（球菌，桿菌）におけるグラム陽性菌とグラム陰性菌の特徴

好気性菌,嫌気性菌および通性菌に分けられます.

12.3.2 耐　　　性

　抗菌薬を長期に使用していると,同じ投与量では効かなくなります.この現象を病原微生物の化学療法薬に対する耐性(resistance)とよびます.病原微生物は,①薬物を不活化する酵素の産生を増加したり,②薬物の作用点を変化させたり,③薬物の作用点への到達阻害や排出促進などにより耐性を獲得します.構造が類似,すなわち通常は作用機序が同じほかの薬物も同時に効かなくなることを交叉耐性といいます.また,作用機序が異なる薬物間で同様の効果の低下がみられることを多剤耐性といいます.多剤耐性は,グラム陰性桿菌の腸内細菌に多くみられます.複数の薬剤の耐性を発現する遺伝子は細菌の同一プラスミドDNA上にあり,細菌間の接合でこの薬剤耐性遺伝子RプラスミドDNAは別の細菌へ伝達され,その細菌を多剤耐性菌にします.近年,高度医療の普及とともに,難治性感染症を引き起こす可能性がある,抗菌薬が無効な多剤耐性菌の産生・拡大防止に注意が払われています.

12.3.3 院内感染・菌交代症・日和見感染

　院内感染とは,来院時に非感染で,来院した病院内で起きた感染をいいます.種々の要因により感染に対する抵抗力の減弱した患者に発生しやすいのが特徴です.

　菌交代症とは,化学療法薬,とくに広域スペクトルの抗菌薬を長期にわたり連用すると,目的とする強毒性の病原菌は減少あるいは消滅するものの,その感染病巣,あるいはほかの部位(上気道,腸管,泌尿生殖器など)で同時に常在細菌叢も殺され,その薬物の無効な菌(耐性菌)が異常に増殖して新しい感染症を発現することです.通常,弱毒性菌や真菌におきかわります(菌交代現象).

　日和見感染とは,健康なヒトを侵すことはまずない微生物(弱毒菌,平素無害菌,日和見菌)により,感染抵抗力が低下した,広義の免疫不全の易感染宿主に起こる感染です.これらの微生物に有効な薬物は少なく,感染すると難治性でかつ重篤化しやすい感染症を引き起こします.易感染宿

主になりやすいのは,悪性腫瘍,免疫異常症(AIDS),代謝障害(糖尿病,腎・肝不全),重症血液疾患,膠原病,高齢者,大手術後あるいは栄養障害を有する患者です.日和見感染として問題なのは,弱毒性グラム陰性桿菌(緑膿菌,レジオネラ,腸内細菌:セラチア,クレブシエラ肺炎桿菌など),グラム陽性球菌(強毒性の多剤耐性黄色ブドウ球菌 MRSA,弱毒性のバンコマイシン耐性腸球菌 VRE),結核菌,真菌および原虫です.

12.4　抗病原微生物薬の作用機序

12.4.1　細胞壁の生合成阻害

　細菌とは異なり,ヒトの細胞は細胞壁を有していないので,その生合成を阻害する薬物は選択毒性の高い抗菌薬になります.次の①②の薬物は殺菌的に作用しますが,腸球菌には静菌的にはたらきます.

① β-ラクタム環を有する抗生物質(図12.2):β-ラクタム環部位の立体構造(図12.3で赤く着色した部位)が,ペプチドグリカンの一部(D-アラニン—D-アラニン)の立体構造と類似しています.β-ラクタム環を有する抗生物質は,ペプチドグリカンにかわり,架橋形成酵素(ペニシリン結合タンパクであるトランスペプチダーゼ)と結合し,この酵素のはたらきを阻害します(図12.4).病原微生物の架橋形成は阻止されて細胞壁は脆くなり,高い細胞内浸透圧に耐えられず細胞膜は破れ,溶菌を起こして死にます.効果が高いのは,細胞壁を急いでつくる必要がある細胞増

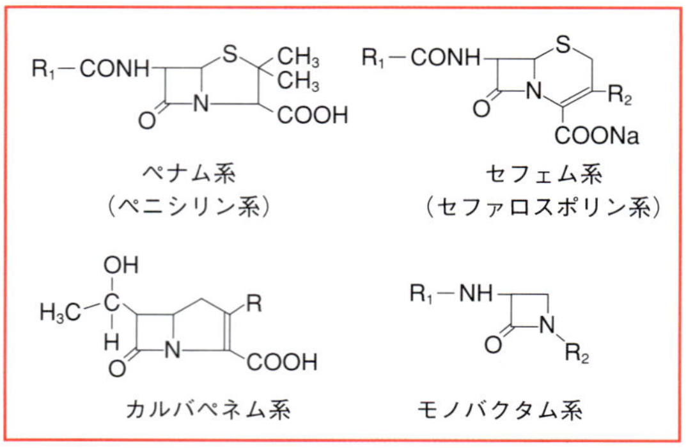

図 12.2　β-ラクタム系抗生物質の基本構造

殖期です．

β-ラクタマーゼの作用によって，β-ラクタム環が開裂すると抗菌作用は消失します（図12.3）．β-ラクタマーゼには，ペニシリン系にはたらく**ペニシリナーゼ**と，セファロスポリン系にはたらく**セファロスポリナーゼ**があります．セファロスポリナーゼ産生能は，腸内細菌（セラチア），緑膿菌，レジオネラおよび嫌気性菌（バクテロイデス）などの弱毒性グラム陰性桿菌で高く，第一世代セフェム系は分解されて効果を示しません．

カルバペネム系は，広範囲のβ-ラクタム系薬を分解できるように進化したβ-ラクタマーゼ（extended spectrum β-lactamase: **ESBL**）には安定ですが，**メタロβ-ラクタマーゼ**により失活します．これらのβ-ラクタマーゼを全部含めて**カルバペネマーゼ**といいます．

② **グリコペプチド系**：バンコマイシンは，架橋形成酵素が結合するペプチドグリカンの部位（D-アラニン—D-アラニン）へ強い親和性を示します．結合することで酵素の作用を阻害して，架橋形成は阻止されます（図12.4）．

③ その他：ホスホマイシンや抗結核薬のサイクロセリンは，ペプチドグリカンの合成過程を阻害し，細胞壁合成阻害作用を示します（図12.4）．

12.4.2　細胞膜の障害

① **ポリペプチド系**：ポリミキシンBは，細胞膜リン脂質に結合することにより膜障害作用を発揮します．

② **リポペプチド系**：ダプトマイシンは，細胞膜に結合して急速なイオン透過性の変化を引き起こし，濃度依存的に短時間に強い殺菌作用を示します．

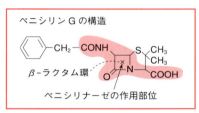

図12.3　β-ラクタム環のβ-ラクタマーゼによる開裂

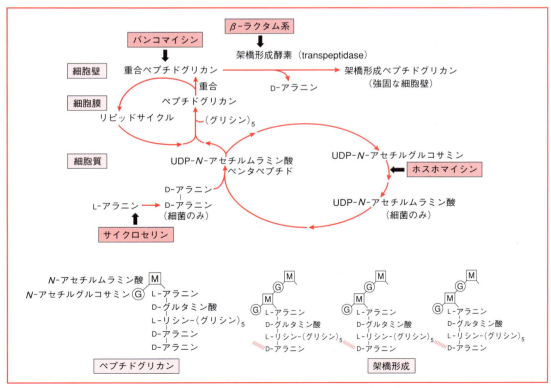

図12.4　黄色ブドウ球菌の細胞壁ペプチドグリカン生合成経路と抗菌薬の作用点

③ **ポリエン系**（共役二重結合を有する鎖）：アムホテリシンBは，真菌の細胞膜のみに存在するエルゴステロールと結合します．膜の流動性を変化させ，膜に小孔をあけて透過性を亢進させることにより，細胞膜を障害します．高等動物の細胞膜のコレステロールにも作用するので，選択性は低くヒトに対する毒性も強いです．アゾール系はエルゴステロールの生合成を阻害することにより，細胞膜を障害します．

12.4.3 細胞内（リボゾーム）のタンパク質生合成阻害

図 12.5 に示すタンパク質生合成過程で，細菌の30S・50Sリボゾームの作用のみ阻害し，ヒト細胞の40S・60Sリボゾームには作用しない薬物は，選択毒性の高い抗菌薬になります．主として静菌的に作用しますが，**アミノグリコシド系**は細胞膜障害作用も有し，**ストレプトグラミン系**の合剤は50Sリボゾームの異なる部位に結合し，これらのみ殺菌的に作用します．

① アミノグリコシド系，テトラサイクリン系は，30Sリボゾームを阻害します．

② マクロライド系，リンコマイシン系，クロラムフェニコール系，ストレプトグラミン系，オキサゾリジノン系は，50Sリボゾームを阻害します．

12.4.4 核酸の生合成阻害

図 12.5 に示す核酸生合成過程（複製・転写）で，以下の抗菌薬は殺菌的に作用します．

① ニューキノロン系は，細菌にのみ存在するDNAジャイレースに結合し，DNAの複製を阻害する，選択毒性の高い抗菌薬です．

② メトロニダゾールは，細菌・原虫のDNA合成を阻害します．

③ リファンピシンは，細菌のみに存在するDNA依存性RNAポリメラーゼを阻害し，RNAの合成を阻害する選択毒性の高い抗菌薬です．

12.4.5 テトラヒドロ葉酸の生合成阻害と代謝拮抗物質

テトラヒドロ葉酸（THF）は，プリンやアミノ酸の生合成過程で，炭素（C）を基本構造に移入する酵素トランスホルミラーゼの補酵素（CoF）です（図 12.6）．THFの生合成が阻害されると細菌の増殖は阻害されます．ヒトでは食物から摂取する葉酸を原料にしていますが，細菌ではグアノシンを原料に生合成しています．細菌内の葉酸の構成成分 para-aminobenzoic acid（**PABA**）や**ジヒドロ葉酸（DHF）**の立体構造

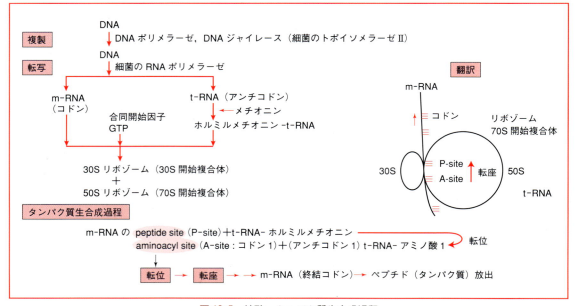

図 12.5　核酸・タンパク質生合成過程

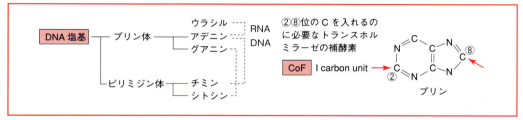

図 12.6　DNA 塩基：アデニン，グアニンの基本骨格プリンの生合成における CoF の役割

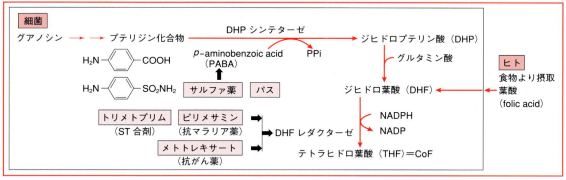

図 12.7　テトラヒドロ葉酸（CoF）の生合成と抗菌薬の作用点

に似た薬物が拮抗的に入り込み，THF 生合成を阻害します（図 12.7）．THF 生合成の異なる段階を阻害する抗菌薬の合剤（下記の①＋②）は，抗菌力を相乗的に増強し，殺菌的に作用します．

① サルファ薬のスルファメトキサゾールやパス（PAS，パラアミノサリチル酸）は，細菌内の葉酸の構成成分である PABA の代謝拮抗物質で選択毒性の高い抗菌薬です．病原微生物が PABA を増産すれば，これらの抗菌薬は無効になります．

② トリメトプリムとピリメサミンは，哺乳類よりも，細菌の DHF レダクターゼに対して顕著な高親和性を示すので，選択毒性の高い安全域の大きい薬です．

③ メトトレキサートに対するヒト細胞の DHF レダクターゼの感受性は高いので，選択毒性は低く，副作用も強い薬です．

12.5　抗病原微生物薬と抗菌スペクトル

12.5.1　抗生物質と合成抗菌薬

1928 年に英国のフレミングがグラム陽性球菌のブドウ球菌を培養していたとき，混入した青カビの周りのブドウ球菌は溶菌することを観察しました．生き残るために，微生物はほかの微生物の生育を阻止する抗生物質を産生します．ブドウ球菌に対して抗菌作用を示す青カビの産生する抗生物質が**ペニシリン**です．それを分離精製し，生物学的活性および安定性にすぐれた，グラム陽性菌感染症に有効な**ペニシリン G** が，1941 年にはじめて臨床応用されました．1944 年にはグラム陰性菌感染症に有効な**ストレプトマイシン**が，さらに 1948 年にはグラム陽性・陰性両菌に選択毒性の高い広域スペクトルをもつ**テトラサイクリン**が見いだされ，抗生物質繁用の時代へと入っていきました．

合成抗菌薬としては，1909 年に Ehrich と秦により，梅毒トレポネーマに有効な，しかし毒性も強い有機ヒ素化合物（**サルバルサン**）が開発されました．その後，抗マラリア薬，サルファ薬，抗らい薬，抗結核薬と合成され，耐性菌や投与方法の問題から，1978 年には新しい合成抗菌薬ニューキノロンが登場し繁用されています．近年，高度の耐性菌に対する合成抗菌薬も提供されています．

表 12.2 化学構造による抗菌薬の分類（代表的抗菌薬）

分　　　類				薬物名（一般名）
1. 抗生物質	（1）β-ラクタム系	ペニシリン系	狭域ペニシリン剤	天然ペニシリン	ペニシリンG
				ペニシリナーゼ抵抗性ペニシリン	メチシリン，クロキサシリン
			広域ペニシリン剤	アンピシリン系	アンピシリン，アモキシシリン
				抗緑膿菌用	ピペラシリン
		セフェム系	第一世代	注射剤	セファゾリン
				経口剤	セファレキシン，セファクロル
			第二世代	注射剤：セファロスポリン型	セフォチアム
				注射剤：セファマイシン型	セフメタゾール
				注射剤：オキサセフェム系	フロモキセフ
			第三世代	注射剤：オキシム型	セフォタキシム，セフトリアキソン
				注射剤：抗緑膿菌用	セフォペラゾン，セフタジジム
				注射剤：オキサセフェム系	ラタモキセフ
				経口剤	セフジニル，セフカペン
			第四世代	注射剤	セフピロム，セフェピム
		カルバペネム系		注射剤	メロペネム，ドリペネム
				経口剤	テビペネム
		モノバクタム系			アズトレオナム
		ペネム系			ファロペネム
		β-ラクタマーゼ阻害剤			クラブラン酸＋広域ペニシリン，スルバクタム＋第三世代抗緑膿菌
	（2）アミノグリコシド系	抗結核菌用			ストレプトマイシン，カナマイシン
		抗緑膿菌用			ゲンタマイシン，トブラマイシン
		抗球菌用・緑膿菌無効			フラジオマイシン
		抗ペニシリン耐性淋菌用			スペクチノマイシン
		抗多剤耐性 MRSA 用			アルベカシン
	（3）マクロライド系	14員環			エリスロマイシン，クラリスロマイシン
		15員環			アジスロマイシン
		16員環			ジョサマイシン
	（4）リンコマイシン系				クリンダマイシン
	（5）テトラサイクリン系	旧広域			テトラサイクリン
		抗耐性菌用			ミノサイクリン，ドキシサイクリン（DOXY），チゲサイクリン（TGC）[1]
	（6）クロラムフェニコール	多剤耐性菌に有効			
	（7）ポリペプチド系	多剤耐性グラム陰性桿菌，とくに緑膿菌に有効			ポリミキシン B，コリスチン
	（8）ホスホマイシン	多剤耐性菌に有効			
	（9）グリコペプチド系	多剤耐性グラム陽性菌，とくに MRSA や嫌気性菌に有効			バンコマイシン，テイコプラニン
	（10）ストレプトグラミン系	多剤耐性菌に有効			キヌプリスチン/ダルホプリスチン
	（11）リポペプチド系	多剤耐性グラム陽性菌，とくにリネゾリド耐性菌（LZDR）に有効			ダプトマイシン（DAP）
2. 合成抗菌薬	サルファ薬				ST 合剤，サラゾスルファピリジン
	抗嫌気性菌薬	嫌気性菌（クロストリジウム・ディフィシル），原虫類に有効			メトロニダゾール[2]
	ピリドンカルボン酸系	ニューキノロン系			レボフロキサシン，ガレノキサシン，トスフロキサシン
	オキサゾリジノン系	バンコマイシン耐性 MRSA（VRSA），腸球菌（VRE）に有効			リネゾリド（LZD）
3. 抗結核薬					リファンピシン，イソニアジド

＊1：ほかの抗菌薬に耐性を示す適応菌に限る．

＊2：マラリア原虫は除く．

12.5.2　抗菌スペクトル

　抗菌薬はその化学構造により分類されます（**表 12.2**）．同じグループの抗生物質の作用機序，作用様式，作用範囲および副作用には共通点が多くあります．表には臨床的に繁用されている代表的な薬物を示します．

12.5 抗病原微生物薬と抗菌スペクトル

表12.3 抗菌スペクトル（おもな抗菌薬グループの菌種別推奨・活性一覧表）

抗菌薬グループ	グラム陽性					嫌気	グラム陰性										嫌気	その他					
	球菌				桿菌		球菌		桿菌															
	ブドウ球菌	多剤耐性MRSA	レンサ球菌	肺炎球菌	腸球菌	ジフテリア菌	クロストリジウム*1	淋菌	髄膜炎菌	大腸菌	クレブシエラ肺炎桿菌	インフルエンザ菌	緑膿菌	セラチア	プロテウス	エンテロバクター	百日咳	アシネトバクター*2	バクテロイデス*3	肺炎マイコプラズマ	リケッチア	クラミジア	レジオネラ	梅毒トレポネーマ	マイコバクテリウム
1. 抗生物質（antibiotics）																									
（1）β-ラクタム系																									
狭域ペニシリン剤																									
広域ペニシリン剤																									
第一世代セフェム系																									
第二世代セフェム系																									
第三世代セフェム系																									
第四世代セフェム系																									
オキサセフェム系																									
カルバペネム系																									
モノバクタム系																									
ペネム系																									
（2）アミノグリコシド系																									
抗結核菌用																									
抗緑膿菌用																									
抗球菌用・緑膿菌無効																									
抗ペニシリン耐性淋菌用																									
抗多剤耐性MRSA用																									
（3）マクロライド系																									
（4）リンコマイシン系																									
（5）テトラサイクリン系 旧広域																									
抗耐性菌用																									
（6）クロラムフェニコール																									
（7）ポリペプチド系																									
（8）ホスホマイシン																									
（9）グリコペプチド系																									
（10）ストレプトグラミン系																									
（11）リポペプチド系																									
2. 合成抗菌薬																									
サルファ薬（ST合剤）																									
抗嫌気性菌薬																									
ニューキノロン系																									
オキサゾリジノン系																									

[浦部晶夫，島田和幸，川合眞一編：今日の治療薬 2018，南江堂（2018）より作成]

■■■：推奨される，■■■：活性あり．

＊1（有芽胞嫌気性菌）　外因感染（破傷風菌，ボツリヌス菌，ウェルシュ菌）のみ，内因感染（ディフィシル菌：ヒト腸管に少量生息している，菌交代症，偽膜性大腸炎の原因菌）は除く．

＊2 外因日和見感染菌で，近年，カルバペネム系，ニューキノロン系，アミノグリコシド系すべてに多剤耐性のアシネトバクター（MDRAB）による院内感染が問題になっている．

＊3（無芽胞嫌気性菌）　内因感染（ヒト腸内細菌叢の最多数を占める）．

　病原微生物を横1列に並べ，各抗菌薬の適応菌種を示した図は，ちょうど吸光スペクトルのようにみえるので**抗菌スペクトル**といいます（表12.3）．適応菌種は，抗菌薬の感受性試験により**最小生育阻止濃度**（minimum inhibitory concentration：**MIC**）で決められます．副作用や

耐性菌などを考慮して，厚生労働省から認可された疾患の起炎菌に基づいて，適用が表示されています．

12.6 抗菌薬使用の基本

12.6.1 抗菌薬の選択

病原体，病巣の存在部位，重症度，宿主の特性により，抗菌薬の種類，投与経路，投与量，投与間隔が決定されます．抗菌薬の選択には病原菌の同定と薬物感受性検査が原則として必要です．臨床状況によっては，治療経験に基づき特定の病原菌を想定して治療が開始される場合があります（エンピリックセラピー）．確定診断のために，病原体の存在の確認や血中の抗体価を測定します．化学療法薬に対する病原微生物の感受性を調べた後に，使用薬や投与方法が決定されます．病原菌に有効に作用するには，病巣内濃度は病原菌の試験管内・感受性試験の MIC 以上（通常 4 倍以上）を必要とすると考えられています．易感染性宿主の重症感染（敗血症など）には，より高濃度の**殺菌性抗菌薬**が必要です．ただし，通常の感染で，生体の感染防御力が十分であれば，MIC 以下の濃度でも効果を示します．

静菌性抗菌薬は，常に有効濃度以上を持続させる必要があります．病原菌の殺滅排除には，宿主の感染防御力に期待します．薬物の半減期を考慮した投与が望まれます．1 回の投与量を増やすと，最高濃度は上昇します．このことは宿主に対して，副作用発現の不利益をもたらします．

12.6.2 投与経路と臓器移行性

経口投与は，患者の負担やアレルギーなどの副作用が少ないので，経口による抗菌薬治療が推奨されます．しかし，経口投与の吸収効率は不安定であるため，血中濃度を高く維持する必要がある重症感染症には，静脈内投与，あるいは筋肉内投与が推奨されます．ただし，アミノグリコシド系，グリコペプチド系，アムホテリシン B は，消化管より吸収されないので，静脈内投与されます．

抗菌薬は，感染臓器への移行性がよいものを選択する必要があります．移行性が悪い抗菌薬の例

として，髄液に対しては多くの β-ラクタム系，アミノグリコシド系，リンコマイシン系，肺組織に対してはアミノグリコシド系，肝・胆道系に対してはアミノグリコシド系，カルバペネム系，セフェム系の一部，腎・尿路系に対してはマクロライド系，食細胞内に対しては β-ラクタム系，アミノグリコシド系があるので，これらの抗菌薬は選択されません．

12.6.3 postantibiotic effect（PAE）

抗菌薬が，細菌に短時間接触し，その後，MIC 以下の濃度になっても細菌増殖が抑制され続ける効果を **postantibiotic effect（PAE）**といいます．グラム陽性球菌に対しては，すべての抗菌薬が PAE をもっています．グラム陰性桿菌に対しては，アミノグリコシド系，ニューキノロン系およびカルバペネム系抗菌薬が PAE をもっています．PAE を有する抗菌薬の投与間隔は，その PAE 持続時間に依存します．

12.6.4 PK-PD 理論と適正抗菌薬療法

感染症患者，原因菌および抗菌薬の特性を十分把握し，有害作用と耐性菌の出現を最小に抑えながら，最大の治療効果をひきだす化学療法が求められます．近年，その基盤となっているのが，**PK-PD 理論**（薬物動態学-薬力学理論）です．抗菌薬は宿主細胞の作用を受け，吸収・分布・代謝・排泄され，血中濃度や感染部位の濃度が定まります（pharmacokinetics：**PK**，**薬物動態学**）．感染部位では原因菌への抗菌作用が発揮され，その強さは原因菌の薬物感受性と抗菌薬の濃度，または作用時間で決まります（pharmacodynamics：**PD**，**薬力学**）．

図 12.8 に示すように，通常，時間経過を横軸に，抗菌薬の血中濃度を縦軸にとり，その推移から**最大血中濃度**（C_{max}），**最低血中濃度**（次回投与直前値：**トラフ値**），薬物の吸収量に比例する**曲線下面積**（**AUC**），最小生育阻止濃度（MIC）範囲内にある時間（time above MIC：**TAM**），**耐性菌出現抑制濃度**（mutant prevention concentration：**MPC**），**耐性菌選択濃度域**（mutant selection window：**MSW**）などを算

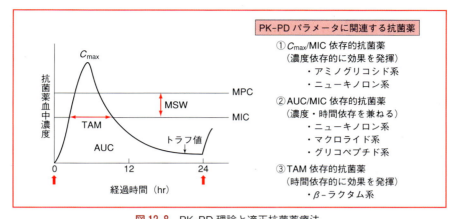

図 12.8 PK-PD 理論と適正抗菌薬療法
［渡辺　彰，藤村　茂編：抗菌薬 PK-PD 実践テクニック，南江堂（2010）より作成］

表 12.4 抗菌薬の作用様式

殺菌的に作用	おもに静菌的に作用
・β-ラクタム系 ・グリコペプチド系 ・アミノグリコシド系 ・ニューキノロン系 ・リファンピシン ・ST 合剤 ・ポリペプチド系 ・ストレプトグラミン系 ・リポペプチド系	・テトラサイクリン系 ・クロラムフェニコール ・マクロライド系 ・リンコマイシン系 ・オキサゾリジノン系 ・サルファ薬

出します．

a．最大の治療効果をひきだす抗菌薬投与法

抗菌効果が PK-PD パラメータに相関する抗菌薬は，以下の3群に分けられます（**図 12.8**）．

① **C_{max}/MIC 依存的抗菌薬**（アミノグリコシド系，ニューキノロン系）：濃度依存的な効果を示すので，1日量を数回に分けて投与するより1日1回の高用量投与の方が，最大血中濃度は高くなり効果は大きくなります．有害作用に関しては，アミノグリコシド系では，トラフ値を低く抑えられるので腎障害の副作用がむしろ軽減します．

② **AUC/MIC 依存的抗菌薬**（ニューキノロン系，マクロライド系，グリコペプチド系）：濃度・時間両依存な効果を示し，1日量を増量したりして AUC を高めると効果は大きくなります．

③ **TAM 依存的抗菌薬**（β-ラクタム系）：時間依存的な効果を示すので，持続点滴や1日の投与回数を増やしたほうが高い TAM が得られます．

b．耐性菌を出しにくい抗菌薬投与法

耐性菌出現抑制濃度を超える濃度で，抗菌作用を発揮させ続ければ，耐性菌の出現は抑制されます．原因菌を同定し，適切な抗菌薬を選択し，変異株の出現しない最低濃度 MPC 以上になる高用量で治療し，できるだけ短期間で投与を終える方法です．

12.6.5　抗菌薬の作用様式（表 12.4）と併用の原則

β-ラクタム系とグリコペプチド系は，腸球菌に対しては静菌的に作用しますので，広域ペニシリン剤のアンピシリンまたはバンコマイシンに加えて，殺菌的に作用するゲンタマイシンを併用します．

① 殺菌作用を示す抗菌薬どうしの併用は，協力的効果を示す場合が多くあります．たとえば，殺菌的抗菌薬の β-ラクタム系とアミノグリコシド系は併用されます．このうち，ペニシリン系とアミノグリコシド系を同一容器に混入すると，活性低下や沈殿物が生じるおそれがあるので，混合せず，別々に注入投与します．

② 静菌作用を示す抗菌薬どうしの併用は，相加的効果を示します．生合成過程で異なる段階を阻害する抗菌薬どうしの併用は，抗菌力が相乗的に増強され，耐性菌にも有効になります．たとえば，テトラヒドロ葉酸（THF）生合成過程で，異なる段階を阻害する薬物，サルファ薬（PABA の代謝拮抗物質）と DHF レダクターゼ阻害薬が併用されます．多剤耐性菌に有効な **ST 合剤**（スルファメトキサゾールとトリメトプリム）やクロロ

キン耐性熱帯熱マラリア原虫に有効な**ファンシダ
ール**（スルファドキシンとピリメサミン）があり
ます.

③ 同様な副作用を示す抗菌薬どうしは,副作用
が増強されるので併用しないのが原則です. たと
えばアミノグリコシド系とグリコペプチド系抗菌
薬の併用では,同様の副作用腎毒性と耳毒性の発
現頻度が高く,定期的な血中濃度測定が必要です.

12.7　β-ラクタム系抗生物質

12.7.1　ペニシリン系抗生物質

ペニシリン系抗生物質（penicillins）は二つに
分けられます.

① 狭域ペニシリン：最初に使用されたのは,注
射用（胃酸で分解されるため経口不可）で天然ペ
ニシリンのペニシリンGです. グラム陽性球菌
（ブドウ球菌,レンサ球菌）,グラム陰性球菌（淋
菌）,および梅毒スピロヘータに対する第一選択
薬です. 耐酸性で経口可能なペニシリンVは,
軽〜中等度の感染症に使用されます. しかしペニ
シリナーゼ（β-ラクタマーゼ：β-ラクタム系抗
生物質を加水分解する酵素）を産生するブドウ球
菌は耐性をもつようになります. このペニシリン
耐性ブドウ球菌用には,**ペニシリナーゼ抵抗性ペ
ニシリン**（クロキサシリン,メチシリン）が第一
選択薬です. これらのグループの薬物に耐性を獲
得した細菌が,**メチシリン耐性黄色ブドウ球菌**
（methicillin resistance *Staphylococcus
aureus*：**MRSA**）です.

② 広域ペニシリン：グラム陰性桿菌まで効用範
囲を広げたペニシリン系のアンピシリンは,ペニ
シリナーゼで分解されますが,レンサ球菌の第一
選択薬として使用されます. グラム陰性桿菌（イ
ンフルエンザ菌）には,抗緑膿菌用ペニシリンの
ピペラシリンが第一選択薬です. β-ラクタマー
ゼ阻害薬配合で相乗的な抗菌効果を示します.

12.7.2　セフェム系抗生物質

セフェム系抗生物質（cephems）は四つに分
けられます.

① 第一世代セフェム系：セファロスポリナーゼ

（β-ラクタマーゼ）で分解されるセファロスポリ
ン構造をした抗生物質です. ペニシリン系や初期
の中・広域抗生物質に多剤耐性を示すグラム陽性
球菌の一部（ペニシリン耐性ブドウ球菌）や強毒
性グラム陰性桿菌（大腸菌,肺炎桿菌）に抗菌力
をもちます. 腸球菌や弱毒性グラム陰性桿菌
（緑膿菌,セラチア,嫌気性菌バクテロイデス）
には無効です. 注射用のセファロチン,セファゾ
リンと,経口用のセファレキシン,セファクロル
があります.

② 第二世代セフェム系：セファロスポリン型の
セフォチアムは,第一世代よりβ-ラクタマーゼ
で不活化されにくく,グラム陰性菌に対する抗菌
力が広く強くなっています. 強毒性グラム陰性桿
菌（大腸菌,肺炎桿菌,インフルエンザ菌）に対
する第一選択薬です. セファマイシン型のセフメ
タゾールは,嫌気性グラム陰性桿菌バクテロイデ
スにも有効です. しかし,グラム陽性菌に対して
抗菌力が低下しています. 大腸菌,肺炎桿菌,バ
クテロイデスの第一選択薬です.

③ 第三世代注射用セフェム系：β-ラクタマー
ゼに対して,きわめて安定性が強いオキシム型の
セフォタキシムは,弱毒性グラム陰性桿菌（セラ
チアなどの腸内細菌）に強い抗菌力をもちます.
さらに,緑膿菌にも強い抗菌力を示すセフォペラ
ゾンとセフタジジムは,強毒性（大腸菌,肺炎桿
菌,インフルエンザ菌）と弱毒性グラム陰性桿菌
（緑膿菌）の第一選択薬です. グラム陽性菌に対
する抗菌力はさらに低下しています. 経口用の第
三世代セフェム系は,緑膿菌には無効です.

④ 第四世代注射用セフェム系：外膜透過性がす
ぐれ,β-ラクタマーゼに対する結合親和性がき
わめて低くて分解されにくく,作用点であるペニ
シリン結合タンパクPBPに結合します. セフピ
ロム,セフォゾプランやセフェピムなどは,グラ
ム陽性・陰性の強毒・弱毒菌に対し抗菌力を示
す広域スペクトル抗菌薬です. グラム陽性球菌,
弱毒性グラム陰性桿菌（緑膿菌など）,および第
三世代セフェム剤耐性β-ラクタマーゼ高度産生
グラム陰性菌に有効です. 易感染宿主の中〜高度
難治性感染症の治療の第一選択薬として臨床応用
されます. しかし,新しい耐性菌の出現を招くこ

とや菌交代症が問題となります.

12.7.3 オキサセフェム系抗生物質

オキサセフェム系抗生物質（oxacephems）は，セファロスポリン構造の（S）が（O）に置換された，β-ラクタマーゼに安定な構造をもちます．グラム陰性嫌気性菌にすぐれた抗菌力を示しますが，緑膿菌と腸球菌には有効ではありません．フロモキセフは，グラム陰性菌に対する作用範囲は狭いですが，グラム陽性菌に対しては強い抗菌力を示します．ラタモキセフは，グラム陰性桿菌に強い抗菌力を示し，大腸菌，肺炎桿菌，インフルエンザ菌，プロテウスの第一選択薬です．アンタビュース様作用をもつので，飲酒は禁忌です．

12.7.4 カルバペネム系抗生物質

カルバペネム系抗生物質（carbapenems）は，β-ラクタマーゼに対して安定な構造をもち，グラム陽性球菌およびグラム陰性桿菌に対して有効で，PAEを認めます．グラム陽性菌，グラム陰性菌，緑膿菌，嫌気性菌にわたる広範囲な抗菌スペクトルと，強い抗菌力を示します．重症難治性感染症，日和見感染症および多剤耐性の弱毒性グラム陰性桿菌感染症に，注射剤で用いられます．イミペネムは代謝産物が腎毒性を示すため，腎臓の近位尿細管上皮に存在するカルバペネム加水分解酵素デヒドロペプチターゼ-1（DHP-1）の阻害薬シラスタチンを，1:1の割合で併用することで実用化されました．メロペネムやドリペネムは，単剤で腎毒性がなく，抗緑膿菌活性が強い注射剤です．

耐性菌出現と菌交代症に注意が必要です．最近，問題となっているのは，カルバペネマーゼ産生菌の**カルバペネム耐性腸内細菌科細菌**（carbapenem resistant enterobacteriaceae：**CRE**）です．CREはほとんどすべてのβ-ラクタム系だけでなく，ニューキノロン系やアミノグリコシド系抗菌薬などにも耐性を示します．健康な人でも重症化する恐れがあります．

12.7.5 モノバクタム系抗生物質

モノバクタム系抗生物質（monobactams）は，β-ラクタム環の構造をもち，β-ラクタマーゼに安定で，グラム陰性菌に対して選択的に強い抗菌力を示します．グラム陽性菌や嫌気性菌には無効です．腸内細菌叢には影響が少なく，菌交代症は起こしません．難治性・複雑性感染症に使用します．比較的メタロβ-ラクタマーゼに安定であり，カルバペネム系，ニューキノロン系，アミノグリコシド系に同時に耐性を示す**多剤耐性緑膿菌**（multidrug-resistant *Pseudomonas aeruginosa*：**MDRP**）に対する抗菌力が高いです．アミノグリコシド系と併用して相乗効果が得られます．アミノグリコシド系より腎毒性は低いです．アズトレオナムは，消化器外科や婦人科の手術の感染予防に用いられ，嫌気性グラム陰性菌に効果を示すクリンダマイシン（リンコマイシン系）と併用されます．

12.7.6 ペネム系抗生物質

ペネム系抗生物質（penems）のファロペネムはβ-ラクタマーゼに安定で，DHP-1で代謝されません．グラム陽性・陰性菌，嫌気性菌に有効です．緑膿菌には無効な，唯一の経口ペネム薬です．利尿薬フロセミドとの併用により腎毒性を増強します．

12.7.7 β-ラクタマーゼ阻害薬

クラブラン酸やスルバクタムは，抗菌作用は弱いですが，β-ラクタマーゼの活性基と強固に結合して不可逆的に不活性化させます．β-ラクタマーゼに不安定なβ-ラクタム系抗菌薬との併用で，β-ラクタマーゼ産生株に有効になります．

12.7.8 副　作　用

β-ラクタム系抗生物質（β-lactams）は，重篤な副作用の少ない抗菌薬です．

① アレルギー：発疹や発熱の頻度は高く，急性間質性腎炎や造血障害に注意します．まれに**アナフィラキシーショック**を起こすことがあります．経口投与より注射で，またセフェム系よりペニシリン系で多くみられます．対策としては，既往歴，薬歴，家族歴の問診をとり，可能性が高いときは投与後30分は経過を観察します．ショック時に

はアドレナリン投与などの早急な対応をとります.

② 腎障害：注射用セフェム系と，ループ利尿薬やアミノグリコシド系との併用時には注意します.

③ 菌交代症：抗菌スペクトルの広い広域ペニシリン系，第四世代セフェム系，カルバペネム系でとくに起こりやすいです．これらの広域スペクトル抗菌薬の長期連用により，ヒト腸内細菌叢で最多数を占めていた無芽胞嫌気性グラム陰性桿菌のバクテロイデスが消滅します．かわりにもともとヒト腸管に少量生息していた芽胞形成嫌気性グラム陽性桿菌のクロストリジウム・ディフィシルが増加し，その毒素で重篤な下痢をともなう**偽膜性大腸炎**という菌交代症を誘発することがあります．これにはバンコマイシンやメトロニダゾールが有効です.

④ アンタビュース様作用，ビタミンK代謝阻害作用：**アンタビュース様作用**では，アルデヒド脱水素酵素の阻害により，飲酒後，アセトアルデヒドが蓄積し，アルデヒド中毒症状の顔面紅潮，胸部苦悶，頭痛，めまい，嘔吐，血圧低下，心悸亢進を示します．チオメチルテトラゾール基をもつセフェム系ではアンタビュース様作用を示し，投与10日以内のアルコール飲用は禁止します．また，**ビタミンK代謝阻害作用**により，肝臓での凝固因子合成が低下し，出血時間が延長します．高齢者では，ビタミンKの非経口投与が必要な場合があります.

12.8　アミノグリコシド系抗生物質

12.8.1　抗菌作用

アミノグリコシド系抗生物質（aminoglycosides）は，ほかの抗菌薬が有効でない菌に使用します．嫌気性菌には無効です．β-ラクタム系抗菌薬はグラム陽性球菌，アミノグリコシド系抗菌薬はグラム陽性・陰性両方に対してPAEがあります．中等度から重症の感染症に，通常β-ラクタム系またはグリコペプチド系と併用します．消化管からの吸収が悪く，注射剤で用います．

以下の五つに分類されます（**表12.3**参照）.

① **抗結核菌**（グラム陽性桿菌マイコバクテリウム）**用**：ストレプトマイシン，カナマイシン

② **抗緑膿菌**（弱毒性グラム陰性桿菌）**用**：ゲンタマイシン，アミカシン，イセパマイシン

③ **抗球菌**（グラム陽性球菌）**用・緑膿菌無効**：フラジオマイシン

④ **抗ペニシリン耐性淋菌**（グラム陰性球菌）**用**：スペクチノマイシン

⑤ **抗多剤耐性MRSA**（グラム陽性球菌）**用**：アルベカシン．胸水・腹水・心嚢液・滑膜液への移行は良好です.

12.8.2　副作用

アミノグリコシド系抗生物質は，安全域が狭く，重篤な副作用を示す場合があるので，血中濃度をモニターします．代表的な副作用を示します.

① 腎毒性：可逆性な近位尿細管の壊死変性で，障害は用量依存性です．腎障害の大きさは，ゲンタマイシン＞アルベカシン＞アミカシン＞ストレプトマイシンの順です．腎障害を起こしやすいのは，腎排泄機能の低下した高齢者，脱水やカリウム欠乏状態の患者です．腎障害患者には減量するか，または使用する間隔をあけます．ループ利尿薬，バンコマイシン，アムホテリシンBなどの併用は，腎毒性を助長します.

② 耳毒性（第8脳神経障害）：内耳の有毛細胞を不可逆的に破壊します．障害は用量・投与期間に依存して大きくなります．聴力障害の大きさは，アミカシン＞アルベカシンの順です．耳鳴・めまいの後，高音域から低音域へと聞こえなくなります．投与中止，ビタミン剤，ステロイド剤で対応します．ストレプトマイシンやゲンタマイシンは，前庭機能の主として平衡感覚を障害します.

③ 神経・筋遮断作用：運動神経末端からのアセチルコリンの遊離を抑制して筋弛緩を起こし，重症筋無力症様の症状で呼吸が抑制されます．全身麻酔薬との併用，重症筋無力症患者やパーキンソン病患者などで起こることがあります．また急速に静脈内投与した場合に発症しやすいので，30〜60分かけて投与します.

12.9　マクロライド系抗生物質

マクロライド系抗生物質（macrolides）は，

β-ラクタム系にアレルギーを示す患者や，β-ラクタム系やアミノグリコシド系が無効な起炎菌に用います．14員環のエリスロマイシンは1950年以来使用されている古い抗生物質です．近年，低濃度でバイオフィルム病に有効とされています．ほかにクラリスロマイシン，15員環のアジスロマイシン，16員環のジョサマイシンなどがあります．

12.9.1 抗菌作用

抗菌スペクトルは狭いですが，副作用が少なく，静菌作用を示す抗菌薬です．肺組織や肝・胆道系への移行がよく，呼吸器感染症などに用いられます．

β-ラクタム系が無効な，細胞壁を有していないマイコプラズマ（肺炎）やクラミジア（オウム病，トラコーマ，不妊の原因になる**性感染症**（sexually transmitted disease：STD）），およびグラム陰性桿菌のインフルエンザ菌（肺炎）や百日咳菌の第一選択薬です．レジオネラ（在郷軍人病），トレポネーマ，マイコバクテリア，グラム陽性菌，グラム陰性球菌（淋菌），嫌気性菌にも有効です．胃，十二指腸の潰瘍やがんの発症と関連するヘリコバクター・ピロリの除菌には，クラリスロマイシン（マクロライド薬）＋アモキシシリン（広域ペニシリン薬）を用います．消化性潰瘍の治療には，これにプロトンポンプ阻害薬を加えた3剤併用療法が有効です．また，クラリスロマイシンやアジスロマイシンは，感染症にともなう非結核性抗酸菌症にも有効です．水に難溶性の弱塩基性物質で，胆汁へ排泄されます．

12.9.2 抗菌作用以外の作用

体内留置異物（カテーテル，ペースメーカー，子宮内避妊リング）や呼吸系器官の表面に，緑膿菌がバイオフィルムを形成して付着・増殖すると，免疫細胞の食菌作用や抗菌薬から保護され，感染は難治性となります．さらに，このバイオフィルムの基質アルギネートが抗原になり，宿主に**抗アルギネート抗体**が産生されます．抗原抗体反応により産生された免疫複合体が肺に沈着すると，好中球を誘導し，貪食・エラスターゼ産生・サイト

カイン産生を引き起こします．そして，肺組織の破壊を招き，難治性である**バイオフィルム病**の慢性気道炎を発症させます．慢性骨髄炎（黄色ブドウ球菌）や亜急性心内膜炎（レンサ球菌）なども同様です．

緑膿菌のバイオフィルムに起因する難治性のびまん性汎細気管支炎に対し，少量の14員環と15員環のマクロライド系抗菌薬の長期投与が有効です．16員環は無効です．抗菌作用とは異なる機序により効力を示します．細菌に対して，①バイオフィルム産生抑制作用，②細菌基質であるアルギネート産生抑制作用，③エラスターゼなど菌体外酵素産生抑制作用を示します．また宿主に対して，①好中球貪食能の抑制，②好中球エラスターゼ産生抑制作用，③サイトカイン産生抑制または促進作用を示します．バイオフィルム病には β-ラクタム系やニューキノロン系は無効です．

12.9.3 副作用

重篤な副作用は少ないです．ただし，肝障害や消化器障害，急速静脈内投与で心停止が生じることがあります．14員環のエリスロマイシンやクラリスロマイシンと薬物代謝酵素 CYP3A4 を阻害する抗精神病薬ピモジドとの併用は，QT 延長や心室性不整脈を誘発しますので禁忌です．

12.10 リンコマイシン系抗生物質

リンコマイシンやクリンダマイシンなどの**リンコマイシン系抗生物質**（lincomycins）は，マクロライド系と類似の抗菌スペクトルを有し交叉耐性があります．嫌気性グラム陰性桿菌バクテロイデスに対する第一選択薬です．嫌気性菌の頻度が高い骨盤腹腔内臓器の感染に用いられます．好気性グラム陽性球菌やマイコプラズマにも有効です．肺組織や細胞内への移行がよいので，急性呼吸器感染症，肺化膿症や膿胸に用いられます．劇症型溶血性連鎖球菌感染症にも用いられます．クリンダマイシンは抗菌作用以外に β-ラクタマーゼ産生能抑制作用があります．しかし，常在細菌叢を乱し，嫌気性グラム陽性桿菌クロストリジウム・ディフィシルを増加させ，偽膜性大腸炎を誘

導するので，注意が必要です．

12.11　テトラサイクリン系抗生物質

12.11.1　抗菌作用

初期の広域スペクトルの**テトラサイクリン系抗生物質**（tetracyclines）には耐性をもつ菌が多く，現在はミノサイクリンやドキシサイクリンが臨床で用いられています．β-ラクタム系やアミノグリコシド系が無効であるリケッチア（つつが虫病，発疹チフス）とクラミジア（オウム病，トラコーマ，性感染症（STD））に対する第一選択薬です．グラム陽性球菌（MRSA），グラム陰性球菌（淋菌），弱毒性（プロテウス）・強毒性（赤痢菌，コレラ菌など）グラム陰性桿菌，マイコプラズマ（中等度以上の肺炎），および原虫（マラリア）にも有効です．

テトラサイクリン系抗生物質は脂溶性が高く，髄液，喀痰，胆汁へよく移行します．ドキシサイクリンは胆汁への排泄のため腎障害者でも使用可能です．Ca，Mg，Al，Fe を含む薬剤や食品と併用すると吸収が低下するので，牛乳で飲んではいけません．また，変性しやすく，腎障害をひき起こすので，長期保存はできません．

12.11.2　副作用

① 催奇形性や胎児の骨発育不全などがあり，妊婦の使用には注意します．

② 2価陽イオンをキレートするので，Ca^{2+}代謝に影響を与えます．すなわち，歯牙の着色やエナメル質形成不全を起こすので，リケッチア以外や8歳以下の小児への投与は控えます．

③ 菌交代症を起こしやすいです．

④ 内服する場合は，食道内に停留すると刺激して潰瘍を起こすので，十分な水で流し込む必要があります．とくに高齢者には注意し，就寝前には服用しないようにします．

12.12　多剤耐性菌に有効なその他の抗生物質

12.12.1　クロラムフェニコール

クロラムフェニコール（chloramphenicol）は，広い抗菌スペクトルを示します．副作用として用量非依存的に再生不良性貧血を起こすので，適用は腸チフス，パラチフス，リケッチア，性病性鼠径リンパ肉芽腫などに限られます．多剤耐性菌に使用されることもあります．骨髄抑制作用をもつ薬剤との併用は禁忌です．また，未熟児，新生児，妊婦（妊娠中期以降），授乳婦への投与は禁忌です．代謝排泄機能不全のために蓄積し，急性循環不全が起こり，皮膚が灰白色を呈する**グレイ症候群**（40％致死率）を発症させます．

12.12.2　ポリペプチド系抗生物質

ポリペプチド系抗生物質（polypeptides）のポリミキシン B は，抗菌スペクトルが狭く他剤との交叉耐性はありません．腎障害や神経毒性が強く，消化管で吸収されないので，腸管内殺菌作用を目的に内服されます．近年，多剤耐性グラム陰性桿菌（緑膿菌，アシネトバクターなど）に対し，濃度依存的で強力な短時間殺菌能をもつコリスチン（ポリミキシン E）の全身投与が試みられています．

12.12.3　ホスホマイシン

広域抗菌スペクトルを示す**ホスホマイシン**（fosfomycin）は，殺菌的に作用しますが，強力な抗菌力を発揮しません．β-ラクタム系とアミノグリコシド系との3剤併用療法は，難治性感染症の起炎菌である多剤耐性の MRSA や，緑膿菌・セラチアなどの多剤耐性グラム陰性菌に有効です．

ホスホマイシン単剤は，腸管出血性大腸菌（O-157）にも，発症後早期には有効にはたらくと考えられています．

12.12.4　グリコペプチド系抗生物質

グリコペプチド系抗生物質（glycopeptides）のバンコマイシンは，外膜を通過できないのでグラム陰性菌には無効です．グラム陽性菌では，おもに嫌気性菌，肺炎球菌，ブドウ球菌に強い抗菌力を発揮します．1991 年より点滴静脈注射が，多剤耐性 MRSA 感染症に対してのみ適用され，第一選択薬となっています．

12.13 合成抗菌薬

副作用としては，聴力障害（第8脳神経障害），腎障害，肝障害があります．アミノグリコシド系との併用には注意が必要です．また，**レッドネック**（red neck）**症候群**があります．点滴静注速度が速いと，非免疫学的機序による血管周辺の肥満細胞の崩壊が起こり，ヒスタミンが放出され，血圧低下，ショック，発赤などを誘発します．予防には，60分以上時間をかけて点滴静注します．ほかにテイコプラニンがあり，30分以上時間をかけて点滴静注します．

消化管より吸収されず，経口投与で感染性腸炎（偽膜性大腸炎を含む）の治療や骨髄移植時の消化管内殺菌に用いられます．感染性腸炎に対し，7〜10日以内に下痢，腹痛，発熱などの症状に改善がみられない場合は中止します．

a. 多剤耐性 MRSA

突然変異により，変異ペニシリン結合タンパクを産生させる**耐性遺伝子 *mec-A*** をもつ多剤耐性になったのが，強毒性のメチシリン耐性黄色ブドウ球菌（MRSA）です．日本における（緑膿菌などに対する）第三世代セフェム系抗菌薬の繁用は，*mec-A* 遺伝子発現をうながし，より強い耐性菌に変化したと考えられています．

心臓弁膜症や血管内カテーテル留置などで血流が妨げられる箇所に迷入した菌は，そこに付着して増殖します．**多剤耐性 MRSA** は，日和見感染菌（分芽菌，緑膿菌，肺炎桿菌，腸球菌）とともに高度医療下の複数菌感染症の起炎菌となります．がん患者，術後患者，寝たきり高齢者，チューブやカテーテル挿入者などの生命危機状態にある患者には危険な菌です．MRSA の10%程度が深部感染症へと進展します．

多剤耐性 MRSA の第一選択薬は，グリコペプチド系（バンコマイシン）とアミノグリコシド系（アルベカシン）です．しかし，1998年にはアルベカシンに耐性を示す MRSA が出現し，近年，**バンコマイシン耐性 MRSA（VRSA）**の出現も報告されました．2006年に合成抗菌薬のオキサゾリジノン系（リネゾリド）が承認され，第一選択薬となっています．バンコマイシンやアルベカシンで効果が得られない場合には，グリコペプチド系（テイコプラニン）やリネゾリドが推奨され

ています．

b. バンコマイシン耐性腸球菌（VRE）

バンコマイシン耐性腸球菌（vancomycin resistance *Enterococcus faecium*：**VRE**）は，1986年にロンドンで検出されました．感染力が強く，院内感染で高い致死率を示します．現在，多剤耐性 MRSA に対するバンコマイシンの繁用により，VRE が発現しています．VRE に対しては，ストレプトグラミン系（キヌプリスチン・ダルホプリスチン）やリネゾリドを用いています．

12.12.5　ストレプトグラミン系抗生物質

ストレプトグラミン系抗生物質（streptogramins）は，バンコマイシン耐性腸球菌感染症に対して，マクロライドと似た作用機序を示し，さらに殺菌作用を示します．半合成されたキヌプリスチン：ダルホプリスチン＝3：7の配合で適応されます．静脈炎を起こすときは，中心静脈カテーテルから投与します．重篤な肝障害のある患者には禁忌です．

12.12.6　リポペプチド系抗生物質

リポペプチド系抗生物質（lipopeptides）のダプトマイシン（daptomycin）はグラム陽性球菌に対して有効性にすぐれ，MRSA に起因する敗血症，右心系感染性心内膜炎，深在性皮膚感染症などの治療に用いられています．副作用として，横紋筋融解により血中 CPK 値の顕著な増加がみられるときは，投与を中止します．MRSA 感染症の第一選択薬はバンコマイシンですが，VRSA にはリネゾリドなどを用います．ダプトマイシンはリネゾリド耐性菌にも有効です．しかし，肺胞で不活化されるため，呼吸器感染症には使用できません．

12.13　合成抗菌薬

12.13.1　サルフア薬

サルフア薬(sulfa drugs)はすべてスルファミン(sulfonamide)の誘導体(H_2N-◯-SO_2NH-R)で，持続性サルフア薬の数種類が，現在使用されています．抗マラリア薬のファンシダールは，ス

ルファドキシン：ピリメサミン＝20：1の合剤で，クロロキン耐性熱帯熱マラリア原虫の特効薬です．ST合剤は，スルファメトキサゾール：トリメトプリム＝5：1の合剤で，子嚢菌（真菌，以前はカリニ原虫とよばれたものを含む）の第一選択薬です．また，サラゾスルファピリジンは自己免疫疾患の潰瘍性大腸炎・クローン病の特効薬です．T細胞やマクロファージに作用してサイトカイン産生を抑制します．

副作用としては，アレルギー（発疹），皮膚粘膜眼（Stevens-Johnson）症候群，血液障害などがあります．タンパク結合能が強いので，同じ作用をもった薬物との相互作用には注意します．また，催奇形性があります．

12.13.2　ピリドンカルボン酸系合成抗菌薬

ピリドンカルボン酸系合成抗菌薬（pyridone-carboxylic acid）は二つに分けられます．

a. キノロン系薬

最初に応用された**キノロン系薬**のナリジクス酸は，緑膿菌には無効な狭域のグラム陰性菌に有効なため，単純尿路感染症に使用されました．その後，ブドウ球菌や緑膿菌にも有効なピペミド酸が応用されています．

b. ニューキノロン系薬

1980年以降に開発されたノルフロキサシン誘導体で，レボフロキサシン，シプロフロキサシン，ガレノキサシン，トスフロキサシンなどがあり，これらを**ニューキノロン系薬**といいます．グラム陽性菌，グラム陰性菌，緑膿菌，嫌気性菌，マイコプラズマ，レジオネラ，クラミジア，結核菌に効果を示し，広範囲な抗菌スペクトルと強い抗菌力をもちます．経口投与で軽症-中等度感染症に繁用されます．

シプロフロキサシンの静脈投与は，カルバペネム系無効例にも効果があります．ガレノキサシンは，呼吸器感染症の原因菌であるペニシリン耐性・多剤耐性肺炎球菌に対して，強い抗菌力を示します．トスフロキサシンは，小児の経口投与薬として2009年に認められました．肺炎球菌やインフルエンザ菌の呼吸器病原菌に対して，強い抗菌力をもちます．静脈内投与は，β-ラクタム系が無効

の場合に使用します．脂溶性で中枢へ移行しやすいです．腎排泄型ですので，腎機能障害者や高齢者には使用量減少または投与間隔を延長します．

薬物相互作用として，併用するとテオフィリンの血中濃度を上昇させます．制酸剤（Al，Mg）併用により経口吸収が阻害されるので，制酸剤は2時間以上あけた後に投与します．

ニューキノロン系薬の副作用は，とくに65歳以上の高齢者に発現しやすく，消化器症状や中枢神経症状を示します．

① 消化器症状：悪心・嘔吐，下痢などです．
② 中枢神経症状：めまい，頭痛，不眠，脳圧亢進，けいれん誘発などです．てんかんなどの既往がある患者にけいれんを起こすおそれがあります．非ステロイド性消炎鎮痛剤，とくにフェンブフェンとの併用でけいれん発作が誘発されます．妊婦，授乳中，小児には原則的に使用しません（日本ではトスフロキサシンが，米国ではノルフロキサシンのみ小児に使用されています）．
③ **光線過敏症**（ジフロロキノロン薬）があり，中止後も1週間は直射日光を避けます．
④ QT延長を認める者やジソピラミドなどの抗不整脈薬内服中の患者への投与は禁忌です．

12.13.3　オキサゾリジノン系合成抗菌薬

オキサゾリジノン系合成抗菌薬（oxazolidinones）のリネゾリドは，グラム陽性球菌に対してのみ抗菌力が強く，バンコマイシン耐性の多剤耐性MRSAと腸球菌に対して第一選択薬です．腸管からの吸収がよく，髄液，筋肉などの皮下組織，骨，肺への移行がよく，経口投与薬と注射投与薬として同用量を投与されます．腎障害・肝障害を合併する宿主にも使用できます．副作用として，骨髄抑制（とくに血小板減少）があり，14日以上の連続投与には注意が必要です．

12.14　抗結核薬

世界中でヒトの1/3が**結核菌**（抗酸性グラム陽性桿菌）に感染しています．結核菌は感染後，増殖を抑えられた状態で潜んでいます．AIDSなどのように感染抵抗力が低下すると，**不顕性感染**が

12.14 抗 結 核 薬　　　　205

再活発化します．先進国の中で日本の若年者は，抗結核免疫の低下により高い罹患率を示します．結核菌は，脂質が豊富な細胞壁をもち，多くの薬物の透過性は低く，一般の細菌と異なった点が多いです．β-ラクタム系は無効であり，アミノグリコシド系抗生物質が有効です．結核菌のみに特異的に抗菌作用を示す薬物もあります．治療過程での耐性菌の出現を防ぐため，多剤併用療法を行います．排菌がみられるか，空洞が存在する症例は，原則として入院して治療を行います．

　副作用が少なく効力の強いものから併用し，早期に排菌の陰性化をはかります．イソニアジドやリファンピシンに耐性でない場合は，この2剤併用を基本とする初回化学療法を行います．最初の2カ月間はピラジナミドとエタンブトール（またはストレプトマイシン）を加え，3剤または4剤で強力に，その後の4〜7カ月はイソニアジドとリファンピシンの2剤で治療します．

　近年，イソニアジドとリファンピシンに耐性を示す**多剤耐性結核菌**や，3剤以上に耐性を示す**超多剤耐性結核菌**による集団感染が報告されています．

12.14.1　第一選択薬

　抗菌力の強い主薬物の①〜③と，静菌的で主薬物との併用薬の④⑤について示します．

　① イソニアジド（INAH，アイナー）：結核菌のみに殺菌作用し，抗結核薬の中でもっとも強い作用を示します．結核菌特有の細胞壁成分ミコール酸生合成を阻害します．他剤との交叉耐性はなく，経口投与で副作用の少ない抗菌薬です．イソニアジドは連用するとビタミンB_6と結合し排泄します．ビタミンB_6欠乏性末梢神経障害を起こす危険性がある場合は，ビタミンB_6を補給します．重篤な肝障害がある場合は禁忌です．

　② リファンピシン：選択毒性が高く，イソニアジドのつぎに結核菌に対して強い殺菌作用を示します．他剤との交叉耐性はありません．経口で肺組織や喀痰中への移行もよく，胆汁中に排泄されます．水に難溶な橙赤色の抗生物質で，使用中の尿，唾液，汗，便，血清などは橙赤色をおびます．グラム陽性菌にも抗菌作用を示しますが，耐性獲得が起こりやすいので使用しません．サルファ剤と併用してハンセン氏病（**らい菌**：抗酸性グラム陽性桿菌）にも適用されます．

　③ ピラジナミド：細胞内結核菌を効果的に除菌する役目を担います．作用は弱いですが，イソニアジドの効果を増強します．副作用は肝障害です．

　④ エタンブトール：結核菌の細胞壁の構成因子であるアラビノグリカンの重合反応を阻害します．このため，リファンピシンなどの細胞壁の脂質を通過する薬物の透過性を上昇させます．視力低下や赤緑色盲の副作用があり，早期発見に努めます．小児には禁忌です．

　⑤ ストレプトマイシン：ペニシリンが無効なグラム陰性菌や結核菌に，強い殺菌作用を示すアミノグリコシド系抗生物質です．細胞内結核菌の除菌が重要です．しかし，ストレプトマイシンは細胞外の結核菌にのみ効果を示します．耐性を起こしやすい薬で，筋肉内投与します．副作用は，投与量・投与期間に比例した前庭機能障害，聴力障害および腎障害であり，休薬後も進行します．投与量を体重に応じて調整したり，1〜3カ月に1回の聴力検査を行います．胎児も聴力障害になるので妊婦には禁忌です．

12.14.2　第二選択薬

　多剤併用で効果が期待できる併用薬①〜⑤を示します．

　① カナマイシン：アミノグリコシド系抗生物質で，ストレプトマイシン耐性結核菌に適用されます．

　② エチオナミド：抗菌力はイソニアジドに劣ります．第一選択薬との間に交叉耐性はありません．

　③ エンビオマイシン：ペプチド系抗生物質で結核菌に特異的に作用します．副作用はアミノグリコシド系抗生物質と同じなので併用しません．

　④ パラアミノサリチル酸（パス，PAS）：ヒト型と牛型の結核菌に作用する葉酸合成阻害薬です．抗菌力は強くはありません．しかし，副作用は少なく，耐性は現れにくく，交叉耐性もなく，併用により耐性発現を遅らせます．

　⑤ サイクロセリン：結核菌のみに有効です．抗菌力は弱いですが，肺への移行がよく，他剤との

交叉耐性もありません．ストレプトマイシンやイソニアジドの効力を増強します．

⑥ デラマニド：結核菌（多剤耐性肺結核）に対し，耐性菌を防ぐため，十分な知識と経験をもつ医師またはその指導のもとで投与します．妊婦には禁忌です．副作用は，QT 延長を示すので，定期的に心電図検査をする必要があります．

⑦ レボフロキサシン：ニューキノロン系抗菌薬で結核症に有効です．

12.15　抗真菌薬

真菌は，白癬症やアスペルギルス症の原因となる**糸状菌（カビ）**と，カンジダ症やクリプトコックス症の原因となる**分芽菌（酵母）**に分けられます．真菌症は，消化管などに寄生して増殖する**内臓真菌症（深在性真菌症）**と，皮膚・爪などで増殖する**表在性真菌症**に分けられます．12.3.3 項で述べたように，免疫不全宿主の増加にともなって病原性の低い真菌による深在性真菌感染症が増加しています．

① アムホテリシン B：ポリエン系抗生物質で，濃度依存的な抗菌力を示します．深在性真菌症の第一選択薬として適用されます．内服では腸管より吸収されにくいので，経口毒性は弱いです．消化管におけるカンジダの異常増殖に適用されます．重篤なときのみ，静脈内投与されます．腎障害，アレルギー，骨髄抑制，低 K^+ 血症，血栓性静脈炎などの副作用が多いです．アムホテリシン B のリポソーム製剤を用いると，副作用を軽減し，さらに各種真菌に広い活性と強い殺真菌性を示します．

② イトラコナゾール：時間依存的な抗菌力と，血中半減期の長いアゾール系抗菌薬です．深在性真菌症には静脈内投与し，難治性の表在性真菌症には経口投与します．アスペルギルスを含む広い菌種に有効で，腎障害は少ないです．併用薬には注意が必要です．抗てんかん薬により薬物代謝酵素 CYP3A の酵素誘導がある場合，イトラコナゾールの経口投与時の血中濃度は大きく低下し，治療効果は得られません．

③ ST 合剤：12.4.5 項，12.6.5 項，12.13.1 項で述べたように，スルファメトキサゾールとトリメトプリムの 5：1 合剤で，原虫や子嚢菌（真菌，ニューモシスチス肺炎）に有効です．

12.16　抗原虫薬

12.16.1　抗マラリア薬

マラリアは，マラリア原虫をもっているハマダラカに刺されることにより感染・発症する原虫性疾患です．ヒト肝実質細胞で増殖したマラリア原虫は，肝細胞を破壊し血流に放出され，赤血球内に寄生し，ヘモグロビンを栄養源として，さらに増殖します．このような赤血球は，毛細血管内皮細胞に付着・破壊し，毛細血管閉塞（播種性血管内血液凝固症候群（DIC）様症状）を起こします．その結果，脳症，腎不全，肺水腫を引き起こします．一定周期でこの赤血球は破壊され，悪寒高熱発作，貧血および脾腫をともないます．

世界では，マラリア汚染地域にヒトの半数が居住しています．日本は無マラリア国となり，現在，マラリアは輸入感染症となっています．WHO のマラリア根絶計画は失敗し，殺虫剤耐性ハマダラカや抗マラリア薬耐性マラリア原虫が発生しています．熱帯熱マラリア原虫の汚染地区に行く場合は，とくに注意が必要です．

① *d*-キニーネ：南米ペルー原産のキナ樹皮に含まれるアルカロイドです．現在でも，熱帯熱マラリア原虫やクロロキン耐性マラリア原虫に使用します．副作用が強く，作用時間は短い薬です．薬理作用は，ⅰ）赤血球内の繁殖体発育阻止による抗マラリア作用，ⅱ）解熱作用，ⅲ）子宮収縮作用，ⅳ）抗不整脈作用（キニジン＝*l*-キニーネ），ⅴ）中枢作用：耳鳴，ⅵ）苦味（トニックウォーター）です．副作用の少ないキニーネの骨格をもつキノリン核誘導体が多く合成されました．

② クロロキン*：小児や妊婦にも使用可能なマラリア予防薬・特効薬です．血中半減期は約 3 日であり，赤血球内のマラリア原虫繁殖体に有効です．1950 年にはクロロキン耐性熱帯熱マラリア原虫が出現しています．日本では，クロロキンの抗炎症作用を利用して，リウマチ性関節炎や腎炎に使用されていました．しかし，視力障害（視野

狭窄，網膜症）の副作用のため，1974年に使用中止になりました．現在は，希用薬保管機関にのみ備えがあり，入手は可能です（*：国内未発売，以下同じ）．

③ プリマキン*：肝細胞内のマラリア原虫休眠体に有効です．三日熱マラリア原虫と卵形マラリア原虫のみに，根治のために併用されます．

④ ファンシダール：12.4.5項，12.6.5項，12.13.1項で述べたように，スルファドキシンとピリメサミンの20：1合剤で，クロロキン耐性熱帯熱マラリア原虫に有効です．

⑤ アルテミシニン*：クロロキン耐性熱帯熱マラリア原虫の急性熱発作や脳マラリアに有効です．

⑥ メフロキン：クロロキン・ファンシダール耐性熱帯熱マラリア原虫に有効です．

⑦ ドキシサイクリン：メフロキン耐性熱帯熱マラリア原虫に有効です．

12.16.2 その他の抗原虫薬

① メトロニダゾール：細菌・原虫のDNAと結合して生合成を阻害し，殺菌的に作用します．

膣トリコモナスと赤痢アメーバの原虫に有効です．赤痢アメーバは，大腸粘膜に大潰瘍を発生させ，腸穿孔や粘血便を特徴とします．潰瘍性大腸炎と誤診され，免疫抑制剤を投与されると重症化します．また嫌気性菌（口腔内嫌気性連鎖球菌，バクテロイデス，クロストリジウム・ディフィシル）のみに有効で，偽膜性大腸炎の第一選択薬です．嫌気性菌が関連する感染症（誤嚥性肺炎，腹腔内感染症）に対しては，好気性菌用の抗菌薬と併用します．ほかに，ヘリコバクター・ピロリの二次除菌にも用いられます．副作用としては，アンタビュース様作用（悪酔いのような状態），消化管症状，まれに神経症状などがあります．

② チニダゾール：膣トリコモナス原虫に有効です．

12.17 抗ウイルス薬

ウイルス粒子のもっとも単純な構造（図12.9）

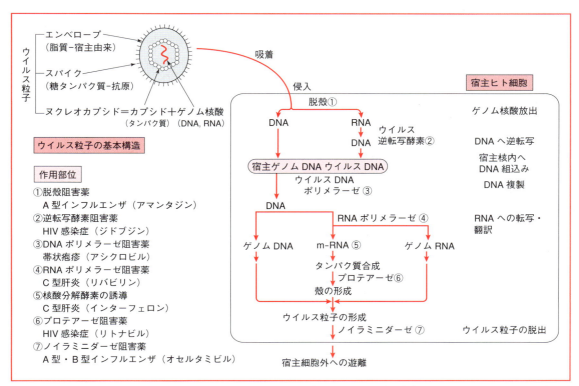

図12.9 ウイルス感染・増殖と抗ウイルス薬の作用部位
［デービッド・E・ゴーランほか編：病態生理に基づく臨床薬理学，メディカルサイエンスインターナショナル（2006）より作成］

は，ゲノム核酸とそれを包むカプシドタンパク質（ヌクレオカプシド）からなります．さらにその外側を，脂質二重膜を基本骨格とするエンベロープで包まれたウイルスもあります．ウイルス粒子は生きた細胞に吸着・侵入・脱殻し，ゲノム核酸を宿主細胞内に放出します（感染）．その宿主細胞の代謝系を利用して自己複製・増殖した後，プロテアーゼのはたらきでウイルス粒子を形成し，宿主細胞外へ脱出します．ウイルス粒子の宿主細胞への吸着と脱出には，エンベロープが関与しています．一部を除きアルコールなどの脂溶性消毒薬で失活しますが，エンベロープをもたないウイルスは，胆汁酸を含有する消化液や糞便中でも失活せず，下水中でも長時間感染できる状態です．

ウイルスはDNAかRNAの一方のみを含みます（サイトメガロウイルスは例外）．RNAをゲノム核酸とするウイルスは，宿主細胞にはないRNA依存性RNAポリメラーゼを含有しています．また，逆転写酵素をもち，RNAを鋳型としてDNAを合成し，宿主染色体DNA中に組み込みます．

ウイルスよりさらに小さい病原体として，タンパク質が主成分の異常プリオンがあります．正常プリオンは，正常なヒトの神経細胞表面に存在し，感染性をもちません．異常プリオンは，異種間の感染性を有し，ヒトの神経細胞内に異常に蓄積するとクロイツフェルト・ヤコブ病を発症します．

ウイルス疾患は，免疫力の低下したヒトに発症しやすく，重症化しやすい感染症です．早期に治療を開始します．抗ウイルス薬は，ウイルス粒子の正常細胞への感染過程や，ウイルスに感染した細胞の正常細胞と異なる核酸やタンパク質の合成過程に直接作用します．ウイルス独特の部位を攻撃する抗ウイルス薬と，宿主の免疫機能を上げてウイルスを排除しようとする薬物があります．予防として，ワクチンの接種が推奨されます．作用機序の違いから，以下のように分類されます．

12.17.1　脱殻阻害薬

アマンタジンはインフルエンザA型ウイルス（B型には無効）のM2タンパクと結合し，感染初期にA型ウイルスの脱殻を阻止することによって，感染を防止します．パーキンソン病やパーキンソン症候群に用いられます．副作用としては，催奇形性が疑われ，妊婦や授乳婦に投与することは禁忌です．てんかん・けいれん素因者では，発作を誘発または悪化することがあります．

12.17.2　逆転写酵素阻害薬

① ジドブジン（アジドチミジン）：ヒト免疫不全ウイルス（HIV），CD4リンパ球数500/mm^{3}以下の無症候性キャリアの発症予防に，少量を用います．チミジンの類似体で，リン酸化されてHIVのDNA鎖に取り込まれると，DNA合成を阻害します．宿主細胞のDNAポリメラーゼは反応しないため障害されません．単剤より**多剤併用療法**（highly active antiretroviral therapy：**HAART**）が治療の主流です．たとえば，ヌクレオシド系逆転写酵素阻害薬＋プロテアーゼ阻害，または非ヌクレオシド逆転写酵素阻害薬を用います．副作用には，骨髄抑制による顆粒球減少・貧血などがあります．

② ネビラピン：HIVに用います．非ヌクレオシド逆転写酵素阻害薬で，逆転写酵素の疎水ポケット部分に結合し阻害します．副作用として，重篤な皮膚障害が発現することがあります．

12.17.3　DNAポリメラーゼ阻害薬

① アシクロビル：単純ヘルペスウイルス，水痘・帯状疱疹ウイルスに有効です．5炭糖部分が不完全なグアニン誘導体であり，ヘルペスウイルスのチミジンキナーゼのもとで活性型アシクロ–GTPに変換され，ウイルスDNA合成を阻害します．選択毒性の高い薬です．副作用としては，とくに腎障害のある患者や，腎機能の低下した高齢者では，精神神経症状を呈することがあります．

後遺症としての帯状疱疹後神経痛の予防には，できるだけ早期に抗ウイルス薬を1週間投与します．さらに，痛みの記憶を残さないために，消炎鎮痛薬（3週間ほど）を投与します．重度の場合は，糖質ステロイドホルモン（2週間）や抗うつ薬（6週間）を投与します．

② ガンシクロビル：サイトメガロウイルスにとくに有効です．グアニン誘導体で，ウイルス由来

のプロテインキナーゼにより活性化されて作用します．ほかの作用機序はアシクロビルと同じです．副作用は，骨髄抑制，不可逆的な精子形成機能障害，催奇形性などがあり，新生児や妊婦には投与禁忌です．

12.17.4　RNA ポリメラーゼ阻害薬

　リバビリンはプリンヌクレオシド類似物質です．ペグインターフェロン α-2b と併用して C 型肝炎ウイルス（HCV，ゲノムは RNA）や，ラッサウイルスに使用します．ウイルスの DNA，RNA ポリメラーゼを阻害します．リン酸化されたリバビリンは，RNA 依存性 RNA ポリメラーゼによるグアノシン三リン酸（GTP）の RNA への取り込みを抑制します．一方で，HCV の RNA に取り込まれることにより作用します．副作用として催奇形性があるので，妊婦には投与できません．

12.17.5　核酸分解酵素の誘導

　インターフェロン α（白血球，B リンパ球が産生），インターフェロン β（線維芽細胞が産生）は，B 型肝炎ウイルス（HBV，ゲノムは DNA）や C 型肝炎ウイルスの抗体陽性患者の慢性活動性肝炎に用います．抗ウイルス作用と抗腫瘍活性があります．貧血がないときは，リバビリンとの併用療法を優先します．近年，体外に排泄されにくく治療効果が持続するポリエチレングリコール（PEG）との結合複合物である**ペグインターフェロン α** の，週 1 回，1 年間の皮下投与が可能になりました．インターフェロンの効きにくい C 型肝炎ウイルスに対し，リバビリンとの併用で 48 週投与が第一選択となっています．

　副作用としては，インフルエンザ様の初期症状（発熱，頭痛など）と，中後期症状の躁うつ症状，甲状腺機能異常，間質性肺炎（小柴胡湯との併用で頻度が増すので併用禁忌，ステロイドで治療します），眼底出血，脱毛などがあります．副作用の発現は，糖尿病，高血圧，貧血で，高齢者に多く，70〜75 歳が使用の限界とされています．

12.17.6　プロテアーゼ阻害薬

　リトナビルは HIV に用いられ，HIV のウイルス粒子の形成時に必要なタンパク質分解酵素（HIV プロテアーゼ）を阻害し，効果を発揮します．消化器障害の副作用があります．おもに肝排泄されるので，重度の肝障害患者への投与は禁忌です．また，薬物代謝酵素 CYP3A4 を阻害するので，この酵素で代謝される薬物との併用には注意が必要です．

12.17.7　ノイラミニダーゼ阻害薬

　オセルタミビル・ザナミビルは，インフルエンザウイルス A 型および B 型に使用します．予防的使用は推奨されません．インフルエンザ症状出現後 2 日以内に薬物を服用する必要があります．インフルエンザウイルスの感染過程は，上気道粘膜層を構成するシアル酸をウイルスが産生するノイラミニダーゼで除去して，上皮細胞にウイルスが侵入することから始まります．ヒト細胞内で増殖したウイルスが最後に細胞から出ていくときにも，このノイラミニダーゼの作用が必要です．ノイラミニダーゼを阻害することにより，細胞からの脱出過程を阻止します．

　副作用は，悪心などの消化器症状です．10 歳以上の未成年患者では，重症を除き使用を控えます．投与後に異常行動が発現するおそれがあり，監視が必要です．

12.18　消毒薬・殺菌薬

　滅菌とは物理的方法で，あらゆる微生物を死滅させる方法です．**消毒**とは，病原微生物を無視できる程度や量まで殺すことです．消毒の目的に用いられる化学的物質を**消毒薬（殺菌薬）**といいます．病原微生物に対する選択毒性は低く，宿主に対する毒性も強いので，外用が主となります．

　ヒトの生体（宿主）内への病原微生物の侵入（感染）を防ぐには，手洗いやうがいの励行，個人防護用具の装着，および消毒薬を有効に用います．そして，宿主の生体外部に存在する病原微生物の数を減らします．このことにより，抗病原微生物薬の使用量は減少します．

　消毒部位，適切な消毒薬（殺菌薬），使用濃度，使用方法，適応病原微生物および殺菌スペクトル

表 12.5 消毒部位と殺菌薬の有効性

消毒部位	殺菌薬	使用濃度(%)	使用方法	水準	一般細菌	MRSA	緑膿菌	梅毒トレポネーマ	真菌	結核菌	芽胞	脂質含有中型	脂質不含小型	HIV	HBV・HCV
手指	エタノール＋ベンザルコニウム塩化物	83+0.2	擦込	中	■	■	■	■	■	■	×	■	■	■	×
	エタノール＋クロルヘキシジングルコン酸	83+0.2	擦込		■	■	■	■	■	■	×	■	■	■	×
	クロルヘキシジングルコン酸	4	擦込	低	■	■	■	■	×	×	×	■	×	×	×
皮膚	ポビドンヨード	7.5～10	塗布	中	■	■	■	■	■	■		■	■	■	×
	エタノール	77～81	塗布	中	■	■	■	■	■	■	×	■	■	■	×
	イソプロパノール	50	塗布	中	■	■	■	■	■	■	×	■	■	■	×
	クロルヘキシジングルコン酸	5	塗布	低	■	■	■	■	×	×	×	■	×	×	×
粘膜	ポビドンヨード	5～10	含漱塗布	中	■	■	■	■	■	■		■	■	■	×
皮膚創傷部	ベンザルコニウム塩化物*1	0.01～0.025	塗布	低	■	■	■	■	■	×	×	■	×	■	×
	ベンゼトニウム塩化物	0.01～0.025	塗布	低	■	■	■	■	■	×	×	■	×	■	×
器具・器械	エタノール	77～81	清拭	中	■	■	■	■	■	■	×	■	■	■	×
	グルタラール	0.5～2	浸漬	高	■	■	■	■	■	■	■	■	■	■	■
	オルトフタルアルデヒド（フタラール）	0.55	浸漬	高	■	■	■	■	■	■	■	■	■	■	■
	過酢酸	0.3	浸漬	高	■	■	■	■	■	■	■	■	■	■	■
病室・家具トイレ・浴槽	エタノール	77～81	清拭	中	■	■	■	■	■	■	×	■	■	■	×
	アルキルジアミノエチルグリシン*2	0.2～0.5	清拭	低	■	■	■	■	■	■	×	■	×	×	×
	次亜塩素酸ナトリウム*3	0.05～0.1	清拭	中	■	■	■	■	■	■		■	■	■	■
排泄物	次亜塩素酸ナトリウム*3	0.1～1	洗浄	中	■	■	■	■	■	■		■	■	■	■
	クレゾール石鹸	1～3	洗浄	中	■	■	■	■	■	■		■			

［浦部晶夫，島田和幸，川合眞一編：今日の治療薬 2018，南江堂（2018）より作成］
■有効，━やや有効，×効果なし．0.1％液（1000 ppm）
*1：MRSA，O-157 に対して，エタノールや 0.2％ベンザルコニウム塩化物液で有効．
*2：両性界面活性剤であり，結核菌に対して 0.2～0.5％液で有効．
*3：芽胞産生嫌気性桿菌クロストリジウム・ディフィシルに対し 0.05～0.1％液，結核菌・ノロウイルスに対し 0.1％液 2 度清拭で有効．

から決められた消毒薬を，**表 12.5** に示します．**高水準消毒薬**は，ほとんどの微生物を死滅させる広域スペクトルを示しますが，生体に対しては刺激性が強く使用できません．**中水準消毒薬**は，B 型・C 型肝炎ウイルスや芽胞形成菌には無効ですが，ほかの微生物には強い殺菌力を示します．比較的安全に，生体・器具・環境などの消毒に使用されます．**低水準消毒薬**は，結核菌，一部のウイルスに無効で，MRSA，緑膿菌，真菌に対しても効果の低い，狭域スペクトルの消毒薬です．

消毒薬（殺菌薬）を分類し，その作用機序と特徴を以下に示します．

12.18.1　アルコール類

細胞膜を通過して原形質を溶解し，殺菌作用を示します．ほかの消毒薬の溶剤として用いると，殺菌作用が増加します．

① エタノール：77～81％で強力な殺菌力を発揮します．注射部位の皮膚消毒，医療器具の清浄に用います．粘膜を刺激するので，粘膜や損傷部位には用いません．強い脂肪溶解性を示します．

② イソプロパノール：50％溶液はエタノールより強い殺菌力を示しますが，皮膚毒性は弱いです．

12.18.2　ハロゲン化合物

酸化作用とハロゲン化反応により殺菌作用を示します．

① ポビドンヨード：刺激性は少なく，透過性が大きく深部まで強力に殺菌します．口腔内，粘膜・皮膚創傷部，手術野などの消毒に用います．乳幼児や妊婦に対してヨウ素系の消毒薬はできるだけ避けます．褥瘡部の MRSA，緑膿菌，嫌気性菌

の消毒に使用し，肉芽組織が盛り上がった段階で使用を中止します．

② 次亜塩素酸ナトリウム：殺菌作用は強力で，肝炎ウイルス，ノロウイルス，嫌気性菌クロストリジウムを殺菌します．血液・吐物・糞便，病室・器具（非金属のみ）の清拭洗浄に用います．刺激性が強く，金属を腐食します．酸性洗浄剤との併用は危険です．サラシ粉は飲料水の消毒に用います．

12.18.3 過 酸 化 物

酸化作用により殺菌作用を示します．

① 過酢酸：芽胞を含むすべての微生物を殺菌します．0.2%液はグルタラールより短時間で芽胞を殺滅します（器具の化学的滅菌）．

② オキシドール：3% H_2O_2 液．血液中のカタラーゼと接触して酸素の泡を出し，異物除去効果はありますが，消毒効果は小さいです．

12.18.4 界面活性剤

微生物に必要な酵素系を阻害します．大きい基が陽イオンに，小さい基が陰イオンになり，通常の石鹸とは逆です．下記の①と②は逆性石鹸ともいわれます．通常，粘膜の消毒に使用可能なのは，逆性石鹸とポビドンヨードです．

① ベンザルコニウム塩化物，② ベンゼトニウム塩化物：刺激性は弱く，消毒と洗浄に用います．合成ゴムや樹脂製品への使用は避けます．有機物や石鹸で作用は減弱します．

③ アルキルジアミノエチルグリシン：両性界面活性剤で，陰イオンの洗浄作用と陽イオンの殺菌作用を有します．

12.18.5 クロルヘキシジン

病原微生物の細胞膜を障害することにより殺菌作用を示します．

クロルヘキシジングルコン酸は刺激性は弱く，金属を腐食しません．有機物や石鹸を同時に用いると，殺菌作用は減弱します．脳，脊髄，耳，眼，膣，膀胱，口腔などの粘膜への使用は禁忌です．ショックが出現することがあります．

12.18.6 フェノール類

病原微生物の細胞質のタンパク質は低濃度で変性し，高濃度で凝固します．組織や膿汁中へ浸透するので，汚物の消毒に使用できます．組織刺激性があり，動物組織にも有害です．金属を腐食します．

① クレゾール石鹸：水に溶けにくいので，石鹸液にして使用します．10%液を排泄物の消毒に用います．下水道への排液（廃液，廃棄）は禁じられています（5 ppm 以下の排水規制）．危険物として業者へ処理を依頼する必要があります．

② クレオソート（クレゾール＋グアヤコール）：腸内防腐に有効で，下痢止めを目的に経口投与します．

12.18.7 アルデヒド類

タンパク質と結合し変性させます．広域の強力な殺菌スペクトルを示し，ウイルスにも有効です．脂質に溶解します．刺激性が強いので，消毒時には十分な換気が必要です．

① ホルマリン：ホルムアルデヒド 37%を含有する液です．

② ホルマリン水：30%ホルマリン．器械や器具の浸漬消毒や部屋の消毒に使用されます．

③ グルタラール：おもに医療用具（軟性内視鏡など）専用の高水準消毒薬です．

④ フタラール（phtharal）：グルタラールと同様に，粘膜刺激性は少ない消毒薬です．超音波白内障手術器具や膀胱鏡の消毒には使用できません．

12.18.8 色 素 類

陽イオン部分が呼吸酵素を阻害します．

アクリノールは刺激性も毒性も弱いので，泌尿器・産婦人科・口腔領域における化膿局所の消毒に用いられます．

12.18.9 重金属化合物

遊離 SH 基と結合し，微量で酵素作用を阻害します．殺菌作用の強度は，$Hg^{2+} > Ag^+ > Cu^{2+} > Au^{3+}$の順になります．

① 有機水銀化合物（マーキュロクロム）：刺激性は弱いですが，殺菌力は無機水銀より強いです．

212 　12　感染症に対する薬物と消毒薬

② プロテイン銀：刺激性は弱いですが，殺菌力は強いです．

③ 硝酸銀：組織破壊性が強いです．

演習問題

次の記述で正しいものは○，誤っているものは×を記してください．

● 12.1　広域スペクトルの抗菌薬を長期にわたり連用すると，目的とする強毒性の病原菌だけでなく，正常細菌叢も同時に殺されます．薬物に無効な弱毒性菌や真菌が異常に増殖し，新しい感染症（菌交代症）を発現します．

● 12.2　日和見感染は，悪性腫瘍，AIDS，代謝障害，重症血液疾患，膠原病，高齢，大手術後あるいは栄養障害などの易感染宿主に起こる可能性があります．しかし，健康なヒトを侵すことはまずない微生物による感染です．

● 12.3　ストレプトマイシンは，細菌の架橋形成酵素に結合・阻害し，細胞壁を脆くすることにより殺菌的に作用します．

● 12.4　テトラサイクリンは真菌の 30S リボゾームに結合して，タンパク質合成を阻害します．

● 12.5　β-ラクタマーゼ産生はペニシリン耐性菌発現の機序の一つです．

● 12.6　ペニシリン系とマクロライド系抗生物質の併用時，同一容器に混入せず，別々に注入投与します．

● 12.7　アミノグリコシド系抗生物質は，不可逆的聴力障害と可逆的腎障害の重篤な副作用を示します．安全域が狭いので，薬物血中濃度測定を行い，治療を管理します．

● 12.8　リンコマイシン系抗生物質は，嫌気性グラム陰性桿菌バクテロイデスに対する第一選択薬です．副作用として，腸管内少数派の芽胞形成嫌気性グラム陽性桿菌クロストリジウム・ディフィシル菌の異常な増殖をまねき，その毒素による下痢・腹痛を症状とする偽膜性大腸炎を示します．

● 12.9　テトラサイクリンは Mg^{2+} 代謝に影響を与え，歯牙の着色・エナメル質形成不全をきたします．リケッチア以外では 8 歳以下の小児への投与は控えます．

● 12.10　多剤耐性 MRSA の第一選択薬であるバンコマイシンは，静注速度が速すぎると血管周辺の非免疫学的ヒスタミン放出を起こします．血圧低下，ショック，発赤などを誘発しますので，60 分以上時間をかけて点滴静注します．

● 12.11　ニューキノロン系抗菌薬は脳圧亢進やけいれん誘発の副作用を示すので，妊婦，授乳中，小児には原則として使用しません．

● 12.12　サルファ薬は催奇形性があり，新生児に高ビリルビン血症を起こすので，妊婦には投与しません．

● 12.13　緑膿菌のバイオフィルムに起因する難治性のびまん性汎細気管支炎に対し，大量のエリスロマイシンの短期投与が有効です．

● 12.14　消化性潰瘍の発症，潰瘍の難治化・再発および胃がんと関連があるヘリコバクター・ピロリの除菌には，マクロライド系のクラリスロマイシンと広域ペニシリン剤のアモキシシリンが有効です．

● 12.15　結核に対しては，第一選択薬のイソニアジドとリファンピシン併用を基本にします．さらに，ピラジナミド，エタンブトール（またはストレプトマイシン）を加えて，3〜4 剤併用の強力な初回化学療法が開始されます．

● 12.16　リケッチアやクラミジア感染症には，アミノグリコシド系抗生物質が第一選択薬となります．

● 12.17　マイコプラズマやクラミジア感染症には，マクロライド系抗生物質が第一選択薬となります．

● 12.18　トリコモナス膣炎はウイルスが起こす性感染症の一つで，メトロニダゾールで治療します．

● 12.19　ピリメサミンとサルファドキシンの合剤ファンシダールは，クロロキン耐性熱帯熱マラリア原虫に有効です．

● 12.20　HIV 陽性妊婦への化学療法は，母子感染を防止するので積極的に実行しますが，単剤より多剤併用療法（ヌクレオシド系逆転写酵素阻害薬＋プロテアーゼ阻害薬など）が治療の主流です．

解 答 と 解 説 213

- **12.21** ペグインターフェロンとリバビリンの併用は，HCV抗体陽性患者の慢性活動性肝炎に対する第一選択薬です．

- **12.22** アマンタジンは，単純ヘルペスウイルスや水痘・帯状疱疹ウイルスのDNA合成を阻害する抗ウイルス薬です．

- **12.23** PK-PD理論によれば，殺菌性抗菌薬の中で濃度依存的効果を示すのはアミノグリコシド系とニューキノロン系抗菌薬で，1日1回高用量投与のほうが最大血中濃度は高くなって効果は大きくなります．時間依存的効果を示すのはβ-ラクタム系抗菌薬で，持続点滴や1日の投与回数を増やしたほうが効果的です．

- **12.24** 耐性菌を出しにくい抗菌薬投与法は，原因菌を同定し，適切な抗菌薬を選択し，耐性菌出現抑制濃度以下の用量で治療し，できるだけ長時間投与する方法です．

- **12.25** 消毒とは，病原微生物を無視できる程度や量まで殺すことです．その目的に用いられる化学的物質を殺菌薬といいます．

- **12.26** 中水準の消毒用エタノールは，刺激性が少なく手指の消毒に使用されますが，芽胞や結核菌に対しては無効です．

- **12.27** 10%ポビドンヨードは，刺激性は少なくて透過性が大きく，深部まで強力に殺菌しますので，粘膜・皮膚創傷部・皮膚・手術野などの消毒に使用され，HCVやHBVに対しても有効です．

- **12.28** グルタラールは，細菌やウイルスに強力な殺菌作用をもちますが，刺激作用も強いので皮膚や粘膜の消毒には適さず，医療器具専用の高水準消毒薬です．

- **12.29** 0.5%次亜塩素酸ナトリウムは強い殺菌力を示し，高濃度ではほとんどのウイルスにも有効です．洗剤と併用でき，血液で汚染された床の消毒に用いられます．酸性洗浄剤との併用により塩素ガスを発生するので，併用は避けます．

解答と解説

- **12.1** ○

- **12.2** ○

- **12.3** ×：ストレプトマイシンではなく，β-ラクタム系抗生物質です．

- **12.4** ×：真菌ではなく，細菌です．

- **12.5** ○

- **12.6** ×：ペニシリン系と注入前に混合していけないのはマクロライド系ではなく，アミノグリコシド系抗生物質です．

- **12.7** ○

- **12.8** ○

- **12.9** ×：歯牙の着色・エナメル質形成不全などは，Mg^{2+}ではなくCa^{2+}代謝阻害です．

- **12.10** ○

- **12.11** ○

- **12.12** ○

- **12.13** ×：少量のエリスロマイシンの長期投与が有効です．

- **12.14** ○

- **12.15** ○

- **12.16** ×：アミノグリコシド系は無効で，テトラサイクリン系抗生物質が第一選択薬となります．

- **12.17** ○

- **12.18** ×：トリコモナス膣炎はウイルスではなく，原虫が起こす性感染症です．

- **12.19** ○

- **12.20** ○

- **12.21** ○

- **12.22** ×：アマンタジンはインフルエンザA型ウイルスに有効であり，帯状疱疹ウイルスにはアシクロビルが有効です．

- **12.23** ○

- **12.24** ×：耐性菌出現抑制濃度以上の高用量で治療し，できるだけ短時間で投与を終えるほうが耐性菌を出しにくいです．

- **12.25** ○

- **12.26** ×：エタノールは刺激性があり，芽胞に対し無効ですが，結核菌には有効です．

- **12.27** ×：HCVやHBVに対しては無効です．

- **12.28** ○

- **12.29** ○

13 悪性腫瘍に対する薬物

紫外線，放射線，発がん誘発・促進化学物質，ウイルスなどの多くの外的要因，または遺伝的に正常細胞のDNAに傷がつくことによって，細胞増殖制御に関連する遺伝子およびがん修復遺伝子などに**突然変異**が起きます．その結果，細胞増殖を引き起こすがん遺伝子が活性化され，がん抑制遺伝子の失活が起き，がん細胞が生まれます．**がん細胞**は自立性をもち，浸潤・転移して，無目的かつ過剰な増殖を繰り返し，臓器の機能を失わせるなどしてヒトを含む動物の生命を奪います．また加齢により免疫力は低下し，がん細胞を監視するシステムも弱り，がんが成長しやすい環境となります．1981年より日本の死亡原因の1位は**悪性腫瘍・新生物（がん）**であり，超高齢化社会を迎えた現代日本では，生涯で2人に1人はがんになり，3人に1人はがんで死亡します．

がんの治療では，まず早期発見が重要です．初期のI期と末期のIV期では生存率に明らかな違いがあります．見つかったがんに対しては，小さいうちに内視鏡やレーザー，外科手術により，がんを除去します．また，残存しているがん組織や局所での再発などを防ぐために，放射線療法が行われます．さらに，がん細胞を薬剤により殺してしまう方法，すなわち抗がん薬を用いた化学療法が行われます．近年では，免疫機能を上昇させることにより，がん細胞を死滅させる免疫チェックポイント阻害薬も新たに登場しています．

13.1　がん化学療法の歴史

1950年代より，細胞を殺傷する能力のある薬剤として，ビンカアルカロイド，およびフッ化ピリミジン誘導体であるフルオロウラシルがつくられ，**抗がん薬**開発の幕開けとなりました．その後

1960年代には，白金製剤や抗がん性抗生物質が登場し，1970年代にはトポイソメラーゼ阻害薬が開発されました．1990年代になると，タキサン系抗がん薬が生まれ，さらに，がん細胞の分子構造に着目した，がん細胞のみを選択的に攻撃する分子標的治療薬が登場しました．これらの薬剤は現在も開発が進んでいます．2014年より，免疫チェックポイント阻害薬の開発ならびに臨床応用が進み，複数の免疫チェックポイント阻害薬が，がん治療を一変させています．

13.2　がん化学療法の目的および抗がん薬の作用機序

がん化学療法においては，さまざまな形をした抗がん薬が治療に用いられます．その使用目的には，以下のようにさまざまなものがあります．①がんの根治（治療），②生命期間の延長，③がんの縮小，④がんを縮小させ，がん細胞の力を弱めることで患者自身の症状緩和および生活の質を向上させる，などです．がん細胞を弱らせる，あるいは殺滅させる抗がん薬は多くの種類があり，また，抗がん薬のがん細胞および周辺環境への作用機序はさまざまです．

以下に，抗がん薬の種類およびその作用機序を示します．

13.3　細胞周期阻害薬の分類

正常細胞の増殖過程は**図13.1**のように，G_1（G_0），S，G_2，M期の4段階の細胞周期をとります．がん細胞は，細胞分裂・増殖の周期を制御する正常遺伝子が，変異および欠失などによりがん遺伝子へと変わり，その結果，細胞増殖を過剰に起こすようになったものです．

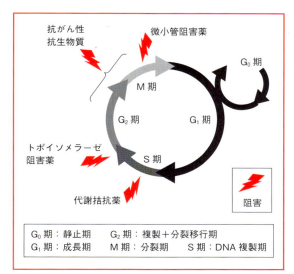

図13.1　細胞周期依存性薬の作用点

　このがん細胞の増殖過程を阻害する抗がん薬は，図13.1のようにさまざまな周期の段階で影響を与え，がん細胞の増殖を抑制します．それらは，細胞周期に依存する抗がん薬（代謝拮抗薬，トポイソメラーゼ阻害薬，抗がん性抗生物質，微小管作用抗がん薬など），および細胞周期に依存しない抗がん薬（アルキル化薬，白金化合物，アクチノマイシンDなど）に大別されます．代謝拮抗薬など，細胞周期に依存する抗がん薬が効くのは，活発に分裂・増殖している細胞です．したがって，これらの薬物の単回投与は，感受性のある周期での接触時期が限られるため，長期間の反復投与が必要となります．一方，細胞周期に依存しない抗がん薬は，DNAに結合してDNA鎖上あるいはDNA鎖間に架橋をつくり，塩基対にミスマッチを起こすことでDNA複製を阻害します．この薬物の殺細胞効果は，投与量に依存します．以下に，個別の抗がん薬の特徴を示します．また，その概要を図13.2に示します．

a．アルキル化薬

　アルキル化薬は，DNA内のグアニンをアルキル化（－CH$_2$－CH$_2$－）します．その結果，グアニン－シトシンではなくグアニン－アミンという誤った塩基対をつくることとなり，DNA二重らせん鎖間に架橋が形成されるため，DNAの複製が阻害され，殺細胞効果を引き起こします．

① **マスタード類**（シクロホスファミド）：多発性骨髄腫などの血液のがん，乳がん，卵巣がん，肺がん，その他の広範ながん腫に用いられる標準抗がん薬です．第一次世界大戦中のびらん性毒ガスであるイペリットをもとに開発されました．

② **ニトロソウレア類**（ニムスチン）：ニトロソウレア剤は，血液脳関門を通過できるため，脳腫瘍に用いられます．

③ その他：ダカルバジンはホジキンリンパ腫・肉腫・悪性黒色腫などの標準治療薬です．

b．白金製剤

　白金製剤の一つ，シスプラチンはアルキル化薬と類似の作用を示します．すなわち，DNAのグアニンと共有結合し，同一鎖上の隣接するグアニンとDNA鎖内で架橋を形成し，DNA複製を阻害します．このタイプの抗がん薬は，広範囲の固形がんに有効です．同様の性質をもつ抗がん薬にオキサリプラチン，カルボプラチンがあります．シスプラチンは高頻度で悪心・嘔吐を起こすことがあり，予防的に制吐剤で対応します．また腎障害を起こすため，その際は大量の輸液や投与量の減少で対応します．

c．抗がん性抗生物質

　抗がん性抗生物質は，DNA鎖切断やDNA合成抑制作用を示し，その結果がん細胞の増殖が阻止されます．有害事象が各薬剤の総投与量（濃度）に依存するため，発現しないよう投与量を調整します．

① **マイトマイシンC**：DNA架橋形成によりDNA複製を阻害します．胃がん，乳がん，膵がん，子宮がんなどの広範囲の固形がんに有効です．

② **ブレオマイシン**：DNAの複製阻害作用とDNA鎖切断作用を示します．胚細胞性腫瘍の標準治療薬です．皮膚がん，頭頸部がん，肺がん，食道がんなど広範囲の腫瘍に有効です．肺線維症が起こりやすいので，注意が必要です．

③ **アントラサイクリン系**（ドキソルビシン，ダウノルビシン）：DNAおよびRNAポリメラーゼ反応を抑制し，核酸合成を阻害するトポイソメラーゼⅡ活性阻害作用を示します．副作用として心筋障害を起こします．ドキソルビシンは，悪性リンパ腫，肺がん，消化器がん，乳がん，膀胱がん，

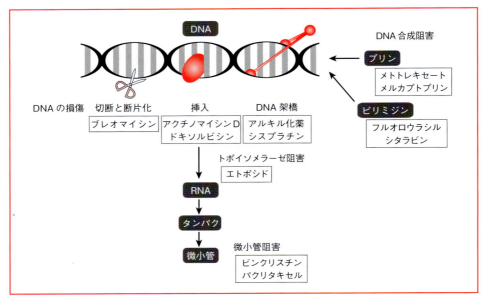

図 13.2 細胞周期抗がん薬の作用機序

骨肉腫など広範囲の腫瘍で，標準治療薬となっています．

④ **アクチノマイシン D**：DNA のグアニン-シトシン部分に結合し，DNA 依存性 RNA ポリメラーゼ活性を抑制することにより，RNA への転写を阻害します．小児がん，絨毛腫瘍の標準治療薬であり，ウィルムス腫瘍，絨毛上皮腫，破壊性胞状奇胎に用いられます．

d．代謝拮抗薬

代謝拮抗薬は，核酸合成過程で必要な代謝物質と類似構造をもつ化学物質で，がん細胞へ核酸として誤って取り込まれ，DNA 複製に必要な生理的化合物を枯渇させます．

① **ジヒドロ葉酸代謝拮抗薬**（メトトレキサート）：ジヒドロ葉酸の代謝拮抗物質であり，プリン体の生合成に必要なテトラヒドロ葉酸を枯渇させます．その結果，アデニンやグアニンが枯渇し，RNA や DNA の生合成を抑制します．白血病，悪性リンパ腫，肉腫，乳がんなど広範囲の腫瘍に有効です．また，強い細胞免疫抑制作用も示します．メトトレキサートの毒性軽減のため，ホリナート（本体は活性型葉酸）が併用されます．

② **プリン代謝拮抗薬**（メルカプトプリン）：メルカプトプリンは，アデニンと構造が類似しており，アデニンと拮抗して核酸合成系へ入り込み，DNA 生合成を阻害します．急性白血病や慢性骨髄性白血病に用いられます．

③ **ピリミジン代謝拮抗薬**（フルオロウラシル）：フルオロウラシルはチミンやシトシンと構造が類似しており，チミンやシトシンと拮抗して核酸合成系へ入り込み，DNA 生合成を阻害します．消化器がんをはじめ，乳がん，子宮頸がんなどに用いられます．

e．トポイソメラーゼ阻害薬

DNA が複製される際は，DNA の二重らせんが解かれ，それに合わせて二重らせん DNA が複製されます．このとき，ねじれのきつい超らせん構造にならないよう，トポイソメラーゼⅠが一本鎖 DNA を切断したり，再結合させてねじれを減少させます．一方，トポイソメラーゼⅡは，二本鎖 DNA 上で切断や再結合を行い，絡み合わないよう超らせん構造を調整します．この酵素のはたらきが阻害されることで DNA の複製は阻止されます．

① **トポイソメラーゼⅠ阻害薬**（イリノテカン）：広範な腫瘍に有効です．高頻度で下痢を起こします．

② **トポイソメラーゼⅡ阻害薬**（エトポシド）：広範な腫瘍に有効です．肺小細胞がん，胚細胞腫瘍の標準治療薬です．

f. 微小管作用抗がん薬

① **ビンカアルカロイド系**（ビンクリスチン）：細胞分裂にはたらく微小管やチューブリンに結合して，微小管の形成を阻害します．このことで紡錘糸の形成を抑制し，細胞分裂を阻害します．悪性リンパ腫など，リンパ系腫瘍の標準治療薬として用いられ，白血病や小児腫瘍にも使用されます．

② **タキサン系**（パクリタキセル，ドセタキセル）：微小管に結合して重合を促進し，微小管の機能を低下させます．消化器系への有害作用が少なく，卵巣がん，乳がん，非小細胞肺がん，胃がん，子宮体がんなど，広範に用いられる固形がんの標準治療薬です．点滴静注されるので，血管外に漏れると注射部位に硬結・壊死を起こします．

g. 内分泌療法薬

この種類の抗がん薬は，ホルモン依存性の腫瘍に対して有効です．プレドニゾン感受性があるリンパ腫，また，エストロゲン感受性がある乳がんおよび前立腺がんは，それぞれコルチコステロイドやエストロゲン，およびアンドロゲン特異的受容体を発現しています．

① **副腎皮質ステロイドホルモン**：糖質コルチコイドは，進行性の乳がんのみならず，急性白血病，リンパ腫，骨髄腫とほかの血液系がんにも有効です．

② **抗エストロゲン薬**（タモキシフェン）：エストロゲンがエストロゲン受容体に結合するのを競合的に阻害します．女性ホルモンに反応して，増殖する乳がんの約80%に適応を有します．

③ **アロマターゼ阻害薬**（アナストロゾール）：エストロゲン生合成の律速酵素であるアロマターゼを阻害し，エストロゲン濃度を低下させます．閉経後乳がんに用いられます．

④ **抗アンドロゲン薬**（フルタミド，ビカルタミド）：アンドロゲン受容体の競合的拮抗薬で，前立腺がんに用いられます．

⑤ **LH-RH アゴニスト**（ゴセレリン）：下垂体の黄体形成ホルモン放出ホルモンの受容体に結合します．一過性のゴナドトロピン分泌増加後，持続刺激による受容体のダウンレギュレーションにより分泌は低下し，精巣からのテストトステロン，卵巣からのエストラジオール分泌が抑制されます．前立腺がんや閉経後乳がんに用いられます．

h. L-アスパラギナーゼ

急性リンパ性白血病のがん細胞はヒト細胞と異なり，外来性のL-アスパラギンを栄養源としています．**L-アスパラギナーゼ**は加水分解により，血中L-アスパラギンをアスパラギン酸に変換し，がん細胞を増殖できなくします．急性白血病，悪性リンパ腫に用いられます．

13.4 分子標的治療薬の概要

細胞周期阻害薬などの抗がん薬は，基本的にはがん細胞とともに正常細胞も損傷させます．そのため，多くの副作用を生みます．一方，2000年代より開発されてきたのが，**分子標的治療薬**とよばれる新しいタイプの抗がん薬です．分子標的治療薬は，がん細胞に特異的に発現する分子を標的として結合し，それらの機能を阻害します．そのため，従来の抗がん薬に比べると副作用が少ないことが特徴です．一方で，これまでみられなかった副作用（手足症候群など）が現れることがあります．分子標的治療薬は，大きく小分子化合物と抗体薬に分けられます．

a. 分子標的治療薬（小分子化合物）

小分子化合物のターゲットは，おもにがん細胞のみがもつリン酸化酵素（キナーゼ）で，それらのシグナル伝達を抑えます．いろいろな細胞に何百種類ものキナーゼが発現しています．そのため，多くの分子ターゲットが存在し，キナーゼを抑制するさまざまな分子標的治療薬が開発されています．

キナーゼのほかには，タンパク質を分解するプロテアソームに作用する抗がん薬があります．また，DNA自身が外部環境刺激などにより修飾され，DNAの性質が変わることを**エピジェネティクス**とよびます．このエピジェネティック変化のため，細胞ががん化することもあります．この変化を抑制するのがエピジェネティクス標的薬です．

① **イマチニブ**：骨髄細胞にはフィラデルフィア染色体が出現し，*Bcr*および*Abl*遺伝子が融合します．この*Bcr-Abl*遺伝子が，チロシンキナーゼ活性を有するタンパクを発現させます．その

結果，細胞分裂のシグナルが亢進し，慢性骨髄性白血病や急性リンパ性白血病が発症します．また，恒常的にチロシンキナーゼ活性を有する変異型 *c-kit* タンパクは，消化管間質腫瘍を発症させます．イマチニブは，ある種のチロシンキナーゼを選択的に阻害し，抗がん作用を示します．イマチニブ抵抗性の場合には，ニロチニブ，ダサチニブ，スニチニブが用いられます．

② **ゲフィチニブ**：非小細胞肺がん細胞には，上皮成長因子（EGF）が結合する受容体（EGFR）が存在します．細胞内で ATP が結合するとチロシンキナーゼが活性化し，がん細胞の増殖が促進します．ゲフィチニブは EGFR に ATP が結合するのを阻害し，チロシンキナーゼ活性を選択的に阻害します．おもな副作用として，間質性肺炎を引き起こします．

③ **ソラフェニブ，スニチニブ**：ソラフェニブは血管内皮成長因子（VEGF）受容体，血小板由来増殖因子（PDGF）受容体，Raf などのキナーゼを阻害するチロシンキナーゼ阻害薬です．腫瘍増殖信号や血管新生作用を阻止して，根治不能または転移性の腎細胞がんや切除不能な肝細胞がんに奏効します．副作用として，手足の皮膚の水疱やひび割れ，高血圧，下痢などがあります．スニチニブは腎細胞がんなどに用いられます．ソラフェニブおよびスニチニブ抵抗性の腎細胞がんには，哺乳類ラパマイシン標的タンパク質（m-TOR）阻害薬のエベロリムスが用いられます．

④ **エピジェネティクス標的薬**：ボリノスタットが皮膚 T 細胞性リンパ腫に用いられ，アザシチジンが骨髄異形成症候群に用いられています．

⑤ **トレチノイン**：ビタミン A の誘導体です．急性前骨髄球性白血病に対して，白血病細胞の分化誘導をもたらします．トレチノイン耐性急性前骨髄球性白血病にはタミバロテンを用います．

⑥ **サリドマイド**：催眠薬として開発されましたが，催奇形性が高く，妊娠初期の服用でアザラシ肢症を引き起こしたので発売中止になりました．近年，血管新生阻害作用や腫瘍壊死因子（TNF）阻害作用が明らかになり，多発性骨髄腫の抗がん薬として用いられています．同様の多発性骨髄腫の抗がん薬として，プロテアソームを阻害するボ

ルテゾミブがあります．

b. 分子標的治療薬（抗体薬）

もう一つの分子標的治療薬が**抗体薬**です．がん細胞の膜上に存在する，がんだけがもつタンパク質の発現や機能を抗体によりブロックし，その作用を発揮します．この領域のがん治療薬は現在も新規に開発され，さらに期待される抗がん薬です．このカテゴリーの抗がん薬はがん細胞だけに作用し，副作用が少ないことも特徴です．

① **リツキシマブ**：B リンパ球表面の分化抗原 CD20 に対するモノクローナル抗体であり，CD20 陽性 B 細胞性非ホジキンリンパ腫に効果を示します．

② **トラスツズマブ**：ヒト上皮増殖因子受容体 2 型（HER2）に対するモノクローナル抗体です．HER2 を過剰発現する転移性乳がんに有効です．進行が早く治療成績の悪い患者や，術後補助療法に有効です．トラスツズマブ耐性の場合はラパチニブを用います．

③ **ベバシズマブ**：VEGF 受容体に対する抗体薬です．腫瘍血管新生阻害作用などを有しており，大腸がんや肺がんに用いられます．ほかの化学療法薬と併用することで，結腸・直腸がんの標準治療として用いられます．EGFR が陽性であることと抗腫瘍効果は必ずしも関連しておらず，EGFR 抗体であるセツキシマブやパニツムマブは，KRAS 遺伝子野生型の大腸がんに推奨されています．

④ **その他**：細胞分裂や増殖を促す m-TOR 分子に作用するエベロリムス，チロシンキナーゼを阻害するエルロチニブなどがあります．

13.5　免疫チェックポイント阻害薬

近年，がん免疫機能に影響を与え，がん細胞を抑制する新しいタイプの抗がん薬が登場し，その効果の高さから多くの注目が集まっています．

免疫チェックポイント阻害薬で注目される分子には，PD-1，PD-L1，CTLA-4 などがあります．PD-1 や PD-L1，CTLA-4 分子をターゲットとして，それらの機能を抑える抗体が薬剤として用いられています．

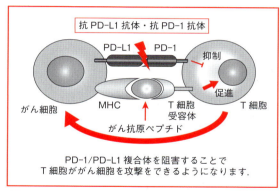

図 13.3 PD-1/PD-L1 経路による抗腫瘍免疫応答の抑制

詳細に説明すると、がん細胞の表面には **MHC** 分子があり、MHC によって提示されたがん特有の抗原ペプチドに T 細胞表面にある受容体が結合することで、T 細胞はがん細胞と認識し攻撃します（**図 13.3**）。しかし、T 細胞上の PD-1 にがん細胞上の PD-L1 が結合すると、T 細胞はがん細胞を攻撃することができなくなります。この **PD-1/PD-L1** の結合を断ち切るのが免疫チェックポイント阻害を引き起こす抗体です。そうすると、T 細胞は再びがん細胞を攻撃できるようになります。この PD-1/PD-L1 のような結合様式が、ほかの分子にも数々あります。PD-1/PD-L1 をターゲットとして新規抗体が複数開発されています。

- PD-1 をターゲットとした抗体：ニボルマブ、ペンブロリズマブ
- PD-L1 をターゲットとした抗体：デュルバルマブ、アテゾリズマブ、アベルマブ
- CTLA-4 をターゲットとした抗体：イピリムマブ、トレメリムマブ

このような免疫チェックポイント阻害薬には、通常の抗がん薬に比べて長い生存期間をもたらすものがあります。

13.6　サイトカインおよび免疫賦活薬

免疫を賦活させ患者の体力を高めるために、サイトカイン系薬剤として、インターロイキン 2 やインターフェロン α、インターフェロン β、インターフェロン γ などが用いられます。

13.7　多剤併用療法

これまで述べてきたように、抗がん薬は実に多種多様であり、作用が異なります。これらの抗がん薬のがん細胞に対する多様な抑制効果を組み合わせ、がん細胞を効率よくたたく療法を **多剤併用療法** とよびます。たとえば、細胞周期阻害薬と分子標的治療薬の併用は、大きながん細胞抑制効果を生むことが知られています。併用により抗がん薬の効果を拡げ、薬剤の濃度を減らすことができるので、副作用を減らし、耐性の発生を少なくすることができます。

13.8　抗がん薬の副作用とそれらの対処法

抗がん薬は、正常細胞とその特徴を共有するがん細胞に作用するため、正常細胞にも影響を及ぼ

表 13.1　抗がん薬投与にともなう副作用

副作用の症状	主たる副作用	抗がん薬
骨髄抑制	白血球減少、血小板減少、貧血	ほとんどの細胞周期阻害薬
消化器症状	吐き気、嘔吐、食欲不振	アルキル化薬、シスプラチン、ブレオマイシン
	下痢	フルオロウラシル、イリノテカン、メトトレキサート
粘膜障害	口内炎	シスプラチン、フルオロウラシル
	出血性膀胱炎	アルキル化薬
肺毒性	間質性肺炎、びまん性肺胞障害	メトトレキサート、エベロリムス
	肺線維症	ブレオマイシン
神経障害	中枢および末梢神経障害	パクリタキセル、シスプラチン
心毒性	実質臓器障害	ドキソルビシン、ダウノルビシン
肝毒性	実質臓器障害	メトトレキサート、エトポシド、ダカルバジン
腎毒性	実質臓器障害	シスプラチン
皮膚障害	潰瘍、湿疹、びらんなど	ブレオマイシン、分子標的治療薬
その他	脱毛	ほとんどの細胞周期阻害薬
二次発がん	急性白血病、皮膚がんなど	アルキル化薬

13 悪性腫瘍に対する薬物

表 13.2 抗がん薬の副作用軽減のために用いられる薬剤

- ・制吐薬
- ・ステロイド薬
- ・抗うつ薬
- ・腸管運動改善薬
- ・ビタミン剤
- ・便秘薬
- ・下痢止め
- ・催眠薬

します．そのため，**表 13.1** のような副作用が生じます．抗がん薬による副作用を軽減するために，**表 13.2** のような薬剤が使用されます．副作用を抑制することで，予定された抗がん薬投与のスケジュールをがん患者が完遂できるようになります．患者の生活の質を維持するため，副作用をできるだけ抑えることが重要です．

演習問題

次の記述で正しいものは○，誤っているものは×を記してください．

- **13.1** 細胞周期を阻害する抗がん薬は，細胞増殖の盛んながん細胞だけに特異的に作用します．
- **13.2** 細胞周期に依存する抗がん薬（代謝拮抗薬）は長期に反復投与をすることが有効であり，細胞周期に依存しない抗がん薬（白金製剤）は投与量および抗がん薬の濃度に留意して用いることが重要です．
- **13.3** 乳がんにはエストロゲン受容体に作用する薬が，前立腺がんにはアンドロゲン受容体に作用する薬が有効です．
- **13.4** ビンクリスチンは，DNA を架橋させることにより DNA の複製を阻害し，がん細胞を死滅させます．
- **13.5** 分子標的治療薬は，がん細胞特有の分

子を標的とした抗体製剤および小分子製剤でできており，効果を高めるために細胞周期阻害薬などと組み合わせる併用療法が用いられることがあります．

- **13.6** シスプラチンの副作用として起きる頻度の高い悪心・嘔吐には制吐薬で対応します．また，腎障害や尿量減少などの副作用には投与量の調整および十分な補液で対応します．
- **13.7** アルキル化薬に発がん性はほとんどありません．
- **13.8** アントラサイクリン系抗生物質ドキソルビシンは，心臓に選択的な毒性があります．
- **13.9** 分子標的治療薬ゲフィチニブのおもな副作用は間質性肺炎です．
- **13.10** 免疫チェックポイント阻害薬には，患者のがん細胞をほとんど消失させ，生存期間を大幅に延ばすものがあります．

解答と解説

- **13.1** ×：がん細胞だけでなく，正常な骨髄・消化器上皮・毛根などの細胞の盛んな増殖にもはたらき，有害作用を引き起こします．
- **13.2** ○
- **13.3** ×：それぞれの受容体の拮抗薬が有効です．
- **13.4** ×：ビンクリスチンは，微小管やチューブリンに結合し微小管の形成を抑制することで，細胞分裂を阻害します．
- **13.5** ○
- **13.6** ○
- **13.7** ×：二次発がんを発現します．
- **13.8** ○
- **13.9** ○
- **13.10** ○

14 中毒に対する薬物

14.1　中毒起因物質

　ヒトが体外由来のなんらかの**毒物**（体外異物, xenobiotics）を大量に摂取したとき，生理機能が障害され，急性あるいは慢性の**中毒症状**が発現します．毒物には，動物起源のフグ毒，ヘビ毒や植物起源のトリカブト毒，アルカロイド毒，毒キノコのほかに，病原性大腸菌，サルモネラ菌，ボツリヌス菌のような細菌毒素，重金属のカドミウム，水銀，ヒ素などの自然・無機毒があります．近年では，農薬（有機リン剤），殺虫剤，除草剤，さらにはヒトの殺戮を目的とした生物化学兵器である人工毒などもあります．体内に入った化学物質による中毒には，処方，調剤による誤り，バルビツール酸系，フェノチアジン系薬物などによる自己加害，他殺の目的などがあります．

14.2　毒物の排除促進

　体内に入った毒物（中毒起因物質）の除去法について**表14.1**に示します．

14.2.1　薬物による排除

a. 催吐薬（吐薬）による排除

　毒物は，服毒後1〜2時間は胃内に滞留する可能性があるので，丸形スプーンで舌根部を刺激して毒物を口から吐かせる方法が有効です．

　催吐薬は作用機序から2種類に分類されます．**末梢性吐薬**は，内服により胃粘膜を刺激して，そ

表14.1　体内に残存する毒物の除去に用いる薬物

作用	一般名	用法・投与量
催　吐	硫酸銅 [劇]（末梢性） トコン [劇]（末梢性） アポモルヒネ [毒] （中枢性）	常用量（成人）は，1回0.2g，1日0.6g，極量は，1日1gをカップ1杯の水に溶解． 常用量（成人）は，1回30〜50mg，極量は，1回200mg，1日500mg． タンニン酸，およびその含有物は有効成分エメチンを遊離し，灰白色沈殿を生じます． 塩酸アポモルヒネとして1回5mg皮下注射．1度注射しても催吐作用が無効のとき，再度注射すると，中枢抑制が出やすいです．溶液は光によって緑変するので，用時調製する必要があります．
下　剤	クエン酸マグネシウム （塩類下剤） 硫酸マグネシウム （塩類下剤）	常用量（成人）は，1回27〜34g，マグコロール®として，150〜250mL内服．副作用として腹痛，悪心，嘔吐，熱感などがあります． 常用量（成人）は，1回8g，1日15g（下剤として）を多量の水とともに服用． 炭酸塩，アルカリ，サルファ剤との配合は禁忌です．
吸　着	薬用炭（活性炭） 天然ケイ酸アルミニウム ポリスチレンスルホン酸 ナトリウム	長時間作用性の催眠薬バルビツール酸誘導体の過剰投与時に有効です． 常用量（成人）は，1日10〜20gを3〜4回に分服． アドソルビン®として市販．副作用として嘔吐，腹部膨満感． ケイキサレート®として内服：1日30gを2〜3回に分服．1回量を水50〜150mLに懸濁し経口投与．注腸：1回30gを水または2％メチルセルロース溶液100mLに懸濁して注腸． 副作用として浮腫，心不全誘発，血圧上昇，低カルシウム血症，下痢，悪心，嘔吐，胃部不快感，食欲不振，腹痛，便秘，めまい，倦怠感などが生じます．
利　尿	マンニトール（浸透圧性） フロセミド（ループ性）	マンニトールS®（マンニトール15％，D-ソルビトール5％）7〜20mL/kgを点滴静注． 時間尿量の目安は250〜500mL．強制利尿を行います． 副作用として低血圧，腎水腫，頻尿，低ナトリウム血症，口渇が生じます． ラシックス®は強力な利尿薬なので，作用の発現は早いです．おもにヘンレループに作用するので，この名前がつけられています． 注射は1日1回20mg筋注・静注．点滴静注は多量投与も可能です．

れが延髄中枢を経て嘔吐を起こす薬物で，硫酸銅，トコン（吐根）などがあります．トコンシロップは成人で約 30 mL，1 歳以上の小児には 15 mL 飲用させるのが有効です．また，**中枢性吐薬**であるアポモルヒネは，延髄第四脳室底にある化学受容器引金体（CTZ）を刺激し，数分以内に嘔吐を起こします．また，アポモルヒネの呼吸抑制は，麻薬拮抗薬によって改善されます．

b. 下剤による排除

下剤は便秘，不消化物および毒物の排泄に対して用いられます．また，毒物が腸内に移動したときは，硫酸マグネシウム（4.9％ が等張）の高張溶液を投与して腸洗浄を行います．一般的に，急性食中毒，手術前処置に用いられます．

c. 吸着薬による排除

吸着薬は表面活性の強い多孔性物質ですので，腸内の毒物・ガス・細菌など，粘膜を刺激する原因となるものを吸着・除去できます．活性炭や**万能解毒薬**（活性炭 2，酸化マグネシウム 1，タンニン酸 1 の割合の混合物）は，毒物が口から入って 1〜2 時間程度ならば，効果が期待できます．

d. 利尿薬による排除

腎臓からの毒物の排泄を促進させるには，利尿薬による**強制利尿**を行います．薬物中毒では催吐薬や下剤などが用いられ，脱水状態になることが多いので，リンゲル液のような電解質輸液を点滴静注し，体液の増加をはかります．

e. 尿の pH の変化による薬物の排除

中毒の原因が酸性薬物（バルビツール酸誘導体，体液中で臭素イオンを生じるブロム化合物，非ステロイド性酸性抗炎症薬，ベンゾジアゼピン系薬物）の場合，7％ 炭酸水素ナトリウム（メイロン®）を点滴静注して，尿をアルカリ性（pH 7〜8）にします．また，塩基性薬物（覚醒アミンであるアンフェタミンやメタンフェタミン，エフェドリン，キニーネ）の場合は，ビタミン C や塩化アンモニウムを生理食塩液に溶解させて点滴静注し，尿を酸性（pH 4〜6）にして尿中への排泄を増加させます．

14.2.2　胃と血液からの排除

a. 胃洗浄

毒性の高い物質（毒物）を経口的に大量摂取した場合，胃内に残留する毒物を回収する手段であり，1 時間以内の実施が望まれます．しかし，意識のないときや嚥下反射が減弱している場合，また，強酸・強アルカリや石油製品（灯油，ガソリン，シンナー）を飲み込んだ場合，消化管の腐食が予想されます．このようなときには，胃洗浄は食道・胃穿孔を起こすので禁忌です．

b. 血液浄化法

血液浄化法で除去できる薬物は，超短時間作用性の静脈内麻酔薬チオペンタール，長時間作用性の催眠薬・抗てんかん薬フェノバルビタール，解熱・鎮痛薬アスピリン，強心薬ジゴキシン，向精神病薬クロルプロマジン，アミノ配糖体系抗菌薬などがあります．

血液透析または**血液・吸着薬灌流法**は，血液をコロジオン膜でコーティングした活性炭などをつめたカラムに通過させ，中毒物質を活性炭に吸着させます．タンパク結合の強い薬物にも有効です．

14.3　急性中毒を起こす代表的な原因物質とその症状

急性中毒症状は，中毒を起こす量の物質を急速に体内に取り入れることで生じる症状です．表 14.2 に急性中毒の症状と原因物質を示します．

表 14.2　急性中毒の症状と原因物質

臨床症状	原因物質
けいれん	覚醒剤，アスピリン，水銀，エタノール，一酸化炭素，青酸化合物，有機リン化合物
意識障害	麻薬，エタノール，一酸化炭素
頻脈	覚醒剤，エタノール
血圧低下	バルビツール酸
体温低下	バルビツール酸，エタノール
呼吸抑制	麻薬，バルビツール酸，ヒ素，エタノール，青酸化合物，有機リン化合物
呼吸促進	アスピリン，一酸化炭素
散瞳	覚醒剤
縮瞳	麻薬，有機リン化合物
視神経障害	メタノール
末梢神経障害	鉛
流涙	有機リン化合物
水晶体混濁	鉄
疼痛	カドミウム
代謝性アシドーシス	アスピリン，青酸化合物

14.4 解毒薬

解毒薬は，毒物の吸収防止，不活性化あるいは吸収後の副作用防止のために用いられます．解毒作用には，化学的・物理的または生理学的作用があります．前者は実際に毒物と結合し，後者は毒物の作用を防止します．表14.3に解毒の作用機構を示します．

14.5 重金属と重金属解毒薬

吸収されやすい金属塩は，しばしば激烈な急性中毒を起こします．吸収されにくい少量の金属塩でも反復摂取されると体内に蓄積し，慢性中毒を

きたします．大部分の重金属化合物では，吸収・排泄が非常に緩徐です．そのため，体内組織に蓄積し，おもに消化管，腎臓に障害が起こります．また，末梢および中枢神経系の機能障害を起こし，その結果，振戦，麻痺をともなう神経炎，血管運動障害が現れることがあります．

一般には，重金属を経口摂取した場合は，催吐薬の投与と徹底的な胃洗浄が必要です．また，胃内で重金属を不活性化するタンニン酸，牛乳，卵白，活性炭などや，重金属を解毒するための重金属解毒薬が用いられます．おもな重金属解毒薬を表14.4に示します．

14.6 有機リン剤（農薬）中毒

有機リン剤は，殺虫剤，市販のマラソン，スミチオン，オルトランなどの農薬として広く用いられています．また，サリンやソマンなどの毒ガスも大きな問題となっています．有機リン化合物は，アセチルコリンをコリンと酢酸に分解するコリンエステラーゼに固く結合して，強い酵素阻害作用を起こします．その結果，副作用として，縮瞳，徐脈，血圧低下，嘔吐などのコリン作動性神経の過剰刺激状態を起こします．これらの中毒症状には，抗コリン作動薬であるアトロピンが投与され，特異的拮抗薬としてPAM（プラリドキシム）が有効です．

表14.3 解毒の作用機構

作用形式	毒性の軽減・防止
中和作用	酸とアルカリ，アルカリと酸
酸化作用	毒蛇の咬傷に対する過マンガン酸カリウム
沈殿作用	タンニン酸（濃い茶に含有）による金属（亜鉛，銅，コバルト，水銀，鉛），アルカロイド類
吸着作用	活性炭，万能解毒薬，牛乳と鶏卵の白身によるフェノール類，塩化水銀
キレート形成作用	重金属に対するエデト酸カルシウムニナトリウム
特異的拮抗作用	有機リン剤に対するプラリドキシム（PAM），アトロピン
抗毒素血清	ボツリヌス中毒に対する抗血清（特定の抗原に対して抗体を含む血清）

表14.4 おもな重金属解毒薬

原因物質	解毒薬	備考
ヒ素，水銀，カドミウム，金，ベリウム，クロム，ニッケル，コバルト	ジメルカプロール（BAL）	ジメルカプロールは第二次世界大戦中，ヒ素を含む発泡性毒ガス（ルイサイト）の拮抗薬として，英国で開発されました．2個あるSH基が金属イオンをキレートし，ヒ素（3価，5価），水銀（無機，有機）に対してもっとも効果があります．
鉛，プルトニウム，ウラン	エデト酸カルシウムニナトリウム（CaNa$_2$ EDTA），エチレンジアミン四酢酸（EDTA）	EDTAはキレート化合物に属します．分子内に金属を捕捉し，特異な配位結合によって内部環状構造を形成することで金属イオンを不活性化し，水溶性の化合物として排泄させます．
鉄	フェロシアニド，デフェロキサミン	3価鉄イオン（Fe^{3+}）との親和性が非常に強いですが，チトクロムやヘモグロビンの鉄とはキレートしません．鉄の急性中毒と原発性ヘモクロマトーシス，続発性ヘモクロマトーシスにおける鉄の尿中排泄増加に用いられます．
銅	D-ペニシラミン	この名称はペニシリンの分解物として得られたことに由来します．D-ペニシラミンおよびアセチル誘導体は，ウィルソン病（肝レンズ核変性）の銅の除去や抗リウマチ薬として応用されます．
その他の重金属	グルタチオン，チオクト酸，グルコースシステイン，ホモシステイン・チオラクトン，チオプロニン	重金属の解毒には，一般に構造式中にSH基を有するものが有効です．COOH基をもつものは金属と結合する可能性があることから，上記の重金属拮抗薬以外に左記に示したものも用いられます．

14.7 特異的拮抗薬・解毒薬

　毒物に特異的な拮抗薬・解毒薬が存在する場合は，それを投与します．中毒を起こす薬物とおもな拮抗薬・解毒薬について，**表14.5**にまとめました．

14.8 有毒ガス中毒

　工業の発展により，有毒ガス中毒が増加する傾向にあります．工場労働者の職業病や，公害物質として社会問題となっています．ガス中毒のおも

な処置方法について**表14.6**に示します．

14.9 食中毒（食品汚染物質）

　食中毒は，飲食物を摂取して起こる急性胃腸炎を主症状とする疾病です．食中毒の原因は，細菌によるもの，化学物質によるもの，自然毒によるものの三つに大別されます（**表14.7**）．

14.9.1 細菌性・アレルギー性食中毒

　細菌性食中毒では，発熱，下痢（水様性・出血性），腹痛がみられます．治療にはニューキノロン系抗菌薬，ホスホマイシンと輸液による大量の

表14.5　中毒を起こす薬物とおもな特異的拮抗薬・解毒薬

中毒を起こす薬物	拮抗薬（酵素薬）	用　法
バルビツール（酸誘導体）	ベメグリド（メヂバール®）	注射剤：50 mg/10 mL．初回0.5 mg/kg静注，以後15秒おきに5 mgずつ静注．副作用は大量静注によりけいれん，筋れん縮，浮遊感，悪心，嘔吐，めまい，頭痛などです．
麻薬（アヘン系アルカロイドによる呼吸抑制）	酒石酸レバロルファン（ロルファン®）	注射剤：1 mg/1 mL．麻薬投与前後，あるいは投与と同時に皮下，筋注，静注．麻薬の種類，用法，用量に応じて種々の投与を行います．副作用は呼吸低下，縮瞳，幻視，めまいなどです．
エチルアルコール（エタノール）	シアナミド（シアナマイド®）	内服液：1%．節酒は1日1回15〜60 mg，断酒は1日50〜200 mgを1〜2回に分服．慢性アルコール中毒および過飲酒者に対する抗酒療法に適用します．副作用は倦怠感，不眠，過敏症状，頭痛，悪心などです．
	ジスルフィラム（ノックビン®）	散剤：98%．1日100〜500 mgを1〜3回に分服，維持量1日100〜200 mg．慢性アルコール中毒および過飲酒者に対する抗酒療法に適用します．副作用は倦怠感，腹部緊張感，頭痛，熱感，下痢，食欲不振，睡眠障害，抑うつ，過敏症状などです．重篤な心障害，肝臓および腎臓疾患，呼吸疾患には禁忌です．

表14.6　有毒ガス中毒の処置方法

有毒ガス		処　置　法	備　考
細胞酵素阻害性ガス	一酸化炭素ガス	軽度の場合は患者を新鮮な大気中に運びます．純酸素吸入や高圧酸素療法を行います．	自動車の排気ガス（3.5〜7%），都市ガス（約8%），タバコの煙（0.5〜1%）．爪，粘膜，皮膚は桜色を呈します．
	シアン（青酸）ガス	亜硝酸アミルの吸入，亜硝酸ナトリウム（3%），チオ硫酸ナトリウム（デトキソール®）を静注します．昇圧薬，利尿薬を用います．	自殺，他殺などに使われますが，冶金，電気メッキ，金属洗浄などにも用います．吸入により数分でめまい，過呼吸，チアノーゼ，意識喪失などが生じます．青酸塩を0.5〜1.5 mg/kg吸入すると，窒息性けいれんが起こり，死にいたります．テロリストが青酸化合物を使用する懸念があることから，2006年にFDAは代替解毒薬としてヒドロキシコバラミンを承認しています．
	硫化水素ガス	亜硝酸アミルの吸入，亜硝酸ナトリウムを静注します．	硫黄や硫化物を加熱した場合や，これらを含む温泉からの蒸気として発生します．
中枢神経抑制性ガス	メタン，エタン，プロパンガス（LPG），天然ガス（LNG）	患者を新鮮な大気中に運びます．純酸素の吸入などの対症療法を行い，輸液の点滴静注，昇圧剤を用います．	メタン，エタンは地球の大気中や天然ガス，海溝，泥中，下水や牛の胃の中から発見されています．これらのガス資源は工業の発展上も重要です．
局所刺激性ガス	塩素ガス，ホルムアルデヒド，ホスゲンなど	呼吸器系（気道）の確保が第一です．咽頭の活性があれば挿管します．輸液の点滴静注，副腎皮質ステロイド，抗生物質，鎮静薬を用います．	酵素系を酸化させ，細胞膜の破綻および透過性を変化させます．とくに呼吸器系には強い障害を与えます．

表 14.7　食中毒の分類

分　類	原　因	例
細菌性食中毒	感染型：生菌によるもの	サルモネラなど
	生体内毒素型	ウェルシュ菌など
	毒素型：細菌の毒素によるもの 毒素型：腐敗産物によるもの	黄色ブドウ球菌，ボツリヌス菌，腸管出血性大腸菌（O-157）など アレルギー，ヒスタミンなど
化学性食中毒	有害な化学物質，重金属によるもの	メタノール，鉛，水銀，ヒ素，農薬など
自然毒食中毒	植物性自然毒 動物性自然毒	毒キノコ，毒草類など フグ，有毒貝類など

水分補給が有効です．アレルギー性食中毒は，赤身魚の魚肉中に多く存在するヒスチジンが，モルガン菌のもつ酵素によって脱炭酸され，ヒスタミンを生成して発症します．

14.9.2　植物性自然毒

　有毒植物といっても，用法・用量によっては薬用植物となり，厳密な区別は困難です．植物性自然毒はキノコ類にもっとも多く，アセタケ類（毒成分はムスカリン），ツキヨタケ（ランプテロール），テングタケ（イボテン酸，ムスカリン），シビレタケ（シロシビン），クサウラベニタケ（ムスカリン，ある種のタンパク質），ニガクリタケ（ファンシクロール群）などが知られています．

14.9.3　動物性自然毒

　毒化した海産魚介類は，主として赤潮発生による有毒鞭毛藻類を餌とし，ヒトがその魚介類を摂取することで，中毒を起こします．イガイ，ムラサキイガイ，アサリなどの中毒が知られています．毒化は生育する地域，生活環境，季節によって異なります．フグの有毒成分のテトロドトキシンは卵巣・肝臓に多く，産卵期（12～6月）がもっとも強いです．ヒトの致死量は1mg以下とされています．

　中毒症状の特徴は末梢神経麻痺で，20分～3時間以内に口唇，舌端の軽いしびれが現れ，つぎに知覚麻痺，呼吸困難，血圧降下，意識消失，呼吸停止の経過をたどります．特効薬はなく，応急措置として対症療法的に催吐薬が用いられます．

●中毒110番について

　中毒に関するあらゆる情報が集められており，24時間態勢で電話による対応を行っています．年間1万件を超える問い合わせがあり，これによって生命を救われた中毒患者が多数います．

　現在，この中毒110番は（財）日本中毒情報センターに引き継がれています．
・つくば中毒110番（9～21時）029-852-9999
・大阪中毒110番（24時間対応）072-727-2499

演習問題

次の記述で正しいものは○，誤っているものは×を記してください．

● **14.1**　急性中毒において，すみやかに毒物を排除するには，催吐薬の投与，胃洗浄，強制利尿法，血液浄化法などがあります．

● **14.2**　モルヒネ中毒の解毒薬にはナロキソンが用いられます．

● **14.3**　急性中毒による全身状態の改善には輸液，強心薬の投与を行います．

● **14.4**　石油製品，シンナー，灯油，ガソリンを飲んだ患者は胃洗浄が有効です．

● **14.5**　EDTA（エチレンジアミン四酢酸）は鉄中毒に用いられます．

● **14.6**　有機リン中毒はアセチルコリンの分解が阻害された状態であり，PAM，アトロピンを投与します．

● **14.7**　アスピリン，ニトラゼパム，フェノバルビタールは酸性尿で排泄されやすいです．

● **14.8**　ジメルカプロール（バル®）は鉄，カドミウム中毒に有効です．

● **14.9**　シアナミドはアルコールの体内酸化を抑制し，悪酔い状態を起こすので嫌酒作用を示します．

● **14.10** 腸管出血性大腸菌 O-157，サルモネラ菌感染症にはニューキノロン系抗菌薬が有効です．

解答と解説

● **14.1** ○
● **14.2** ○
● **14.3** ○
● **14.4** ×：石油製品は食道・胃穿孔を起こすので，胃洗浄は禁忌です．
● **14.5** ×：鉄中毒→鉛中毒．
● **14.6** ○
● **14.7** ×：酸性尿→アルカリ尿．
● **14.8** ×：ジメルカプロールはヒ素（3価，5価），水銀（有機，無機）中毒に有効です．
● **14.9** ○
● **14.10** ○

15 漢方薬・和漢薬の基本

15.1 漢方薬・和漢薬とは

漢方医学は，中国で生まれ発達した伝統医学（中医学）と，それが伝えられた日本を含む周辺諸国で，それぞれに発達した伝統医学の総称です．日本へは 5 世紀ごろ伝えられ，17〜19 世紀に大きく発達して日本化したため，厳密には中医学と異なります．狭義では，日本で独自に発達した伝統医学が漢方と呼称され，その理論に基づいて処方される生薬の方剤（種々の生薬の組合せ）が漢方薬です．つまり，漢方医学は中国で生まれ，日本で育った日本固有の学問といえます．

多くの漢方薬は，生薬を複数用いて構成されています．しかし，咽頭痛などに用いられる甘草湯は，その構成生薬が甘草のみであり，例外的な存在といえます．現在，国内では医療用医薬品として，129 種類の漢方製剤（ほとんどがエキス剤）が薬価収載（保険適応）され，臨床で使用されています．従来，漢方薬は煎剤（煎じ薬，振出薬）として，生薬をお湯などに煮だして服用されてきました．この作業が煩雑であり，品質も安定しないことから，エキス剤が普及してきました．

漢方エキス剤には，顆粒剤，細粒剤，錠剤，丸剤，カプセル剤，軟膏剤などがあります．また，2017 年 9 月 1 日現在，日本薬局方にも 157 種の生薬と 33 種の漢方処方が収載されています．そして，方剤ごとに構成生薬の種類およびその量も定められ，品質の安定化が図られています．

15.2 生薬とは

人類は昔から，病気と闘う手段として身のまわりに存在する植物，動物，鉱物などの天然物から効果を有する薬を見つけ，素朴な形式で使用してきました．変化を遂げながら，人類はその知識や経験を現在まで伝承し続けてきました．このような植物，動物，鉱物などの，薬効を有する部分を取り分け，保存や運搬，そして簡便に使用するために適した形に加工したものを生薬といいます．

国内において使用されている生薬は，漢方処方や，独自に伝承されてきた東洋医療などで用いられる天然物由来の医薬品です（図 15.1）．その使用方法には，漢方医学が大きな影響を与えています．このため，一般の人の間では生薬と漢方薬とを，同一視している場合も多いようです．

漢方薬とは，単一あるいは複数の生薬を，漢方医学の理論に基づいて構成した方剤，処方です．単独の生薬や，薬草などとよばれるものではありません．たとえば，民家の裏庭などでも生息している植物のドクダミは，生薬和名十薬とよばれる日本薬局方にも収載されている生薬です．ドクダミを乾燥させて煎じて飲んでも，それは漢方薬ではありません．

また，前述したとおり，生薬は植物だけではありません．動物の例では，牛の胆石は牛黄，貝のカキの殻は牡蠣，中国において出土する動物の化石は竜骨とよばれ，国内の漢方薬の一部を構成

	初期	中期	後期
実証	麻黄湯	麻杏甘石湯	
	葛根湯	小柴胡湯	清肺湯
		滋陰降火湯	
			柴胡桂枝湯
虚実間	小青竜湯		
	桂枝湯		
			補中益気湯
虚症	真武湯		

図 15.1 風邪に処方される漢方薬の例と証の相関

する生薬なのです.

生薬は無数に存在するのですが, すべての生薬が日本薬局方に収載され, 国が認めた医薬品というわけではありません.

15.3 漢方薬と西洋薬の違い

中国および日本の医薬品に関する伝統的学問である本草学の源は, 諸説あります. 『神農本草経』が中国最古の本草書とされています. その伝統はまさに中国の歴史に匹敵します. その後, 本草学はさまざまな変遷を遂げ, 日本では漢方薬や生薬学に大きな影響を与えています.

西洋医学は, 外科的な治療であれ, 薬物治療であれ, 病気を診断・検査し, その原因を取り除いて病気を治癒させることを主眼においています. 病気の原因を見定めて, それを標的にした治療を行うので, 効果は的確かつ迅速です.

これに対して漢方では, 病気を原因の面からではなく, 症状により整理します. そのため処方は, 患者に現れた症状群に当てはめて分類しています.

漢方薬と西洋薬のおもな相違点を表15.1 に示します.

最古の薬物治療書は, 中国後漢時代に記された『傷寒雑病論』とされています. 『傷寒雑病論』のテキストは『傷寒論』と『金匱要略』の二つがあります. 『傷寒論』はきわめて単純明快な実用書で, 生理学的な記述は認められません. 高度な理論を展開することもなく, 「このような症状にはこの処方」のように, 原則を示しているだけです. 経験による処方を運用することだけでは満足されず, 処方理論をつくり上げていくことで, 中医学は独自の発達を遂げました.

表15.1 漢方薬と西洋薬のおもな相違点

	漢方薬	西洋薬
薬剤の由来	天然物 (生薬)	主として化学的に合成
成分	多種類の方剤	単一成分の併用
成分内容	不明確	明確
作用強度	ゆるやか	強力
作用発現時間	緩徐	鋭敏
作用部位	不明確	明確
副作用	主としてゆるやか	時に重篤
根拠	経験的	論理的

しかし, 実用医学を軽視して, 高度な学説を論じることが学問と位置づけられていた中世の中国では, その方法論は近世にいたるまで主流にはなりませんでした. 一方, 日本では, 漢方医学が伝来した後, 江戸時代に整理, 研究されて, より高度な学問として日本伝統の漢方医学が形成されました. 漢方が日本の独自の伝承医学と考えられるのは, 上記のような背景があるからです.

15.4 「証」の考え方

西洋医学では病気を病名で分類しますが, 漢方医学では証で分類します. 証は『傷寒論』独自の概念です. 現在のような検査機器がなかった時代に, 患者の疾病の状態を把握する方法は, おもに身体に現れる変化を観察することでした. 患者の自覚的な訴えや, 医師の他覚的所見などの限られた情報から, 医師は患者の状態を正しく判断しなければなりません. これらの所見を漢方的な尺度で推量し, 類似したものを経験的に整理統合し, 実際に方剤の効果を証明したものが証となってきたのです.

15.4.1 三陰三陽：陰陽思想とは

かつての中国では, 自然界に起きるすべての事象を対比する要素で説明しようとする陰陽思想が支配的でした. 漢方の理論でもその傾向は強く, 病気診断も対比要素で記述され, 病人も陰証と陽証に大別されます.

陰陽理論では, 陰とは沈滞, 消極, 受動, 退行, 寒涼など, 陽は陰の反対であり, 発揚, 積極, 能動, 進行, 温熱などを意味します. 陰証とは, 病気が勝って抵抗力が落ち, 熱感がなく悪寒や手足の冷えを感じる状態を意味します. 逆に, 陽証は, 体力が病気に勝り, 発熱の状態および発熱と悪寒を感じる状態を表します.

寒熱は, 漢方でさまざまな症状の記述によく用いられる要素です. 「熱」とは必ずしも体温の上昇を意味するのではなく, 自発的な熱感に対して, 医師が診断で熱感を認めたときのことを示します. つまり, のぼせ気味で赤ら顔の状態, 尿の色が濃く尿量が少ない状態は熱証と考えます. 「寒」

とは，新陳代謝が衰え，自覚的に冷えを感じるときをさし，脈が弱く，顔色は青白いなどの状態を示します．

西洋医学との相違は，漢方では病態を進行状況に従って六病位という6段階にステージ分類している点です．六病位は病気の時間的経過を表し，刻々と変わるという認識に基づいています．風邪の程度によって，漢方では異なる処方（治療法）がいくつか用意されています．

『傷寒論』では，陽証は太陽病，少陽病，陽明病，陰証は太陰病，少陰病，厥陰病のそれぞれ三つに分けられていて，これを三陰三陽といいます（表15.2）．

また，病位を示す要素として，表裏という対比要素があります．病毒が皮膚や筋肉，関節など身体の表層にとどまっている状態を「表」，内臓などのように身体内部にある状態を「裏」，その中間状態にある場合を「半表半裏」と考えます．太陽病は「表」，少陽病は「半表半裏」，陽明病は「裏」，陰証の三陰はどの状態も「裏」とされています．

陽証は，熱（漢方的概念の寒熱の熱）をもってはじまるとされます．太陽病は，病気の初期であり，悪寒，発熱，頭痛，項（首のこと）がこわばり，浮脈（指をちょっと置いただけで脈を感じること）を示します．

少陽病は，太陽病と陽明病の中間の状態で，太陽病よりは症状が重く陽明病よりは軽く，脇腹が重苦しく張っている感じ（胸脇苦満）です．脈は弓の弦のように感じ（弦脈），口が苦く吐き気が

し，また寒気がしたり熱っぽく感じたりします．

陽明病は，三陽のうち陽がもっとも強く，持続的な熱があって腹も張り（腹満），脈は弓の弦がピンと張ったように感じ（緊脈），便秘があります．

『傷寒論』では，太陽病→陽明病→少陽病の順に進行しますが，日本の漢方医学では，太陽病→少陽病→陽明病の順に進行すると考えるのが主流です．

陰証は，寒（漢方的概念の寒熱の寒）をもってはじまるとされます．三陰は，三陽ほど明確な区別がなく，症状の程度の違いによります．症状は太陰病→少陰病→厥陰病の順に症状が進行すると考えます．

太陰病では，腹が張るが力強さはなく，下痢，嘔吐があり，脈は沈脈（指を軽く触れただけではわからないような弱々しい脈）です．少陰病では，腹は軟弱無力，手足が冷え，心機能低下，太陰病のときよりさらに激しい下痢があり，脈は弱い（細脈）とされています．

厥陰病はさらに重い症状で，意識朦朧の状態です．

病気は，原則的には陽証から陰証へ前述の順序で進行します．太陽病から陽明病あるいは陰証になることもあり，また陰証からはじまることもあります．

漢方治療の原則として，「陰証に対しては熱をもって治療し，陽証に対しては寒をもって治療する」という考えがあります．陽証に対しては体を冷やす作用の薬を用い，陰証では逆に温める作用の薬を用いて，病邪を追い払うことを意味しま

表15.2 三陰三陽と身体症状およびおもな処方の例

病位	太陽病	小陽病	陽明病	太陰病	少陰病	厥陰病
病毒の位置	表	半表半裏	裏	裏	裏	裏
汗の状態	無汗		発汗			
脈の状態	浮脈	弦脈	緊脈	沈脈	細脈	微脈
身体症状	頭痛，頭重，肩こり，関節痛	めまい，口渇，吐き気，食欲不振，胸脇苦満	便秘，腹満	下痢，嘔吐，腹痛，腹満	手足の冷え，腹は軟弱無力，心機能低下	意識朦朧
治療	発汗	解毒	瀉下	温中散寒法*	温中散寒法*	温中散寒法*
おもな処方の例	葛根湯 桂枝湯 麻黄湯	小柴胡湯 大柴胡湯 甘草瀉心湯	白虎湯 大承気湯 小承気湯	桂枝加芍薬湯 小建中湯 八味地黄丸	真武湯 麻黄附子細辛湯	四逆湯

*：温・熱性の生薬を用いて内臓を温め，腹痛や冷え下痢などを治療する方法です．類語：温裏散寒法．

す．太陽病の治療法としての発汗は，体を冷やすためです．

解毒（駆水，駆風など）や瀉下（いわゆる下剤効果）も，漢方では陽証の治療法としてよく用います．この場合，毒とは必ずしも毒素の意味ではありません．体液の停滞，消化器に溜まった食品の廃物によって，体の不具合が引き起こされると考え，水毒や食毒と称されるものをさします．

西洋医学とは異なり，漢方医学ではすべての病気は気（生きる活力やエネルギー，神経の作用など），血（血液やホルモンの作用），水（血液以外の体内の水分）の不調和から起きると考えています．病気に関係なく，同じ症状であれば同じ治療法が選択されます．

15.4.2 虚証と実証

陰陽それぞれの証は，患者を外部から観察した疾病の状態を示します．患者の内部の状態を表すものとしては虚実証があります．**虚証**は体力に乏しく病気に抵抗できない状態を，**実証**は体力が充実し病気に抵抗できる状態を意味します．しばしば，頑強の体質（たとえばプロレスラー）を実証，虚弱な体質（たとえば痩せ形の学者）を虚証と一義的に考えがちです．正確には，病気にかかった状態での病気に対する抵抗力が基準となり，脈診や腹診の結果に基づいて判断します．実証では，脈が力強く，腹部は弾力に富み，肌に張りがあるのに対して，虚証では，脈が弱く，腹部に弾力がなく，肌に張りがない状態です．

漢方では，陰陽と虚実を組み合わせ，陰病の状態で，虚であれば陰虚証と診断します．その病位を考慮し，適切な処方が選択されます．以下に，風邪の治療に用いられる漢方薬を，例として示します（**図15.1**参照）．

① 麻黄湯：マオウ（麻黄），キョウニン（杏仁），ケイヒ（桂皮），カンゾウ（甘草）を配合したものです．風邪の引き始めで鼻閉，悪寒があり，汗は出ず，発熱，頭痛，関節痛などがある場合に用います．マオウの経口投与で発汗作用があることを確認しています．

② 麻杏甘石湯：マオウ（麻黄），キョウニン（杏仁），カンゾウ（甘草），セッコウ（石膏）を配合したものです．風邪が進行して咳がはげしくなり，口渇，喘鳴，頭部発汗をともなう場合に用います．マオウには，喘息に有効成分であるエフェドリンが含まれ，鎮咳薬としての作用を有しています．

③ 葛根湯：カッコン（葛根），マオウ（麻黄），タイソウ（大棗），ケイヒ（桂皮），シャクヤク（芍薬），カンゾウ（甘草），ショウキョウ（生姜）を配合したものです．風邪の引き始めで，首筋から肩にかけてこりがあり，頭痛や筋肉痛があるときに用います．

④ 小柴胡湯：サイコ（柴胡），ハンゲ（半夏），オウゴン（黄芩），チクセツニンジン（竹節人参），タイソウ（大棗），カンゾウ（甘草），ショウキョウ（生姜）からなる処方です．胸や脇腹が重苦しくて疲れやすく，悪寒が間欠的に続き，微熱，食欲不振，咳などの症状があるときに用います．

⑤ 清肺湯：ブクリョウ（茯苓），トウキ（当帰），バクモンドウ（麦門冬），オウゴン（黄芩），キキョウ（桔梗），ソウハクヒ（桑白皮），キョウニン（杏仁），サンシシ（山梔子），テンモンドウ（天門冬），バイモ（貝母），チンピ（陳皮），タイソウ（大棗），チクジョ（竹筎），ゴミシ（五味子），ショウキョウ（生姜），カンゾウ（甘草）を配合したものです．風邪が慢性化し，痰が多く出て咳き込む場合に，咳を鎮め，痰を切るための処方です．

⑥ 滋陰降火湯：ビャクジュツ（白朮），トウキ（当帰），シャクヤク（芍薬），ジオウ（地黄），テンモンドウ（天門冬），バクモンドウ（麦門冬），チンピ（陳皮），チモ（知母），オウバク（黄柏），カンゾウ（甘草）を配合したものです．咳や痰を生じ，のどがつまるような場合に，鎮咳去痰のための処方です．

⑦ 柴胡桂枝湯：サイコ（柴胡），ハンゲ（半夏），ケイヒ（桂皮），シャクヤク（芍薬），オウゴン（黄芩），ニンジン（人参），タイソウ（大棗），カンゾウ（甘草），ショウキョウ（生姜）を配合したものです．微熱，悪寒，頭痛，吐き気などの症状がある風邪の後期に，小柴胡湯と同じように用いられます．

⑧ 小青竜湯：ハンゲ（半夏），マオウ（麻黄），

シャクヤク（芍薬），カンキョウ（乾姜），カンゾウ（甘草），ケイヒ（桂皮），サイシン（細辛），ゴミシ（五味子）を配合したものです．水様の鼻水や痰が出る気管支炎，あるいは風邪にともなう喘息発作などに用います．鼻炎，気管支炎用薬として繁用されます．

⑨ 桂枝湯：タイソウ（大棗），ケイヒ（桂皮），シャクヤク（芍薬），カンゾウ（甘草），ショウキョウ（生姜）を配合したものです．通常，虚弱あるいは病後に体力が十分に回復しないまま風邪をひいた初期状態に用います．また，麻黄湯，葛根湯を服用して，発汗してもすっきりしないようなときにも用います．漢方では，汗が自然に出ている状態で本処方を服用すると，汗を止める効果があるとされています．

⑩ 補中益気湯：ニンジン（人参），ビャクジュツ（白朮），オウギ（黄耆），トウキ（当帰），チンピ（陳皮），タイソウ（大棗），カンゾウ（甘草），サイコ（柴胡），ショウキョウ（生姜），ショウマ（升麻）を配合したものです．もともと虚弱体質あるいは病後の衰弱した状態で，元気がなく，胃腸のはたらきが衰え，食欲もなく疲れやすい場合に用います．

⑪ 真武湯：ブクリョウ（茯苓），シャクヤク（芍薬），ショウキョウ（生姜），ビャクジュツ（白朮），ホウブシ（炮附子）を配合したものです．体の弱い人や老人などの虚証体質の患者が，インフルエンザや肺炎を起こした場合，熱があまり高くなく脈の力がない症状に用いられます．

15.5　漢方医学における診断方法

診断方法としては，基本的に，望，聞，問，切の4種で行う方法で，「難経」といいます．

望診とは，医師の視覚による診断方法です．顔色，体格，栄養，毛髪，発疹の有無，しみ，あかぎれ，浮腫など，さらに，皮膚の湿潤から歩行障害，関節の動き，運動障害など，静・動の観察を行います．

聞診は，医師の聴覚や臭覚による診断方法です．咳，喘鳴（ゼーゼーという音），うわごと，しゃっくり，げっぷ，胃内停水，腹中雷鳴など，さらに，口臭，体臭のほか，膿，おりもの，排泄物の臭気などの情報を得ます．

問診は，西洋医学と同様に患者の現病歴，既往歴，家族歴を尋ねます．現在の病状に対しては，漢方独特なものがあります．たとえば，悪寒（暖かくしていても寒気がする），悪風（風に当たると不快になる），熱感，便通，小便の不利（少ないこと）・自利（多いこと），小便難（出にくいこと），口渇，咳，出血，頭痛，めまい，などの状況を尋ねます．

切診は，医師が患者の体に手を触れて行う診断法です．とくに重要な行為に脈診と腹診があります．

脈診は，西洋医学と同様に，人差指，中指，薬指の3指で行い，橈骨（前腕の親指側の骨）動脈の脈拍を3指頭で触知します．古くはこの各部位の脈状が細かく分析されていました．

腹診は，とくに日本において発達した診断法で，日本漢方の特徴の一つです．慢性疾患については，脈診以上に重要であるとされています．

15.6　漢方薬の副作用

漢方薬を構成している生薬成分の中には，濃度によっては劇薬あるいは毒薬に分類されるものがあります．また，漢方薬にも副作用があります．とくに代表的な副作用を以下に示します．

① 多くの漢方薬に含まれる甘草の成分グリチルリチンは，尿細管でのカリウム排泄を促進します．浮腫，血圧上昇を示す偽アルドステロン症を呈します．

② 慢性肝炎などに使用されている小柴胡湯は，インターフェロンとの併用で，間質性肺炎の発症率が上昇することが確認されています．

15.7　漢方医学の長所と限界

漢方医学は，伝統的に病気の原因を追究してきませんでした．このため，がんや心血管疾患など，原因が明らかで重篤な疾患へ適応するには不向きです．感染症に対しても，漢方処方はいずれも病原菌を排除するものではありません．症状を取り

除く，いわゆる対症療法となっています．また，証に関する判断に関しても，医師の主観により大きな差があります．

　日本の漢方医学は，西洋医学をもとに漢方を再評価し，その利点を取り込んできました．しかし，漢方薬はその特有な香りや味が，効果の一部を担っていると考えられています．そのため，新薬やプラセボ（偽薬）を対照として，効果を検証する試験はあまり行われてきませんでした．近年，精度の高い臨床試験が数多く行われ，漢方薬の有効性検証に大きく貢献しています．伝統的な漢方の診察に基づいて治療することは，日本の保険医療機関ではほとんどありません．多くの場合，証を西洋医学に応用して，保険適応となる疾患の患者に対して，漢方薬が処方されています．

　西洋医学の新薬開発は，臨床試験から一貫して被験者を病名ごとにグループ化します．対照薬と比較して優越性に関して統計的処理によって評価し，被験者の個体差は無視できるものと判断されています．一方，漢方医療の「証」は人間の個体差そのものです．東洋医学と西洋医学に垣根を設けるのではなく，それぞれの概念を正しく理解すれば，どちらも治療戦略の有効な武器になります．

演習問題

　次の記述で正しいものは○，誤っているものは×を記してください．

● **15.1**　ドクダミは正式な生薬，十薬であるため，乾燥させたものを煎じて飲めば，それはすなわち漢方薬といえます．

● **15.2**　漢方薬に使用されるのは生薬です．生薬はすべて植物由来のものです．

● **15.3**　漢方薬の作用はゆるやかなため，副作用がありません．

● **15.4**　漢方医療はもともと中国で生まれた概念のため，現在国内で行われている漢方による診断や治療も，古来の中国の概念に基づいて行われています．

● **15.5**　多くの漢方薬に含まれる甘草（カンゾウ）はグリチルリチンという物質が主成分で，

偽アルドステロン症を引き起こす可能性があります．

● **15.6**　ウイルス性肝炎に使用されるインターフェロンと小柴胡湯の併用によって，致死的な間質性肺炎を引き起こす可能性があります．

● **15.7**　大黄（ダイオウ）はアミグダリンを含有しているため，下剤としての作用があります．

● **15.8**　複数の生薬を含むお茶が清涼飲料水として販売されています．厚生労働省から特定保健用食品に指定されているものも多いため，漢方薬といえます．

● **15.9**　麻黄（マオウ）に含まれるエフェドリンは交感神経を刺激する物質であり，気管支を拡張して咳を抑え，血管を拡張して発汗をうながし，解熱の作用があります．

● **15.10**　漢方薬は，急性心筋梗塞患者の救命に使用されます．

解答と解説

● **15.1**　×：漢方薬は定められた複数の生薬の配合薬なので，ドクダミを煎じただけでは漢方薬とはいえません．

● **15.2**　×：生薬には動物や鉱物由来のものも多数存在します．

● **15.3**　×：生薬の主成分には，濃度が高ければ毒薬や劇薬に分類される成分がありますので，副作用はあります．

● **15.4**　×：現在の国内の漢方医療は，日本独自に発達した概念に基づいて行われています．

● **15.5**　○

● **15.6**　○

● **15.7**　×：アミグダリンではなくセンノサイドです．

● **15.8**　×：特定保健用食品は医薬品には入りません．漢方薬は医薬品に分類されます．

● **15.9**　○

● **15.10**　×：急性心筋梗塞，脳卒中など，多くの致死的な急性期疾患に対する効果は期待できません．

16 診断薬・検査薬と医薬品開発

16.1 診断薬と検査薬

病気の診断は臨床検査と診察によって行われます．臨床検査には，人体もしくは疾病によって体内に貯留してきた血液や体液などを採取して行う検体検査と，医療機器や医薬品を用いて患者の生体機能や構造を調べる生体検査があります．使用される医薬品は診断薬や検査薬とよばれます．さらに，これらの医薬品には，負荷検査薬・診断薬，造影剤，放射性医薬品があります．

16.1.1 負荷検査薬・診断薬

負荷検査薬・診断薬とは，その薬効や構造的な特徴，また特定の臓器への蓄積性などを利用して，検査や診断を行う際に使用される薬剤をさします（表 16.1）．たとえば，副腎皮質ホルモン合成阻害剤であるメチラポンは，副腎皮質からのコルチゾール生成を抑制して下垂体 ACTH 分泌を亢進させます．ACTH 分泌増加によって副腎皮質機能は刺激されますが，メチラポンの阻害作用のために副腎皮質におけるステロイド生合成は，11-デオキシコルチゾールおよび 11-デオキシコルチコステロンの段階で止まり，その代謝産物である 17-OHCS または 17-KS が尿中に排出されます（図 16.1）．

16.1.2 造 影 剤

造影剤とは，画像診断検査における読影を容易にするため，画像にコントラストをつける医薬品をさします．造影剤には多くの種類があり，検査方法や目的，部位などによってそれぞれ選択されます．

a．X 線造影剤

X 線を照射した物質は，分子中の原子番号や密度，構造上の厚みによって X 線の吸収率が異なるため，その違いが X 線写真にコントラストを生み出します．

表 16.1　おもな負荷試験と副作用

適　応	負荷試験名	副作用
成長ホルモン分泌能検査	アルギニン負荷試験	点滴中に悪心
	L-ドパ負荷試験	吐き気
	クロニジン負荷試験	頭痛・悪心・動悸
	グルカゴン負荷試験	冷や汗・空腹感・腹痛・頻脈・眠気・顔面蒼白
	インスリン負荷試験	
ACTH 分泌検査	メチラポン負荷試験	悪心・食欲不振・下痢・発熱・頭痛
	デキサメタゾン抑制試験	ほとんどない
肝機能検査	ICG（インドシアグリーン）試験	悪心・嘔吐・蕁麻疹・発熱・ショック症状
	BSP（ブロムスルファレイン）試験	血管痛・吐き気・胸痛・めまい
腎機能検査	インジゴカルミン排泄試験	ほとんどない
	PSP（フェノールスルホンフタレイン）排泄試験	発赤・掻痒感・顔面紅潮・胸内苦悶・血圧低下
その他	尿素呼気試験	発疹・蕁麻疹・腹部膨満感・下痢・心窩部不快感
	ツベルクリン反応検査	水疱・壊死・過敏症状・掻痒感・紅斑・発疹・蕁麻疹
	エドロホニウム試験	けいれん・呼吸中枢麻痺

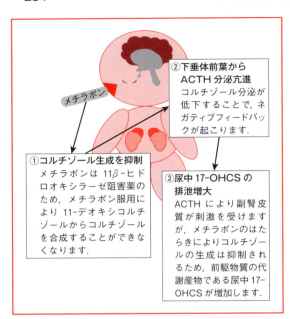

図 16.1　メチラボンの作用機序

たとえば，胸部の場合，空気よりも密度が高く原子番号 20 のカルシウムを成分とする骨は，X 線透過率が低いため白く写ります．空気を多く含んだ肺は X 線透過率が高いため黒く写ります．しかし，腹部など臓器では，X 線透過率が大きいため，区別がつきません．そのため，X 線透過率に差をつけ，画像にコントラストを出すことで特定の臓器をわかりやすくするために投与するのが X 線造影剤です．X 線造影剤には原子番号の大きい原子（バリウムまたはヨウ素）によって X 線透過率を低くして画像を白くする **陽性造影剤** と，空気や炭酸ガスといった低密度の物質（気体）によって X 線透過率を上げて黒く写す **陰性造影剤** があります．陽性造影剤はさらに油性と水溶性に分類されます（**表 16.2**）．

また，陽性造影剤と陰性造影剤の両者を組み合わせて検査する **二重造影法** では，ガスによって消化管を進展させた状態で，バリウム製剤を粘膜面に薄く付着させることで，粘膜面の詳細な評価を行うことができます．

[臨床上の注意]　バリウム製剤は粘着性が高く，消化も吸収もされないため，体内に長時間とどまっていると固まってしまいます．そのため，検査後は下剤と多量の水分摂取によって便秘を予防し，すみやかに体外へ排出させる必要があります．

メトホルミン塩酸塩は，肝臓における乳酸からの糖新生を抑制することで血糖値を低下させます．ヨード造影剤の投与によって一過性に腎機能が低下すると，メトホルミン塩酸塩の腎排泄が減少し，その結果，乳酸が増加して乳酸アシドーシスを起こします．したがって，緊急で検査を行う場合を除き，ヨード造影剤を用いた検査前および投与後 48 時間は，メトホルミン塩酸塩の使用を中止する必要があります．

b．MRI 造影剤

MRI 検査では，ガドリニウム製剤，超常磁性酸化鉄（super paramagnetic iron oxide：SPIO）製剤が用いられ，静脈内投与を行います（**表 16.3**）．ガドリニウム製剤は細胞外液分布型のため，血中および細胞間隙に分布し尿中に排出されます．肝特異性をもつ EOB・プリモビストは血中および細胞間隙に加え，トランスポーターを介して肝細胞にも取り込まれ，尿中，胆汁中へ排出されます．また，SPIO 製剤は，肝臓の細網内皮系で貪食され取り込まれます．

[臨床上の注意]　ガドリニウム製剤は，腎性全身性線維症の副作用が報告されており，とくに重篤な腎障害をもつ患者に対しては注意が必要です．

c．超音波検査（エコー検査）用造影剤

超音波検査とは，超音波を患者の体内に向けて照射し，その反響を映像化して診断を行う画像検査法です．超音波検査に用いられる造影剤は，体内で壊れない強度をもったマイクロバブル（微小気泡）であり，静脈内投与が行われています（**表 16.4**）．血管内への投与ですが，空気塞栓の可能性はほとんどないとされています．

16.1.3　放射性医薬品

放射性医薬品 とは，特定の臓器に集まる化合物などにラジオアイソトープ（RI，放射性同位元素）を結合させることで放出されるガンマ線を測定するために，生体に投与される医薬品です（**図 16.2**）．核医学検査には半減期の短いアイソトープが使用されているため，人体への影響も短期間であり，また投与量も少ないため，副作用もほと

16.1 診断薬と検査薬

表 16.2 おもな X 線造影剤の種類

分 類						一般名	代表的な商品名
陽性造影剤	バリウム製剤	経口剤				硫酸バリウム	硫酸バリウム
						炭酸ガス配合硫酸バリウム	バリトップ
						アミドトリゾ酸ナトリウムメグルミン	ガストログラフィン
	ヨード造影剤	注射剤	油性			ヨード化ケシ油脂肪酸エチルエステル	リピオドールウルトラフルイド
			水溶性	イオン性	モノマー型	アミドトリゾ酸ナトリウムメグルミン	ウログラフィン
						イオタラム酸ナトリウム	コンレイ
						イオタラム酸メグルミン	コンレイ
					ダイマー型	イオキサグル酸	ヘキサブリックス
						イオトロクス酸メグルミン	ビリスコピン DIC50
				非イオン性	モノマー型	イオパミドール	イオパミロン
						イオメプロール	イオメロン
						イオキシラン	イマジニール
						イオベルソール	オプチレイ
						イオヘキソール	オムニパーク
						イオプロミド	プロスコープ
					ダイマー型	イオトロラン	イソビスト
						イオジキサノール	ビジパーク
陰性造影剤						空気, O_2, CO_2	

表 16.3 おもな MRI 造影剤の種類

分 類		一般名	代表的な商品名
ガドリニウム製剤	細胞外液性	イオン性直鎖型	マグネビスト
		非イオン性直鎖型	オムニスキャン
		イオン性マクロ環型	マグネスコープ
		非イオン性マクロ環型	プロハンス, ガドビスト
	肝特異性	イオン性直鎖型	EOB・プリモビスト
SPIO 製剤		超常磁性酸化鉄	リゾビスト
経口消化管用造影剤		Fe イオン	フェリセルツ
		Mn イオン	ボースデル

表 16.4 超音波造影剤の成分とその適応

薬剤名	成分	適応
ソナゾイド	ペルフルブタン	肝腫瘍性病変・乳房腫瘍性病変

んどありません.

[臨床上の注意] 核医学検査を受けた患者をケアする際には，微量ですが被曝します．適切な防護が必要です．しかし，1 回のおむつ交換で 0.5 マイクロシーベルト以下の被曝との報告もあり，半減期も短いため，心配する線量ではありません．
※法令により，職業被曝の限度は 100 ミリシーベルト以下／5 年間，女性の場合はさらに 5 ミリシーベルト以下／3 カ月，妊娠～出産までは 2 ミリシーベルト以下に制限されています.

a. SPECT（single photon emission CT）検査

単一光子を放出する核種を標識した薬剤を使用します．投与する薬剤はその化学構造によって，特定の臓器や組織に選択的に分布するという性質のため，分布先の臓器や組織から放出されるガンマ線を測定します.

[臨床上の注意] 甲状腺シンチグラフィでは，甲状腺にヨウ素が集積するという性質を利用して診断を行います．検査時に薬剤が体内に取り込まれやすくするため，検査前は海藻類などのヨードを多く含む食品の摂取や，ヨウ素剤を含む含嗽薬の使用を制限する必要があります.

b. PET 検査

陽電子を放出するアイソトープで標識された薬剤の体内分布を，特殊なカメラを用いて映像化し，診断を行う検査です．PET（positron emission tomography）検査で用いられる代表的な薬剤は，ブドウ糖をアイソトープで標識したもので，がん細胞が正常細胞の数倍多くブドウ糖を取り込むという性質を利用しています.

陽電子とは，プラスの電気を帯びた電子のこと

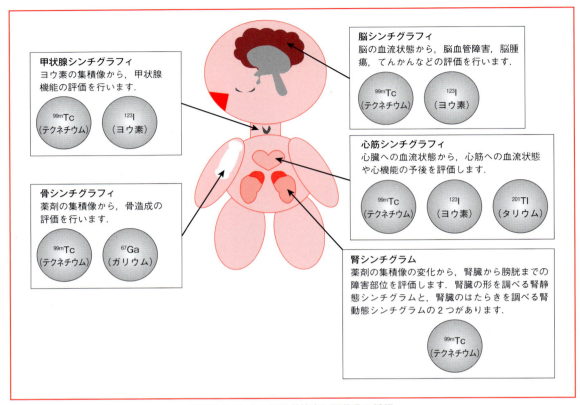

図 16.2　おもな核医学検査と医薬品の種類

で，ポジトロンともよばれています．ポジトロンは，マイナスの電気を帯びた電子と結合して消滅し，ガンマ線になります．このガンマ線は，エネルギーや放射方向が一定という特徴をもち画像化にすぐれているため，PET 検査では薬剤の体内動態を映像化することで，がん細胞の活動性を反映しています．

16.2　医薬品の開発

　近代における医薬品の多くは，20 世紀前半にその基礎が築かれました．そして，今日にいたるまで多くの医薬品が開発されてきました．世界には，いまだ治療法が確立されていない疾患が数多く存在し，新薬の開発が待ち望まれています．
　そのプロセスとしては，まず候補薬となる化合物の選定を行う基礎研究からはじまります．つぎにその化合物の薬効や毒性を，ヒト以外の動物や細胞で確かめる非臨床試験が行われます．そして，ヒトにとって有効かつ安全であるかを確かめる**臨床試験**が行われたのちに，厚生労働省の承認を得て，はじめて薬となるのです（図 16.3）．
　臨床試験とは，ヒトに対して行う試験一般をいいます．とくに，新薬としての製造販売の承認取得のために実施する試験は**治験**とよばれています．

16.2.1　治験の科学的・倫理的妥当性

　治験では，候補薬をヒトに投与してその有効性と安全性を科学的な方法で調べるため，被験者の人権を最優先に考えた上で，安全が最大限に守られている必要があります．そのため，治験を行う際には，薬事法とそれに基づいて国が定めた「医薬品の臨床試験の実施の基準に関する省令」（**省令 GCP**：good clinical practice）というルールによって厳格に監視されています．省令 GCP は日米 EU 医薬品規制調和国際会議（ICH：International Concil for Hamonization of Technical Requirements for Pharmaceuticals

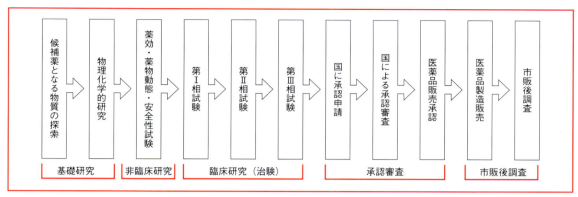

図 16.3　医薬品開発のプロセス

for Human Use）によって最終合意された ICH-GCP を基盤に制定されます．治験はこれに従って実施されたものでなければいけません．

ICH-GCP は，**ヘルシンキ宣言**（Declaration of Helsinki）に基づく新薬承認審査に関するガイドラインであり，各国で国内制度が整備されています．ヘルシンキ宣言とは，1964 年にフィンランドのヘルシンキで開催された世界医師会総会において採択された「ヒトを対象とする医学研究の倫理的原則」であり，生命倫理における背景基盤となるものです（**表 16.5**）．

16.2.2　治験の 3 ステップ

治験は，通常第 I 相〜第 III 相の 3 つのステップにより行われます（図 16.3）．

① **第 I 相試験**（**臨床薬理試験**）：健康成人を対象に，開発中の薬剤を少量から投与しはじめ，段階的に増量して被験薬の安全性を調べます．同時に，被験薬の吸収速度や体内での分布と代謝，そして排泄にいたるまでの薬物動態についても検討します．

② **第 II 相試験**（**探索的試験**）：被験薬が有効とされる疾患をもつ比較的少数の患者を対象に，効果（有効性），副作用（安全性）および使用方法（投与量・投与間隔・投与期間など）の検討を行います．方法としては，**プラセボ**（**偽薬**）を加えるのが一般的ですが，既存の薬剤がある場合にはそれとの比較を行うこともあります．

プラセボとは，有効成分を含まない薬のことで，身体に現れた変化が候補薬の作用かどうかを見き

表 16.5　ヘルシンキ宣言の重要な基本原則

1. 患者・被験者の福利の優先
2. 本人の自発的・自由意志による参加
3. インフォームド・コンセント取得の必要性
4. 倫理審査委員会による事前審査と研究の進捗状況の監視継続
5. 動物実験を含む十分な実験に基づく科学的かつ倫理的な研究の実施

わめるために使用されており，プラセボを服用しても心理的作用によって効果が現れることを「プラセボ効果」とよんでいます．

③ **第 III 相試験**（**検証的試験**）：第 II 相試験で得られた結果をもとに，多数の患者を対象に薬剤を投与し，その有効性，安全性そして使用方法を最終的に確認します．方法としては，既存の薬剤がある場合にはそれとの比較，ない場合にはプラセボとの比較が中心になります．

16.2.3　試験の方法

a．二重盲検試験

被験薬の比較試験では，効果と副作用を先入観なく客観的に評価する必要があります．そのため，患者だけではなく，治験にかかわるスタッフにおいても，既存薬やプラセボなのか，それとも候補薬なのかわからないように行われる**二重盲検試験**（ダブルブラインド試験）がよく用いられます．

b．単盲検試験

医師もしくは被験者のどちらか一方は候補薬か対象薬かを知っているが，他方には知らされていない場合の試験方法です．

c. 非盲検試験

医師も被験者も投与される医薬品を知った上で実施される試験方法です．

16.2.4 治験のための職種，機関

a. 治験コーディネーター

治験には，研究をともなう試験的な側面があるため，患者の安全に配慮した綿密な実施計画書のもとで，慎重に実施されます．**治験コーディネーター**（clinical research coodinator：CRC）は，治験実施医療機関において，治療責任医師または治験分担医師のもとで治験にかかわる業務への協力，医学的判断をともなわない業務，治験にかかわる事務的業務，チーム内の調整などといった治験業務全般をサポートする役割を担っています．

CRCには特別な資格は必要ありませんが，実務において専門性が必要となるため，看護師，薬剤師，臨床検査技師といった医療系資格保持者が多いです．

b. 治験施設支援機関

治験は，製薬会社の依頼によって医療機関で実施されます．製薬会社や医療機関は，研究開発をより効率的に進めるため，**受託臨床試験実施機関**（CRO：contract research organization）や**治験実施施設管理機関**（SMO：site management organization）などとの連携を図りながら治験を進めています．

CROは製薬会社からの依頼を受けて，臨床試験のモニタリングやデータ収集などの治験管理を行う組織です．SMOは医療機関からの依頼を受けて，治験にかかわる煩雑な業務を支援する組織です（図16.4）．

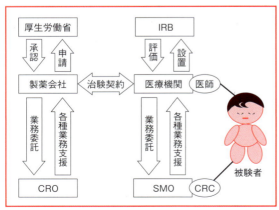

図16.4 治験支援機関の連携

> **演 習 問 題**

次の記述で正しいものに○，誤っているものには×を記してください．

- **16.1** 負荷検査薬とは，その薬効や構造的な特徴，また特定の臓器への蓄積性などを利用して，検査や診断を行う薬剤をさします．
- **16.2** メチラポン試験では，副腎皮質からのコルチゾール生成を抑制することでネガティブフィードバックを起こし，下垂体前葉からACTH分泌が亢進することで，コルチゾールの前駆物質の代謝産物である17-OHCSが尿中に排出されます．
- **16.3** X線造影剤には原子番号の大きい原子によってX線透過率を高めて画像を黒くする陽性造影剤と，空気や炭酸ガスといった低密度の物質によってX線透過率を低下させて白く写す陰性造影剤があります．
- **16.4** 造影剤として使用したバリウムは腸内で固まり，便秘を起こしやすいため，検査後は下剤と多量の水分摂取を行うことでバリウムの排泄を促進する必要があります．
- **16.5** ガドリニウム造影MRI検査を行う前には，肝機能を確認しておく必要があります．
- **16.6** 超音波検査では，マイクロバブルの静脈内注射を行いますが，空気塞栓の可能性はほとんどありません．
- **16.7** 核医学検査には半減期の短いアイソトープが使用されているため，人体への影響はほとんどありません．
- **16.8** 核医学検査を受けた患者のケアで放射線に曝露することはありません．
- **16.9** アイソトープを用いた核医学検査にはSPECT検査とPET検査があります．
- **16.10** 甲状腺シンチグラフィの検査前のひじき摂取は，検査に影響を及ぼしません．
- **16.11** PET検査とは，がん細胞が正常細胞に比べて数倍多くブドウ糖を取り込む性質を利用した検査です．

解 答 と 解 説　　239

- 16.12　治験は薬事法と省令 GCP によって厳格に監視されています.
- 16.13　治験は省令 GCP に従うよう推奨されています.
- 16.14　ヘルシンキ宣言の重要な基本原則の一つに, 動物実験を含む十分な実験に基づく科学的かつ倫理的な研究の実施があります.
- 16.15　治験は, 通常第Ⅰ相～第Ⅲ相の三つのステップにより行われ, いずれも健康成人を対象としています.
- 16.16　プラセボとは, 有効成分を含まない薬のことで, 身体に現れた変化が候補薬の作用かどうかを見きわめるために使用されます.
- 16.17　被験薬の比較試験では, 患者だけではなく, 治験にかかわるスタッフにおいても, 既存薬やプラセボなのか, それとも候補薬なのかわからないように行われる二重盲検試験がよく用いられます.
- 16.18　治験コーディネーターは医学的判断をともなう業務にもかかわります.
- 16.19　治験は製薬会社からの依頼により, 医療機関で行われますが, その際に製薬会社から依頼を受けて開発業務を行うのが CRO, 医療機関からの依頼を受けて治験業務をサポートするのが SMO です.

解答と解説

- 16.1　○
- 16.2　○
- 16.3　×：画像が白くなるのは陽性造影剤, 黒くなるのは陰性造影剤です.
- 16.4　○
- 16.5　×：ガドリニウム製剤は, 腎性全身性線維症の副作用が報告されているため, とくに重篤な腎障害をもつ患者に対しては注意が必要となります.
- 16.6　○
- 16.7　○
- 16.8　×：核医学検査を受けた患者のケアにおいて, 微量の放射線曝露があります. 微量であるため, 曝露に対する心配は必要ありませんが, 注意は必要です.
- 16.9　○
- 16.10　×：甲状腺ホルモンの生成にはヨードが必要なため, 摂取したヨウ素は甲状腺に集まります. 甲状腺シンチグラフィはこの特性を利用して検査を行うため, 検査前にヨウ素を多く含むひじきを摂取することは避ける必要があります.
- 16.11　○
- 16.12　○
- 16.13　×：省令 GCP は ICH-GCP を基盤に制定され, 治験はこれに従って実施されたものでなければいけません.
- 16.14　○
- 16.15　×：第Ⅱ相試験, 第Ⅲ相試験では, 被験薬が有効とされる疾患をもつ患者が対象となります.
- 16.16　○
- 16.17　○
- 16.18　×：治験コーディネーターは, 治験実施医療機関において, 治療責任医師または治験分担医師のもとで治験にかかわる業務への協力, 医学的判断をともなわない業務, 治験にかかわる事務的業務, チーム内の調整などといった治験業務全般をサポートする役割を担っています.
- 16.19　○

事項索引

欧文

α-グルコシダーゼ阻害薬　176
α 遮断薬　54
α 受容体　46
α_1 作動薬　53
α_1 受容体遮断薬　169
α_2 作動薬　53
A 型ボツリヌス毒素　60
A キナーゼ　93
ACE　104
ACTH　181
ADH　85,162,181
ADME　21
ADP　118
ALDH　85
ANP　90
APTT　122
AT_1 受容体　105,112
ATP　103
ATP 受容体拮抗薬　121
AUC　196
AUC/MIC 依存的抗菌薬　197
Augsberger の式　31

β 遮断薬　55,102,113
β 受容体　46
β 受容体選択性　55
β-ラクタマーゼ　189
β-ラクタム環　190
β-ラクタム系抗生物質　198,199
β_1 作動薬　54
β_1 受容体　46
β_2 作動薬　54
β_2 受容体　46
β_2 受容体刺激薬　143,169
β_3 作動薬　54
β_3 受容体　46
B 型モノアミン酸化酵素　79

C キナーゼ　95
CA　160
Ca^{2+} 拮抗薬　108
Ca^{2+} チャネル　162
Ca^{2+} チャネル抑制薬　101
Ca^{2+} トランジェント　92
cAMP　93
cAMP 依存性タンパクリン酸化酵素　93
Child-Pugh 分類　33
Cl^- チャネル　161
Clark の式　31

C_{max}　196
C_{max}/MIC 依存的抗菌薬　197
Cockcroft-Gault の式　32
COX-1　120
Crawford の式　31
CRE　199
CTZ　157
CYP　26,122

DDS　34
DHF　192
DMARDs　138
DNA ポリメラーゼ阻害薬　208
DPP-IV阻害薬　175

EBM　1
EC_{50}　13
ECL 細胞　128
ED　186
ED_{50}　17
EM　34

fast drug　100

G タンパク質共役型受容体　13
GABA　70
G-CSF　118
GFR　160
GH　181
G_i タンパク　94
GIRK チャネル　94
Giusti-Hayton の方法　33
G_K タンパク　94
G_s タンパク　93

H_2 ブロッカー　151
HAART　208
5-HT　156

IF　36
IgE 抗体　142
IP_3　95
IRDS　147

K^+ チャネル　161
K^+ チャネル開口薬　109
K^+ チャネル抑制薬　102

L 型 Ca^{2+} チャネル　91
LD_{50}　17
LSD-25　86

M_2 受容体遮断薬　102

MAO-B 阻害薬　79
M-CSF　118
MDRP　199
mec-A　203
MHC　219
MIC　195
modulated receptor hypothesis　100
MPC　196
MRI 造影剤　234
MRSA　198
MSW　196
MTP 阻害薬　173

Na^+ チャネル　92
Na^+ チャネル抑制薬　99
Na^+ 利尿作用　167
Na^+-Ca^{2+} 交換輸送体　162
Na^+-H^+ 交換輸送体　160
Na^+/HCO_3^- 共輸送体　160
Na^+-K^+ ポンプ　161
Na^+/K^+/$2Cl^-$ 共輸送体　161
Na^+-K^+-ATPase　161
NLA 原法　69
NLA 変法　69
NPH インスリン　174
NSAIDs　131,178

OAT　27,31
OCT　27,31
on and off 現象　78

P-糖タンパク　23,31
PABA　192
PAE　196
PAF　118
PBF　159
PBP　189
PCSK 阻害薬　173
PD　196
PD-1/PD-L1　219
PDE　87
PDE 阻害薬　121
PDE3　106
PDE3 阻害薬　87
PDE5 阻害薬　87
PEPT　31
PET 検査　235
PIF　181
PK　196
PKA　93
PKC　95
PK-PD 理論　196

事 項 索 引　　　241

PM　34

RAA 系　90
rGFR　32
RNA ポリメラーゼ阻害薬　209
RPF　159

SERM　185
SGLT 阻害薬　176
slow drug　100
SNRI　74
SPECT 検査　235
SSRI　74

T_3　182
T_4　182
TAM　196
TAM 依存的抗菌薬　197
TDM　28
Th_2 サイトカイン　137,142
Th_2 サイトカイン阻害薬　137
THF　192
TNF-α　129
torsades de pointes　97
t-PA　123
TPO　118
TSH　181
TXA_2　118
TXA_2 阻害薬　121

up and down 現象　78

VKORC1　34
VRE　203
VRSA　203

wearing-off 現象　78

X 線造影剤　233

Young の式　31

ア 行

アクアポリン　160
悪性高熱症　60
悪性腫瘍・新生物　214
悪性症候群　60
悪性貧血　117
悪玉コレステロール　172
アゴニスト　12
アシドーシス　164
アスピリン・ジレンマ　133
アスピリン喘息　132
アセチルコリン　42
アセチルコリン受容体　44
アセトアルデヒド　85
アデノシン受容体　87,103
アデノシンニリン酸　118
アドヒアランス　2
アドメ　21
アドレナリン　42

アドレナリンα 遮断薬　113
アドレナリンα 受容体　90
アドレナリンβ_1 受容体　90
アドレナリンβ_2 受容体　90
アドレナリン作動性神経　40,43
アドレナリン作動薬　51
アドレナリン受容体　44,45
アドレナリン受容体拮抗薬　54
アドレナリン受容体作動薬　54
アドレナリン神経遮断薬　57
アナフィラキシー　128
アナフィラキシーショック　18,199
アミノグリコシド系抗生物質　192,197,
　　200
アミノ酸型ホルモン　180
アミン　67
アミン型ホルモン　180
アラキドン酸　129
アラキドン酸カスケード　120,130
アルカローシス　165
アルキル化薬　215
アルコール　84
アルコール脱水素酵素　85
アルツハイマー型認知症　80
アルデヒド脱水素酵素　85
アルドステロン　104,162
アルドステロン拮抗薬　166
アレルギー　135
アロマターゼ阻害薬　217
アンジオテンシンII　104,111
アンジオテンシンII受容体I型　105,
　　112
アンジオテンシン受容体遮断薬　111
アンジオテンシン変換酵素　104
アンジオテンシン変換酵素阻害薬　111
安静狭心症　107
アンタゴニスト　12
アンタビュース様作用　200
アンテドラッグ　144
アントラサイクリン系抗生物質　215

イオンチャネル　16
イオンチャネル内蔵型受容体　15
易感染宿主　190
異型狭心症　107
胃酸　149
胃洗浄　222
痛み　80
一次止血　118
一方向性ブロック　98
一般名　6
イヌリンクリアランス　32
イノシトール三リン酸　95
医薬品医療機器総合機構　6
医薬品，医療機器等の品質，有効性及び
　　安全性の確保等に関する法律　2
陰イオン交換樹脂　172
陰証　228
インスリングラルギン　174
インスリン製剤　174
インスリンリスプロ　174
陰性症状　73

陰性造影剤　234
インタビューフォーム　36
インターフェロン　139
インターロイキン-1β　129
院内感染　190
インフルエンザ脳症　133

ウイルス　188
ヴォーン・ウィリアムスの分類　99
内向き整流性 K^+ チャネル　92
うっ血性心不全　103,163
うつ病　74
ウロキナーゼ　124

エアゾール剤　10
エイコサノイド　129
エイコサペンタエン酸　130,173
エピジェネティクス標的薬　218
エピネフリン　42
エピペン　52
エリスロポエチン　117
遠位曲尿細管　162
塩基性 NSAIDs　134

嘔吐　155
オキサセフェム系抗生物質　199
オキサゾリジノン系合成抗菌薬　204
オキシトシン　181
悪心　155
オータコイド　126
オピオイド　81
オピオイド受容体　146
オピオイド受容体刺激薬　155

カ 行

咳嗽　145
外尿道括約筋　168
外膜　189
界面活性剤　211
潰瘍　150
解離性麻酔薬　87
化学受容器　141
化学伝達物質　42
化学療法　188
化学療法薬　188
過活動膀胱　168
可逆的コリンエステラーゼ阻害薬　47
架橋形成酵素　190
覚醒剤　86
覚せい剤取締法　5
核内受容体　16
過剰受容体　12
ガス麻酔薬　68
活性化部分トロンボプラスチン時間
　　122
カテコラミン　42,51
カテコール-O-メチル転移酵素　43
カプセル剤　10
カリウム保持性利尿薬　166
顆粒型　10
顆粒球コロニー刺激因子　118

242　　　　　　　　　　　事 項 索 引

カルバペネマーゼ　191
カルバペネム系抗生物質　199
カルバペネム耐性腸内細菌科細菌　199
がん　214
がん化学療法　214
桿菌　189
緩下剤　153
がん細胞　188
間質性肺炎　145
感受性　188
間接型交感神経作動薬　53
関節リウマチ　137
完全作動薬　12
感染症　188
浣腸剤　154

気管支拡張薬　143
気管支喘息　54, 142
キサンチン系薬物　144
キサンチン誘導体　87
拮抗薬　12
気道過敏性　142
気道狭窄　142
気道潤滑型去痰薬　146
気道リモデリング　142
キニナーゼⅡ　128
キノロン系薬　204
揮発性麻酔薬　68
偽膜性大腸炎　200
偽薬　18, 237
逆転写酵素阻害薬　208
ギャップジャンクション　92
球菌　189
急性心不全　103
吸着薬　222
吸入ステロイド　144
吸入麻酔薬　68
休薬症状　57
共役神経伝達　44
競合的拮抗薬　12
競合的筋弛緩薬　59
狭心症　107
狭心痛　107
強直間代発作　75
強毒菌　188
局所麻酔薬　60
曲線下面積　196
虚証　230
巨赤芽球性貧血　117
去痰薬　146
近位尿細管　160
菌交代症　190
筋弛緩薬　59
金製剤　138
筋肉型ニコチン受容体　45, 58

グラム陰性菌　189
グラム陽性菌　189
グリコペプチド系抗生物質　191, 197, 202
グリニド　175
クレアチニンクリアランス　32

グレイ症候群　202
クレチン症　182
クロライドチャネルアクチベーター　154

経口鉄剤　116
経口避妊薬　186
経皮吸収型製剤　10
撃発発動　97
劇薬　2
下剤　153
血液・吸着薬灌流法　222
血液凝固　118
血液製剤　124
血液線溶系　119
血液透析　222
血液脳関門　24, 136
結核菌　204
血管拡張作用　85
血管拡張薬　111
血管透過性　128
血管れん縮　107
血色素　116
血漿　115
血小板　115
血小板活性化因子　118
血小板血栓　119
欠神発作　76
血栓症　118
血栓溶解薬　123
血中濃度曲線下面積　24
解毒薬　223
ケミカルメディエーター　126
ケミカルメディエーター遊離抑制薬　137
ケモカイン　126
下痢　154
原因療法薬　188
嫌気性菌　190

降圧利尿薬　110
抗アルギネート抗体　201
抗アルドステロン薬　105
抗アレルギー薬　135
抗ウイルス薬　207
抗エストロゲン薬　217
抗ガストリン薬　152
交感神経系　41
交感神経作動薬　51
交感神経遮断薬　54
抗がん性抗生物質　215
抗がん薬　188, 214
　　──の副作用　219
　　──の副作用軽減　219
好気性菌　190
抗凝固薬　122
抗菌スペクトル　195
抗菌薬　188
攻撃因子　150
抗結核薬　204
抗血小板薬　120
抗原虫薬　206

膠原病　135
抗コリン作用　44, 51, 136
抗コリン薬　49, 144
交叉耐性　190
高脂血症　171
鉱質コルチコイド　183, 185
甲状腺刺激ホルモン　181
甲状腺シンチグラフィ　235
甲状腺ホルモン　181
抗真菌薬　206
高水準消毒薬　210
合成抗菌薬　203
抗生物質　188, 193
光線過敏症　204
酵素　16
抗躁薬　75
酵素共役型受容体　15
酵素阻害　123
酵素誘導　123
抗てんかん薬　75
抗トロンビン薬　122
抗トロンボキサンA_2薬　137
高尿酸血症　177
抗認知症薬　80
抗病原微生物薬　188
抗不安薬　72
抗不整脈薬　99
興奮性アミノ酸　67
興奮性薬物受容体　149
抗マラリア薬　206
抗リウマチ薬　137
抗利尿ホルモン　162, 181, 184
呼吸機能改善薬　147
呼吸窮迫症候群　147
呼吸興奮薬　147
呼吸中枢　141
呼吸調節中枢　141
個人最適化医療　18
骨粗鬆症　135
古典的抗ヒスタミン薬　136
ゴナドトロピン　181
固有活性　12
コリンエステラーゼ阻害薬　47, 58, 169
コリンエステル類　46
コリン作動性クリーゼ　169
コリン作動性植物アルカロイド　46
コリン作動性神経　42
コリン作動薬　46
コリン作用　44
コリン神経系抑制薬　79
コレステロール　171
混合型交感神経作動薬　53
コントローラー　143
コンプライアンス　2

サイアザイド系利尿薬　113, 165
細菌　189
細菌性食中毒　224
サイクリックAMP　93
剤形　9

事 項 索 引

最小生育阻止濃度　195
最小肺胞濃度　68
再生不良性貧血　118
最大血中濃度　196
最低血中濃度　196
サイトカイン　126,219
催吐薬　157
細胞外液　163
細胞周期阻害薬　214
細胞壁　189
催眠薬　70
坐剤　10,36
殺菌作用　188
殺菌性抗菌薬　196
殺菌薬　209
刷子縁　160
作動薬　12
サルファ薬　203
三陰三陽　229
酸解離定数　23
三環系抗うつ薬　74
散剤　10

糸球体　158
糸球体濾過値　160
シクロオキシゲナーゼ　120,130
刺激性 GTP 結合タンパク　93
止血薬　124
脂質異常症　171
視床　66
視床下部　66
シシリアン・ギャンビットの分類　99
疾患修飾性抗リウマチ薬　138
実証　230
自動性不整脈　96
ジヒドロピリジン誘導体　112
ジヒドロ葉酸　192
ジヒドロ葉酸代謝拮抗薬　216
弱毒菌　188
Xa 因子阻害薬　122
重金属解毒薬　223
集合管　162
重症筋無力症　48,58
主作用　10
出血性貧血　118
受動拡散　22
受動輸送　22
証　228
消化性潰瘍　150
傷寒論　228
錠剤　10
焦点発作　77
消毒　209
消毒薬　209
使用頻度依存性遮断　61
静脈血栓　119
静脈麻酔薬　69
生薬　227
初回通過効果　22
食中毒　224
植物性自然毒　225
徐放化　35

処方せん　6
自律神経系機能　40
自律神経系の構造　39
シロップ剤　10
腎盂　158
心筋梗塞　107
神経因性膀胱　168
神経ガス　49
神経型ニコチン受容体　45
神経節　39
神経節興奮薬　58
神経節刺激薬　58
神経節遮断薬　58
神経伝達物質　42,67
神経ペプチド　67
腎血漿流量　159
腎血流量　159
人工肺サーファクタント　147
人工ベースメーカー　103
深在性真菌症　206
浸潤麻酔　63
腎小体　158
新生児呼吸窮迫症候群治療薬　147
腎性貧血　117
新鮮輸血　124
伸展受容器　141
浸透圧性下痢　154
浸透圧性利尿薬　167
神農本草経　228
心不全　103
心房性ナトリウム利尿ペプチド　90,167
親和性　12

睡眠改善薬　136
睡眠薬　70
スタチン薬　172
ステロイド性抗炎症薬　131
ステロイドホルモン　180
ストレプトキナーゼ　123
ストレプトグラミン系抗生物質　203
スルホニル尿素薬　174

性機能障害　186
静菌作用　188
静菌性抗菌薬　196
制酸薬　152
精神運動発作　76
性腺刺激ホルモン　181
成長ホルモン　181
制吐薬　156
生物学的利用率　22
生物由来製品　5
性ホルモン　183
生理的拮抗　41
セカンドメッセンジャー　13
咳　145
赤色血栓　119
脊髄反射　66
脊髄麻酔　63
咳中枢　145
舌下錠　36
赤血球　115

節後線維　39
切診　231
節前線維　39
切迫性尿失禁　168
セファロスポリナーゼ　191
セフェム系抗生物質　198
セロトニン　118,156
セロトニン 5-HT$_3$ 受容体遮断薬　155,
　156
セロトニン受容体作動薬　72
煎剤　227
全身クリアランス　27
全身性エリテマトーデス　135
全身麻酔法　67
全身麻酔薬　67
選択的 α_1 受容体遮断薬　55
選択的 COX-2 阻害薬　134
選択的エストロゲン受容体調整薬　185
選択的セロトニン再取り込み阻害薬　74
選択的セロトニン・ノルアドレナリン再
　取り込み阻害薬　74
選択毒性　188
善玉コレステロール　172
前負荷（静脈還流量）　104,163
前立腺肥大　169

造影剤　233
早期後脱分極　97
双極性障害　74
造血幹細胞　115
躁病　75
促進拡散　22
塞栓症　119
組織プラスミノーゲン活性化因子　123

タ 行

第一世代抗ヒスタミン薬　136
体温調節中枢　132
代謝拮抗薬　216
対症療法薬　188
耐性　190
耐性菌出現抑制濃度　196
耐性菌選択濃度域　196
第二世代抗ヒスタミン薬　136
大脳辺縁系　66
大麻　86
大麻取締法　5
タキサン系抗がん薬　217
多形性心室頻拍　97
多剤耐性　190
多剤耐性 MRSA　203
多剤耐性菌　188
多剤耐性結核菌　205
多剤耐性緑膿菌　199
多剤併用療法　208,219
脱殻阻害薬　208
脱分極性弛緩薬　60
痰　146
炭酸脱水酵素　160
炭酸脱水酵素阻害薬　164
短時間作用型 β_2 受容体刺激薬　143

事 項 索 引

単純部分発作　77
タンパク結合率　24
タンパクリン酸化酵素C　95
単盲検試験　237

チアジド系利尿薬　113,165
チアゾリジン薬　175
遅延型整流性K$^+$チャネル　92
遅延後脱分極　97
蓄尿障害　168
治験　236
治験コーディネーター　238
治験実施施設管理機関　238
致死性不整脈　96
チトクロムP450　26,122
中医学　227
注射剤　10
中水準消毒薬　210
中枢興奮薬　86
中枢神経系　66
中枢性吐薬　221
中枢性尿崩症　181
中枢抑制作用　85
中毒　221
中毒110番　225
中毒学　1
中毒起因物質　221
超音波検査用造影剤　234
腸管運動抑制薬　84
長期管理薬　143
調剤　8
長時間作用型β_2刺激薬　144
超多剤耐性結核菌　205
直接型交感神経作動薬　51
治療係数　17
チロキシン　182
鎮咳薬　146

通性菌　190
痛風　177

低緊張性膀胱　169
定型抗精神病薬　73
低水準消毒薬　210
デキストラン鉄　117
鉄芽球性貧血　117
鉄欠乏性貧血　116
テトラサイクリン系抗生物質　202
テトラヒドロ葉酸　192
テトロドキシン　225
てんかん　75
てんかん重積　77
てんかん小発作　76
てんかん大発作　75
伝達麻酔　63
貼付剤　10
添付文書　6

統合失調症　73
糖質コルチコイド　134,182,184
糖質コルチコイド受容体　144
等張性再吸収　161

動物性自然毒　225
動脈管開存症　133
動脈血栓　119
動揺病　136,157
特異的拮抗薬　224
特異的解毒薬　224
毒性学　1
特発性間質性肺炎　145
毒薬　2
ドパミン受容体刺激薬　78
ドパミンD$_2$受容体遮断薬　156
ドパミン放出促進薬　79
トポイソメラーゼI阻害薬　216
トポイソメラーゼII阻害薬　216
トラフ値　29,196
トランスポーター　16
トリヨードチロニン　182
トロンビン　119
トロンビン阻害薬　122
トロンボキサン　130
トロンボポエチン　118

ナ 行

内因性交感神経刺激作用　56
内臓真菌症　206
内尿道括約筋　167
軟膏剤　10

二価鉄　116
ニコチン　58
ニコチン酸系薬　173
ニコチン受容体　44
二次止血　118
二次性高血圧　110
二重支配　41
二重造影法　234
二重盲検比較試験　237
二重盲検法　18
日本薬局方　4
乳酸菌製剤　155
ニューキノロン系抗菌薬　133,197,204
ニューロレプト麻酔　69
尿細管　158
尿細管細胞　160
尿中未変化体排泄率　28
認知症　80

ネガティブフィードバック　181
ネフロン　158
粘液修復型去痰薬　147
粘液溶解型去痰薬　146
粘膜保護組織修復促進薬　152

ノイラミニダーゼ阻害薬　209
脳血管性認知症　80
能動輸送　23
濃度-反応曲線　12
脳浮腫　167
農薬　49
ノセボ効果　18
ノルアドレナリン　42,90

ノルアドレナリン補充薬　79
ノルエピネフリン　43
ノンレム睡眠　70

ハ 行

バイオシミラー　138
肺サーファクタント　147
排尿障害　168
肺線維症　145
パーキンソン病　77
白色血栓　119
橋本病　182
バセドウ病　182
バソプレシン　90,181
バソプレシン受容体　162
バソプレシン受容体拮抗薬　166
麦角アルカロイド　114,186
白金製剤　215
白血球　115
発痛物質　128
発熱　132
バランス麻酔　70
バルビツール酸系催眠薬　71,76
バンコマイシン耐性MRSA　203
バンコマイシン耐性腸球菌　203
反射性頻脈　96
万能解毒薬　222

非可逆的コリンエステラーゼ阻害薬　49
非競合的拮抗薬　12
ビグアナイド薬　175
ヒスタミン　126
ヒスタミンH$_1$受容体遮断薬　135,156
ヒスタミンH$_2$受容体　151
非ステロイド性抗炎症薬　131,178
非選択性α遮断薬　54
ビタミンB$_{12}$　117
ビタミンE製剤　114
ビタミンK（還元型）　122
ビタミンK拮抗薬　122
非定型抗精神病薬　73
非麻薬性中枢性鎮咳薬　146
非盲検試験　238
表在性真菌症　206
標的指向化　35
表面麻酔　63
表裏　229
日和見感染　190
びらん　150
ピリドンカルボン酸系合成抗菌薬　204
ピリミジン代謝拮抗薬　216
非臨床試験　236
ピル　186
ビンカアルカロイド系抗がん薬　217
貧血　116
頻脈性不整脈　96

フィブラート要素　172
フィブリノーゲン　119
フィブリン　119
フィブリン血栓　119

事 項 索 引　　　　245

フィブリン線維網　119
負荷検査薬・診断薬　233
腹圧性尿失禁　169
副交感神経系　41
副交感神経作動薬　46,169
副交感神経遮断薬　49
副甲状腺ホルモン　182
複雑部分発作　76
副作用　10
腹診　233
副腎髄質　40
副腎皮質刺激ホルモン　181
副腎皮質ホルモン　182
服薬指導　2,8
不顕性感染　204
浮腫　163
不整脈　96
部分作動薬　12
不眠症　70
ブラジキニン　128
プラセボ　18,237
プリン　67
プリン体　177
プリン体代謝拮抗薬　216
プロスタグランジン　130
プロスタグランジンI₂刺激薬　120
プロスタグランジン製剤　113,153,186
プロスタノイド　120,130
プロスタノイド関連薬　120
プロテアーゼ阻害薬　209
プロドラッグ　26,133
プロドラッグ化　35
プロトロンビン　119
プロトンポンプ　149
プロトンポンプ阻害薬　151
プロラクチン　181
プロラクチン抑制因子　181
分子標的治療薬　214
聞診　231
分配係数　24
分布容積　25

壁細胞　149
ペニシリナーゼ　191,198
ペニシリナーゼ抵抗性ペニシリン　198
ペニシリン　193
ペニシリン系抗生物質　198
ペニシリン結合タンパク　189
ペネム系抗生物質　199
ペプチドグリカン　189
ペプチドホルモン　180
ヘモグロビン　116
ヘリコバクター・ピロリ　152
ヘルシンキ宣言　237
ベンゾジアゼピン拮抗薬　147
ベンゾジアゼピン系抗不安薬　72
ベンゾジアゼピン系催眠薬　71
ヘンダーソン・ハッセルバルヒの式　23
便秘　153
ヘンレ係蹄　161

防御因子　150

膀胱平滑筋　168
放射性医薬品　234
放射性ヨード　184
放出ホルモン　180
望診　231
泡沫細胞　172
ホスホジエステラーゼ　87,143
ホスホジエステラーゼ3　106
ホスホリパーゼA₂　129
保存輸血　124
ポリエン系抗生物質　192
ポリペプチド系抗生物質　191,202
ボーリン　189
本態性高血圧　110

マ　行

膜安定化作用　56
膜電位依存性遮断　61
マクロファージコロニー刺激因子　118
マクロライド系抗生物質　197,200
末梢性鎮咳薬　146
麻薬及び向精神薬取締法　4
麻薬拮抗性鎮痛薬　83
麻薬拮抗薬　84,147
麻薬性中枢性鎮咳薬　146
麻薬性鎮痛薬　82
マラリア　206
マルピギー小体　158
慢性甲状腺炎　182
慢性心不全　57,103
慢性閉塞性肺疾患　145

ミオクローヌス発作　77
水チャネル　160
水利尿　167
ミネラロコルチコイド受容体　162
脈診　231

無機ヨード　184
ムスカリンM₂受容体　90
ムスカリン受容体　44
ムスカリン受容体遮断薬　152,168
ムスカリン性K⁺チャネル　94

メタボリックシンドローム　171
メチシリン耐性黄色ブドウ球菌　198
メチルコバラミン　117
滅菌　209
6-メルカプトプリン　138
免疫　135
免疫グロブリン　139
免疫細胞　188
免疫増強薬　139
免疫チェックポイント阻害薬　214,218
免疫賦活薬　219
免疫抑制薬　138,188

モノアミンオキシダーゼ　43
モノバクタム系抗生物質　199
問診　231

ヤ　行

薬物アレルギー　18
薬物相互作用　18
薬物治療学　1
薬物動態学　1,196
薬力学　1,196
薬理作用　10

有害作用　10
有機リン化合物　49
有機リン剤　223
有毒ガス中毒　224
有毒植物　225
輸血　124
輸送体　160

溶菌　190
溶血性貧血　118
葉酸　117
陽証　228
陽性症状　73
陽性造影剤　234
抑制性GTP結合タンパク　94
抑制性アミノ酸　67
抑制性薬物受容体　149
抑制ホルモン　180
四環系抗うつ薬　74

ラ　行

らい菌　205
ライ症候群　133

リアノジン受容体　92
リウマチ性疾患　132
リエントリー不整脈　97
利尿効果　164
利尿薬　163
リポキシゲナーゼ　130
リポコルチンI　144
リポタンパク質　171
リポペプチド系抗生物質　191,203
硫酸鉄　116
緑膿菌　189
リリーバー　143
リンコマイシン系抗生物質　201
臨床試験　236
臨床薬理学　1

ループ利尿薬　105,165

レギュラーインスリン　174
レッドネック症候群　203
レニン-アンジオテンシン-アルドステロ
　ン系　90
レム睡眠　70

ロイコトリエン　130
ロイコトリエン受容体遮断薬　137
六病位　229

薬品名索引

ア 行

アカルボース（acarbose） 176
アクチノマイシンD（actinomycin D） 215
アクリノール（acrinol） 211
アザシチジン（azacitidine） 217
アザチオプリン（azathioprine） 138
亜酸化窒素（nitrous oxide） 68
アシクロビル（acyclovir） 208
アジスロマイシン（azithromycin） 201
アジドチミジン（azidothymidine： AZT） 208
亜硝酸アミル（amyl nitrite） 106
アズトレオナム（azthreonam： AZT） 199
L-アスパラギナーゼ（L-asparaginase） 217
アスピリン（aspirin） 10,16,109,120, 132,142,153,222
アセタゾラミド（acetazolamide） 164
アセチルコリン（acetylcholine： ACh） 13,46
アセチルシステイン（acetylcysteine） 146
アセトアミノフェン（acetoamino- phen） 134
アゼラスチン（azelastine） 145
アテゾリズマブ（atezolizumab） 218
アテノロール（atenolol） 57
アトルバスタチン（atorvastatin） 172
アトロピン（atropine） 13,49,102, 155,223
アナストロゾール（anastrozole） 185, 217
アプレピタント（aprepitant） 157
アベルマブ（avelumab） 219
アポモルヒネ（apomorphine） 157, 222
アマンタジン（amantadine） 79,208
アミオダロン（amiodarone） 102,123
アミカシン（amikacin） 200
アミトリプチリン（amitriptyline） 74
アミノフィリン（aminophylline） 143
アムホテリシンB（amphotericin B） 192,196,206
アムロジピン（amlodipine） 109,112
アメジニウム（amezinium） 53
アモキシシリン（amoxicillin） 152, 201

アラセプリル（alacepril） 112
アリピプラゾール（aripiprazole） 74
アリロクマブ（alirocumab） 173
アルガトロバン（argatroban） 122
アルキルジアミノエチルグリシン （alkyldiaminoethylglycine） 211
アルテプラーゼ（alteplase） 124
アルテミシニン（artemisinin） 207
アルベカシン（arbekacin） 200,203
アロプリノール（allopurinol） 177
アンチピリン（antipyrine） 134
アンピシリン（ampicillin） 197
アンフェタミン（amphetamine） 5, 53,86,222
アンブロキソール（ambroxol） 146
アンベノニウム（ambenonium） 59
アンレキサノクス（amlexanox） 137, 145

イセパマイシン（isepamicin） 200
イソソルビド（isosorbide） 167
イソニアジド（isoniazid： INAH） 17, 205
イソフェンインスリン（isophane insulin） 174
イソフルラン（isoflurane） 68
イソプレナリン（isoprenaline） 54
イソプロテレノール（isoproterenol） 52
イソプロパノール（isopropanol） 210
イトラコナゾール（itraconazole） 20, 206
イピリムマブ（ipilimumab） 219
イブジラスト（ibudilast） 145
イブプロフェン（ibuprofen） 134
イプラトロピウム（ipratropium） 50, 144
イマチニブ（imatinib） 217
イミダフェナシン（imidafenacin） 50
イミプラミン（imipramine） 74
イミペネム（imipenem） 199
イリノテカン（irinotecan） 216
イルベサルタン（irbesartan） 105
インスリングラルギン（insulin glargine） 174
インスリンリスプロ（insulin lispro） 174
インダカテロール（indacaterol） 144
インドメタシン（indometacin） 11, 19,133,153,178
インフリキシマブ（infliximab） 138

ウロキナーゼ（urokinase） 124

エスタゾラム（estazolam） 71
ST合剤（sulfamethoxazole-trimetho- prim） 197,204,206
エストラジオール（estradiol） 185
エスモロール（esmolol） 57
エゼチミブ（ezetimibe） 173
エゼリン（eserine） 47
エタネルセプト（etanercept） 138
エタノール（ethanol） 85,210
エタンブトール（ethambutol： EB） 205
エチオナミド（ethionamide： ETH） 205
エチルシステイン（cysteine ethyl ester） 146
エチレフリン（etilefrine） 53
エチレンジアミン四酢酸（ethylenedi- aminetetraacetic acid： EDTA） 223
エデト酸カルシウムニナトリウム （calcium disodium edetate： CaNa$_2$-EDTA） 223
エドキサバン（edoxaban） 122
エトスクシミド（ethosuximide） 76
エトポシド（etoposide） 216
エドロホニウム（edrophonium） 59
エナラプリル（enalapril） 104
エノキサシン（enoxacin） 20
エバスチン（ebastine） 137
エピナスチン（epinastine） 137,145
エピリゾール（epirizole） 134
エフェドリン（ephedrine） 53,222
エプラジノン（eprazinone） 146
エプレレノン（eplerenone） 166
エベロリムス（everolimus） 218
エポエチンα（epoetin alfa） 117
エポエチンβ（epoetin beta） 117
エポプロステノール（epoprostenol） 131
エボロクマブ（evolocumab） 173
エメチン（emetine） 157
エリスロマイシン（erythromycin） 201
エルゴタミン（ergotamie） 54,114
エルゴメトリン（ergometrine） 54, 186
エルロチニブ（erlotinib） 218
エンビオマイシン（enviomycin： EVM） 205
エンフルラン（enflurane） 60,69
エンプロスチル（enprostil） 153

オキサトミド（oxatomide） 145

薬品名索引　　　247

オキサリプラチン（oxaliplatin：L-OHP）
　215
オキシコドン（oxycodone）　83
オキシドール（oxydol）　211
オキシトロピウム（oxitropium）　50
オキシブチニン（oxybutynin）　50,168
オキシメタゾリン（oxymetazoline）
　53
オキセサゼイン（oxethazaine）　62
オクスカルバゼピン（oxcarbazepine）
　77
オクトレオチド（octreotide）　183
オザグレル（ozagrel）　121,137,145
オセルタミビル（oseltamivir）　209
オマリズマブ（omalizumab）　145
オメプラゾール（omeprazole）　19,
　151
オランザピン（olanzapine）　73
オルプリノン（olprinone）　106
オンダンセトロン（ondansetron）
　156

カ 行

過酢酸（peracetic acid）　211
葛根湯　230
カナマイシン（kanamycin：KM）
　200,205
ガバペンチン（gabapentin）　77
カプトプリル（captopril）　11,104,112
ガベキサート（gabexate）　122
ガランタミン（galanthamine）　80
カルテオロール（carteolol）　57,102
カルバコール（carbachol）　47
カルバマゼピン（carbamazepine）
　76
カルビドパ（carbidopa）　78
カルプロニウム（carpronium）　46
カルベジロール（carbedilol）　57,106
カルペリチド（carperitide）　167
カルボシステイン（carbocisteine）
　147
カルボプラチン（carboplatin：CBDCA）
　215
ガレノキサシン（garenoxacin）　204
ガンシクロビル（ganciclovir）　208
甘草湯　227
カンデサルタン（candesartan）　105,
　112
カンレノ酸（canrenoate）　166

キニジン（quinidine）　16,20,101
キニーネ（quinine）　206,222
キヌプリスチン（quinupristin）　203

グアナベンズ（guanabenz）　53
グアネチジン（guanethidine）　57
グアヤコール（guaiacol）　211
クエチアピン（quetiapine）　73
グラニセトロン（granisetron）　156
クラブラン酸（clavulanic acid）　199
クラリスロマイシン（clarithromycin）

グリクラジド（gliclazide）　174
グリコピロニウム（glycopyrronium）
　145
グリセリン（glycerin）　167
グリベンクラミド（glibenclamide）
　174
グリメピリド（glimepiride）　174
クリンダマイシン（clindamycin）
　199,201
グルタラール（glutaral）　211
クレオソート（creosote）　211
クレゾール（cresol）　211
クレンブテロール（clenbuterol）
　144,169
クロキサシリン（cloxacillin）　198
クロザピン（clozapine）　73
クロナゼパム（clonazepam）　77
クロニジン（clonidine）　53,113
クロピドグレル（clopidogrel）　26,121
クロフィブラート（clofibrate）　172
クロペラスチン（cloperastine）　146
クロミフェン（clomiphene）　185
クロミプラミン（clomipramine）　74
クロモグリク酸（disodium cromogly-
　cate）　137,145
クロラムフェニコール（chlorampheni-
　col）　18,123,202
クロルフェニラミン（chlorpheni-
　ramine）　137
クロルプロマジン（chlorpromazine）
　72,221
クロルヘキシジン（chlorhexidine）
　211
クロルヘキシジングルコン酸（chlor-
　hexidine gluconate）　211
クロロキン（chloroquine）　206

ケイ酸アルミニウム（aluminium sili-
　cate）　152,155
桂枝湯　231
ケタミン（ketamine）　87
ケトチフェン（ketotifen）　137,145
ケトプロフェン（ketoprofen）　178
ゲフィチニブ（gefitinib）　218
ゲメプロスト（gemeprost）　186
ゲンタマイシン（gentamicin）　197,
　200

牛黄　227
コカイン（cocaine）　62,86
ゴセレリン（goserelin）　217
コデイン（codeine）　83,146
コリスチン（colistin）　202
コルヒチン（colchicine）　178
コレスチミド（colestimide）　172
コレスチラミン（colestyramine）　172

サ 行

サイクロセリン（cycloserine：CS）
　191,205

柴胡桂枝湯　230
サクシニルコリン（succinylcholine）
　60
ザナミビル（zanamivir）　209
サラゾスルファピリジン（salazosulfa-
　pyridine：SASP）　138,204
サリドマイド（thalidomide）　218
サルバルサン（salvarsan）　193
サルブタモール（salbutamol）　52,143
サルメテロール（salmeterol）　144,145
酸化マグネシウム（magnesium oxide）
　11,152,154

次亜塩素酸ナトリウム（sodium hypo-
　chlorite）　211
ジアゼパム（diazepam）　19,25,63,69,
　77
滋陰降火湯　230
ジギタリス（digitalis）　11,20,60,105,
　165,167
ジギトキシン（digitoxin）　25
シクレソニド（ciclesonide）　144
シクロスポリン（cyclosporin）　21,24,
　118,138
ジクロフェナクナトリウム（diclofenac
　sodium）　134
シクロホスファミド（cyclophospha-
　mide）　138,215
ジゴキシン（digoxin）　11,20,31,33,
　222
ジスチグミン（distigmine）　48,59,169
シスプラチン（cisplatin）　215
ジソピラミド（disopyramide）　101,
　204
シタグリプチン（sitagliptin）　175
ジドブジン（zidovudine）　208
ジノプロスト（dinoprost）　130,186
ジノプロストン（dinoprostone）　130,
　186
ジヒドロエルゴタミン（dihydroergota-
　mine）　54
ジヒドロエルゴトキシン（dihydroergo-
　toxine）　80
ジヒドロコデイン（dihydrocodeine）
　83,146
ジピリダモール（dipyridamole）　121
ジフェンヒドラミン（diphenhydr-
　amine）　136,156
ジブカイン（dibucaine）　62
シプロフロキサシン（ciprofloxacin）
　204
シベンゾリン（cibenzoline）　101
シメチジン（cimetidine）　20,151
ジメチルフェニルピペラジニウム
　（dimethylphenylpiperazinium：
　DMPP）　58
ジメモルファン（dimemorfan）　146
ジメルカプロール（dimercaprol）　11,
　223
ジメンヒドリナート（dimenhydrinate）
　157
ジモルホラミン（dimorpholamine）

147
十薬　227
小柴胡湯　230
硝酸イソソルビド(isosorbide
　　dinitrate)　108
硝酸銀(silver nitrate)　212
小青龍湯　230
ジョサマイシン(josamycin)　201
シラスタチン(cilastatin)　199
ジルチアゼム(diltiazem)　102,109,112
シルデナフィル(sildenafil)　20,169,
　　186
シロスタゾール(cilostazol)　121
シロドシン(silodosin)　55,169
シロリムス(sirolimus)　138
シンバスタチン(simvastatin)　172
真武湯　231

水酸化アルミニウム(aluminium hydrox-
　　ide)　11,152
水酸化マグネシウム(magnesium hydrox-
　　ide)　11
スキサメトニウム(suxamethonium)
　　17,60
スクラルファート(sucralfate)　152
スコポラミン(scopolamine)　50,155
ストレプトマイシン(streptomycin：
　　SM)　60,193,200,205
スニチニブ(sunitinib)　218
スピロノラクトン(spironolactone)
　　105,165,166,185
スプラタスト(suplatast)　137,145
スペクチノマイシン(spectinomycin)
　　200
スリンダク(sulindac)　133
スルバクタム(sulbactam)　199
スルピリド(sulpiride)　72
スルピリン(sulpyrine)　18,134
スルファドキシン(sulfadoxine)
　　198,203
スルファピリジン(sulfapyridine)
　　138
スルファメトキサゾール(sulfame-
　　thoxazole：SMZ)　193,197,204,
　　206

清肺湯　230
セチプチリン(setiptiline)　74
セチリジン(cetirizine)　145
セツキシマブ(cetuximab)　218
セビメリン(cevimeline)　47
セファクロル(cefaclor)　198
セファゾリン(cefazolin)　198
セファレキシン(cefalexin)　198
セファロチン(cefalotin)　198
セフェピム(cefepime)　198
セフォゾプラン(cefozopran)　198
セフォチアム(cefotiam)　198
セフォペラゾン(cefoperazone)　198
セフタジジム(ceftazidime)　198
セフピロム(cefpirome)　198
セフメタゾール(cefmetazole)　198

セボフルラン(sevoflurane)　68
セラトロダスト(seratrodast)　137,
　　145
センノシド(sennoside)　153

ソタロール(sotalol)　102
ゾニサミド(zonisamide)　77
ソマトロピン(somatropin)　184
ソラフェニブ(sorafenib)　218
ソリフェナシン(solifenacin)　168

タ　行

ダウノルビシン(daunorubicin)　215
ダカルバジン(dacarbazine)　215
タクロリムス(tacrolimus：FK506)
　　138
ダサチニブ(dasatinib)　218
ダビガトラン(dabigatran)　23,122
ダプトマイシン(daptomycin：DAP)
　　203
タミバロテン(tamibarotene)　218
タムスロシン(tamsulosin)　55,169
タモキシフェン(tamoxifen)　185,217
ダルベポエチン α(darbepoetin alfa)
　　117
ダルホプリスチン(dalfopristin)　203
炭酸水素ナトリウム(sodium hydro-
　　gen carbonate)　152,222
炭酸リチウム(lithium carbonate)　75
タンドスピロン(tandospirone)　72
ダントロレン(dantrolene)　60
タンニン酸アルブミン(albumin
　　tannate)　155

チアマゾール(thiamazole)　184
チアミラール(thiamylal)　69
チアラミド(tiaramide)　134
チオトロピウム(tiotropium)　51,144,
　　145
チオペンタール(thiopental)　63,69,
　　222
チクロピジン(ticlopidine)　121
チニダゾール(tinidazole)　207
チペピジン(tipepidine)　146
チメピジウム(timepidium)　152
チモロール(timolol)　57
チラミン(tyramine)　51,53

d-ツボクラリン(d-tubocurarine)
　　59
ツロブテロール(tulobuterol)　143,144

テイコプラニン(teicoplanin)　203
テオフィリン(theophylline)　20,143
デキサメタゾン(dexamethasone)
　　184
デキストラン(dextran)　124
デキストラン鉄(iron dextran)　117
デキストロメトルファン(dextro-
　　methorphane)　146
デシプラミン(desipramine)　74

デスモプレシン(desmopressin)　184
テトラカイン(tetracaine)　62
テトラサイクリン(tetracycline)　193
テトラメチルアンモニウム(tetrameth-
　　ylammonium：TMA)　58
デノパミン(denopamine)　54,107
テプレノン(teprenone)　152
テモカプリル(temocapril)　112
デュルバルマブ(durvalumab)　219
テラゾシン(terazosin)　55,169
デラマニド(delamanid)　206
テルブタリン(terbutaline)　143

ドカルパミン(docarpamine)　54
ドキサプラム(doxapram)　147
ドキシサイクリン(doxycycline)
　　202,207
ドキソルビシン(doxorubicin)　215
トスフロキサシン(tosufloxacin)
　　204
ドセタキセル(docetaxel)　217
ドネペジル(donepezil)　80
トピラマート(topiramate)　77
ドブタミン(dobutamine)　54,106
トラスツズマブ(trastuzumab)　218
トラセミド(torasemide)　165
トラニラスト(tranilast)　137,145
トラマゾリン(tramazoline)　53
トランドラプリル(trandolapril)　112
トリアゾラム(triazolam)　71
トリアムテレン(triamterene)　166
トリクロルメチアジド(trichlormethia-
　　zide)　113,165
トリヘキシフェニジル(trihexyphe-
　　nidyl)　50,79
ドリペネム(doripenem)　199
トリメトプリム(trimethoprim：TMP)
　　193,197,204,206
トリメブチン(trimebutine)　84
トルテロジン(tolterodine)　50
トルバプタン(tolvaptan)　166
トルブタミド(tolbutamide)　122,133
トレチノイン(tretinoin)　218
トレメリムマブ(tremelimumab)　219
ドロキシドパ(droxidopa)　53,79
トロピカミド(tropicamide)　50
ドロペリドール(droperidol)　69
ドンペリドン(domperidone)　156

ナ　行

ナテグリニド(nateglinide)　175
ナファゾリン(naphazoline)　53
ナファモスタット(nafamostat)　122
ナフトピジル(naftopidil)　55
ナリジクス酸(nalidixic acid：NA)
　　204
ナロキソン(naloxone)　84,147

ニカルジピン(nicardipine)　109
ニコモール(nicomol)　173
ニコランジル(nicorandil)　109

薬品名索引

ニセリトロール（niceritrol） 173
ニトラゼパム（nitrazepam） 71,77
ニトログリセリン（nitroglycerin） 11,
　20,36,108,186
ニトロプルシッド（nitroprusside）
　106
ニフェカラント（nifekalant） 102
ニフェジピン（nifedipine） 11,20,
　109,112
ニプラジロール（nipradilol） 56
ニボルマブ（nivolumab） 219
ニムスチン（nimustine） 215
ニロチニブ（nilotinib） 218

ネオスチグミン（neostigmine） 11,
　47,59,169
ネビラピン（nevirapine） 208
ネモナプリド（nemonapride） 72

ノスカピン（noscapine） 146
ノルフロキサシン（norfloxacin） 204

ハ 行

麦門冬湯 146
パクリタキセル（paclitaxel） 217
パス（para-aminosalicylate：PAS）
　193,205
バソプレシン（vasopressin） 36
パニツムマブ（panitumumab） 218
パパベリン（papaverine） 13
パミテプラーゼ（pamiteplase） 124
パラアミノサリチル酸（para-aminosa-
　licylate：PAS） 193,205
バルサルタン（valsartan） 105,112
バルデナフィル（vardenafil） 169
バルプロ酸ナトリウム（sodium
　valproate） 76,77
ハロキサゾラム（haloxazolam） 71
パロキセチン（paroxetine） 74
ハロタン（halothane） 60,69
ハロペリドール（haloperidol） 72
バンコマイシン（vancomycin） 191,
　197,200,202

ピオグリタゾン（pioglitazone） 175
ビカルタミド（bicalutamide） 217
ピコスルファートナトリウム（sodium
　picosulfate） 153
ビサコジル（bisacodyl） 153
ビスマス製剤（bismuth preparation）
　155
ビソプロロール（bisoprolol） 57,106
ピタバスタチン（pitavastatin） 172
ヒドララジン（hydralazine） 106,111
ヒドロクロロチアジド（hydrochloro-
　thiazide） 113,165
ピペミド酸（pipemidic acid） 204
ピペラシリン（piperacillin） 198
ビペリデン（biperiden） 79
ピペリドレート（piperidolate） 50
ピモジド（pimozide） 201

ピラジナミド（pyrazinamide：PZA）
　205
ピリドスチグミン（pyridostigmine）
　59
ピリメサミン（pyrimethamine）
　193,198,204
ピルフェニドン（pirfenidone） 145
ピレタニド（piretanide） 165
ピレンゼピン（pirenzepine） 50,152
ピロカルピン（pilocarpine） 47
ピロキシカム（piroxicam） 134
ビンクリスチン（vincristine） 217
ピンドロール（pindolol） 102

ファモチジン（famotidine） 151
ファロペネム（faropenem） 199
ファンシダール（fansidar） 198,203,
　207
フィゾスチグミン（physostigmine）
　47
フェキソフェナジン（fexofenadine）
　23,137
フェニトイン（phenytoin） 16,76,77,
　122,123
フェニレフリン（phenylephrine）
　53,62
フェノキシベンザミン（phenoxyben-
　zamine） 13,54
フェノチアジン（phenothiazine） 78
フェノテロール（fenoterol） 143
フェノバルビタール（phenobarbital）
　20,76,77,222
フェンタニル（fentanyl） 69,83
フェントラミン（phentolamine） 54
フェンブフェン（fenbufen） 204
フォンダパリヌクス（fondaparinux）
　122
フタラール（phtharal） 211
ブチルスコポラミン（butylscopol-
　amine） 50,152,155
ブチロフェノン（butyrophenone） 78
ブデソニド（budesonide） 144
フドステイン（fudosteine） 147
ブトルファノール（butorphanol） 83
ブトロピウム（butropium） 50
ブナゾシン（bunazosin） 55
ブピバカイン（bupivacaine） 62
ブプレノルフィン（buprenorphine）
　69,83
ブホルミン（buformin） 175
ブメタニド（bumetanide） 165
プラウノトール（plaunotol） 152
プラゾシン（prazosin） 55,169
プラバスタチン（pravastatin） 172
プラリドキシム（pralidoxime：PAM）
　223
プランルカスト（pranlukast） 137,
　145
プリマキン（primaquine） 207
プリミドン（primidone：PRM） 76
フルオキセチン（fluoxetine） 74
フルオロウラシル（fluorouracil：

5-FU） 214,216
フルタミド（flutamide） 186,217
フルチカゾン（fluticasone） 144
フルニトラゼパム（flunitrazepam） 71
フルバスタチン（fulvastatin） 122,172
フルボキサミン（fluvoxamine） 74
フルマゼニル（flumazenil） 147
フルラゼパム（flurazepam） 71
ブレオマイシン（bleomycin） 215
フレカイニド（flecainide） 101
ブレチリウム（bretylium） 57
プレドニゾロン（prednisolone） 145,
　184
プロカイン（procaine） 62
プロカインアミド（procaineamide）
　101
プロカテロール（procaterol） 54
プログルミド（proglumide） 152
フロセミド（furosemide） 60,105,
　165,177,199
ブロチゾラム（brotizolam） 71
プロテイン銀（silver protein） 212
ブロナンセリン（blonanserin） 72
プロパンテリン（propantheline） 50,
　51,152
プロピベリン（propiverine） 50,51,
　168
プロピルチオウラシル（propylthioura-
　cil） 184
プロフェナミン（profenamine） 79
プロブコール（probucol） 173
プロプラノロール（propranolol） 31,
　55,57,60,102
プロベネシド（probenecid） 20,177
プロペリチアジン（propericyazine）
　72
プロペントフィリン（propentofylline）
　80
プロポフォール（propofol） 69
ブロムヘキシン（bromhexine） 146
ブロムペリドール（bromperidol） 72
プロメタジン（promethazine） 136
フロモキセフ（flomoxef） 199
ブロモクリプチン（bromocriptine）
　78,183

ヘキサメトニウム（hexamethonium）
　58
ペグインターフェロンα（peginterfer-
　on alfa） 209
ベクロニウム（vecuronium） 59
ベクロメタゾン（beclometasone）
　144
ベザフィブラート（bezafibrate） 172
ベタネコール（bethanechol） 47,169
ベタメタゾン（betamethasone） 184
ペチジン（pethidine） 83
ベニジピン（benidipine） 112
ペニシラミン（penicillamine） 138
ペニシリン（penicillin） 18
ペニシリンG（penicillin G） 193,198
ペニシリンV（penicillin V） 198

ベバシズマブ（bevacizumab） 218
ヘパリン（heparin） 5,122
ベバントロール（bevantolol） 56
ペミロラスト（pemirolast） 145
ベラパミル（verapamil） 11,20,23,30,102,109,112
ベラプロスト（beraprost） 121
ペランパネル（perampanel） 77
ペロスピロン（perospirone） 72
ベンザルコニウム塩化物（benzalkonium chloride） 211
ベンジルヒドロクロロチアジド（benzylhydrochlorothiazide） 113
ベンズブロマロン（benzbromaron） 177
ベンゼトニウム塩化物（benzethonium chloride） 211
ベンセラジド（benserazide） 78
ペンタゾシン（pentazocine） 21,69,83
ペンブロリズマブ（pembrolizumab） 219

ボグリボース（voglibose） 176
ホスホマイシン（fosfomycin） 191,202,224
補中益気湯 231
ポビドンヨード（povidone-iodine） 210
ホマトロピン（homatropine） 50
ホリナート（folinate） 216
ボリノスタット（vorinostat） 218
ポリミキシンB（polymyxin B） 202
ポリミキシンE（polymyxin E） 202
ボルテゾミブ（bortezomib） 218
ホルマリン（formalin） 211
ホルモテロール（formoterol） 144
牡蠣 227

マ 行

マイトマイシンC（mitomycin C） 215
麻黄湯 230
マーキュロクロム（mercurochrome） 211
麻杏甘石湯 230
マニジピン（manidipine） 112
マプロチリン（maprotiline） 74
マンニトール（mannitol） 11,167

ミアンセリン（mianserin） 74
ミグリトール（miglitol） 176
ミソプロストール（misoprostol） 130,153
ミダゾラム（midazolam） 69,71
ミチグリニド（mitiglinide） 175
ミドドリン（midodrine） 53
ミノサイクリン（minocycline） 202
ミラベグロン（mirabegron） 54
ミルナシプラン（milnacipran） 75
ミルリノン（milrinone） 106

ムスカリン（muscarine） 47

メカミラミン（mecamylamine） 58
メキシレチン（mexiletine） 100
メキタジン（mequitazine） 145
メタコリン（methacholine） 47
メタノール（methanol） 86
メタンフェタミン（methamphetamine） 5,53,86,222
メチシリン（methicillin） 198
メチラポン（metyrapone） 233
メチルアトロピン（methylatropine） 50
メチルエフェドリン（methyle ephedrine） 53
メチルエルゴメトリン（methylergometrine） 54,186
メチルシステイン（methyl L-cysteinemethy） 146
メチルスコポラミン（methyle scopolamine） 50
メチルテストステロン（methyltestosterone） 186
メチルドパ（methyldopa） 53
メチルプレドニゾロン（methyle prednisolone） 184
メトクロプラミド（metoclopramide） 156
メトトレキサート（methotrexate : MTX） 138,193,216
メトプロロール（metoprolol） 57,106
メトホルミン（metformin） 175
メトロニダゾール（metronidazole） 192,200,207
メピバカイン（mepivacaine） 62
メフェナム酸（mefenamic acid） 134,153
メフロキン（mefloquine） 207
メペリジン（meperidine） 84
メマンチン（memantine） 80
メルカプトプリン（mercaptopurine : 6-MP） 177,216
メロペネム（meropenem） 199

モメタゾン（mometasone） 144
モルヒネ（morphine） 3,31,82,146
モンテプラーゼ（monteplase） 124
モンテルカスト（montelukast） 137,145

ラ 行

ラクツロース（lactulose） 154
ラコサミド（lacosamide） 77
ラタモキセフ（latamoxef） 199
ラニチジン（ranitidine） 151
ラパチニブ（lapatinib） 218
ラパマイシン（rapamycin） 138
ラベタロール（labetalol） 57
ラモセトロン（ramosetron） 155
ラモトリギン（lamotrigine） 77

ラロキシフェン（raloxifene） 185
ランジオロール（landiolol） 57
ランソプラゾール（lansoprazole） 151

リスペリドン（risperidone） 72
リセドロン酸（sodium risedronate） 11
リツキシマブ（rituximab） 218
リドカイン（lidocaine） 9,62,63,99
リトドリン（ritodrine） 54
リトナビル（ritonavir） 209
リネゾリド（linezolid） 204
リバスチグミン（rivastigmine） 80
リバビリン（ribavirin） 209
リファンピシン（rifampicin : RFP） 20,192,205
リボスタマイシン（ribostamycin） 200
竜骨 227
硫酸鉄（ferrous sulfate） 116
リュープロレリン（leuprorelin） 183
リンコマイシン（lincomycin） 201

ルビプロストン（lubiprostone） 154

レセルピン（reserpine） 57,78,113
レバロルファン（levallorphan） 147
レベチラセタム（levetiracetam） 77
レボドパ（levodopa : L-dopa, L-DOPA） 78
レボブピバカイン（levobupivacaine） 62
レボフロキサシン（levofloxacin） 31,204,206
レボメプロマジン（levomepromazine） 72
レミフェンタニル（remifentanil） 83

ロキソプロフェンナトリウム（loxoprofen sodium） 134
ロクロニウム（rocuronium） 59
ロサルタン（losartan） 105,112
ロスバスタチン（rosuvastatin） 16,172
ロートエキス（scopolia extract） 50,155
ロピバカイン（ropivacaine） 62
ロペラミド（loperamide） 84,155
ロベリン（loberin） 58
ロミタピドメシル酸塩（lomitapide mesilate） 173
ロルメタゼパム（lormetazepam） 71

ワ 行

ワルファリン（warfarin） 19,25,34,120,121,122,124,133,175

編集者略歴

渡邊泰秀（わたなべ・やすひで）

1954 年　静岡県に生まれる
1979 年　千葉大学看護学部卒業
1989 年　日本大学歯学部卒業
1998 年　千葉大学大学院医学研究院
　　　　　博士課程修了
1998 年　福島県立医科大学
　　　　　看護学部講師
2002 年　浜松医科大学医学部
　　　　　看護学科教授
2020 年　浜松医科大学名誉教授
　　　　　静岡県立大学薬学部
　　　　　客員教授
　　　　　現在に至る
　　　　　医学博士

安西尚彦（あんざい・なおひこ）

1965 年　東京都に生まれる
1990 年　千葉大学医学部卒業
1995 年　北里大学医学部助手
1999 年　フランス CNRS 細胞分子薬理学
　　　　　研究所留学
2001 年　杏林大学医学部助手
　　　　　（以後，講師，准教授）
2011 年　獨協医科大学医学部主任教授
2016 年　千葉大学大学院医学研究院教授
　　　　　現在に至る
　　　　　医学博士

櫻田　香（さくらだ・かおり）

1972 年　山梨県に生まれる
1996 年　山形大学医学部医学科卒業
　　　　　山形大学医学部脳神経外科入局
2003 年　山形大学大学院医学系研究科
　　　　　医学専攻修了
2014 年　山形大学医学部脳神経外科
　　　　　准教授
2016 年　山形大学医学部看護学科教授
　　　　　現在に至る
　　　　　博士（医学）

コメディカルのための薬理学　第 3 版　　　定価はカバーに表示

2005 年 3 月 30 日　　初　版第 1 刷
2010 年 4 月 30 日　　　　第 6 刷
2012 年 4 月 15 日　　第 2 版第 1 刷
2017 年 3 月 10 日　　　　第 5 刷
2018 年 3 月 25 日　　第 3 版第 1 刷
2021 年 1 月 25 日　　　　第 4 刷

編集者	渡　邊　泰　秀
	安　西　尚　彦
	櫻　田　　　香
発行者	朝　倉　誠　造
発行所	株式会社 朝 倉 書 店

東京都新宿区新小川町 6-29
郵 便 番 号 １６２－８７０７
電　　話　03（3260）0141
FAX　03（3260）0181
http://www.asakura.co.jp

〈検印省略〉

© 2018 〈無断複写・転載を禁ず〉　　　　　Printed in Korea

ISBN 978-4-254-33010-6　　C 3047

JCOPY ＜出版者著作権管理機構 委託出版物＞
本書の無断複写は著作権法上での例外を除き禁じられています．複写される場合は，
そのつど事前に，出版者著作権管理機構（電話 03-5244-5088，FAX 03-5244-5089，
e-mail: info@jcopy.or.jp）の許諾を得てください．

望月眞弓・山田　浩編著	薬学系学生だけでなく，医薬品情報を実際に業務
薬学テキストシリーズ	として扱っている病院や薬局薬剤師，製薬企業担
医薬品情報学 —ワークブック—	当者の方々にも有用となるよう，ワークブック形
	式で実践的に編集。基本編と実践編に分け，例題
36266-4　C3347　　　　B 5 判　232頁　本体4500円	と解答，事例提示による演習を取り入れて解説。

長崎大 西田孝洋編著	薬学教育モデルコアカリキュラムE4（薬の生体内
薬学テキストシリーズ	運命）に準拠。図表と演習問題を盛り込み薬物動態
生　物　薬　剤　学	分野のポイントを解説。〔内容〕生体膜透過／吸収
	／分布／代謝／排泄／薬物速度論／TDMと投与
36267-1　C3347　　　　B 5 判　244頁　本体5200円	設計／薬物相互作用／薬物動態の変動要因

帝京大 中込和哉・摂南大 秋澤俊史編著	定量分析を中心に，学部生のためにわかりやすく
薬学テキストシリーズ	丁寧に解説した教科書。モデルコアカリキュラム
分　析　化　学　I （第2版）	準拠。〔内容〕分析の基礎：器具，データ処理，バ
—定量分析編—	リデーション／化学平衡／化学物質の定性分析・
36276-3　C3347　　　　B 5 判　152頁　本体4500円	定量分析：定量分析，純度試験と重量分析

帝京大 中込和哉・摂南大 秋澤俊史編著	機器分析を中心に，学部学生のためにわかりやす
薬学テキストシリーズ	く丁寧に解説した教科書。モデルコアカリキュラ
分　析　化　学　II （第2版）	ム準拠。〔内容〕分光分析／NMRスペクトル測定
—機器分析編—	／質量分析／X線分析／熱分析／クロマトグラフ
36277-0　C3347　　　　B 5 判　224頁　本体4800円	ィー／臨床分析／免疫化学的測定法／他

高崎健大 寺П勝英・武庫川女大 内田享弘編著	薬学部2〜3年生のレベルを対象とした物理薬剤
薬学テキストシリーズ	学・製剤学分野の教科書。H25改訂の薬学教育モデ
物　理　薬　剤　学　・　製　剤　学	ル・コアカリキュラムに準拠。〔内容〕製剤材料の
	性質と物性／代表的な製剤／DDS（薬物送達シス
36268-8　C3347　　　　B 5 判　216頁　本体5000円	テム）／演習問題／他

国際医療福祉大 北島政樹総編集	保健医療福祉に携わる17の専門職に各々必要な臨
保健医療福祉のための 臨 床 推 論	床推論の考え方を学ぶとともに他職種の思考過程
—チーム医療・チームケアのための実学—	も理解，よりよいチーム医療・チームケアの実践
	を目指す教科書。〔内容〕一般情報とその見方／医
33505-7　C3047　　　　B 5 判　240頁　本体3200円	学情報とその見方／臨床推論の実践／事例検討

林　秀徳・渡辺泰裕編著　渡辺隆史・横田千津子・	コアカリに対応し基本事項を分かりやすく解説し
厚味厳一・小佐野博史・荻原政彦・江川祥子著	た薬学部学生向けの教科書。好評の前書をバイタ
薬学で学ぶ 病態生化学 （第 2 版）	ルサインや臨床検査値などを充実させて改訂〔内
	容〕I編バイタルサイン・症候と代表疾患／II編臓
34020-4　C3047　　　　B 5 判　280頁　本体5000円	器関連および代謝疾患の生化学と機能検査

杉崎紀子著　神﨑　史絵	看護師を目指して学ぶ人のために，苦手とされや
か　ら　だ　の　し　く　み	すい解剖生理，生化学を基本に身体のしくみとそ
—ナースの視点—	の変化について，わかりやすく解説。各テーマは，
	二色刷りのイラストとともに見開き2ページでま
33009-0　C3047　　　　A 5 判　184頁　本体2200円	とめて理解しやすい構成とした。電子版あり

秋山一男・大田　健・近藤直実編	患者からの質問・相談に日常的に対応する看護
メディカルスタッフから教職員まで アレルギーのはなし	師・薬剤師，自治体相談窓口担当者，教職員や栄
—予防・治療・自己管理—	養士などに向けてアレルギー疾患を解説。〔内容〕
	アレルギーの仕組みと免疫／患者の訴えと診断方
30114-4　C3047　　　　A 5 判　168頁　本体2800円	法／自己管理と病診連携／小児疾患と成人疾患

千葉大 宮崎良文編	民間療法的な色彩の濃かった自然セラピーに実際
自　然　セ　ラ　ピ　ー　の　科　学	にどのような生理的効果があるかを科学的に検証
—予防医学的効果の検証と解明—	し，「データに基づいた自然利用」を推進する解説
	書。〔目次〕自然セラピーの概念と目的／ストレス
64044-1　C3077　　　　A 5 判　232頁　本体4000円	状態測定法／個人差と生体調整効果／他

慶大 笠原　忠・慶大 木津純子・慶大 諏訪俊男編	基礎薬学，臨床薬学全般，医療現場，医薬品開発
	など幅広い分野から，薬学生，薬学教育者，薬学
	研究者をはじめとして，薬の業務に携わるすべて
	の人々のために役立つテーマをわかりやすく解説
新しい 薬　学　事　典	し，各テーマに関わる用語を豊富に収録したキー
	ワード事典。単なる用語解説にとどまらず，筋道
	をたてて項目解説を読むことができるよう配慮さ
	れ，薬学のテーマをその背景から系統的，論理的
34029-7　C3547　　　　B 5 判　488頁　本体14000円	に理解するために最適。〔内容〕基礎薬学／医療薬
	学／医薬品開発／薬事法規等／薬学教育と倫理

上記価格（税別）は 2020 年 12月現在